SOFT TISSUE MOBILIZATION

물렁조직가동술

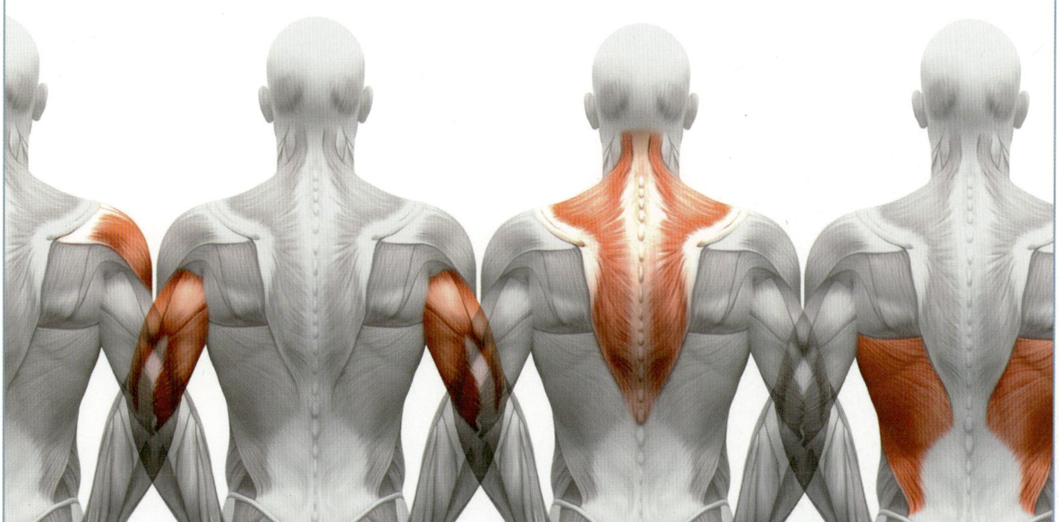

도서출판 대학서림

CONTENTS

차 례

PART I
물렁조직 치료 개념과 원리

PART II
팔 물렁조직 가동

PART III
다리 물렁조직 가동

머리말

신경근골격계 장애로 인한 통증은 도수치료 분야에서 풀어야할 중요한 과제 중 하나이다.

Cyriax는 근골격계 장애 진단을 위해 조직을 수축성 조직과 비수축성 조직으로 구분하여 평가하였다. 실제 임상에서 근골격계 장애환자를 치료하는 도수 치료사 입장에서 볼 때, 비수축성 조직의 문제 보다는 수축성 조직의 문제로 인한 장애가 비율적으로 더 높다는 것을 쉽게 알 수 있다. 이것이 당연하게 받아들여지는 것은 인체를 구성하는 관절의 개수는 182개인데 반해 골격근은 약 450~650개 가량으로 수량적으로 훨씬 더 많다. 또한 관절의 안정성 측면에서 볼 때에도, 근육은 중력과 외력에 대항하여 전체 관절가동범위에 걸쳐 안정성에 기여하여 관절을 구성하는 조직에 가해지는 부하를 최소화 한다. 따라서 일상생활 대부분이 근육에 의해 안정성을 제공받게 되는 것이다. 반면 관절을 구성하는 뼈와 인대 등은 근육에 의한 안정성의 한계 수준인 관절가동범위 끝에서 외력에 의한 부하에 대항하는 역할을 하게 된다. 이로 인해 근육은 상대적으로 수량적으로나 기능적으로나 손상을 받게 될 확률이 더 높을 수밖에 없다.

본 교재는 이런 근골격계의 기능적인 특성과 임상 도수치료사들의 환경적인 특성을 고려해 수축성 조직의 심도 있고 다각적인 치료 방법들을 제시하고자 Olaf Evjenth 교수님의 신경생리학적 신장기법과 기능마사지, James Cyria 선생님의 횡마사지 그리고 Geoffrey Maitland 선생님의 신경가동술 등을 참고하고 저자 본인이 OMT Kaltenborn-Evjenth Concept 연수과정에서 연수를 받으면서 습득한 내용과 강사로서 강의하면서 정리한 내용들을 통합하여 사지 위주의 물렁조직 가동술을 편찬하였다. 비수축성 조직에 대한 치료 기법은 이미 Freddy Kaltenborn의 사지 및 척추 가동술에 잘 기술되어 있음으로 참고하길 바라며 이 교재는 학교에서 사지의 수축성 조직 치료를 공부하는 학생들에게 길잡이가 되고, 임상에서 도수치료를 하는 선생님들에게는 좋은 참고서가 되었으면 하는 바람을 가져 본다. 또한 본 교재는 학교교육과 임상연수를 위하여 편찬한 것임을 미리 밝혀두는 바이다.

2023년 2월 생명력 넘치는 봄을 기다리며
정 호 발

SOFT TISSUE MOBILIZATION

PART Ⅰ

물렁조직 치료 개념과 원리

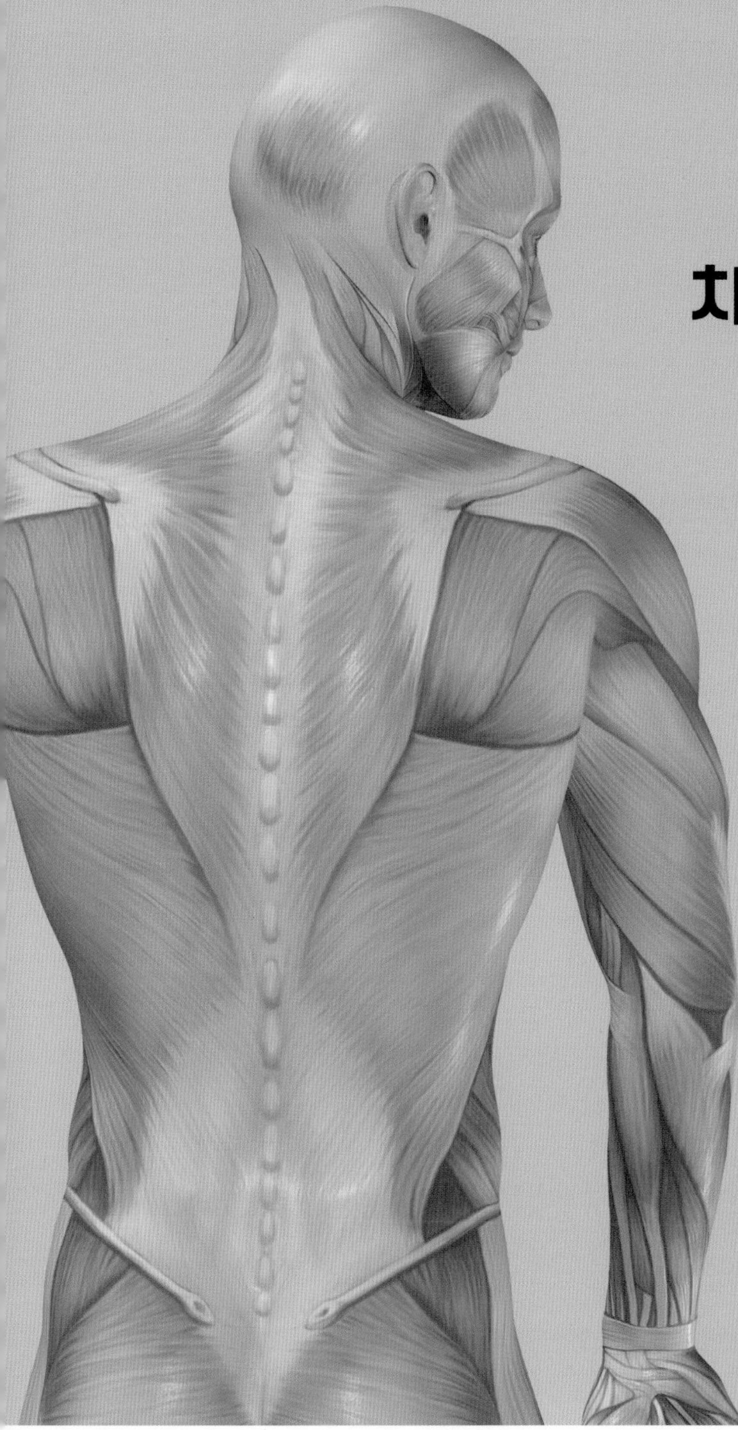

제 01 장

물렁조직 특성

관절 움직임 시, 생리학적 제한으로 인한 안정화를 확보하기 위해서는 여러 가지 구조물이 복합적으로 작용하여야만 한다. 일차적으로는 인대, 관절주머니 및 척추사이원반과 같은 수동구조물에 의해 이루어지는 제한이고, 두 번째는 수축성 구조물인 근육과 같은 능동 구조물에 의해 이루어지게 되는 제한이다. 마지막으로 신경계의 조절작용 또한 생리학적 제한에 중요한 역할을 한다고 볼 수 있다. 관절을 가동범위 끝까지 움직이게 되면 특정 구조물들에 의해 관절움직임이 제한되는데 이런 특정 구조물에는 관절주머니, 인대 및 뼈 조직 등이 있다. 또 다른 구조물로는 근육, 피부 및 신경과 같은 관절주위 물렁조직들이다.

고양이 발목관절을 대상으로 한 실험(표 1-1)에서 피부나 근육의 유연성에 대한 저항의 정도를 보면 근육과 연계된 결합조직이 41%를 차지하고 건과 연계된 결합조직이 10%, 피부가 2% 그리고 관절주머니와 연계된 결합조직이 47%를 차지한다고 보고하고 있다. 일상생활 동작을 수행하는 동안 물렁조직이 단축되고 긴장되어서 통증이 발생할 수 있고, 움직임은 결합조직, 근육 및 신경에 의해서도 제한될 수 있다. 이와 같이 피부와 근육은 움직임을 제한하는 물렁조직이기도 하지만 결합조직 마사지 적용 시 반사의 통로이자 동양의학적 사상의 기 에너지의 흐름의 경로이기도 하다. 스웨디쉬 마사지와 같이 국소부위에 적용되는 치료 방법 등에 대해서도 피부와 근육은 매우 독립적인 감각입력기관으로 작용한다. 이와 같이 피부와 근육은 유연성의 중요한 구성요소이자 주요 감각의 입력기관이다.

| 표 1-1 | 물렁조직의 유연성 비율(고양이 발목관절 실험)

구조	유연성에 대한 저항(총비율 %)
관절주머니과 연계된 결합조직	47
근육과 연계된 결합조직	41
건과 연계된 결합조직	10
피부	2

Dr. James Cyriax는 신경근골격계 검진을 목적으로 물렁조직의 해부학적 구조를 수축성과 비수축성 구조(contractile and non-contractile elements)로 분리하였다. 수축성 구조에는 근육, 힘줄 그리고 힘줄의 부착부가 있으며, 비수축성 구조로는 그 외의 모든 구조들 피부를 비롯하여 뼈, 관절주머니, 인대, 윤활주머니, 뼈막, 경질막 그리고 신경구조 등이 있다. 이러한 수축성과 비수축성 구조의 구별은 신경근골격계 통증과 기능부전의 원인이 관절 내부 구조물 또는 외부 구조물에 있는지를 확인하는 것에 도움이 된다. 제한 없이 자유롭게 기능적인 활동을 수행하기 위해서 신체의 조절 능력은 능동적인 신경근 조절뿐만 아니라 물렁조직의 수동적 가동성에도 의존하게 되며, 신체조직의 건강을 위해서도 움직임은 반드시 필요하다.

근육과 힘줄, 인대, 관절연골, 근육 막 그리고 피부 등과 같은 다양한 유형의 결합조직들은 관절의 가동성을 제한할 수 있는 물렁조직이며, 이들 각 조직들은 신장성(extensibility)에 영향을 주는 독특한 특성을 가지고 있다. 이런 물렁조직에 신장 절차들이 적용될 때 물렁조직의 온도뿐만 아니라 신장력의 속도, 강도, 빈도, 시간 등도 신장 반응에 영향을 주게 되며, 수축성과 비수축성 조직의 역학적인 특수성과 수축성 조직의 신경생리학적 특성 모두 물렁조직의 신장에 영향을 미친다. 물렁조직의 생역학적 정보와 생역학적 반응의 대부분은 동물실험으로부터 도출되었기 때문에, 신장 운동 과정에서 인체조직의 신장성 증가에 관한 정확한 생리학적 기전은 여전히 불분명한 상태이다. 이런 측면에도 불구하고 고정이나 신장에 대한 물렁조직의 특성과 반응을 이해하고, 가동성이 제한된 환자를 위한 치료적 운동 프로그램을 계획하고 적용하는데 있어서 가장 안전하고 가장 효과적인 방법을 선택할 수 있도록 기본적인 정보를 제공하고 있음은 부인할 수 없는 사실이다.

물렁조직이 신장될 때에는 탄력성 또는 가소성 변화 역시 수반된다. 탄력성은 수동신장 후에 물렁조직의 원래 길이로 되돌아오려는 물렁조직의 능력이다. 가소성은 신장력이 제거된 후에 새롭게 증가된 가동범위를 그대로 유지하려는 물렁조직의 성향을 말하며, 수축성과 비수축성 조직 모두 탄력성과 가소성의 세포 특성을 가지고 있다.

01 비수축성 조직

1) 비수축성 결합조직의 구성

결합조직은 아교섬유(collagen fiber), 탄력섬유(elastic fiber) 및 그물섬유(reticular fiber)의 세 종류의 섬유와 비섬유인 바탕질(ground substance)로 구성되어 있다.

(1) 아교섬유(교원섬유; collagen fiber)

아교섬유는 장력성 변화에 저항하고, 조직의 경직과 힘의 주요소가 된다. 아교섬유는 트로포아교질(tropocollagen) 결정체로 구성되어 있으며, 이것은 아교질 원섬유(collagen fibril)의 일정배열을 형성한다. 각 섬유 구성의 부가적 수준은 유기적인 관계와 특성에 의해 결정된다. 19가지 유형의 6단계 아교질이 있는데, 힘줄과 인대의 섬유는 대체적으로 I형 아교섬유(type I collagen fiber)를 포함하고 있으며, 이 섬유는 장력에 저항할 수 있다. I형 아교섬유는 다발로 모여 있는 굵고 우둘투둘한 섬유이며 장력 상태에 놓이게 되면 매우 적게 늘어난다. 비교적 뻣뻣한 I형 아교섬유는 뼈들 사이의 관절을 결합시키고 지지하는데 이상적이다. 따라서 I형 아교섬유는 인대와 섬유성 관절주머니에서 발견되는 주요한 단백질이다. 또한 이런 유형의 아교섬유는 근육의 힘을 뼈로 전달하는 구조인 힘줄을 구성하는 평행한 섬유다발을 형성하기도 한다. 아교섬유가 발생하여 성장할 때 그들은 서로가 결합하게 되는데 초기에 불안정한 수소결합을 하고 나중에는

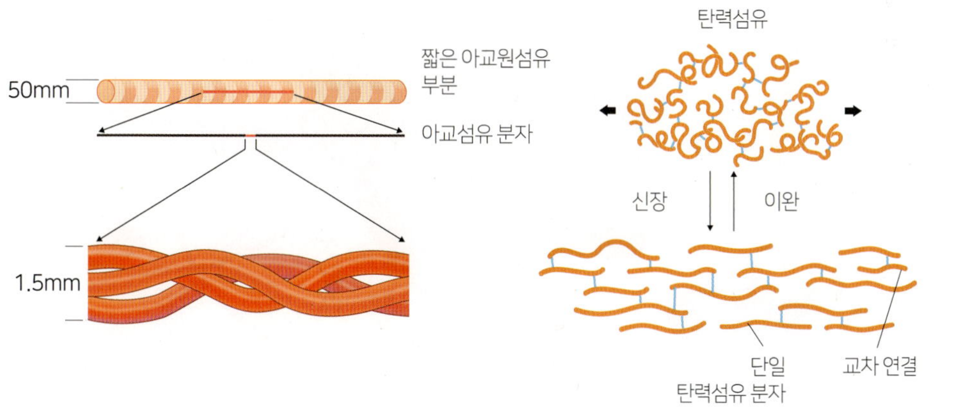

| 그림 1-1 | 아교섬유와 탄력섬유

안정적 공유결합을 변하게 된다. 결합력이 강하면 강할수록 조직의 역학적 안정성은 증가한다.

(2) 탄력섬유(elastic fiber)

이 섬유는 신장성을 제공하며, 작은 부하에서 상당한 연장을 보이고 있기는 하지만, 큰 부하에서는 변형 없이 갑자기 파괴된다. 많은 양의 탄력섬유를 가지고 있는 조직일수록 유연성이 더 증가한다. 이러한 섬유들은 서로 엉겨 그물모양을 하고 있으며 장력신장에 저항하는 작은 탄력 원섬유(elastic fibril)로 구성되어 있다. 그러나 탄력원섬유들이 늘어나게 되면 탄력성은 보다 더 증가하게 된다. 탄력섬유의 비율이 높은 조직들은 변형이 된 후에 그들이 갖고 있던 원형의 형태로 쉽게 되돌아온다.

(3) 그물섬유(망상섬유;reticular fiber)

무정형(無定形)의 바탕질 물질에 싸인 방향성이 없는 아교질원섬유로 구성되어 있는 굵기가 매우 가는 아교섬유이나 일반적으로 아교섬유와는 달리 섬유다발을 형성하지 않고 복잡하게 얽힌 망상구조를 형성하고 있다. 주로 조직의 용적을 제공하는 역할을 한다.

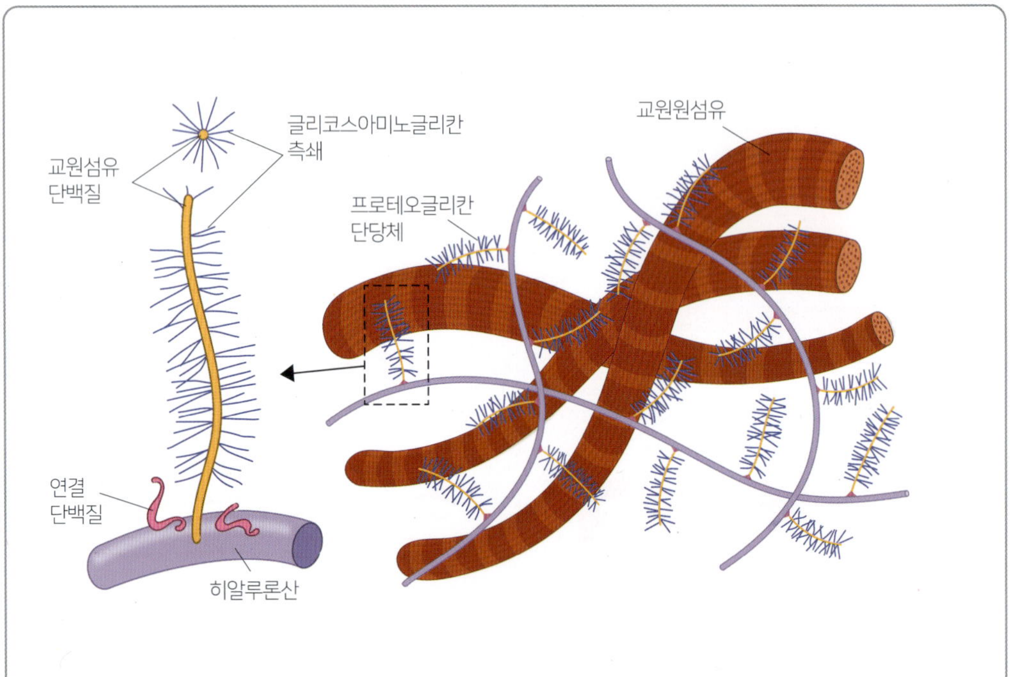

| 그림 1-2 | 프로테오글리칸

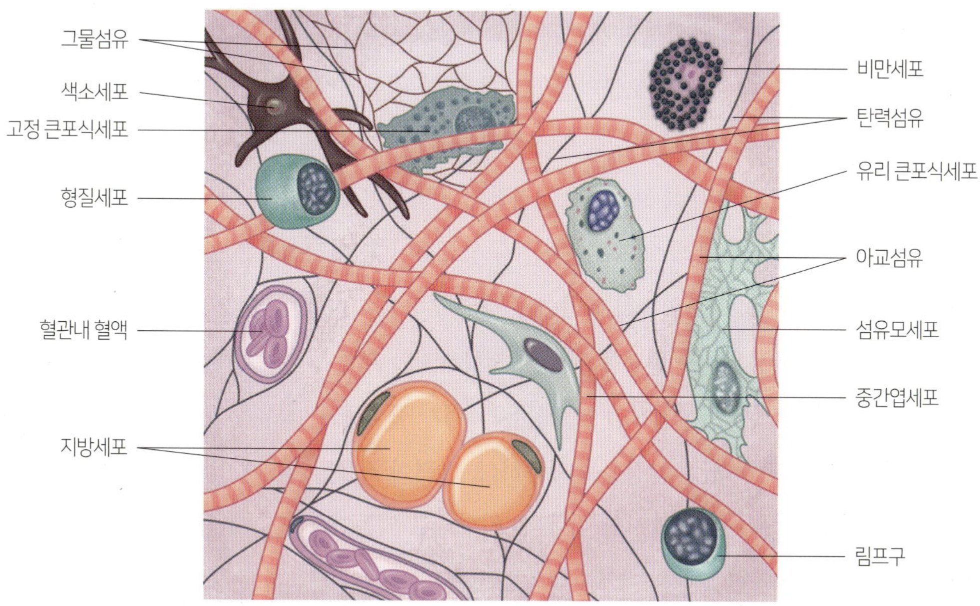

| 그림 1-3 | 결합조직

(4) 바탕질(기질;ground substance)

본질적으로 바탕질은 수분을 포함한 유기적 겔인데 섬유들 사이의 마찰을 줄이고, 영양물질과 대사물질을 운반하며, 섬유사이의 공간을 유지시킴으로써 섬유간의 과도한 교차연결을 예방하는데 도움을 준다. 바탕질은 프로테오글리칸(proteoglycan; PGS)과 당단백질로 구성되어있다.

프로테오글리칸은 수소를 함유하고 있는 바탕질에 작용하며, 아교질 망을 고정하고 압축력에 저항한다. 프로테오글리칸의 유형과 양은 압축 스트레스와 장력 스트레스에 비례한다. 프로테오글리칸 집합체는 상당히 구조화된 겔 성분과 같은 물질의 바탕질을 형성하여 인대와 힘줄의 세포외액의 대부분과 결속되어 있다. 더불어 이들은 아교질 미세섬유 사이의 접합제와 같은 물질로 작용함으로 힘줄과 인대의 아교성 골격의 안정성을 도우며 이들 복합구조의 총체적인 힘에 기여한다. 그러나 힘줄에는 이들 분자의 소수만이 존재하기 때문에 생체역학 특성이 문제시 되어 오고 있다.

당단백질은 바탕질 성분들 간과 세포와 바탕질 사이의 연결을 제공한다.

2) 비수축성 물렁조직의 역학적 특징

다양한 비수축성 조직의 역학적인 특성은 아교섬유와 탄력섬유의 비율과 구성 섬유들의 구조적 방향에 의해 결정된다. 프로테오글리칸의 비율 또한 결합조직의 역학적 특성을 결정한다. 높은 아교질과 낮은 프로테오글리칸은 높은 장력부하에 저항하도록 구조되어 있는데. 큰 압력 부하에 잘 견뎌야 하는 조직일수록 프로테오글리칸의 농축성이 더 크다.

아교질은 대부분 장력스트레스를 흡수하는 구성요소이다. 아교섬유는 가벼운 부하 이하에서 빠르게 연장되며 섬유 정렬을 일정하게 하여 증가된 부하에 따라 섬유에서의 장력을 증가하고 섬유가 뻣뻣해진다. 이 섬유들은 변형에 강하게 저항하지만 부하가 지속됨에 따라 아교섬유 간의 결합은 해체되기 시작한다. 실질적인 결합섬유의 수가 줄어들고, 섬유들은 쇠퇴한다. 아교질의 비율이 높을수록 조직에 더 큰 안정성을 제공하다. 장력이 적용될 때, 아교질의 최대연장은 10% 이하임에 반해 탄력소는 150%까지 늘어난 후 원형으로 되돌아온다. 아교섬유는 탄력섬유에 비해 5배정도 강하며 다양한 조직의 아교섬유의 정렬은 그 조직에 작용하는 장력을 반영하고 있다.

비수축성 물렁조직은 신체 전반에 위치하고 있으며, 신체의 구조물을 지지하기 위해서 다양한 결합조직의 형태로 구성되어 있다. 비수축성 물렁조직인 인대, 관절주머니, 힘줄, 근육막, 근육 내 비수축성 조직 그리고 피부 모두는 유착과 구축 발생을 초래할 수 있는 결합조직의 특성을 가지고 있다. 그래서 이들은 관절을 지나는 조직의 유연성에 영향을 주게 된다. 이들 조직이 관절 가동범위를 제한하여 신장될 필요가 있을 때는 신장력이 적용되는 시간과 다양한 강도에 어떻게 이 조직들이 반응하는지를 이해하는 것이 중요하며, 결합조직의 유연성을 증가시키는 유일한 방법은 조직의 기본적 구성을 재형성해야 한다는 점을 인식하는 것도 중요하다.

(1) 피부

피부는 아교섬유들이 무작위로 배열되어 있으며 장력에 저항하는데 있어 가장 취약하다. 피부는 신체에서 가장 큰 기관으로, 일반성인 몸무게의 16%를 차지하고 있다. 외부 자극으로부터 몸을 보호하는 기능과 대사 기능을 수행하며, 지속적으로 변화하는 외부 환경과 신체의 내부 환경 사이의 변화를 기능적으로 조절하여 항상성 유지를 보조한다.

(2) 인대, 관절주머니, 근육막

섬유성 관절주머니와 인대들은 여러 방향으로부터의 힘에 저항하는 구조이다. 이러한 기능을 수행하기 위해서는 결합조직 내의 섬유다발들은 여러 방향의 힘에 저항하기에 적합한 방향으로 정렬되어 있어야만 한다. 따라서 힘줄에 있는 아교섬유 다발들의 평행한 정렬과는 구조가 다르기 때문에 다양한 방향에서 가해지는 힘에 저항할 수 있다. 관절의 큰 스트레스에 저항하는 인대는 보다 평행한 아교섬유의 방향을 가지고 있으며, 횡단면도 넓다. 인대는 힘줄에 비해서는 덜 평행한 아교섬유 다발을 갖고 있으며 섬유세포들은 수도 적고 편평하다. 이러한 배열은 여러 다른 방향으로부터의 장력을 받아들일 수 있게 해주는 동시에 관절에 안정성을 유지할 수 있게 해준다. 섬유다발들은 일반적으로 장력이 가장 자주 가해지는 방향의 작용선에 대하여 평행하게 배열되게 된다.

상대적으로 주변조직과 비교해 볼 때 인대에 분포하는 혈관을 적다. 그러나 많은 혈관이 인대의 닿는곳에서 부터 기시하는 실질 전체에 고르게 분포하고 있는 것으로 알려져 있다. 이 혈관계는 크기가 작고 혈액의 흐름이 제한되어 있음에도 불구하고 인대의 기능을 유지하는데 있어 매우 중요하다. 이 혈관계는 특히 세포에 영양분을 제공함으로서 바탕질의 합성과 회복 과정을 원

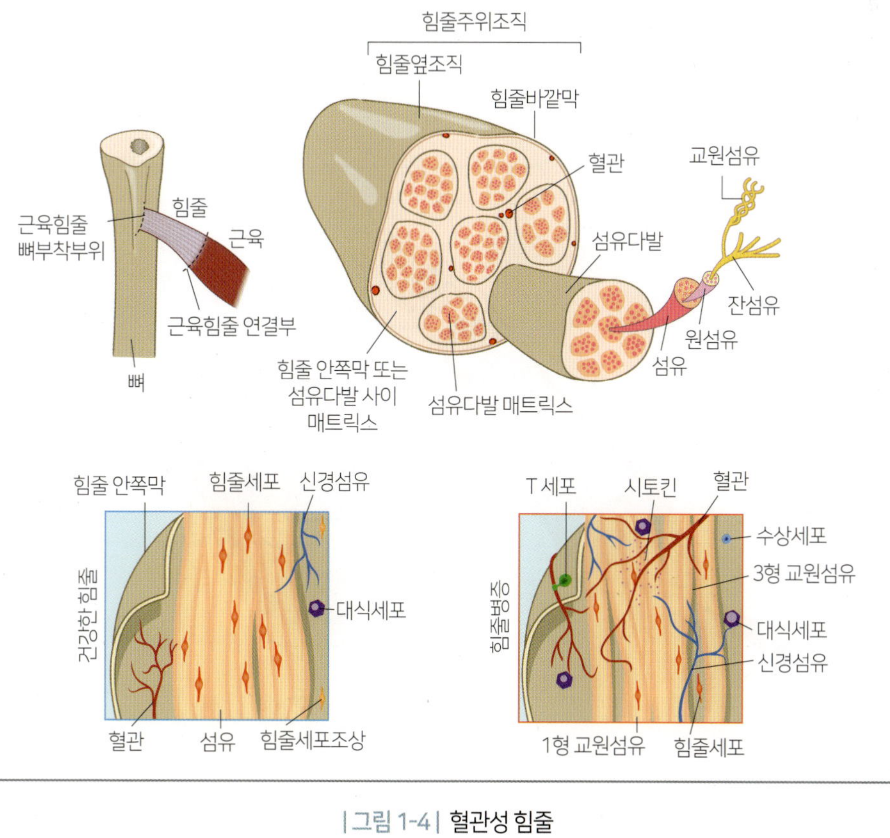

| 그림 1-4 | 혈관성 힘줄

활하게 한다. 만약 이런 기전이 없다면 인대는 정상적인 활동에 의해서도 쉽게 피로가 누적되어 손상되거나 단열될 수 있게 된다.

(3) 힘줄

힘줄에 있는 아교섬유 다발들은 서로 단단하게 엮여 있고 서로에 대해 평행하고 질서정연하게 배열되어 있다. 아교섬유 다발들의 이러한 배열은 느슨함이 팽팽해지지 않더라고 근육으로부터의 장력을 단일방향으로 전달할 수 있게 해주며 최대 장력부하에 저항 할 수 있게 해준다. 힘줄의 결합조직 구조를 지지하는 섬유세포는 아교섬유 다발들 사이에 편평하게 놓여 있으며 그 수가 많지는 않다.

① 혈액공급

힘줄은 근육바깥막(근외막;epimysium), 뼈막의 닿는곳, 힘줄옆조직(건방조직;paratenon) 그리고 힘줄간막(건간막;mesotendon)에서의 혈관으로부터 직접적으로 혈액공급을 받는다. 힘줄옆조직에 의해 둘러싸여 있는 힘줄은 혈관성 힘줄(vascular tendon)이라고 해왔다.

힘줄집(건초;tondon sheath)에 의해 둘러싸여 있는 힘줄은 무혈관성 힘줄(avascular tendon)이라 한다. 힘줄옆조직에 의해 둘러싸인 힘줄에서 혈관은 말초의 많은 지점에서부터 실핏줄이

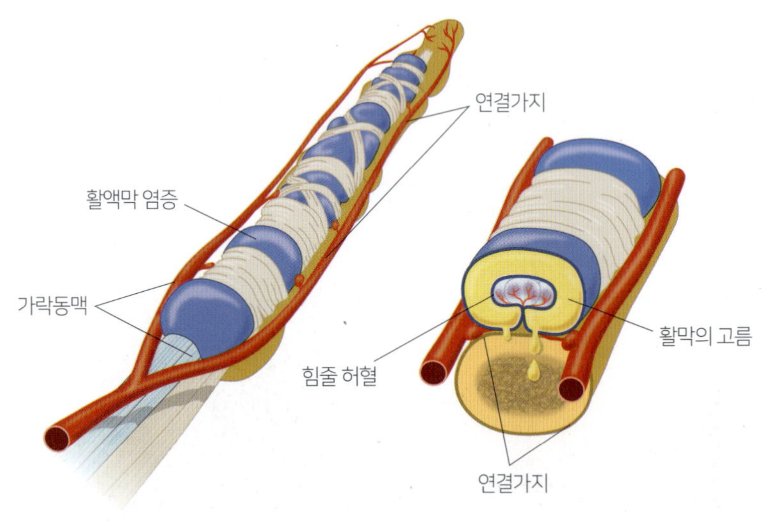

| 그림 1-5 | 무혈관성 힘줄

무질서하게 집중되어 장축방향을 따라 문합을 이루게 된다.

힘줄집에 둘러싸인 힘줄의 혈관은 다른 유형을 이루고 있다. 여기서 힘줄간막은 끈(vinculum)으로 변형되고 이 무혈관성 부위가 힘줄의 영양을 위한 경질막 경로(dural pathway)로 여겨지고 있다.

② 손상기전

힘줄과 연계된 근육이 수축할 때 발생하는 힘의 양과 근육의 단면적에 대한 힘줄의 단면적의 비율이 힘줄 손상에 영향을 줄 수 있는 요소이다.

힘줄은 근육이 수축함에 따라 스트레스가 증가하여 근육이 최대로 수축하였을 때, 힘줄의 장력스트레스는 최고치에 달한다. 이 스트레스는 근육이 빠른 편심수축(eccentric contraction)을 하면 더 증가한다. 예를 들어 장딴지근(비복근;gastrocnemius)과 가자미근(넙치근;soleus)의 반사적 이완을 허용하지 않는 발목관절의 빠른 발등쪽 굽힘은 아킬레스힘줄의 장력을 증가시킨다. 이러한 상황 하에 힘줄에 추가된 부하는 항복지점(yield point)을 초과하여 아킬레스(발꿈치)힘줄 파열의 원인이 될 수 있다.

근육이 발휘하는 힘은 생리적 단면적에 의존한다. 근육의 단면적이 크면 수축에 의해 생산되는 힘이 커지며 힘줄을 통해 전달되는 장력부하도 더 증가하게 된다. 같은 이유에서 힘줄의 단면적이 크면, 그것이 견디는 부하도 그만큼 증가하게 되는 것이다. 비록 근육이 파손되는 최대 부하를 확정하기는 어렵지만 건강한 힘줄의 장력강도는 근육의 약 2배 이상 되는 것으로 추정하고 있다. 이런 특성은 임상적으로 볼 때 근육의 파열이 힘줄의 파열보다 더 흔히 발생하는 결과를 보면 알 수 있다. 큰 근육은 대개 단면적이 큰 힘줄을 가지게 되는데 넙다리네갈래근(대퇴사두근:quadriceps)의 무릎인대와 종아리 세갈래근(하퇴 삼두근;triceps surae)의 아킬레스(발꿈치)힘줄이 그 좋은 예가 된다. 반면 어떤 근육은 작지만 단면적이 큰 힘줄을 가지고 있는데 장단지빗근(족저근;plantaris)이 그 좋은 예이다.

③ 운동과 고정

살아있는 조직은 역동적이다. 외부자극에 대한 반응으로 조직이 기능적인 적응을 하게 되고 대상 조직이 최적의 작용을 할 수 있도록 역학적인 특성을 변화시킨다.

힘줄은 조직에 가해지는 역학적인 요구에 반응하여 재형성이 일어나고 이것은 외부자극이 증가하면 더 강하고 단단해 지며, 외부자극이 감소하면 약해지고 진다.

④ 힘줄염(건염;tendinitis)

주로 과사용에 의한 경우가 많다. 흔히 말하는 만성 힘줄염의 경우 심한 힘줄의 퇴행성 변화와 정상 아교질 구조의 소실, 세포 손상의 증가가 있으나 힘줄의 염증성 세포반응은 전혀 없다. 근육이 수축하면 힘줄은 주위구조물 사이를 미끄러져 들어간다. 이것이 반복적으로 수행되면 힘줄은 자극을 받아 염증이 일어난다. 이 염증으로 인해 움직일 때 통증이 발생하고, 붓고, 마치 머리카락을 비비는 소리 같은 마찰음이 나온다. 이 마찰음은 힘줄이 활주하는 동안 힘줄옆조직이 주위구조물과 유착으로 인해 나타난다. 유착은 주로 자극받은 힘줄의 화학적 염증산물의 축적에 의해 주로 야기된다.

⑤ 힘줄윤활막염(건초염;tenosynovitis)

힘줄윤활막염은 힘줄염의 증상과 발생기전이 유사하다. 힘줄은 윤활집(건초;tendon sheath)에 싸여 있는데, 좁은 공간에서 마찰의 양이 많을 경우 지나친 마찰은 힘줄과 이를 둘러싸고 있는 윤활집 사이에 염증을 야기 시켜 이들이 유착되게 된다. 따라서 움직임의 제한은 더 크게 된다.

⑥ 치료

힘줄은 치유 시 다른 물렁조직과는 달리 신축성뿐만 아니라 유연성도 회복시켜야 한다. 따라서 과도한 아교질 합성에 의한 섬유화는 주위조직과의 유착을 야기할 수 있다. 그러므로 이를 방지하기 위해선 주변 반흔조직을 신장해서 유착을 끊어주어야 한다. 윤활집에 염증이 있는 경우는 치료가 어렵다. 손상 후 2주정도 지나면 힘줄은 주위구조물과 유착되어 한 덩어리를 형성하였다가 3주 후부터 수축에 의한 분리를 기대해 볼 수 있는데 4~5주 전에는 재손상의 위험이 있으므로 수축강도를 너무 세게 하지 않도록 주의한다.

(4) 신경

신경조직은 뇌, 척수, 뇌신경, 신경잔뿌리, 신경뿌리, 말초신경과 이런 구조물들과 관련된 결합조직을 말한다. 신경조직의 기능은 역학적인 기능과 생리학적인 기능으로 구분하여 볼 수 있는데, 역학적인 기능에는 긴장, 압박 그리고 가동성이 있으며, 생리학적인 기능에는 신경의 혈액순환, 신경전도, 축삭수송, 역학적인 감수성 그리고 염증이 있다.

신경의 가동성은 일상생활에서 발생하는 역학적인 부하를 감당하고 신경의 손상이나 기능장애를 예방하는데 있어 주요한 역할을 한다. 정상적인 신경의 가동성이 유지되기 위해서는 인접조직 신장에 의한 긴장을 견뎌야 하고 긴장의 범위가 증가하면, 주변 조직 내에서 미끄러져야 하고 주변 조직에 의한 압박을 감당하여야만 한다. 신경의 가동성을 제한하는 원인에는 추간판의 팽윤과 같은 역학적인 신경 압박 현상 보다는 오히려 신경조직에 염증에 의한 가동성 제한이 더 흔한 현상이다. 관절 움직임은 신경의 긴장을 유발 시키는 핵심 원인이다. 또한 신경조직의 신장은 신경의 긴장을 유발시켜 신경을 민감하게 하고 통증을 유발시킨다. 신경의 역학적인 특성은 관절이 움직일 때 주로 나타나게 된다. 관절을 경유해서 지나가는 신경은 관절이 움직여질 때 신장되어 긴장이 유발되고 신장력이 발생되는 쪽으로 미끄러지게 된다. 신경이 신장될 때 발생하는 신경의 압박기전은 보통 세 가지 정도로 분류할 수 있는데 우선은 신경의 양쪽 끝이 최단 거리로 이동하려고 할 때 신경과 인접한 단단한 구조물과 서로 밀착되면서 발생하는 압박이다. 두 번째는 신경 주위를 감싸고 있는 물렁조직에 의해 눌려서 발생한다. 그리고 마지막은 신경이 신장됨에 따라 신경섬유 다발들 끼리 서로 가까워짐으로 인해 발생하는 압박이다. 신경은 나무의 줄기와 뿌리 같이 서로 연결되어 연속성을 갖는 구조이다. 인체에서도 신경계는 위쪽에서는 머리뼈에 고정되어 있는 경막에서 시작하여 아래쪽에서는 발가락에서 끝나게 되는 발가락 신경이 서로 연결되어 있는 형태이다. 따라서 양쪽 끝이 서로 멀어지게 되면 신경계의 긴장이 증가하게 되고 일정 수준 이상의 긴장은 신경계의 움직임을 유발하게 된다.

이런 신경의 역학적인 특성을 요약해서 보면 관절 움직임의 초기 단계에서는 신경이 가지고 있었던 느슨함이 사라지게 되고 중간 단계에 이르게 되면 장력을 받는 쪽으로 신경의 급격한 미끄러짐이 일어나고 마지막 단계에서는 신경계의 긴장이 고조되게 된다.

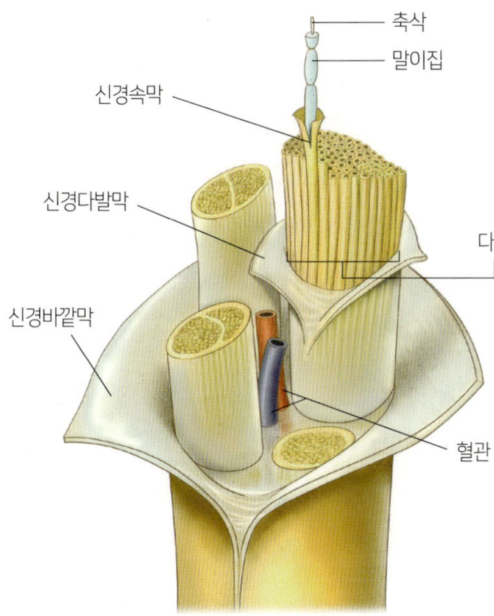

| 그림 1-6 | 신경 막

신경을 싸고 있는 신경주막(perineurium)은 치밀한 결합조직으로 신경에 가해지는 장축 방향의 장력에 저항하기 적합한 구조이다. 신경주막은 일정한 범위 내에서는 신경의 장축성 긴장을 감당함으로 신경의 손상을 방지한다.

신경의 장력을 분산시키는 또 하나의 중요한 특징은 신경이 주변 조직으로 부터 미끄러지는 것이다. 즉 신경이 긴장을 유발하는 쪽으로 이동함으로서 긴장을 분산시켜 신경의 어느 특정부위에서만 긴장이 증가하는 것을 방지한다. 특히 신경의 길이가 일정부분 이상 늘어나면 말초신경의 혈류가 차단되기 때문에 신경이 미끄러지는 현상은 신경의 허혈현상을 막기 위해 대단히 중요한 역학적인 기능이다. 신경의 미끄러짐 현상은 신경이 주행로를 따라 장축 방향으로 미끄러지는 경우와 신경 주변의 근육이나 힘줄로 인해 발생하는 측방압박으로 인해 원래의 위치에서 벗어나 횡 방향으로 미끄러지는 상황으로 나눌 수 있으며 두 경우 모두 신경의 장력분산을 위해 중요한 현상이다.

신경은 공간이 협소해 지는 현상이나 근육이 수축하는 현상과 같이 주변조직에 의해 발생한 압력에 대해 다양한 방법으로 모양을 변형하여 압박성 부하를 감당한다. 신경외막(epineurium)은 치밀함 정도가 신경주막 보다 덜한 결합조직으로 과도한 압박으로부터 신경을 보호하고 압박이 제거되었을 때 신경을 원래 형태로 복원하는데 중요한 역할을 한다.

Ogata(1986) 등은 신경이 긴장하면 신경 내 혈류가 저하되며 신경이 8% 신장될 경우, 신경에서 나오는 정맥혈의 흐름이 감소하기 시작하며, 15% 신장되면 신경 내외의 모든 혈류가 차단된다고 하였다. 긴장이 유지되는 시간 또한 신경의 혈류에 영향을 미치는데 6% 정도의 적은 신장이라도 한 시간 이상 지속될 경우 신경의 전도성이 70% 저하된다. 신경의 신장시간이 길어질수록 신경의 허혈이 심해지고 신경의 회복시간도 길어진다. 또한 신경에 가해지는 압박의 정도가 30~50mmHg를 넘을 경우, 신경의 혈류장애, 저산소증, 전도장애 및 축삭형질이동 등에 장애가 발생한다. 이런 긴장과 압박에 의한 신경 내 혈류 장애는 누적효과가 있어서 이미 압박이나 긴장에 노출되었던 신경조직은 추후에 경미한 압박이나 긴장에 의해서도 이상이 발생할 확률이 높아진다. 신경 내 부종, 신경 긴장 증상, 염증 또는 흉터와 같이 신경에 문제가 있을 경우 신경이 역학적인 스트레스에 대항하는 능력이 정상범위 이하로 떨어질 수 있다,

02 수축성 조직

1) 수축성 요소의 구성

근육은 수축성 조직과 비수축성 결합조직으로 구성되어 있다. 근육의 수축성 요소는 수축성과 흥분성의 특성을 제공한다.

근육은 충격의 흡수와 부하의 분배를 통해 골격에 대한 보호와 근력을 제공하며, 관절에서 뼈가 움직일 수 있게 하고 힘에 대항해 신체의 위치 유지를 제공한다. 이런 능력은 개별 근육에 의한 것이 아니라 대게 근육군의 작용에 의해 제공된다.

골격근은 동적인 일과 정적인 일을 수행하여 동적인 일에 의해 이동과 공간에서 신체 분절의 자세유지가 이루어진다. 근육내의 비수축성 결합조직과 주변 모든 결합조직은 같은 특성을 갖고 있으며, 점탄성(viscoelasticity)뿐만 아니라 변형되는 힘에 저항하는 능력을 포함한다. 근-힘줄 단위의 결합조직 구조들은 각각 근육세포와 근육원섬유로 분리된 가장 안쪽 층에 위치하는 근육세포막(근내막;endomysium), 여러 개의 근육 섬유가 한 묶음을 이룬 근육다발 싸고 있는 근육다발막(근상막;perimysium), 완전한 근육을 덮고 있는 근육바깥막(근외막;epimysium)이다. 이

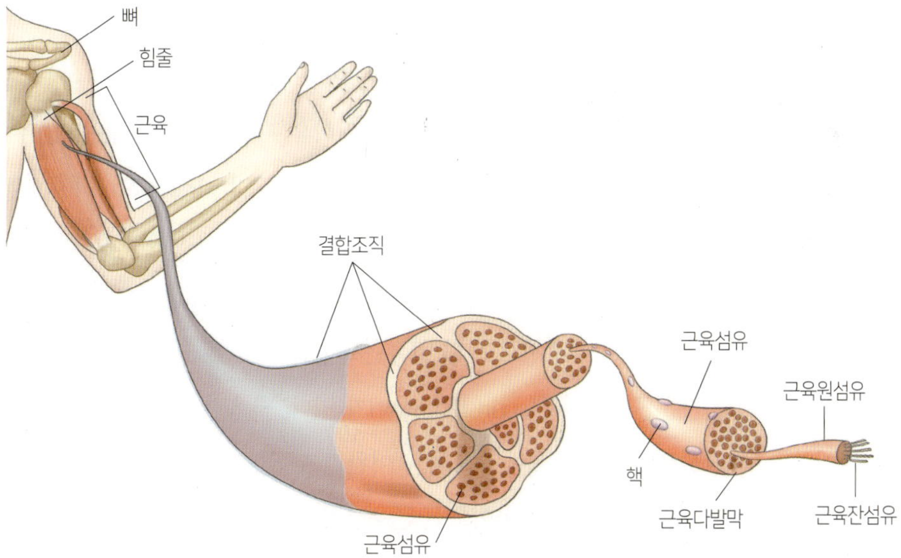

| 그림 1-7 | 근육 막

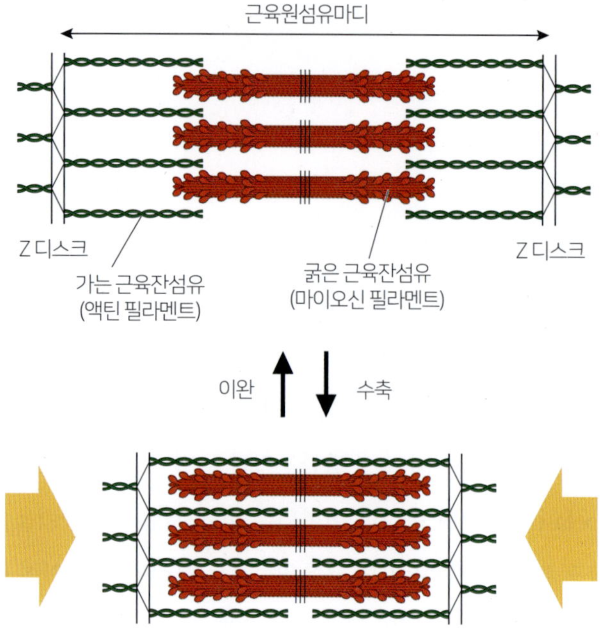

| 그림 1-8 | 근육잔섬유

는 수동연장에 대한 근육의 저항을 제공하는 결합조직 체계이다. 구축이 발생하면 아교질 섬유들과 섬유다발과 사이에서 유착이 일어나 움직임을 제한한다.

각 근육은 많은 근육세포(근섬유;muscle fiber)로 구성되어 있고 각 근육세포는 다른 근육세포와 평행하게 놓여 있다. 하나의 근육세포는 많은 근육원섬유(근원섬유;myofibril)로 구성되어 있다. 하나의 근육원섬유는 연속해서 위치하는 근육원섬유마디(근절;sarcomere)라 칭하는 아주 작은 구조들로 구성되어있다. 근육원섬유마디는 근육원섬유의 수축성 단위이고 액틴(actin)과 마이오신(myosin)이라는 근육잔섬유(근세사·근미세섬유;myofilament)로 구성되게 된다, 근육잔섬유는 굵은근육미세섬유 마이오신으로 된 굵은근육잔섬유(myosin filament)와 가는근육미세섬유 액틴으로 된 가는근육잔섬유(actin filament)가 있다. 근육잔섬유는 긴 단백질 연쇄분자의 다발이다. 근육원섬유마디는 근육이 수축하고 이완할 수 있는 능력을 제공한다. 운동단위가 수축을 위해 근육을 자극할 때 액틴-마이오신 근육잔섬유는 교차다리를 형성하고 활주하여 근육이 활발하게 짧아지게 한다. 근육이 이완할 때는 교차다리가 분리되어 다시 그 근육은 안정길이로 되돌아오는 것이다.

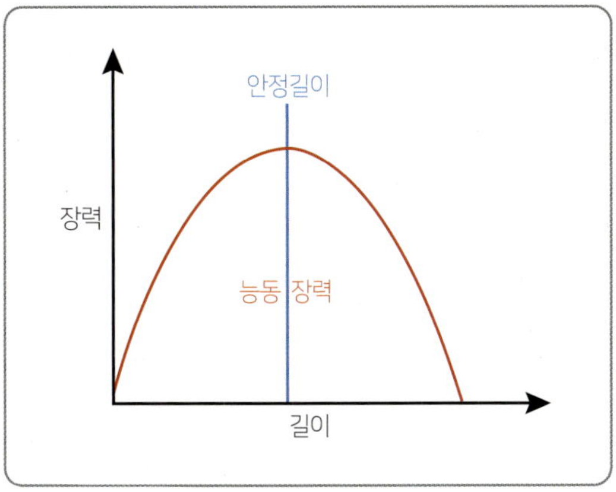

| 그림 1-9 | 길이-능동장력 곡선

능동적인 등척성 수축에 의해 발생되는 근육의 능동장력은 근육의 길이에 따라 다르다. 근육의 길이를 생체 내의 안정시를 100으로 하여 등척성 수축과 근육의 길이와의 관계를 조사해 보면, 길이 장력곡선을 구할 수 있는데. 근의 실질적 장력은 근육세포가 생리적으로 적당한 길이보다 더 길어지면 오히려 감소한다. 즉 근육세포가 안정시의 길이를 유지할 때에 가장 큰 장력이 발생하는 것이다.

2) 수축성 요소의 장력

근육은 길이 변화에 따라 생리학적 환경과 역학적인 요소의 변화로 인하여 발생할 수 있는 장력에 변화가 생긴다.

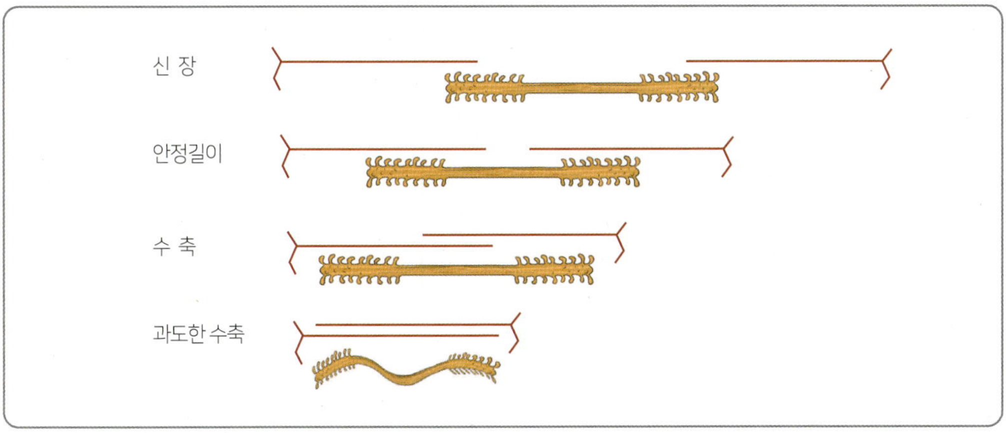

| 그림 1-10 | 교차결합

(1) 근 장력의 역학적인 면

생리학적인 측면이든 역학적인 측면이든 근육에서 발생하는 힘은 근육의 길이에 의해 좌우된다. 관절각도의 변화는 근육의 모멘트의 구성하는 요소인 지렛대 팔의 길이 즉 관절중심(움직임의 축)으로부터 힘의 작용선까지의 수직거리를 변경시킨다. 근육의 길이와 지렛대 팔의 길이는 관절의 움직임에 의해 동시에 변경되기 때문에 근육에 의해 생산되는 근육의 모멘트 또한 같이 변하게 된다. 통상적이 예에서 위팔두갈래근(상완이두근;bicepsbrachii)은 중간영역에서 지렛대 팔이 가장 길어지게 때문에 이 영역에서 가장 큰 위팔두갈래근의 모멘트기 형성된다.

(2) 근 장력의 생리학적인 면

근육의 길이 변화에 따라 근육에서 발생되는 능동 장력에는 큰 차이가 생긴다. 근육의 길이가 점차 길어져서 안정길이의 165%에 이르게 되면 근육원섬유 단위에서 근육잔섬유가 서로 중복되는 부분이 거의 없어지게 되어 근육잔섬유들이 교차결합을 이룰 수 없게 된다. 근육에서 발현되는 힘의 크기는 교차결합의 수와 관계있으며 교차결합을 이룰 수 없는 근육에서는 장력을 발휘하지 못하고 이완할 될 수밖에 없다. 반대로 안정길이의 70%로 근육원섬유 단위에서 근육잔섬유가 짧아지게 되면 인접한 Z-line사이가 매우 가까워져 근육 막이 단축 때문에 교차결합이 형성되어도 근육 막이 짧아질 수 있는 공간이 부족하여 근육이 수축할 수 없게 된다. 이런 경우 근육잔섬유가 Z-line에 부딪힐 수도 있다. 상대적으로 최적의 근육길이상태 즉 안정길이(resting length)에서는 많은 근육잔섬유가 충분한 교차결합을 형성하여 강한 근력을 만들어 낼 수 있게 된다. 또한 안정길이에서는 굵은근육미세섬유와 가는근육미세섬유가 교차결합을 형성할 수 있는 충분한 공간, 미끄러질 수 있는 공간 그리고 근육 막이 완전히 단축될 수 있는 여유 있는 공간이 존재하고 있다.

수동장력(passive tension)은 근육의 안정길이가 증가하고 근육힘살(muscle belly)의 비수축성 조직이 신장되었을 때 전개되는 장력을 반영한다. 이러한 수동 장력은 주로 병렬과 직렬 탄성 요소에서 전개된다.

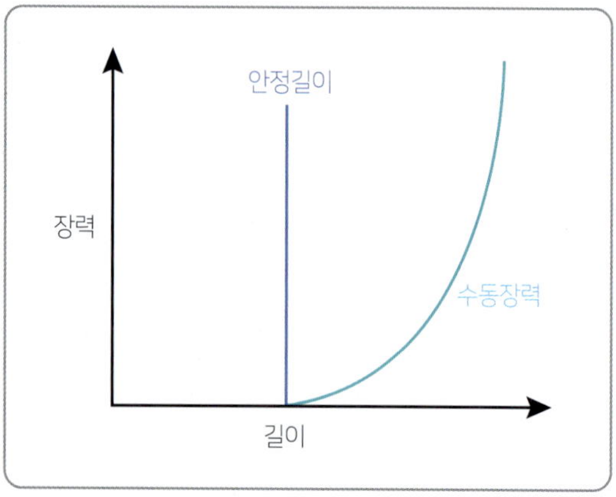

| 그림 1-11 | 길이-수동장력곡선

3) 근 기능에 영향을 주는 요소들

근육의 기능은 다양한 요소들에 의하여 영향을 받게 된다.

(1) 온도의 영향

근육은 수많은 실핏줄(모세혈관;capillary)을 함유하고 있다. 정상적인 경우 근육의 횡단면적의 1평방 밀리미터 당 약 3,000개의 실핏줄이 있으며, 근육이 휴식 시에는 실핏줄이 닫혀있다.

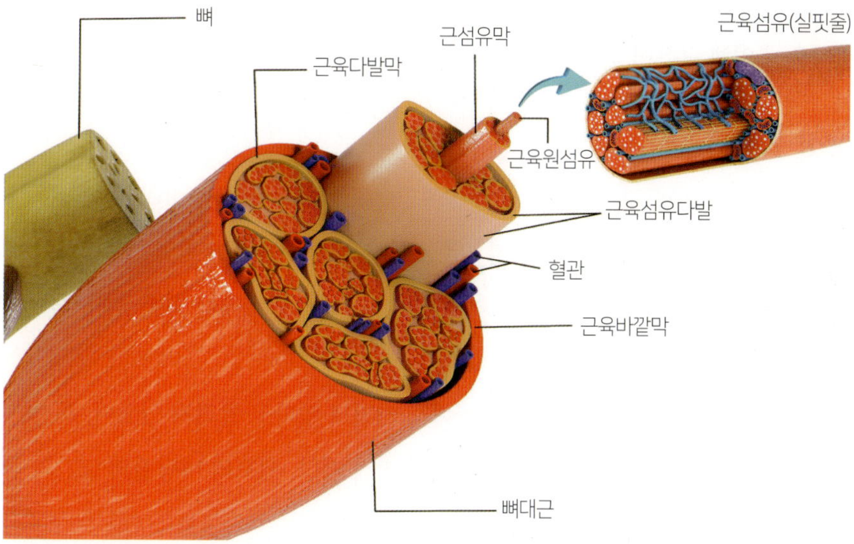

| 그림 1-12 | 근육의 실핏줄

근육이 활동을 시작하면 실핏줄은 점점 더 넓게 열리며, 근육이 하는 작용이 많을수록 더 많은 혈액이 실핏줄을 통해 흐르게 되고, 해당근육의 온도가 상승하게 되게 된다.

근육 온도의 상승은 횡문근형질막(근초;sarcolemma)을 가로지르는 자극 전도 속도의 증가를 유발하여 자극의 빈도와 근육의 일 생산을 증가시키게 되며, 근육 대사의 더 큰 에너지 활동을 유발하여 근수축의 효율성을 증가시킨다. 게다가 온도 상승효과는 직렬과 병렬로 연결된 탄성요소에 있는 아교질의 탄력성을 증가시키며 이것은 근-힘줄 단위의 신장성을 높이게 된다.

근육의 온도상승은 운동전에 이루어지는 웜-업(warm-up)과 같은 준비운동에 의해 혈류가 증가했을 때 일어나며, 대사, 근수축에 의한 에너지 방출 그리고 수축성 요소가 활주할 때 발생하는 마찰에 의해 근육온도가 상승하게 된다.

반면 낮은 온도에서는 최대 수축 속도와 등척성 장력이 상당히 감소되는 것으로 나타났다. 이것은 근육에서의 대사성 산증(acidosis)에 의해 pH가 낮아져 유발되는 것으로 알려져 있다.

(2) 피로의 영향

근의 피로가 발생하면 움직임의 협조성(coordination) 결여가 첫 번째로 관찰된다. 또한 운동을 수행하는데 필요한 운동수행능력은 피로에 의해 많은 영향을 받는다.

피로에 대한 신경근 적응의 가장 해로운 요소는 정확한 조절능력 저하와 수축 속도의 감소이며, 이런 이유에 의해 근육이 피로해 졌을 때 손상이 쉽게 일어나게 된다.

(3) 근 손상

근 손상은 타박상, 열상, 파열, 허혈, 구획 증후군(compartment syndrome) 그리고 탈신경을 포함한다. 이러한 손상은 근육을 약화시키고 뚜렷한 기능장애를 유발 할 수 있다. 외상에 의한 근력감소는 관절가동범위를 제한을 가져올 가능성이 높으며, 결국에는 화골성 근염을 유발할 수 있다.

건강한 골격근은 스스로 회복할 수 있는 능력을 가지고 있다고 알려져 있으며, 특정한 손상 후에 이루어지는 회복 과정은 혈관화, 주위조직의 물리적 제한, 세포의 바탕질의 크기와 상태 그리고 회복세포의 발달 등에 의해 결정된다.

물·렁·조·직·가·동·술

제 02 장

신장에 대한 반응

01 신장에 대한 역학적 반응

만약 근육이 운동하는 동안 신장되거나 장시간에 걸쳐 길어진 상태로 유지되거나 짧아진 채로 고정된다면 근육에 있는 수축성 단위의 해부학적 구조와 생리학적 기능에는 많은 변화가 일어난다. 이러한 영향에는 근지구력과 근력의 상실 그리고 근육세포의 수와 크기 감소에 의한 근육의 위축 등 이다. 생화학적 변화도 일어나 유산소와 무산소 에너지 생산에 영향을 미친다. 이런 영향들은 고정되는 동안의 근육세포의 길이에 의해 좌·우 되는데 일반적으로 늘어난 위치에서 고정될 때 덜 영향을 받는 것으로 알려져 있다. 물론 비수축성 구조들과 주변근육 또한 신장과 고정에 대한 근육의 반응에 영향을 미친다.

1) 신장에 대한 반응

근육이 신장되거나 연장될 때, 그 신장력은 결합조직 섬유와 섬유주변을 경유하여 근육세포에 전달된다. 조직 분자들 간의 상호작용은 이런 비수축성 요소들과 근육원섬유마디라는 근육의 수축단위로 연결된다고 가정된다.

수동신장에서 초기의 늘어남은 직렬의 탄성요소에서 일어나기 때문에 장력은 급상승한다. 어느 지점을 지나면 교차다리의 역학적 파괴가 일어나 근육잔섬유가 분리되고 활주하여 근육원섬유마디의 갑작스런 늘어남이 일어나게 된다. 신장력이 해제될 때 개개의 근육원섬유마디들은 그들의 안정 길이로 되돌아온다. 단기간의 신장 적용 후에 안정 길이로 돌아가려는 근육의 성향을 탄력성이라 부른다. 만약 영구적인 길이 증가를 유도하려면, 신장력은 반드시 일정시간 이상으로 유지시켜 가소성 변화를 유발시켜야만 한다.

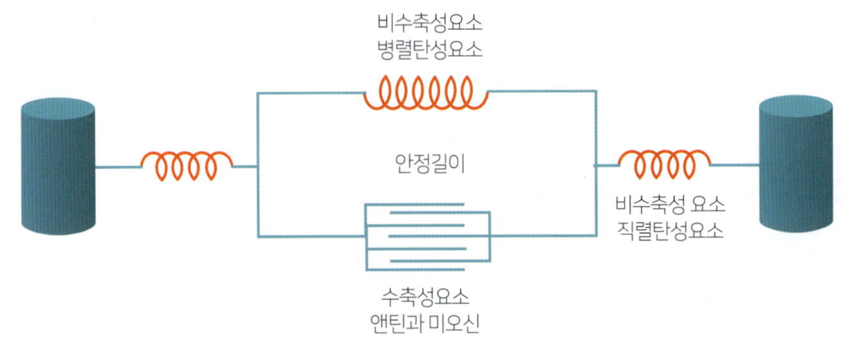

| 그림 2-1 | 근육의 역학적 모델

2) 고정에 대한 반응

근육이 장기간 고정되어 있었다면, 근육의 단백질이 감소하고 근육원섬유의 수가 감소하여 근 위축과 근 약증이 유발된다. 근육이 고정되는 기간과 자세는 위축의 정도와 근력의 소실에 영향을 미치고 근육의 구성성분 또는 고정에 대한 반응에 영향을 미친다. 위축은 Type II 근육세포 보다 Type I 섬유에서 더 빠르고 광범위하게 유발된다.

고정 기간이 길어질수록 근육의 위축과 기능적 근력 소실이 증가하며 위축은 며칠이나 한 주 이내에서 시작될 수 있으며, 근육세포 횡단면의 크기는 지속적으로 감소될 뿐만 아니라 운동단위 동원 율 저하도 EMG 상에서 나타나게 된다. 이 두 가지 모두 다 근육의 힘 생성 능력에 영향을 미친다. 또한 근육이 장시간 동안 늘어난 자세로 유지되었던 것보다 짧아진 자세로 고정된 상태에서 위축과 약화가 더 빠른 비율로 진행되었다고 보고되었다.

만약 골절, 근육열상 혹은 힘줄 파열 후 필수적으로 근육이 짧아진 자세로 몇 주 동안 고정된다면, 근육원섬유마디 병합의 결과로 근육의 길이와 섬유 그리고 근육원섬유마디의 수가 감소한다. 이런 근육원섬유마디의 병합을 근육 스스로 근육원섬유마디를 재생시키는 복원 능력보다 더 빠른 비율로 진행되어 근육세포의 전반적인 길이 감소와 고정이 연관되어 발생하는 근 위축과 근 약증을 유발하는데 기여하게 된다. 단축된 자세로 고정되었던 근육을 신장하려고 할 때는 약화된 근육을 보호하기 위해 결합조직의 양이 증가하게 되는데 이것은 가동성 감소에 영향을 미치게 된다.

때에 따라 근육을 가능한 최대 길이의 위치에서 장기간 고정시키게 되는 경우가 있다. 이런 경우는 구축된 조직을 신장시키고 관절가동범위를 증가시키려고 동적 부목을 사용하거나, 석고고정을 적용할 때 실시하게 된다. 근육이 장시간 동안 늘어난 자세로 유지된다면 액틴 근육잔섬유와 마이오신 근육잔섬유의 더 길어진 기능적 중첩배열을 유지하기 위해 일련의 근육원섬유마디 수가 증가하는 적응성 변화가 일어난다는 몇몇 연구보고가 있다. 이런 적응성 변화는 근육원섬유마디의 생리학적인 기본 길이(안정 상태 2.0~2.5㎛)는 변화가 생기지 않기 때문이다. 따라서 근육이 짧아지는 경우(단축)에는 근육원섬유마디 수가 감소하고 늘어나는 경우(신장)에는 근육원섬유마디 수가 증가하게 된다. 변화가 새롭게 얻어진 길이가 기능적 활동에서 일상적으로 사용되어 진다면 이것은 늘어난 근육의 형태를 보다 영구적으로 유지하게 할지도 모른다.

일련의 근육원섬유마디 수가 증가함으로써 더 길어진 근육세포 길이를 유지하기 위해 신장된 근육에 필요한 최소시간은 아직 알려져 있지 않다. 일부 동물 실험에서는 근육원섬유합성(myofibrillogenesis)의 결과로써 근육길이가 증가되었다고 보고되었는데 여기에서 신장된 근육들은 몇 주 동안 지속적으로 고정이 유지 되었다.

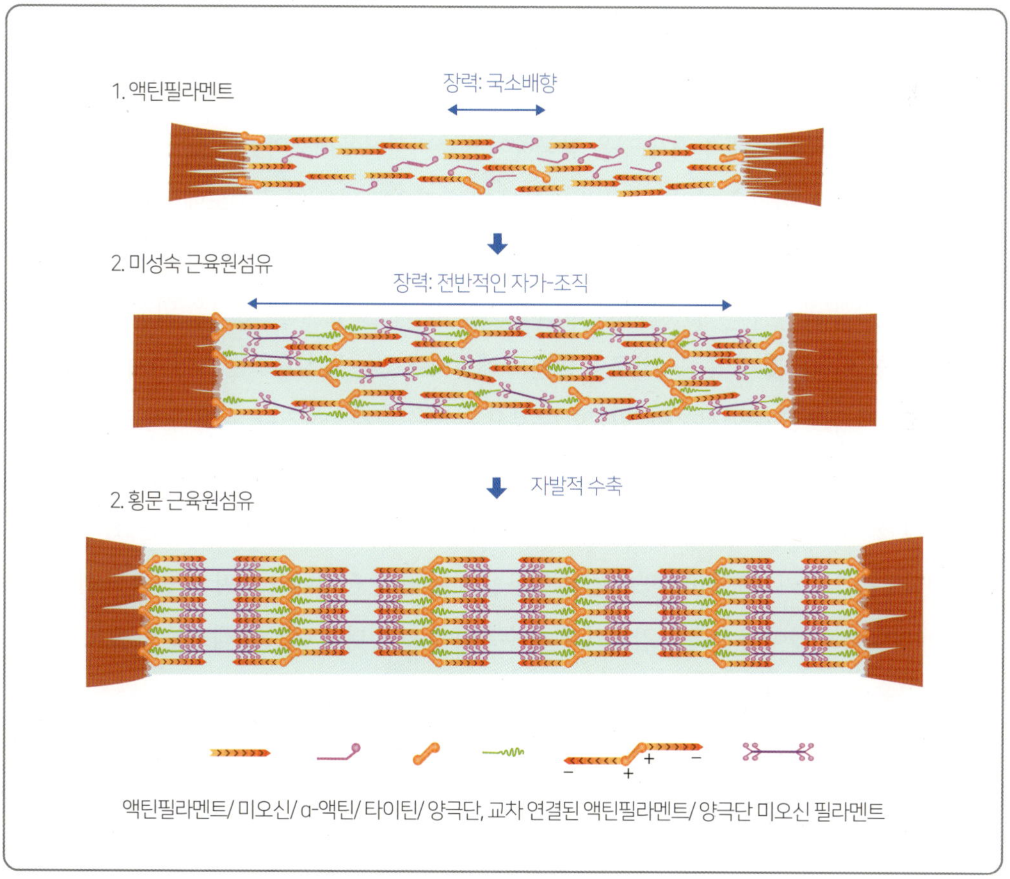

| 그림 2-2 | 근육원섬유합성

근육이 늘어나거나 짧아진 상태로 장기간 동안 유지된 것에 대한 적응성 변화로 근수축단위의 근육원섬유마디수가 증가하거나 감소하는 것은 순간적인 것으로 근육이 기능적 활동에 필요한 만큼의 신축성을 회복하였다 할지라도 단지 3~5주 동안만 지속된다. 따라서 임상에서는 고정 제거 후 다양한 기능적 활동에 필요한 완전한 범위의 움직임을 획득하기 위해서 이와 같은 내용을 환자에게 주지시켜야 한다.

02 신장에 대한 신경생리학적 반응

신장은 근육의 유연성을 증가시키고, 관절가동범위를 유지하고 증가시키며, 근-힘줄 단위의 탄력성과 길이를 증가시킨다. 또한 근-힘줄 단위의 점탄성 요소와 수축성 요소에 좀 더 에너지를 저장하게 한다. 근육의 신장이 진행되는 동안 일어나는 기전들은 매우 복잡하여 아직까지 그 기전이 완전히 밝혀진 것은 아니다.

근육이 매우 빠르게 신장될 때 근육방추(근방추;muscle spindle)의 1차 구심성 섬유는 척수내의 α-운동신경원(α-운동신경세포)을 자극하여 방추바깥근육세포의 수축을 촉진시켜 근육의 장력을 증가시킨다. 이것은 단일연접 신장반사에 의한 것으로 너무 빠른 속도에서 수행하는 신장기법은 늘어나게 되는 근육 내 장력을 실제로 증가시키게 된다. 느린 신장력이 근육에 적용된다면 골지힘줄기관(골지체:Golgi tendon organ)이 활성화 되어 근육 내 장력을 억제시키고 근육원섬유마디를 이완하게 하여 근육세포에 병렬로 배열되어 있는 탄성요소를 늘어나게 할 것이다.

근육은 신체 구조물 중에서 가장 민감한 부분으로 근육을 사용하거나, 사용하지 않거나, 잘못 사용하는 것에 대하여 끊임없이 재적응해야 하는 구조물이다. 이런 가운데 근육은 흔히 짧아지게 되는데, 짧아진 근육은 뼈막, 힘줄 그리고 근육에 통증을 유발하기도 하며, 다른 조직이나 분절에 연관통을 일으키기도 한다. 또한 같은 작용을 하는 근육 군내에서 어떤 한 근육이 짧아졌을 경우, 이 빳빳하고 짧아진 근육을 갑자기 세게 수축하게 되면 더욱 큰 스트레스를 받게 되고 이로 인해 그 근육 자체나 힘줄부위에 손상을 받게 된다.

근육을 지나치게 사용하게 되면 자연히 그 근육이 손상을 입거나 대항근의 과도한 억제를 초래하게 된다.

근육은 두 종류의 신경세포인 근육방추와 골지힘줄기관에 의해서 손상되는 것이 방지되게 되는데, 근육방추는 예기치 않은 움직임이 일어났을 때 근육세포가 너무 많이 늘어나는 것을 막아

준다. 즉 근육을 수축시켜 팽팽하게 당겨줌으로써 이 일을 수행한다. 이런 일은 자동적으로 일어나서 근육이 과도하게 늘어나는 것을 막아준다. 따라서 의도적으로 느리게 수행되는 신장은 이 근육방추에 의해서 방해받지 않는다.

골지힘줄기관은 신경섬유를 통해서 근육이 얼마만큼 긴장하고 있는지를 뇌에 전달한다. 긴장이 너무 고조되면 골지힘줄기관은 근육의 수축을 중지하는 신호를 보낸다. 이 신호는 근육을 이완하게 한다.

1) 근육방추

근육방추는 근육의 주요 감각기관(stretch receptor)이며, 방추바깥근육세포(extrafusal muscle fiber)와 나란히 놓인 미세구조의 방추속근육세포(intrafusal muscle fiber)로 구성되어 있다. 근육방추의 감각수용기들은 중심부에 위치하고 핵주머니 섬유(nuclear bag fiber)와 핵사슬 섬유(nuclear chain fiber)라 불린다.

신장에 의해 자극될 때 근육에서의 신장 속도, 시간 그리고 길이 변화에 관한 수용기들로 부터의 정보는 1차 구심성 섬유인 Ia 섬유와 2차 구심성 섬유인 II 섬유를 경유하여 중추신경계로 전달된다. 또한 이런 섬유들은 α 또는 γ –운동신경원에 시냅스를 이루고, 각각 그들 자신의 방추

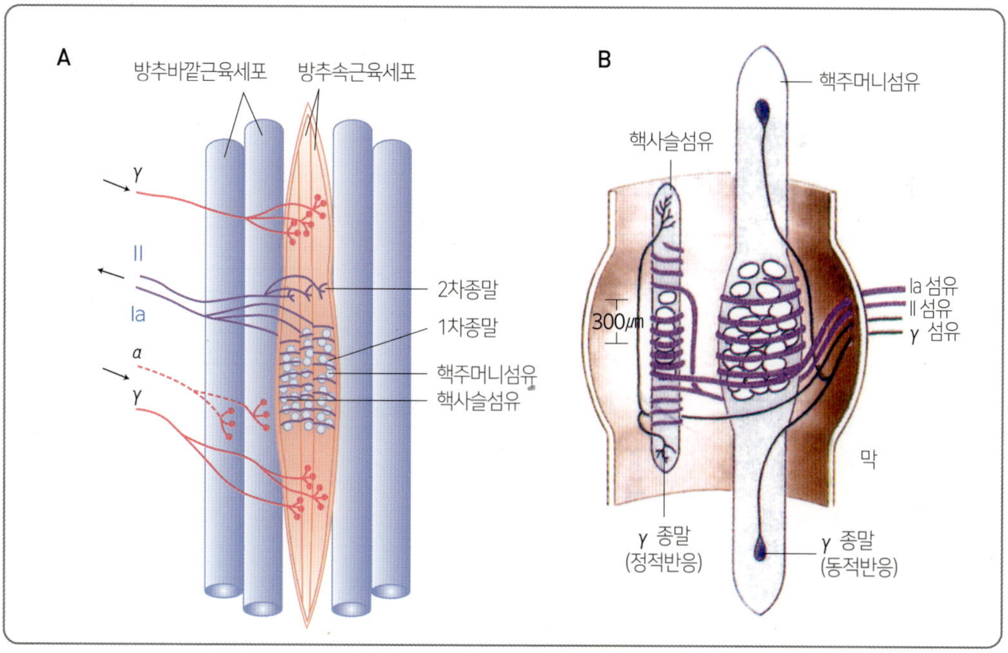

| 그림 2-3 | 근육방추

바깥근육세포와 방추속근육세포의 수축을 촉진하며, 대항근을 억제한다. 본래 신장에 반응하는 이런 이차섬유들을 자극하기 위한 방법은 두 가지 있는데 하나는 근육의 전반적인 늘어남에 의한 것이고, 다른 하나는 γ −원심성 경로를 경유하는 방추속근육세포의 수축을 자극함에 의한 것이다.

대뇌 피질에서 발생한 원심성(날신경) 신호가 하행로(내림신경로)를 통해 대상 근육의 방추바깥근육세포에만 전달되면 근육은 수의적인 수축을 하게 되며, 근육의 길이는 짧아지게 된다. 이런 근 길이 변화는 방추속근육세포의 중심부에 위치한 구심성 신경원(들신경세포)의 발화율을 감소시키게 된다.

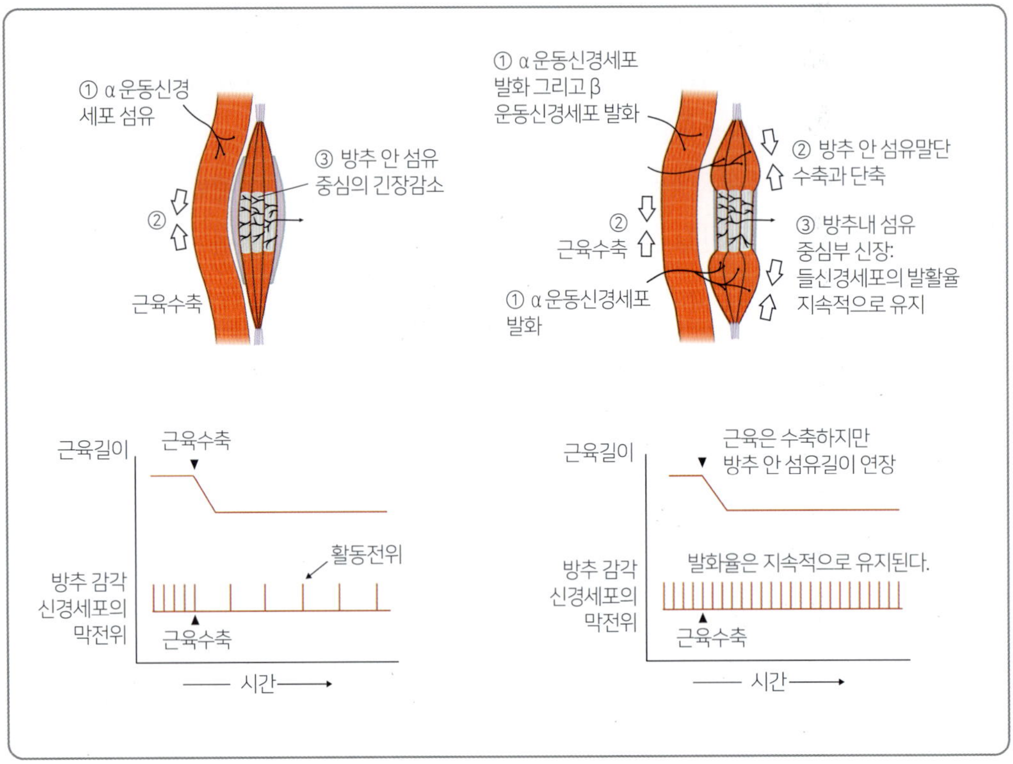

| 그림 2-4 | 운동신경세포활성

반면 대뇌 피질에서 발생한 원심성 신호가 하행로를 통해 대상 근육의 방추바깥근육세포와 방추속근육세포 모두에 전달되었을 경우에는 근육의 수의적인 수축과 함께 방추속근육세포단의 수축에 의해 방추속근육세포 중심부가 신장되어 근육의 길이가 짧아짐에도 불구하고 구심성 신경원의 발화율이 일정하게 유지된다.

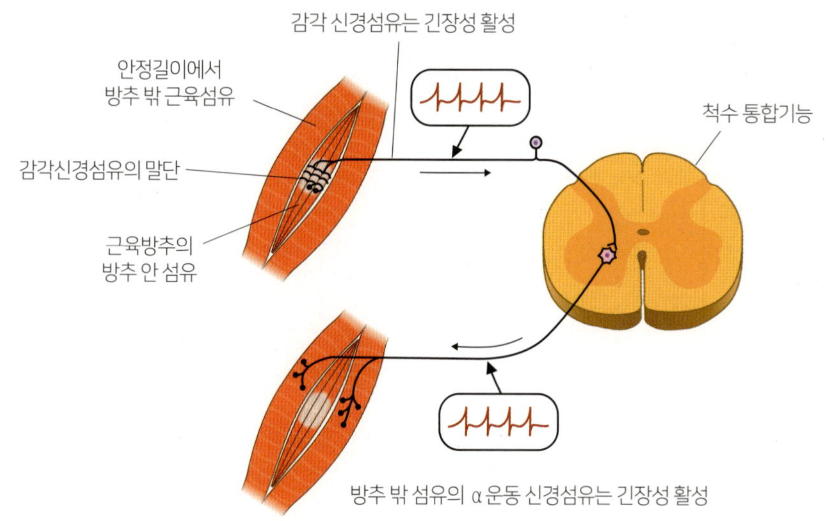

| 그림 2-5 | 감각신경세포긴장성활성

근육방추의 주 기능 중에 하나는 방추속근육세포 중심부에 있는 구심성 신경원의 긴장성 활동에 의해 방추바깥근육세포의 긴장력을 일정 수준으로 유지하는 것이다.

방추바깥근육세포 즉, 근육 외부에서 적용된 신장력에 의해 근 길이가 늘어나게 되면, 방추속근육세포 중심부에 있는 구심성 신경원은 이런 구심성 신호를 척수로 보내고 척수는 반사적으로 -운동신경원을 통해 대상근육을 수축하여 근 길이가 짧아지게 한다. 이런 근 길이 변화는 방추속근육세포의 중심부에 위치한 구심성 신경원의 발화율을 감소시키게 된다.

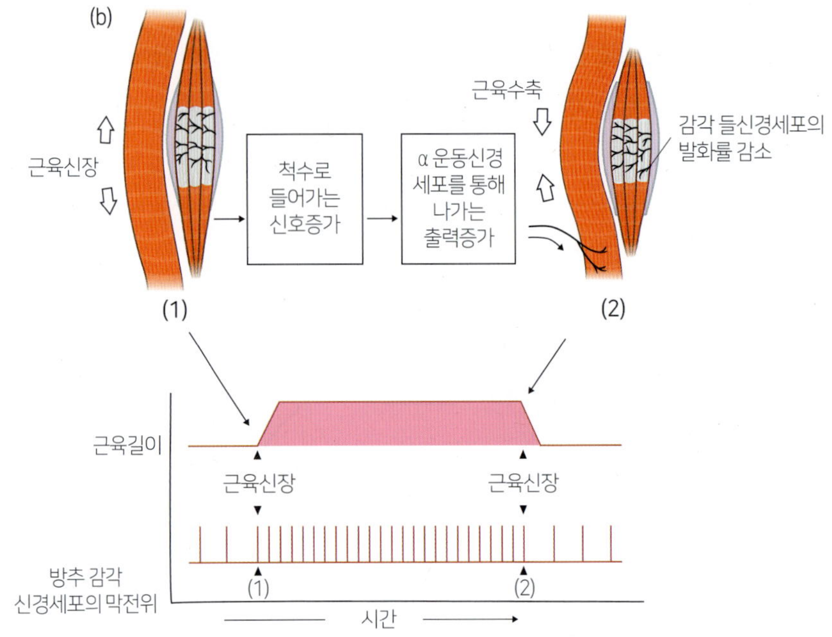

| 그림 2-6 | 들신경세포발화율감소

2) 골지힘줄기관

골지힘줄기관은 근힘줄접합부 근처에 위치하고 근육의 방추바깥근육세포종단을 감싸고 있으며 1차 구심성 섬유 Ib 섬유를 경유하여 구심성 자극을 전도한다. 이것은 수동적 신장 혹은 능동적 근 수축 모두에 의해 야기되는 근육 내 장력에 대해 매우 민감하다. 골지힘줄기관은 그것이 위치한 근육에서 장력을 억제하는 보호기전이다. 이 효과를 자가억제(autogenic inhibition)라 부른다. 골지힘줄기관은 능동적인 근 수축 후의 활성화에 대해서는 매우 낮은 역치(문턱 값)를 가지고 있으나 수동신장에 의한 활성화에 대해서는 높은 역치를 가지고 있다.

근육 내에 과도한 장력이 발생한 때에 근육 내 골지힘줄기관의 활성화가 −운동신경원의 활동을 억제하여 근육 내 장력을 감소시킨다. 신장하는 동안에 힘줄 안의 장력은 각각의 근육세포가 어떻게 억제할지를 결정함으로 이완할 수 있다.

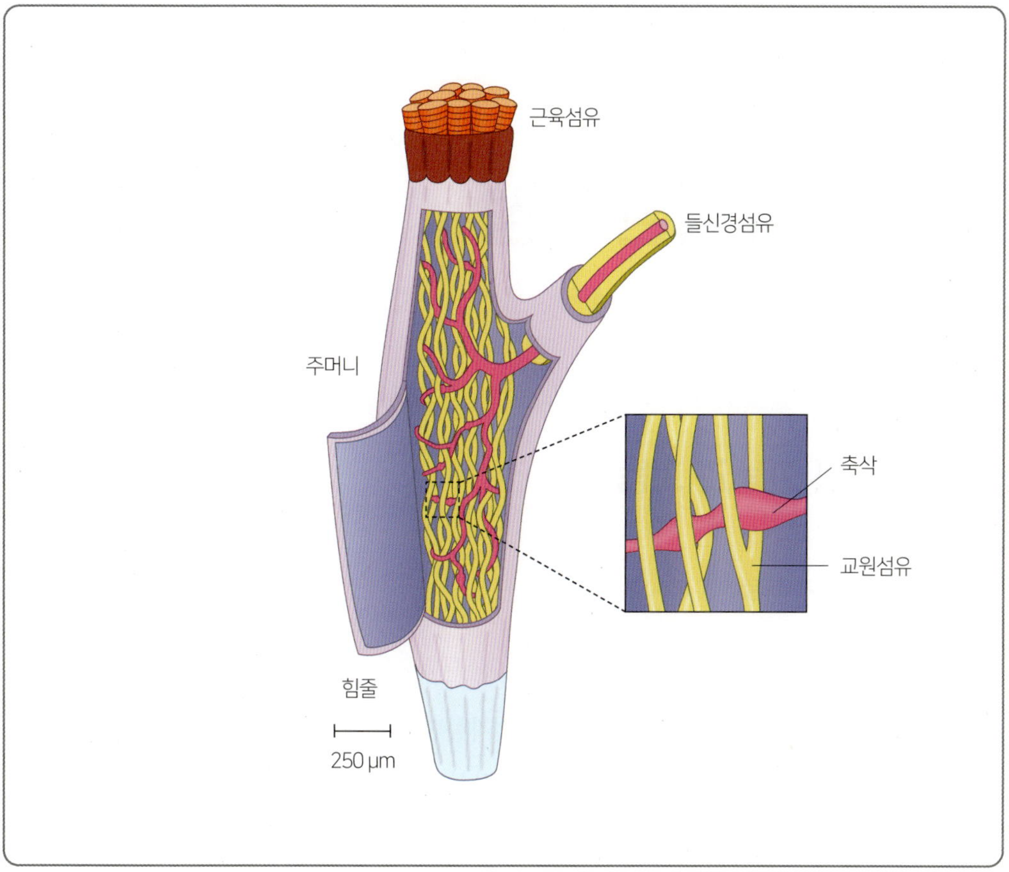

| 그림 2-7 | 골지힘줄기관

제 03 장

근골격계 질환 특성

01 근육의 기능과 기능부전

1) 근육의 생리적 기능

(1) 유연성(flexibility)

유연성이란 단일 관절이나 여러 관절들을 관절가동범위 내에서 제한이나 통증 없이 움직이게 하는 능력으로 근 길이, 관절주위 물렁조직의 신장성과 관절통합성 등이 유연성을 결정하게 된다. 관절을 지나는 근-힘줄 단위의 신장성은 구조물의 이완 능력과 가해지는 신장력에 기초하고 있다. 관절의 가동범위와 유연성은 관절주위 결합조직의 능력을 반영할 뿐만 아니라 움직이는 관절에 대한 관절운동형상학적인 측면의 관절 내 구르기와 미끄러짐에 의해서도 영향을 받는다.

능동적 가동성 또는 역동적 유연성이란 능동적 관절가동범위를 말한다. 이런 유연성의 양상은 근육 수축에 의해 움직이게 되는 관절움직임 정도와 능동운동 동안에 일어나는 조직의 저항의 양에 의해 결정된다.

수동적 유연성은 수동적으로 움직일 수 있는 관절움직임 정도이며, 관절주위 혹은 관절을 지나는 근육과 결합조직의 신장성에 의해 좌·우 된다. 수동적 유연성이 선행되었다고 할지라고 이것이 반드시 능동적 유연성을 보장하지는 않는다.

(2) 신장성(extensibility)

근육이 신장되거나 확장될 수 있는 능력으로 경우에 따라서는 근육이 이완되어 안정 길이에 있는 상태도 여기에 해당된다. 신장성은 수축성 근육과 인대를 포함하고 있는 근육의 군이 늘어날 수 있는 능력과 밀접한 관계를 가지고 있다.

2) 근육의 병리적인 기능부전

(1) 근육 뻣뻣함(muscle stiffness)

근육 뻣뻣함이란 근육의 안정되어 있음에도 불구하고 이완보다는 오히려 수축이나 딴딴한 느낌을 느끼는 것으로 관절가동을 제한할 수 있다. 이런 뻣뻣함은 운동 후나 동작을 반복하거나 장시간 활동이 없을 때 느끼게 된다. 종종 근육을 과도하게 또는 지나치게 사용한 직후에 근육의 뻣뻣함은 느끼게 된다. 또한 활동성이 부족한 경우에도 뻣뻣함을 느낀다. 이런 현상은 주로 앉은 자세에서 일어날 때나 아침에 침대에서 일어날 때 발생한다. 이보다 더 일반적인 원인에는 긴장, 삠, 손상 외에 지나치게 뜨겁거나, 차가운 것에 노출된 경우도 포함된다.

(2) 근육연축(muscle spasm)

근육연축은 흔히 통증을 수반하는 근육의 불수의적인 수축으로 갑작스럽게 발생했다 빠르게 사라진다. 근육연축은 다양한 원인에 의해 발생하는데 주로 근육을 과도하게 사용하거나 근피로가 발생했을 때 발현된다. 또한 근육이 과도하게 신장되거나 동일한 자세를 오래 동안 유지하고 있을 때에도 발생한다. 위와 같은 상황에서는 근육세포의 에너지와 수분이 소실되어 과흥분 상태가 되고 이것이 긴장성 수축을 유발하게 된다. 근육연축은 해당 근육의 일부분에서만 발생할 수도 있지만 근육 전체에서 발생하기도 하고 심지어는 인접근육에서까지도 발생한다.

(3) 통증유발점(trigger point)

통증유발점은 과민반응을 나타내는 지점으로 대개 골격근의 단단한 띠(taut band) 안이나 근육 막 내에 존재하며 흔히 만성적인 근골격계 장애를 동반한다. 통증유발점에 압력을 가하면 통증이 발생되는데, 종종 연관통(referred pain)이나 방사통(radiating pain) 혹은 압통(tenderness)을 야기할 수 있다. 급성 외상이나 근육 세포에 스트레스를 유발하는 반복적인 미세손상(microtrauma)이나 근육의 국소부위에 통증을 유발하는 화학물질이 매우 높은 농도로 축적 되어 통증유발점이 형성되며, 대부분의 경우 근육 내에 발생하지만 때로는 힘줄 또는 인대에도 생길 수 있다. 통증유발점은 움직임을 제한하고 국소부위의 지속적인 통증을 유발하며, 그 근육이 수축되거나, 대항근이 수축되어 그 근육이 신장될 때 통증이 발생한다.

(4) 단단한 띠(taut band)

통증유발점이 있는 골격근을 촉진하면 근육의 주행방향을 따라 근육 섬유의 일부가 단단하게 뭉쳐져서 끈이나 줄처럼 만져지게 되는데 이것을 단단한 띠라고 하며 방추속근육세포(intrafusal muscle fiber)의 긴장도가 재조정되어 나타나는 현상으로 알려져 있다. 단단한 띠를 수직방향으로 튕기면 해당 근육의 수축이 관찰되며, 이 현상을 연축반응(twitch response)이라고 한다.

(5) 근육막통증후군 (myofascial pain syndrome: MPS)

통증유발점으로 인해 통증 및 신체의 기능이상이 발생했을 때를 근육 막통증후군이라 부르는데, 주로 외상, 염증, 부적절한 자세로 인해 근육 막이 긴장되거나 단축되어 근육 막의 일정 부분에 장력이 증가하여 운동성이 제한되어 발생한다. 따라서 근육 막에 둘러싸여 있거나 그 사이를 지나는 신경, 혈관, 근육 또는 다른 신체 부위의 생리학적 움직임에 영향을 미쳐 통증이나 기능장애를 일으킨다. 근육막통증후군의 임상적인 특성을 보면 아주 민감한 압통점을 가지고 있으며, 통증유발점과 일정거리에 있는 곳으로 통증, 압통 또는 여러 가지 비정상적인 자율신경계통의 증상 등을 전이시킨다. 통증유발점이 존재하는 근섬유에서는 내적 장력이 증가되어 단단한 띠 같은 것이 만져지며, 이로 인해 근육 신장이 제한된다. 단단한 띠 속에 존재하는 통증유발점을 누르거나, 주사로 자극하면 특징적인 국소연축반응을 볼 수 있다. 통증유발점이 있는 근육의 에너지 공급체계나 효소체계에 약간의 이상만으로도 쉽게 통증유발점은 활성화, 지속 및 악화되는 경향이 있으며 대부분 경우 근위축이 없는 근육약화로 인해 심한 피로감을 느낀다. 반면 근육의 신장 기법으로 좋은 개선 효과를 볼 수 있다.

(6) 저가동성(Hypo-mobility)

저가동성은 감소된 가동성 혹은 제한된 운동성을 의미하는 것으로 병적으로 진행되는 경우 움직임을 제한하고, 가동성을 저해한다. 많은 요소들이 물렁조직의 저가동성, 뻣뻣함(stiffness) 그리고 관절가동범위의 잠재적 소실 및 구축 발달의 원인이 될 수 있다. 제한된 움직임은 경한 근육단축(muscle shortening)에서 부터 영구적인 근육 구축(muscle contracture)을 유발 할 수도 있다.

(7) 근육 단축(muscle shortening)

근육단축은 주로 장기간 짧아진 자세를 유지할 경우 발생하며, 근육 연축이나 근육 구축도 그 원인이 될 수 있다. 짧아진 근육은 힘줄에 힘이 가해지거나 당겨질 때 통증을 유발하며 관절움직임을 어렵게 한다. 단축된 근육은 반복자극을 유발하여 힘줄염이나 골관절염을 일으킬 수도 있다. 짧아진 근육 내에는 압통점이나 통증성 띠(painful band) 또는 발통점(trigger point)을 포함

하고 있다

(8) 근육 구축(muscle contracture)

구축은 관절을 지나거나 둘러싸고 있는 근-힘줄 단위와 다른 물렁조직의 적응성 단축으로 정의 되며, 수동 혹은 능동신장에 대하여 현저한 저항과 관절가동범위의 제한을 초래한다.

구축으로 인한 물렁조직의 신장성 소실로 물렁조직의 제한된 움직임이 얼마나 되는지를 나타내는 명확한 기준은 아직 없다. 참고로 구축은 움직임의 거의 완전한 소실로 정의되는데 반해서 단축은 움직임이 부분적으로 소실되었음을 의미한다.

구축은 단축된 근육의 동작과 연계하여 표현된다. 환자가 단축된 팔꿈치관절 굽힘근을 가지고 있어서 팔꿈치관절을 완전하게 펼 수 없다면 그 환자는 팔꿈치관절 굽힘 구축을 가지고 있다고 말한다. 환자가 다리를 완전히 벌릴 수 없을 때 그 환자는 엉덩관절 모음구축을 가지고 있다고 말한다. 근육의 능동 장력 발생으로 짧아지는 근육의 수축과 구축은 동의어가 아니므로, 상호 교환적으로 사용되지 말아야 한다.

① 근 정적 구축(myostatic contracture)

근-힘줄 단위가 적응성 단축이 되어 뚜렷한 관절가동범위의 소실이 있다하더라도 근 정적 구축에서는 특이한 조직학적 병리가 나타나지는 않는다. 비록 일련의 근육원섬유마디수가 적어졌다 할지라도 형태론적으로 보면 각각의 근육원섬유마디 길이는 감소되지 않는다. 근 정적 구축은 단시간의 신장운동에 비례하여 완화될 수 있다.

② 가성 근 정적 구축(pseudomyostatic contracture)

뇌졸중, 척수손상 또는 외상성 두부손상과 같은 중추신경계 병변과 연관된 과긴장으로 인한 경직과 강직은 제한된 가동성과 관절가동범위를 일으킬 수 있다. 근육연축, 근방호, 통증 또한 가성 근 정적 구축을 유발할 수 있다. 이 두 가지 경우에 속하는 근육들은 구축의 상태가 지속되어 나타나며, 수동신장에 과도한 저항이 일어나게 된다. 따라서 가성 근 정적 구축 또는 외견상 구축이라는 용어를 사용하여 표현된다. 과긴장성이나 근육연축을 일시적으로 이완시키기 위한 억제절차들이 적용된다면 외견상으로 짧아진 근육의 수동적인 신장에 의해 완전한 연장이 가능하다.

③ 관절 및 관절주변 구축(arthrogenic and periarticular contracture)

관절구축은 관절 안의 병리적인 결과이다. 이런 변화들은 유착, 윤활의 증식, 관절삼출 또는 관절연골에서의 불규칙성 또는 골 돌기(spur) 형성을 포함할 수 있다. 관절주변구축은 관절이나 관절주머니를 지나거나 거기에 부착하는 결합조직이 딱딱하게 굳을 때 발생한다. 그래서 정상적인 관절운동형상학적 움직임을 제한하는 것이다.

④ 섬유성 구축과 비가역성 구축(fibrotic contracture and irreversible contracture)

근육과 관절주변 조직들의 섬유성 변화는 조직들 간의 유착에 이은 섬유성 구축으로 이행될 가능성이 높다. 섬유성 구축에 대한 신장이나 관절가동범위를 증가시키는 것이 가능하다 하더라도 최적의 조직길이를 회복하는 것은 경우에 따라선 매우 힘들 수도 있다

신장이 불가능한 섬유성 유착이나 반흔조직, 심지어는 정상근육 조직과 연계된 결합조직에서 이소성골화가 심하게 대체되어 나타날 때 비수술적 처치에 의해 물렁조직 가동성을 회복시키는 것에는 한계가 있어 영구적이 가동성 소실이 발생한다.

이런 변화들은 단축된 자세로 조직을 장기간 고정했거나 조직외상에 이어서 발생하는 염증성 반응 후에 나타날 수 있다. 아주 오래된 섬유성 구축, 정상근육과 결합조직의 비신장성 유착, 반흔조직, 넓은 범위의 골화가 진행된 물렁조직 등은 최적의 가동성을 회복하는데 어려움이 있을 수 있으며 비가역적 구축이 될 수 있다.

(9) 섬유화(fibrosis)

근육이 섬유화되면 근육의 고유 특성인 탄력성이 상실된다. 통증은 일반적으로 교감신경반사를 항진시켜 혈관을 수축하게 만들고 조직에 저산소증을 유발한다. 속발성 혈관수축은 순환장애로 주변조직에 울혈이 생기고 섬유화 반응을 진행하게 만든다. 또한 통증은 근수축신경반사를 항진시켜 근육을 딱딱하게 만들어 움직임을 제한함으로써 순환장애로 주변조지에 울혈이 생겨 섬유화 반응을 가속시켜 통증과 기능장애가 발생한다. 근육조직은 기본적으로 혈액순환이 매우 풍부한 곳으로 보통 4시간 이상 피가 통하지 않는다면 근육괴사로 인한 섬유화가 진행되기 시작합니다. 장기간 동안 근육을 사용하지 않게 되면 근육 세포의 위축이 진행되고 근육 세포가 지방세포로 대치되어 근육의 섬유화가 진행된다. 반대로 근육을 지나치게 반복해서 사용하게 되면 근육 세포의 미세손상으로 인해 만성염증으로 근육 세포 간 유착과 근육 막 교차 결합이 생겨 근육이 두꺼워지고 섬유화 된다.

02 근골격계 통증

통증은 육체적으로 감정적으로나 불쾌한 경험이며, 통증에 예민해진 사람의 경우에는 같은 통증이라도 더욱 심하게 통증을 느끼기도 한다. 통증 연구 국제 협회(The International Association for the Study of Pain)는 통증은 "실질적 혹은 잠재적 손상과 관련되어 있고, 이런 손상으로 야기되는 불쾌한 감각과 감정적 경험"으로 정의한다. 통증은 주관적인 감각으로 개인에 따라 통증의 특성과 질에 대한 묘사는 굉장히 다양하다. 통증의 목적은 명백하다. 우리에게 뭔가 잘못된 것이 있다고 경고하고, 부상의 심화를 막기 위한 일종의 자극이라고 할 수 있다. 따라서 근방호나 근육 연축이 손상부위에 나타날 수 있다. 통증은 통증이 갖는 보호성 기능이 사라진 후에도 지속될 수 있고 장애를 촉진할 수 있다. 지속되는 연축은 순환결핍, 근 위축 및 불용성 습관 등으로 심각한 기능상실을 유발할 수 있다.

통증은 근골격계 물렁조직인 근육과 근육막 및 인대 등에서 가장 흔하게 나타나는데, 이러한 물렁조직은 신체를 구성하는 가장 큰 조직 체계이자 가장 큰 에너지 사용 기관이다. 우리가 일상생활을 수행하기 위해서는 약 430개가량의 근육을 사용하여야 하여야 하기 때문에 근골격계의 통증과 기능부전은 우리의 윤택한 삶에 지대한 영향을 미칠 수 있는 것이다.

근골격계 통증은 급격하게 발생하지 않는다. 주로 천천히 진행되며 처음에는 불편한 느낌이 들다가 부적절할 자세나 과도한 근육사용이나 경우에 따라서는 운동부족 같은 조건으로 인해 수개월 내지는 수년에 걸쳐 점차적으로 악화된다. 만성적인 통증은 그 자체로도 질병이 될 수 있다.

통증은 다양한 환경적, 직업적, 사회적, 정서적 요인 및 여러 가지 주변 상황뿐만 아니라 영양상태 등에 의해서도 영향을 받는다. 통증이 유발되는 곳은 국소적으로 민감한 상태에 있게 되는데 이것은 주로 신경세포가 반복적인 자극을 받음으로서 민감해져서 발생하는 것으로 보고 있다. 일단 신경세포가 민감해지면 아주 작은 추가적인 자극에 의해서도 영향을 받게 되며 정골의학에서는 이것은 촉진이라는 용어를 써서 표현하였다. 국소적으로 민감한 상태는 잘못된 자세나 습관이 반복되어 특정부위를 지나치게 많이 사용하게 될 때 발생되며, 긴장(tense), 울혈(congestion), 경화(induration), 섬유화(fibrous) 등이 나타나 더욱 민감해 지고 유연성(flexibility)과 신장성(extensibility)이 저하된다.

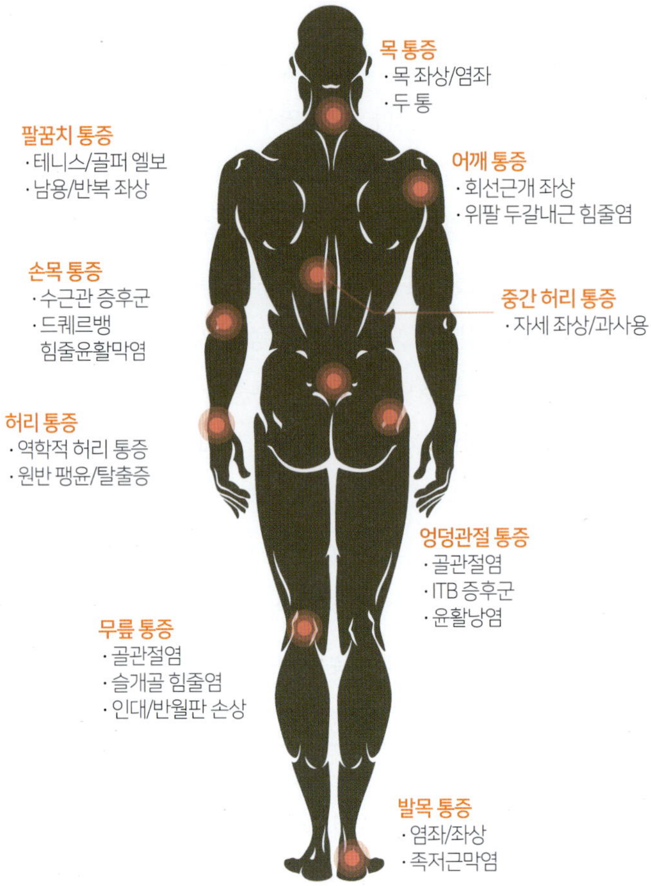

| 그림 3-1 | 근골격계 통증

1) 유해자극수용기 민감화 과정

갑작스러운 삠(염좌;sprain)이나 타박상(contusion), 장시간 추위에 노출되거나, 빠르게 시행되는 신장 또는 과도한 활동은 근육에 미세한 손상을 유발시킨다. 이런 상황은 고위 중추로부터 Bradykinin, Prostaglandin, Interlukin-1, Substance-P 등과 같은 화학물질의 분비를 야기 시킨다. 이런 화학물질들은 국소 신경세포인 유해자극수용기(norciceptors)의 민감성을 증가시며, 국소 혈관을 확장시켜 울혈 및 부종을 발생시킨다.

부종은 주위에 작은 혈관들은 압박하게 되고 이런 혈관압박은 원활한 혈액흐름은 방해하여 국소부위에 허혈을 발생시킨다.

조직들이 정상적인 기능을 수행하기 위해서는 에너지가 필요하고 에너지를 만들어 내기 위해서는 산소가 필요하다. 국소적인 압박으로 인한 혈액순환 장애는 에너지를 생산하는데 필요한 산소를 원활하게 공급하지 못하게 하고 이런 국소허혈은 혈관확장을 목적으로 Substance-P 분비를 조장하며 이는 유해자극수용기를 더 자극하는 상황을 만들게 된다.

유해자극 수용기가 민감해 지면 내성과 역치가 감소하여 아주 작은 자극에도 쉽게 반응하게 된다.

육체적, 환경적, 정신적 스트레스 상황에 처하게 되면 민감해진 국소부위에서 신경계 활동 즉 교감신경 반응이 증가하게 된다. 증가된 교감신경의 활동은 Norepinephrine과 같은 물질을 방출하고, 민감해진 유해자극 수용기는 중추로 더 많은 통증신호를 보내게 된다.

2) 근골격계 통증과 기능부전의 원인

일반적으로 근골격계 통증과 기능부전을 일으키는 원인은 복합적이다. 기능부전을 일으키는 주요한 요인으로는 선천적 기형(congenital), 과도한 활동(overuse), 부적적한 움직임(misuse), 과도한 손상(abuse), 움직임 저하(disuse) 또는 반사적인 활성화(reflexive) 등을 들 수 있으며 보통 이런 요인들이 복합적으로 작용하여 나타나게 된다.

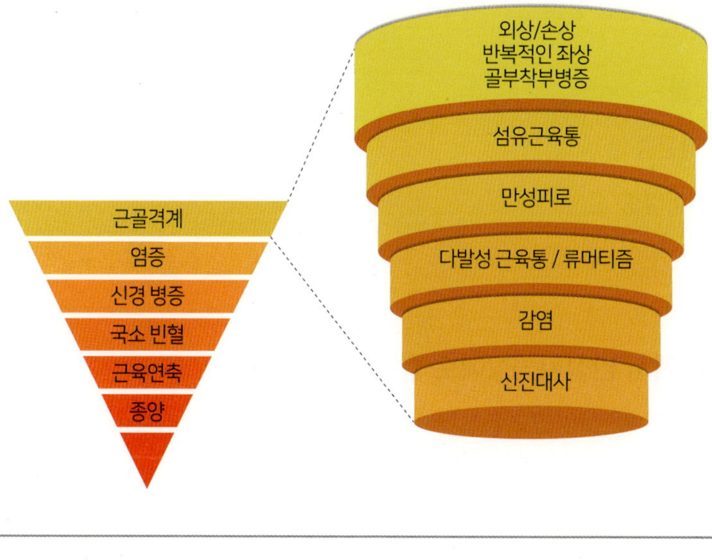

| 그림 3-2 | 근 기능부전 원인

(1) 선천적 기형

① 선천적으로 짧은 다리로 인해 다리길이의 차이가 생기는 경우

② 선천적인 관절의 과대움직임을 갖고 있는 경우

③ 겸자분만, 흡입분만 및 출산외상으로 인해 근육막이 뒤틀려 있는 경우

(2) 과도한 활동과 부적절한 움직임

① 바르지 않은 자세

② 직업적 움직임이나 여가 활동과 관련된 습관

③ 흉식호흡과 같은 기능적인 활동

④ 그 외 일상생활에서 장시간 취하게 되는 자세나 습관

(3) 과도한 손상

① 외상

② 수술

③ 반복적인 사용

(4) 움직임 저하

① 석고붕대와 같은 고정

② 좌식업무와 같은 활동성 저하

③ 관절염, 척추사이원반 탈출 등으로 인한 통증방호요인으로 활동성 저하

(5) 반사적 활성화

① 내장-체성 연관증상

② 촉진된 분절의 영향

③ 통증유발점

3) 급성기능장애에서 만성기능장애로 발전

익숙하지 않은 일을 할 경우 우리는 근육통을 경험하게 된다. 그러나 이런 근육통은 일시적인 현상으로 마사지를 받거나, 통증부위에 혈액순환을 촉진하고 피로물질을 배출할 수 있는 중재를 통해 하루, 이틀 사이에 통증이 사라지는 경험도 가지고 있을 것이다.

같은 동작을 규칙적으로 반복하다 보면, 속도는 느려지지만 그 동작에 확실하게 근육이 익숙해지고 강화되어 통증이 사라질 수 있다. 이런 적응 과정을 "부과된 요구에 대한 특수한 적응(specific adaptation to imposed demand;SAID)"이라고 한다.

이런 식은 적응은 특정한 동작, 즉 규칙적으로 반복한 동작에는 유용하게 되겠지만, 다른 동작에는 바람직하지 않게 된다. 그 이유는 특정 근육이 과도하게 발달하게 되면 그 근육과 대항근 사이에 불균형이 발생하기 때문이다. 또한 과도하게 사용되어 스트레스를 받은 부위가 급성기능장애로 출발하여 만성기능장애로 진행될 확률이 높아진다.

4) 근육의 통증유발점 발생 기전

육체적, 환경적, 정신적 스트레스로 인한 과도한 긴장이 일어난 조직에서 교감신경계 경보 반응이 일어난다. 이런 반응이 일정기간 이상 지속되면 근육 내 산소 농도가 떨어진다.

산소 농도가 낮아지면 세포는 산소 없이 ATP를 생성하는 무산소 해당과정(anaerobic gly-colysis)에 의존하게 된다. 무산소 해당과정에서는 젖산과 피르부산 같은 노폐물을 생성하고 이러한 물질들은 과도한 긴장을 심화시켜 순환과 배출을 어렵게 하고 불안감과 통증을 유발시킨다. 이로 인해 과긴장을 더욱 심화되고 유해자극수용기 자극 증상은 더욱 민감해지고 활성화 된다. 이런 일련의 과정이 멈추지 않고 진행되면 조직의 교차결합과 단축성 반응이 일어나며, 수개월 또는 수년이 지나면서 점차적으로 섬유조직이 증가하여 경화되게 되어 조직의 복원 및 재생능력을 감소시키며, 단백질을 합성 증가로 신체 변화가 일어난다.

긴장이 증가된 근육의 힘줄에는 과부하가 걸리게 되고 통증이 유발된다. 근육의 긴장 상태가 지속되면 뼈막에 부착된 힘줄이 계속해서 당겨지게 되어 이 부분에서도 통증과 기능장애가 시작된다. 긴장이 증가된 근육과 힘줄이 작용하는 관절에서도 움직임의 변화가 일어난다. 만성적으로 긴장된 근육의 대항근은 사용되지 않음으로 인해 약화되어 근육의 정상적인 동원순서에 변화가 생긴다.

5) 국소적 발생기전

과도한 활동, 부적절한 움직임, 과도한 손상 등으로 근육방추와 근육원섬유를 싸고 있는 미세구조의 미세손상으로 아세틸콜린의 분비를 유발하고 근형질세망에 저장되어 있는 칼슘을 방출한다. 칼슘 방출은 액틴과 미오신을 변화시켜 근육원섬유마디를 수축시키고, 단단한 띠(taut band)와 같은 국소 부위 강직을 유발시킨다. 또한 근육원섬유마디의 수축은 마디(knot)나 결절(noddle)을 형성한다. 이런 근육원섬유마디의 수축은 활동전위의 신경활동성에 의해 조절되는 것이 아니라 아세틸콜린과 칼슘의 과다 방출로 인한 화학적인 불균형이 그 원인이 된다. 이런 과정이 진행되는 동안 많은 양의 산소가 필요하지만 근육의 강직으로 인해 충분한 양의 산소가 공급되지 못하는 저산소증이 발생한다.

미세손상으로 인해 Bradykinin과 같은 화학적 자극물질도 방출되며 이런 과정에서 실핏줄에 압력이 가해지고 국소적인 허혈과 국소적인 부종뿐만 아니라 근육의 방어적 긴장도 유발된다. 허혈, 부종 및 근 긴장으로 인한 순환의 장애는 에너지 생산의 저하를 가져오고 아세틸콜린 전달이나 칼슘을 제거하는데 필요한 에너지도 부족하게 되어 근육의 강직현상을 지속되게 한다. 이런 일련의 과정이 진행 되면서 국소 부위에 통증유발점이 생성되고 이런 통증유발점을 국소염증이나 외상을 포함하는 일종의 에너지 위기로 인해 발생하게 된다.

6) 근육의 통증유발점이 발생에 대한 주요 이론

(1) 에너지 위기론

미세손상으로 인해 근육세포로부터 반복적으로 칼슘 방출이 유도되어 근육원섬유마디가 짧아지게 된다. 이것을 원활한 혈액 순환을 방해하게 되고 조직에 저산소증을 유발한다. 따라서 세포는 짧아진 근육원섬유마디를 이완하는데 필요한 에너지를 생산할 수 없게 되고 동시에 신진대사에 의한 노폐물이 쌓여 민감해진 유해자극수용기를 자극하여 통증을 유발시킨다.

(2) 운동신경 종판 이론

운동신경 종판에 비정상적으로 지속적인 전기적인 신호를 발생하는 매우 작은 구멍(loci)이 존재하고 이로 인해 세포로부터 아세틸콜린이 지속적으로 방출돼 근육길이의 단축이 일어난다.

에너지 위기론과 운동신경 종판 이론의 조합이 통증유발점의 원인을 설명하는 기본모델이다.

7) 근육의 통증유발점의 특징

(1) 체성기능부전의 특징

정골의학에서는 근막통증유발점과 같은 체성기능부전의 특성을 “STAR”로 묘사하였다. 아래와 같은 특성 중 2개 이상을 확실하게 가지고 있을 경우 신체의 기능부전이 생겼다고 할 수 있다.

① Sensitivity(민감) or Tenderness(압통); 연부조직에 기능장애가 있을 때 항상 나타나는 특징 중의 하나이다.

② Tissue texture change(조직의 질감 변화); 연부조직에 기능장애가 있을 경우 조직은 정상 촉감과는 다른 느낌을 나타내게 된다. 예를 들면 팽팽함, 팽창감, 섬유화된 느낌, 뜨겁거나, 차거운 느낌 등.

③ Asymmetry(비대칭); 흔히 건측과 비교하여 불균형이 나타난다. 그러나 항상 그런 것이 아님을 알아야 한다

④ Range of motion reduce(가동범위 감소); 근육이 단축되어 가동범위에 제한이 생길 수 있다.

(2) 추가적인 변화

Simons의 연구팀(1999)은 통증유발점으로 인한 추가적인 변화를 다음과 같이 열거하였다.

① 통증유발점이 있는 연부조직은 능동이나 수동 신장에 통증이 수반되는 가동범위 제한이 나타난다.

② 저항에 대항한 등척성 수축에 통증이나 불편감이 나타난다.

③ 근육에 통증유발점이 있을 경우 그 근육은 근력이 약해진다.

④ 만약 근육 심부에 통증유발점이 촉진되지 않는다면, 단단한 띠가 존재할 가능성이 있으며, 촉진을 통해 찾아야 한다.

⑤ 연부조직에 압력을 가하면 친숙한 통증이 재현되며 연축반응도 일어난다.

(3) 해부학적 위치

Peter Baldry(1993)는 다음과 같은 해부학적 부위에 가장 일반적으로 통증유발점이 나타난다고 하였다.

① 근육의 이는곳과 닿는곳

② 근육-힘줄 접합부

③ 근육의 힘살부

④ 운동신경의 종말부

⑤ 피부, 근육 막, 인대, 관절 위, 힘줄, 뼈막 등의 비수축성 조직의 부착부와 상흔조직

03 인간 공학적 측면

근골격계 질환이란 근육과 뼈를 포함한 관련 구조에 생기는 장애를 의미하며, 주로 동작을 수행하는 자세, 동작의 반복횟수, 무거운 물건의 중량, 동작을 수행 하는데 요구되는 힘, 진동, 동작 수행속도, 동작수행에 사용되는 도구의 모양이나 구조, 개인적인 요인 등에 의하여 근육, 신경, 혈관, 관절, 인대 등의 조직이 손상되어 나타나는 기능적 장애로서 허리, 목, 어깨, 팔, 손목 등의 부위에 주로 발생하는 질환이다. 단, 발생원인 중에 갑작스러운 사고나 미끄러짐, 추락이나 충돌에 의한 상해는 제외된다(NSC, 2002). 특히 이런 근골격계 질환의 발생 위험이 높은 동작은 단순하게 반복되는 동작이다(예, 무거운 물건을 이동하는 동작, 공구 및 각종 기계류를 사용하는 동작, VDT 작업, 각종 조립 작업, 포장 작업, 육가공업 등). 근골격계 질환의 대부분이 누적 외상성 질환이며, 이는 근조직과 같은 부드러운 신체조직에 발생하는 미세손상이 누적되어 신체조직 기능에 손상을 일으키는 경우를 말한다.

누적 외상성 질환의 증세는 매우 다양하며 구분하기가 어려운 경우가 많으나, 특히 통증, 민감, 쇠약, 팽윤, 둔감 등의 증세를 보이며, 어떤 경우에는 운동장애를 수반하는 경우도 있다. 미국 산업안전보건연구원(NIOSH, 1989)에서는 근골격계 질환을 목, 어깨, 팔꿈치, 손목 및 손가락 등 4가지 신체 부위에서 주로 발생하는 뼈, 근육, 신경, 혈관 등의 장애로 정의하고 있으며, 지금은 허리와 다리 부위까지 포함한 폭넓은 의미로 사용하고 있다.

근골격계 질환의 증상들은 보통 한번 통증이 발생되면 1주일 이상 지속되거나 과거 1년간 적어도 한 달에 한번 이상 통증이 반복되는 경우에 해당되며, 동일한 신체부위에 류마티스 관절염, 당료병, 통풍, 루프스병, 갑상선 질환, 악성종양 등의 유사질병과 사고 병력이 없어야 하고, 현재의 하고 있는 동작을 시작 한 이후에 발생한 증상을 직업병으로 정의하고 있다(NIOSH, 1997)

1) 근골격계 질환의 발생원인

근골격계 질환의 기본적 발생구조는 동작 수행방법 변화에 따른 노동 강도와 육체적, 정신적 스트레스의 증가에 기인한다.

육체적 활동이나 부하의 수준이 지나치게 높으면 근골격계에 무리가 오며, 너무 낮아도 활발한 신진대사가 이루어지지 못해 이상이 발생하게 된다.

동작 수행방법의 개량과 함께 노동 강도 수준이 증가하여, 신체가 적절한 휴식을 취한 후에도 회복하기 힘든 수준으로 반복 부과된 경우 발생한다.

(1) 부자연스러운 자세

부적절한 자세(awkward posture)란 동작을 수행하는 동안 신체부위들이 중립적인 위치(neutral position)를 벗어나는 자세를 의미한다. 부적절한 자세는 강하고 큰 (피로를 덜 느끼는) 근육들을 이용하여 최대 효율로 일하는 것을 방해하고, 작고 약한 (쉽게 피로를 느끼는) 근육들이 힘을 과도하게 쓰게 만든다. 따라서 효율이 떨어질 뿐만 아니라 쉽게 피로하게 만든다. 손목관절이 중립위치를 유지하고, 팔꿈치관절 각도가 90° 정도를 유지하고 어깨에 힘을 뺀 상태로 동작을 수행할 때 동작 수행 중의 근육이나 힘줄에 부담이 훨씬 줄어든다. 척추와 척추사이 원반이나 인대도 이와 마찬가지이다. 물건을 들거나 앉아 있을 때, 또는 서 있을 때 척추의 정상적인 허리굽이가 유지되어야 무리한 부하를 줄일 수 있다.

또한 척추를 곧게 펴는 것과 비교하면, 척추를 구부리거나 돌면서 무거운 물건을 드는 동작을 수행 할 때 척추에 더 많은 부하가 걸리게 된다. 다리의 엉덩관절, 무릎관절이나 팔의 어깨관절, 팔꿈치관절, 손목관절 등을 계속하여 반복적으로 굽힘이나 돌림을 요구하는 동작 또한 관절에 부담을 주게 된다. 특히, 빈번하게 또는 계속하여 어깨 위로 팔을 들어 올리는 동작은 매우 부담이 큰 것으로 알려져 있다.

부적절한 자세를 살펴보면 동작을 수행하는 위치가 너무 낮아 굽힘(bending), 뻗침(reaching)과 비틀림(twisting)이 존재하거나, 아니면 너무 멀리 떨어져 있거나, 너무 높아 과도하게 뻗침이 발생하는 경우, 협소한 공간으로 인한 제한된 자세와 정밀한 동작을 수행하야 함으로 인한 목 굽힘 자세, 공구의 손잡이가 너무 넓어 잡는데 어려움이 있어 뻗침이나, 손끝 잡기(pinch grip)로 동작을 수행해야 하는 경우 등이 해당된다.

부적절한 자세는 주로 동작을 수행하는 사람의 올바르지 못한 동작 수행 방법과 부적절하게 설계되거나 배치된 작업장, 작업도구 및 설비 등에서 발생한다.

특정자세를 유지하는 정적인 자세는 근육, 관절 그리고 혈액순환에 문제를 일으키며, 신체 효율성을 떨어뜨린다. 이러한 정적인 동작은 같은 조건하에서 동적인 동작에 비해 더 많은 에너지 소비와 더 긴 휴식기간을 필요로 한다. 따라서 가능한 정적인 동작은 피해야 한다.

신체부위가 부적절한 자세를 취하는 경우에는 작업장의 재설계, 작업장 설비의 재배치 및 작업공구의 개선 등의 환경개선을 통해 가능한 중립 자세를 취하도록 하여야 한다.

지속적으로 불안정한 자세를 취한 경우 근골격계에 과도한 부하를 지속적으로 주게 되어 근골격계 질환의 원인이 된다.

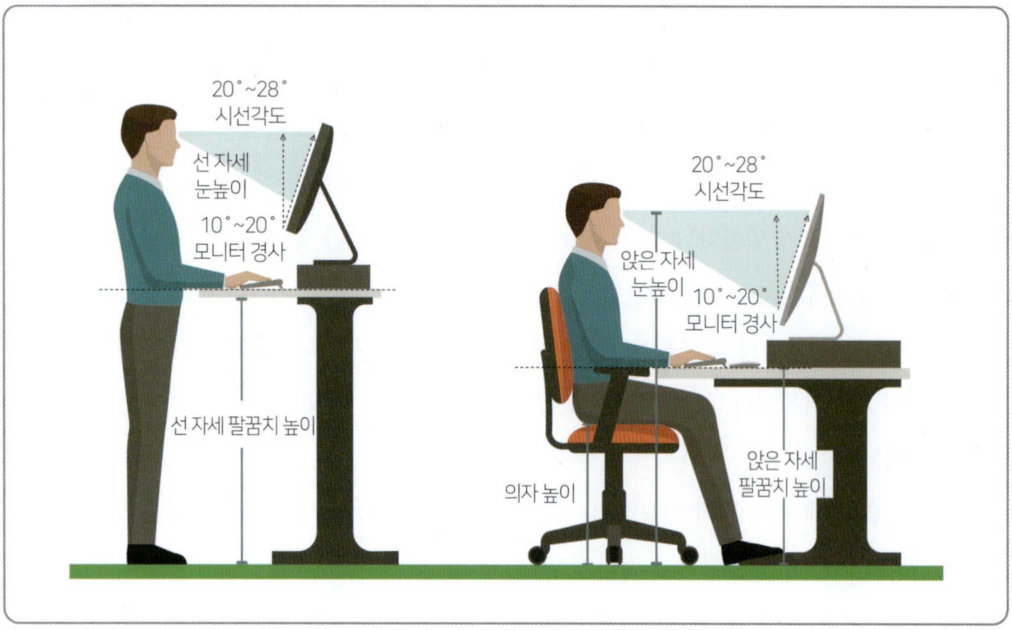

| 그림 3-3 | 좋은 자세

(2) 과도한 힘

사람은 물건을 들거나 공구를 조작하거나 자세를 유지하기 위해 힘을 쓴다. 여기서 힘이란 동작을 수행하기 위하여 사용한 근육, 힘줄, 관절 그리고 인접한 조직의 활동을 말한다. 따라서 과도한 힘을 요구하는 동작은 근육, 힘줄, 인대, 관절에 더 큰 부담을 주게 된다. 근육이 수축하고 이완할 때 힘줄은 팽팽해져 인접한 조직에 마찰을 가하거나 압력을 발생시키게 된다. 근골격 긴장의 정도는 얼마나 많은 힘을 쓰고 있는가에 의해 달라진다. 무리한 힘을 사용하는 동작인 경우, 수행자는 많은 근력을 필요로 하며 근육은 쉽게 피로하게 되고 긴 회복기간을 요구한다. 이때 충분한 휴식을 갖지 못하면 근육 조직은 손상을 입을 수 있다.

① 근력을 사용하는데 영향을 미치는 요소

- 대상물의 크기, 형태, 무게, 부피
- 잡는 형태, 위치, 마찰력
- 운반동작의 시작점과 놓는 점에서의 노력 정도
- 근육 사용의 지속 시간
- 단위시간당 힘의 사용 횟수

- 진동 정도
- 자세
- 동작수행시간
- 온도

② 동작 수행 시 요구되는 힘의 크기가 증가하는 경우

- 다루는 물건의 부피가 클 때
- 부적합한 자세로 동작을 수행할 때
- 동작 수행의 속도가 증가할 때
- 취급하는 대상물이 미끄러울 때
- 진동 시

③ 무리한 힘을 사용하는 동작의 유형

- 손잡이가 없이 무겁고 큰 대상물을 들 때,
- 작업 대상물이 너무 멀어 굽히고 뻗쳐서 힘쓰는 동작을 수행할 때,
- 어깨 위에서 힘쓰는 동작을 수행할 때.

과도한 힘을 요구하는 일은 근육, 힘줄, 인대, 관절에 부담을 주게 되고 반복성이 적더라고 회복에 필요한 시간이 확보되지 않았거나, 피로감이 누적되어 근골격계 질환을 유발할 수 있다.

(3) 동작의 반복

지속적으로 동작을 반복할 경우, 반복되는 동일한 동작으로 인하여 같은 근육, 힘줄 그리고 관절들만 지속적으로 사용되게 된다. 반복 정도는 동작 수행 속도와 동작의 다양성 정도, 근육이 회복되는데 필요한 휴식의 횟수와 시간 등에 따라 달라진다. 반복 정도가 심할수록 근육은 쉬 피로하게 되며 회복에 더 긴 시간을 요구한다.

유사한 동작이 빈번하게 반복되면 피로가 축적되고, 신체부위에 미세한 손상을 일으킬 수 있으며, 지속적인 손상의 누적은 근골격 질환의 발병을 일으킬 수 있다.

(4) 동작의 지속시간

이것은 위험요인에 노출되는 시간을 의미한다. 근육 조직의 미세한 손상은 지속시간이 길 경

우, 특히 동작을 수행하는 사람의 근육 움직임이 적을 경우 근육의 손상을 가중시켜 근골격계 질환을 유발시킬 수 있다.

단순한 동작을 반복하는 경우 근육 조직에서 극히 미세한 손상만이 발생하며, 평상시 동작에서는 전혀 문제가 되지 않는다. 그러나 장기간의 지속되는 동작이나 부족한 휴식은 회복에 필요한 충분한 시간을 가질 수 없기 때문에 이러한 미세손상이 경우에 따라서는 복원이 불가능한 상태까지 갈 수도 있다. 따라서 동작을 수행하는 중간에 규칙적인 휴식시간이 있어야만 한다.

(5) 신체적 압박

신체적 압박은 날카롭고 단단한 면이나 물체가 신체와 접촉하는 경우에 발생한다. 신체의 손가락, 손바닥, 손목, 아래팔, 팔꿈치, 무릎, 앉은 자세에서의 넙다리의 부드러운 조직 등은 신경과 힘줄, 혈관 등이 피부와 가까워 신체적 압박에 민감하다.

신체적 압박을 받는 동작의 예로는 무릎에 가해지는 압박, 날카로운 모서리에 의한 압박, 손잡이가 짧음으로 인한 손바닥 압박 등을 들 수 있다. 시간이 지나면서 반복되거나 장기적인 신체적 압박은 피부에 손상을 입힐 수 있고, 근육과 연계된 힘줄의 손상을 입히거나 신경의 기능을 손상시킬 수 있다.

(6) 진동

진동 강도가 큰 장비를 계속 사용해야 하는 동작인 경우에 손가락의 말단이 창백하게 되고 동시에 냉감, 조임 등의 증상이 일어난다. 손을 통해 진동에 노출되는 손과 팔의 신경, 혈관, 뼈는 등은 손상을 받을 수 있으며, 연속적 또는 장시간 진동에 노출되면 이 또한 근골격계 질환의 발생을 가속화시킬 수 있다.

(7) 온도

저온에서 동작을 하는 경우에서도 진동의 경우와 마찬가지로 혈액순환 기능을 저하시켜 근골격계 질환의 발생을 일으킬 수 있다. 차가운 온도나 더운 온도의 작업 환경도 스트레스의 증가를 가져올 수 있다. 주위 공기가 차가운 재질과의 접촉으로 인해 피부 온도가 20°C 이하로 떨어지는 것이 허용되어서는 안 된다. 차가운 물체와의 접촉은 촉각을 둔화시켜 손의 민감도를 떨어뜨린다. 손이 차가워져 마비될 경우에는 행동을 취하는 데 필요한 힘의 양을 조절하는데 문제가 생길 수 있다.

적정한 온도에서 쉽게 수행될 수 있는 일이라도 덥고, 습기 있는 환경에서 이루어진다면 육체에 과도한 스트레스를 수반할 수 있다. 보호 장갑을 착용하지 않고 뜨거운 공구나 물건을 다루는 것은 화상을 초래할 수 있다. 또한, 고온의 환경이 높은 습기를 수반한다면 신체에 생리적 긴장을 증가시킬 수 있다. 이것은 주위 공기온도와 습도가 상승함에 따라 근육활동으로 인해 발생한 열을 신체로부터 발산하기가 더 어려워져 열 스트레스(heat stress)와 열사병(heat stroke) 등과 같은 여러 가지 열과 관련된 장애를 초래할 수 있다.

(8) 심리적인 요인

동작 수행자의 주관적 심리상태를 의미하며, 동작을 수행하는 사람의 만족도, 동작형태 스트레스, 상사 및 동료들과의 인간관계 등과 밀접한 관련이 있으며, 이러한 요인들에 대해 만족되지 못한 경우 근골격계 위험이 높아진다는 연구보고가 있다.

(9) 개인적 특성

동작을 수행하는 사람의 연령, 성별, 과거에 근골격계 질환을 경험했거나 개인적으로 동작 수행 습관이 부적절한 경우, 그리고 비만, 흡연여부 근속연수 불규칙적인 생활 및 자기관리 부재 등이 기타 원인으로 작용되어 근골격계 질환의 유발 가능성을 높일 수 있다.

2) 근골격계 질환의 증상 단계

일반적으로 다양한 증세가 나타나는데 통증, 민감, 쇠약, 팽윤, 둔감 등이 있다.

(1) I 단계

동작을 수행하는 동안에 통증이나 피로감을 호소한다. 그러나 하룻밤을 지내거나 휴식을 취하게 되면 증상이 없어지며, 몇 주나 몇 달 동안 이러한 증상이 반복되거나 또는 반복되다가 회복된다. 동작 수행능력의 저하는 발생하지 않는다.

(2) II 단계

동작 수행 초기부터 통증이 발생되어 하룻밤이 지나도 통증이 계속된다. 통증 때문에 잠을 설치게 되며, 동작을 수행하는 능력도 감소된다. 몇 달 동안 계속된다.

(3) III 단계

동작을 수행할 수가 없을 정도로 동작을 수행하는 동안이나 휴식시간에도 계속하여 통증을 느끼며, 반복적인 움직임이 아닌 경우에도 통증이 유발된다. 통증으로 잠을 잘 수 없을 정도로 고통

이 계속되어 다른 일에도 어려움을 겪게 된다.

3) 근골격계 질환의 특징

(1) 일반적 특성

주목할 만한 사고나 원인이 없으며, 동작의 반복과 관련되어 통증 유발된다. 특별한 자세나 동작수행이 불가능하고, 의학적인 검사결과 정상으로 나타나기 때문에 정확한 진단 방법이 없다. 특징적으로 질환 발생에 지역적 차이가 존재한다.

(2) 사회적 특징

기계 문명의 발달로 인해 기계화, 자동화, 경영합리화 및 컴퓨터의 보편화가 이루어지면서 작업동작이 세분화되고 단순해짐으로써 노동 강도는 증가하고, 의미 없는 단순동작을 지속적으로 반복하게 된다.

4) 근골격계 부담 작업

근골격계 부담 작업은 다음에 해당하는 작업을 말하는 것으로 2개월 이내 종료되는 단기간 작업 또는 1년에 총 작업시간이 60일 이내의 간헐적인 작업은 제외된다.

(1) 제 1호 근골격계 부담 작업

하루에 4시간 이상 집중적으로 자료입력 등을 위해 키보드 또는 마우스를 조작하는 작업

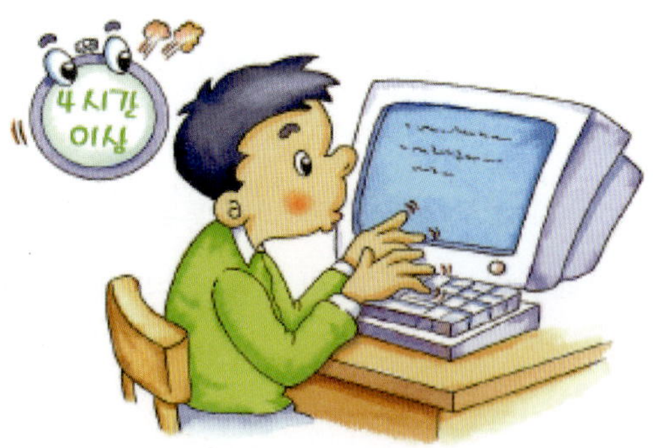

| 그림 3-4 | 제1호 부담 작업

(2) 제 2호 근골격계 부담 작업

하루에 총 2시간 이상 목, 어깨, 팔꿈치, 손목 또는 손을 사용하여 같은 동작을 반복하는 작업

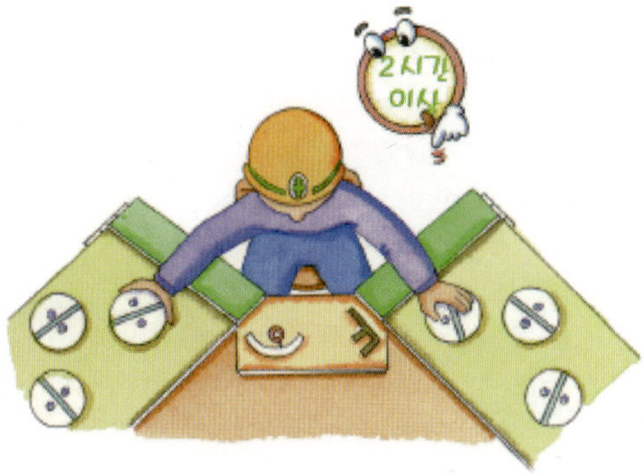

| 그림 3-5 | 제2호 부담 작업

(3) 제 3호 근골격계 부담 작업

하루에 총 2시간 이상 머리 위에 손이 있거나, 팔꿈치가 어깨 위에 있거나, 팔꿈치를 몸통으로부터 들거나, 팔꿈치를 몸통뒤쪽에 위치하도록 하는 상태에서 이루어지는 작업

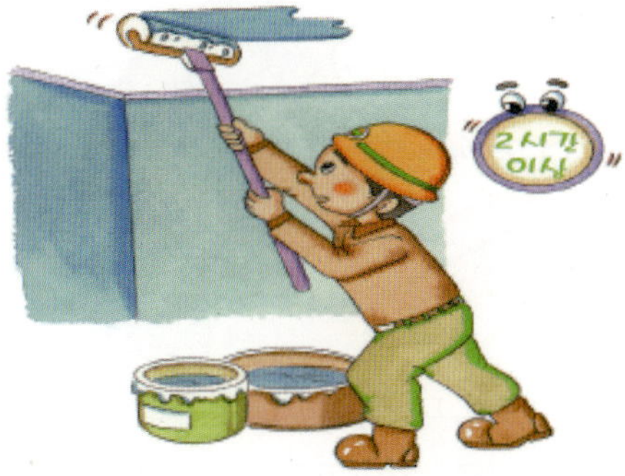

| 그림 3-6 | 제3호 부담 작업

(4) 제 4호 근골격계 부담 작업

하루에 총 2시간 이상 목이나 허리를 구부리거나 회전시킨 상태에서 이루어지는 작업

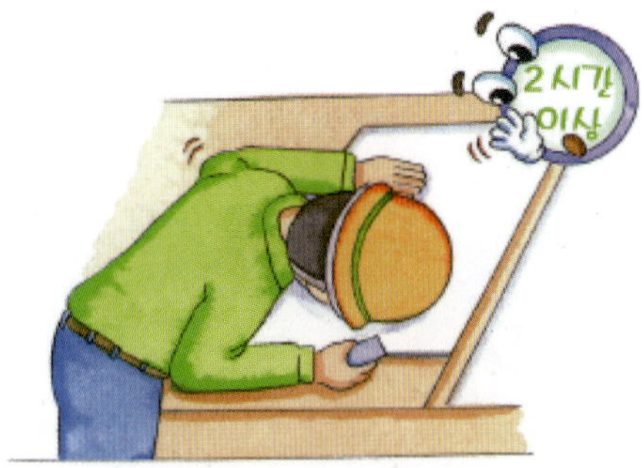

| 그림 3-7 | 제4호 부담 작업

(5) 제 5호 근골격계 부담 작업

하루에 총 2시간 이상 쪼그리고 앉거나 무릎을 굽힌 자세에서 이루어지는 작업

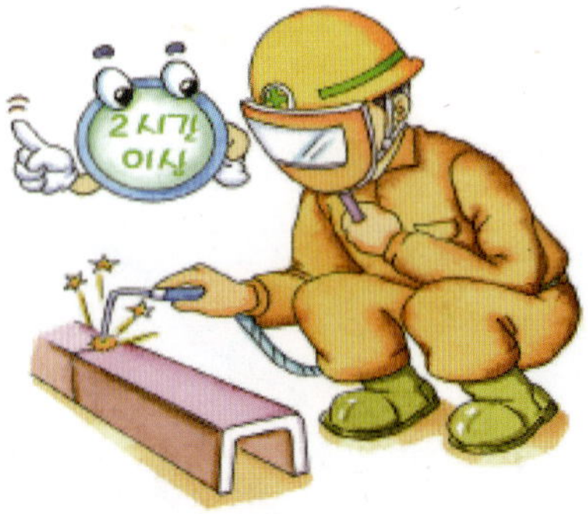

| 그림 3-8 | 제5호 부담 작업

(6) 제 6호 근골격계 부담 작업

하루에 총 2시간 이상 지지되지 않은 상태에서 1kg 이상의 물건을 한손의 손가락으로 집어 올리거나, 2kg 이상에 상응하는 힘을 가하여 한손의 손가락으로 물건을 쥐는 작업

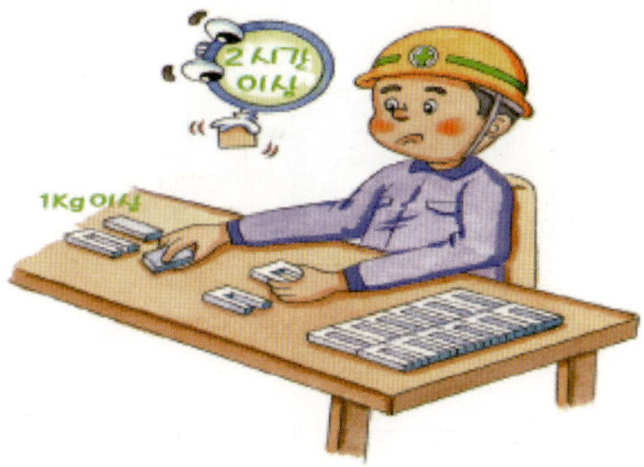

| 그림 3-9 | 제6호 부담 작업

(7) 제 7호 근골격계 부담 작업

하루에 총 2시간 이상 지지되지 않은 상태에서 4.5kg 이상의 물건을 한 손으로 들거나 동일한 힘으로 쥐는 작업

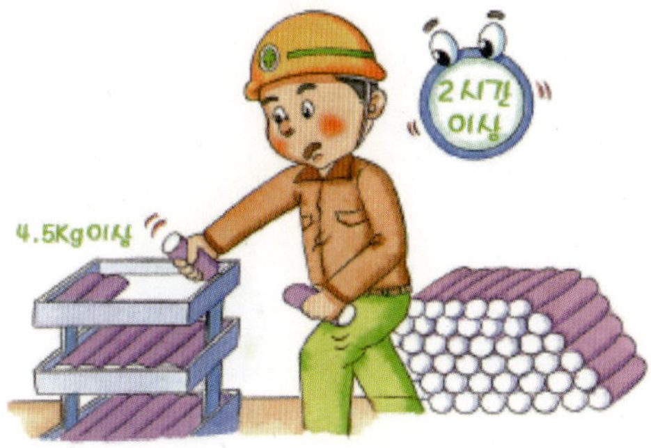

| 그림 3-10 | 제7호 부담 작업

(8) 제 8호 근골격계 부담 작업

하루에 10회 이상 25kg 이상의 물체를 드는 작업

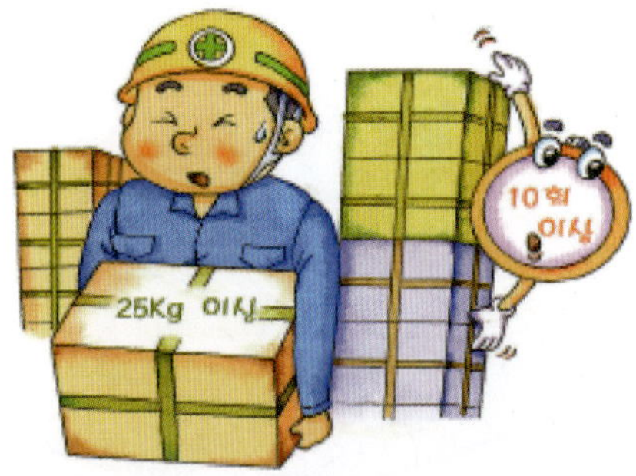

| 그림 3-11 | 제8호 부담 작업

(9) 제 9호 근골격계 부담 작업

하루에 25회 이상 10kg 이상의 물체를 무릎 아래에서 들거나, 어깨 위에서 들거나, 팔을 뻗은 상태에서 드는 작업

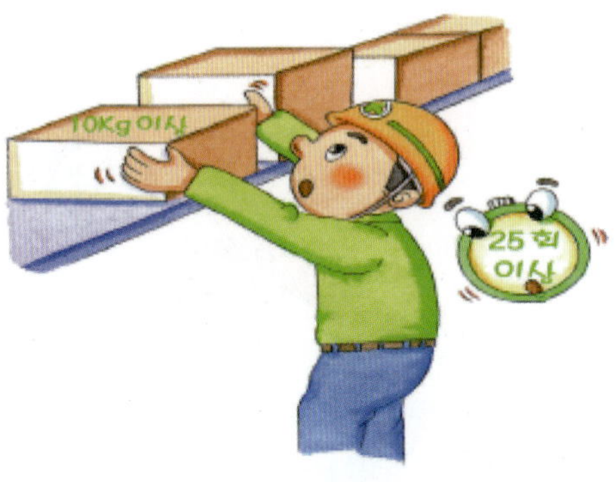

| 그림 3-12 | 제9호 부담 작업

(10) 제 10호 근골격계 부담 작업

하루에 총 2시간 이상, 분당 2회 이상 4.5kg 이상의 물체를 드는 작업

| 그림 3-13 | 제10호 부담 작업

(11) 제 11호 근골격계 부담 작업

하루에 총 2시간 이상 시간당 10회 이상 손 또는 무릎을 사용하여 반복적으로 충격을 가하는 작업

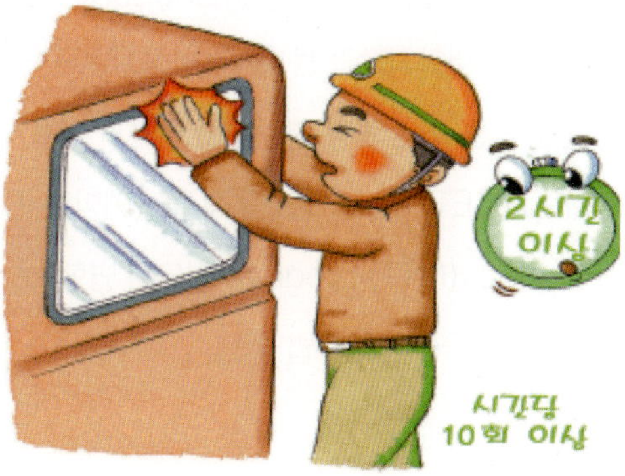

| 그림 3-14 | 제11호 부담 작업

5) 근골격계 질환의 관리방안

(1) 단기적 대책

① 작업자들의 신체조건에 적합한 작업장의 개선

② 작업자의 체격 조건을 반영한 작업대의 높이의 조절

③ 작업도구 개선 등과 같은 작업조건 개선

(2) 장기적인 대책

① 생활환경이나 작업환경의 변화를 주는 방법

② 생산방식의 변화에 따른 작업방법 연구

③ 작업내용의 변화에 따른 안전한 작업조건 연구

④ 작업량의 조절에 따른 안전한 작업조건 연구

(3) 의학적 및 재활관리

① 손상예방(injury prevention) – 1 단계

- 상세한 작업조건 및 작업 환경 파악
- 근로자의 손상 및 증상 조사
- 작업 개선안 제시, 근력 강화 프로그램(fitness center)

② 손상 관리/ 조기 발견 및 치료(injury management/early intervention) – 2 단계

- 전문의(정형외과, 신경외과, 재활의학과 등)를 통한 적절한 진단과 치료법 모색
- 근골격계 질환 관련 전문 병원 또는 한방 병원에서 진단과 치료 방법 접근
- Sling Exercise Therapy(SET) program 등 적절한 예방/재활 프로그램 적용
- Medical Training Therapy(MTT) program 필요시 병행
- 통증 완화/재활 치료를 위한 물리치료 방법 활용
- 작업조건 및 환경 개선

③ 만성 손상 관리(chronic injury) – 3 단계

- 손상 환자에 대한 재평가, 전문 치료 기관 의뢰 및 재활 프로그램 적용
- 손상 환자에 대한 작업장 조건 재조사 및 재평가

제 04 장

근골격계 검진원리

01 통증의 평가

1) 주관적 평가방법

통증강도비율척도(PIRS)와 맥길통증어휘표(MPQWL)를 병용하는 것이 바람직하다. 그러나 환자 자신이 느끼고 있는 통증에 대해 일치되는 범주를 선택하지 못하거나 환자와 협조가 잘 이루어지지 않을 때는 문제점이 있으며 사실상 환자가 느낀 통증의 정도를 표현하는데 있어 환자 자신이 선택한 수치일지라도 너무 주관적인 방법이 되므로 안면표정점수(FACS), UAB 통증행동척도를 비롯하여 일상생활동작, 운동범위. 진통제 복용량, 운동내성 및 지구력, 수면시간 증감, 통증재현 시간 등 객관적 평가 자료와 다면적 인성검사(MMPI) 또는 코넬 의학지수(CMI)를 사용한 심리적 평가를 병행하여 가장 효율적인 치료 조건을 구해야 한다.

(1) 시각척도 (visual analogue scale: VAS)

시각척도는 일정한 직선위에 통증의 정도를 표시하게하는 방법으로 통증강도비율척도 (pain intensity rating scale, PIRS)를 많이 사용한다. Keele가 처음 사용한 것으로 100mm의 직선을 그려 한쪽 끝을 통증이 전혀 없는 0의 상태, 다른쪽 끝은 최악의 통증상태로 100을 설정하고 환자가 느끼는 통증의 강도를 스스로 100mm의 직선상에서 표시하게 하여 통증을 평가한다.

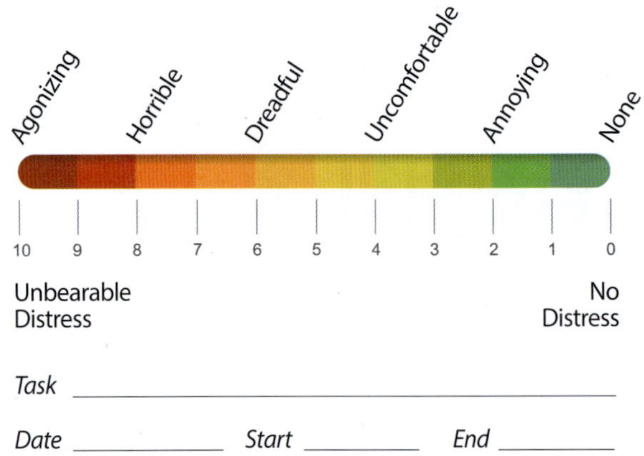

| 그림 4-1 | 시각척도

(2) 숫자척도 (numerical rating scale: NRS)

숫자척도는 환자가 느끼는 통증의 정도를 숫자로 표현하게 하는 방법이다. Sternbach는 0은 통증이 전혀 없는 상태이고 100은 견디기 어려운 매우 극심한 통증으로 설정하고 0–100까지의 숫자 중에서 평균 통증 강도를 선택하게 한다.

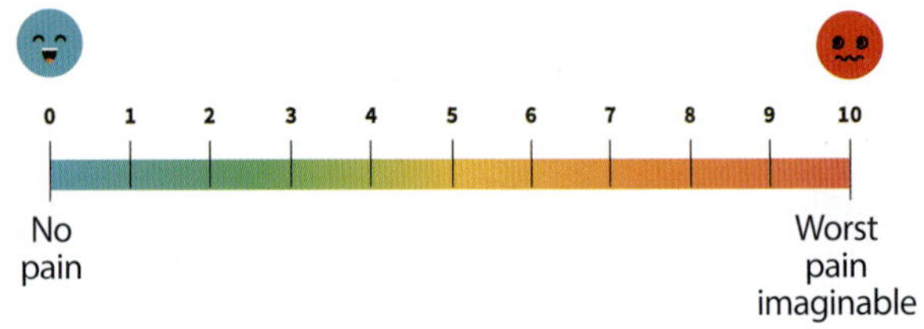

| 그림 4-2 | 숫자척도

(3) 언어비율척도 (verbal rating scale: VRS)

언어비율척도 (VRS)는 통증의 강도를 없다, 경하다, 중등도이다, 심하다, 매우 심하다 등으로 구분하여 환자가 자신의 통증강도를 표현하도록 하는 평가방법이다.

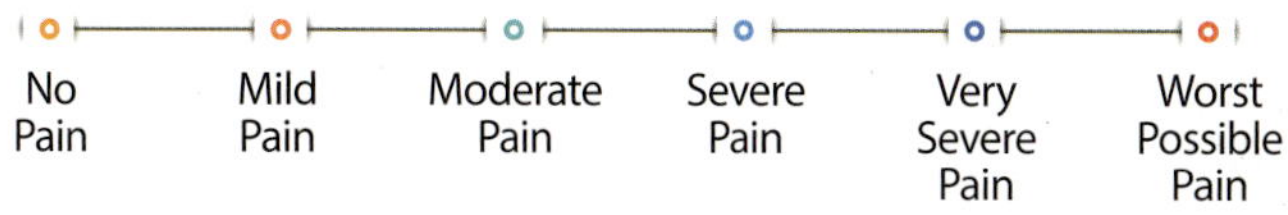

| 그림 4-3 | 언어비율척도

(4) 맥길통증어휘표 (McGill Pain Questionaire Word List: MPQ)

Melzack은 통증이 사회적 심리적으로 복잡한 요인이 있기 때문에 한가지 척도로만 평가할 수 없음을 간과하고 감각구분영역 (sensory–discrimination dimension), 동기 유발감정영역 (motivational–affective dimension), 인식평가영역 (cognitive eval!uation dimension)에 따라 통증에 관한 어휘를 제시하고 환자가 느끼고 있는 통증에 대해 적절한 어휘를 선택하도록 하여 통증의 강도를 서열 척도화한 맥길통증어휘표 (MPQWL)를 고안하여 통증 평가 방법으로 사용하였다. 20종의 통증어휘군 중에서 선택된 어휘수 (Pain Rating Index) 및 현재통증강도 (present pain intensity, PPI)로 통증을 분석하여 통증감지지수를 백분율로 계산하여 통증감소 정도를 평가한다.

맥길통증어휘표의 좋은 점은 내적인 지속성이 있고 반복측정에도 신뢰도가 높으며 안 좋은 점은 통증의 원인이 같은 환자끼리 특정한 표현으로 모이는 경향이 있지만 아직 우리말로된 표준안이 없어 사용이 어렵다.

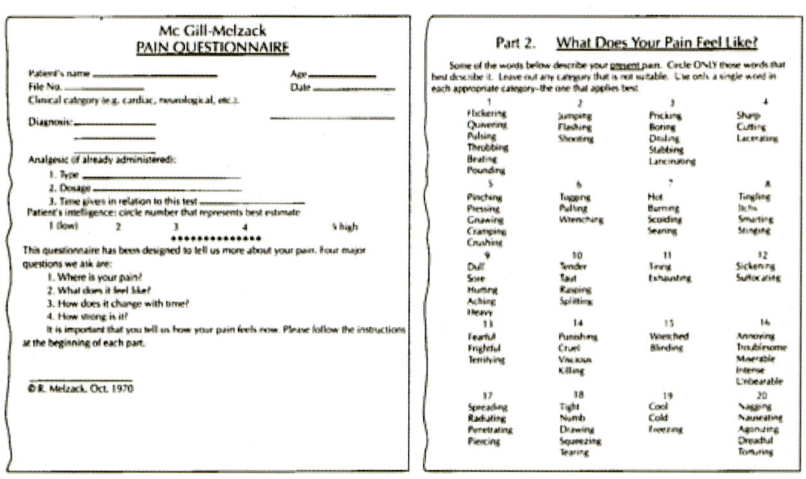

Mc Gill-Melzack
PAIN QUESTIONNAIRE

Patient's name ____________ Age ______
File No. ______ Date ______
Clinical category (e.g. cardiac, neurological, etc.):
Diagnosis: ______

Analgesic (if already administered):
1. Type ______
2. Dosage ______
3. Time given in relation to this test ______

Patient's intelligence: circle number that represents best estimate
1 (low) 2 3 4 5 high

****

This questionnaire has been designed to tell us more about your pain. Four major questions we ask are:
1. Where is your pain?
2. What does it feel like?
3. How does it change with time?
4. How strong is it?

It is important that you tell us how your pain feels now. Please follow the instructions at the beginning of each part.

©R. Melzack, Oct. 1970

Part 2. What Does Your Pain Feel Like?

Some of the words below describe your present pain. Circle ONLY those words that best describe it. Leave out any category that is not suitable. Use only a single word in each appropriate category–the one that applies best.

1	2	3	4
Flickering Quivering Pulsing Throbbing Beating Pounding	Jumping Flashing Shooting	Pricking Boring Drilling Stabbing Lancinating	Sharp Cutting Lacerating
5	**6**	**7**	**8**
Pinching Pressing Gnawing Cramping Crushing	Tugging Pulling Wrenching	Hot Burning Scalding Searing	Tingling Itchy Smarting Stinging
9	**10**	**11**	**12**
Dull Sore Hurting Aching Heavy	Tender Taut Rasping Splitting	Tiring Exhausting	Sickening Suffocating
13	**14**	**15**	**16**
Fearful Frightful Terrifying	Punishing Cruel Vicious Killing	Wretched Blinding	Annoying Troublesome Miserable Intense Unbearable
17	**18**	**19**	**20**
Spreading Radiating Penetrating Piercing	Tight Numb Drawing Squeezing Tearing	Cool Cold Freezing	Nagging Nauseating Agonizing Dreadful Torturing

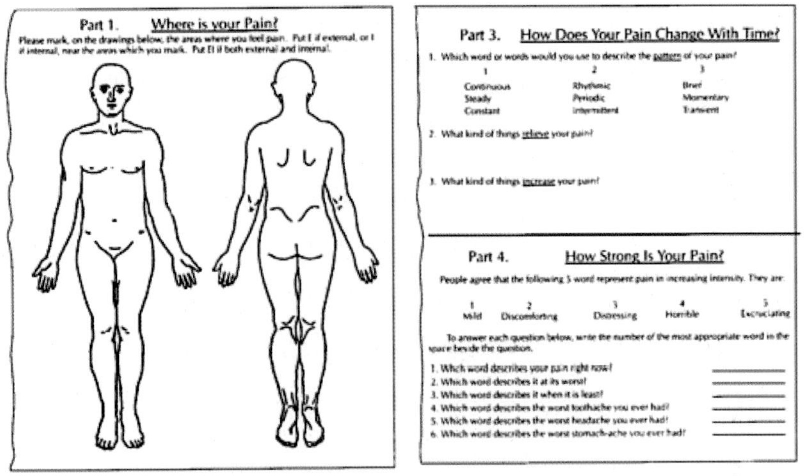

Part 1. Where is your Pain?

Please mark, on the drawings below, the areas where you feel pain. Put E if external, or I if internal, near the areas which you mark. Put EI if both external and internal.

Part 3. How Does Your Pain Change With Time?

1. Which word or words would you use to describe the pattern of your pain?

1	2	3
Continuous	Rhythmic	Brief
Steady	Periodic	Momentary
Constant	Intermittent	Transient

2. What kind of things relieve your pain?

3. What kind of things increase your pain?

Part 4. How Strong Is Your Pain?

People agree that the following 5 word represent pain in increasing intensity. They are:

1	2	3	4	5
Mild	Discomforting	Distressing	Horrible	Excruciating

To answer each question below, write the number of the most appropriate word in the space beside the question.

1. Which word describes your pain right now? ______
2. Which word describes it at its worst? ______
3. Which word describes it when it is least? ______
4. Which word describes the worst toothache you ever had? ______
5. Which word describes the worst headache you ever had? ______
6. Which word describes the worst stomach-ache you ever had? ______

| 그림 4-4 | 맥길통증어휘표

2) 객관적 평가방법

(1) 안면표정점수 (Facial Action Coding System: FACS)

Darwin이 인간은 얼굴에 정서상태를 노출시키며 이는 모든 문화권에서 동일하게 적용된다고 제창한 후 1978년 Ekman 등은 얼굴표정이 통증의 객관적 평가방법이 될 수 있다고 하였다. 안면표정점수 (FACS)는 얼굴표정을 관찰하여 통증의 정도를 4척도로 구분한다.

최근 얼굴표정근육중 눈썹, 이마, 안검의 움직임을 관찰하여 통증정도를 평가하는 방법이 신뢰성이 있음을 인정하고 컴퓨터를 이용하여 분석하는 정서안면표정점수 (Emotional Facial Action Coding System)방법이 개발되었다. 정서안면표정점수방법은 아직 연구가 미흡하지만 통증을 숨기려는 의도적인 표현까지 파악할 수 있어 앞으로 통증의 객관적인 평가방법으로 사용될 것이다.

(2) UAB 통증행동척도 (The UAB Pain Behavior Scale)

언어호소, 비언어호소, 누워있는 시간, 얼굴표정, 서있는 자세, 동작, 신체언어, 의료보조기구 사용, 자세변화, 투약정도 등 10가지 항목을 관찰하여 각 항목마다 0, 0.5, 1점의 3가지 척도로 점수를 주어 총 10점 만점으로 통증의 정도를 평가하는 방법으로 보편성 및 객관성이 있는 통증평가방법이다.

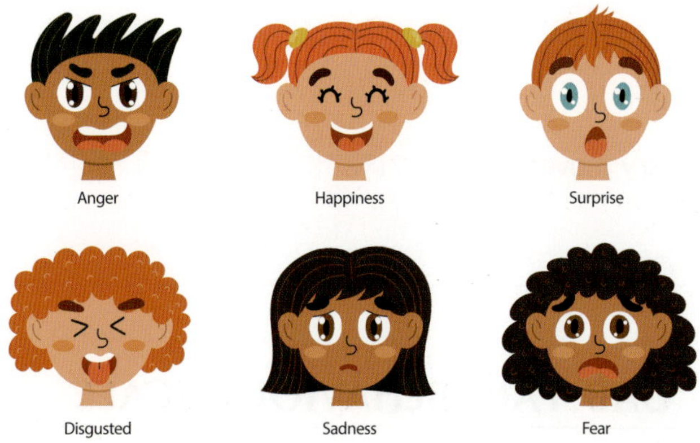

| 그림 4-5 | 안면표정점수

① **언어호소 (verbal vocal complaints)** : 언어호소는 환자가 자신이 느끼는 통증이 없 다, 때때로 있다, 자주 있다고 표현하게 하여 각각 통증이 없다 0점, 때때로 있다 0.5점, 자주있다 1점의 3척도로 점수를 매긴다.

② **비언어호소 (nonverbal vocal complaints)** : 비언어호소는 환자가 통증으로 인해 신음(moan, groan)하거나 숨차는 (gasp) 빈도를 관찰하여 없다, 때때로 있다, 자주 있다의 3척도로 나누어 각각 0점, 0.5점, 1점으로 점 수를 매긴다.

③ **누워있는 시간 (down-time)** : 오전 8시부터 오후 8시 사이에 통증 때문에 누워있어야 하는 시간을 파악하여 누워있는 시간이 없으면 0점, 1-60분 누워있으면 0.5점, 60분 이상 누워있으면 1점을 매긴다.

④ **얼굴표정 (facial grimace)** : 얼굴을 찡그리는 정도 및 빈도를 관찰하여 찡그리지 않으면 0점, 때때로 약간 찡그리면 0.5전, 자주 심하게 찡그리면 1점을 매긴다.

⑤ **서있는 자세 (standing posture)** : 서있는 자세가 정상이면 0점, 약간 장애가 있으면 0.5점, 자세가 뒤틀려 있으면 1점을 매긴다.

⑥ **동작 (mobility)** : 육안으로 볼 때 일상생활에 지장이 없고 정상동작을 하면 0점, 통증 때문에 보행장애가 약간 있으면 0.5점, 심하게 절거나 심한 보행 장애가 있으면 1점을 매긴다.

⑦ **신체언어 (body language)** : 통증부위를 움켜쥐거나 문지르는 등의 행동을 파악하여 없다, 때때로 있다, 자주있다의 3척도로 나누어 각각 0점, 0.5점, 1점으로 점수를 매긴다.

⑧ 의료보조기구 사용 (use of visible supportive equipment) : 보조기, 목발, 지팡이, 경피 신경전기자극치료기 등 의료기구를 사용하지 않으면 0점, 때때로 사용하면 0.5점, 항상 의존 하면 1점을 매긴다.

⑨ 자세변화 (stationary movement) : 앉기와 서기 등의 자세를 일정하게 유지하면 0점, 통

UAB PAIN BEHAVIOUR SCALE

Name: ....

Rater: ....

	Date:	M	T	W	T	F	S	S	M	T	W	T	F	S	S	M	T	W	T	F	S	S
1 Vocal complaints: verbal	None	1	1	1	1	1	1	1	1	1	1	1	1	1	1	1	1	1	1	1	1	1
	Occasional	½	½	½	½	½	½	½	½	½	½	½	½	½	½	½	½	½	½	½	½	½
	Frequent	0	0	0	0	0	0	0	0	0	0	0	0	0	0	0	0	0	0	0	0	0
2 Vocal complaints: non-verbal *(moans, groans, gasps, etc)*	None	1	1	1	1	1	1	1	1	1	1	1	1	1	1	1	1	1	1	1	1	1
	Occasional	½	½	½	½	½	½	½	½	½	½	½	½	½	½	½	½	½	½	½	½	½
	Frequent	0	0	0	0	0	0	0	0	0	0	0	0	0	0	0	0	0	0	0	0	0
3 Down-time *(time spent lying down per day because of pain: 8 am–8 pm)*	None	1	1	1	1	1	1	1	1	1	1	1	1	1	1	1	1	1	1	1	1	1
	0–60 min	½	½	½	½	½	½	½	½	½	½	½	½	½	½	½	½	½	½	½	½	½
	>60 min	0	0	0	0	0	0	0	0	0	0	0	0	0	0	0	0	0	0	0	0	0
4 Facial grimaces	None	1	1	1	1	1	1	1	1	1	1	1	1	1	1	1	1	1	1	1	1	1
	Mild and/or infrequent	½	½	½	½	½	½	½	½	½	½	½	½	½	½	½	½	½	½	½	½	½
	Severe and/or infrequent	0	0	0	0	0	0	0	0	0	0	0	0	0	0	0	0	0	0	0	0	0
5 Standing posture	Normal	1	1	1	1	1	1	1	1	1	1	1	1	1	1	1	1	1	1	1	1	1
	Mildly impaired	½	½	½	½	½	½	½	½	½	½	½	½	½	½	½	½	½	½	½	½	½
	Distorted	0	0	0	0	0	0	0	0	0	0	0	0	0	0	0	0	0	0	0	0	0
6 Mobility	No visible impairment	1	1	1	1	1	1	1	1	1	1	1	1	1	1	1	1	1	1	1	1	1
	Mild limp and/or laboured walking	½	½	½	½	½	½	½	½	½	½	½	½	½	½	½	½	½	½	½	½	½
	Marked limp and/or laboured walking	0	0	0	0	0	0	0	0	0	0	0	0	0	0	0	0	0	0	0	0	0
7 Body language *(clutching, rubbing site of pain)*	None	1	1	1	1	1	1	1	1	1	1	1	1	1	1	1	1	1	1	1	1	1
	Occasional	½	½	½	½	½	½	½	½	½	½	½	½	½	½	½	½	½	½	½	½	½
	Frequent	0	0	0	0	0	0	0	0	0	0	0	0	0	0	0	0	0	0	0	0	0
8 Use of visible supportive equipment *(braces, crutches, cane, leaning on furniture, TENS, etc). Do not score if equipment prescribed*	None	1	1	1	1	1	1	1	1	1	1	1	1	1	1	1	1	1	1	1	1	1
	Occasional	½	½	½	½	½	½	½	½	½	½	½	½	½	½	½	½	½	½	½	½	½
	Dependent: constant use	0	0	0	0	0	0	0	0	0	0	0	0	0	0	0	0	0	0	0	0	0
9 Stationary movement	Sits or stands still	1	1	1	1	1	1	1	1	1	1	1	1	1	1	1	1	1	1	1	1	1
	Occasional shifts of position	½	½	½	½	½	½	½	½	½	½	½	½	½	½	½	½	½	½	½	½	½
	Constant movement, position shifts	0	0	0	0	0	0	0	0	0	0	0	0	0	0	0	0	0	0	0	0	0
10 Medication	None	1	1	1	1	1	1	1	1	1	1	1	1	1	1	1	1	1	1	1	1	1
	Non-narcotic analgesic and/or pychogenic medications as prescribed	½	½	½	½	½	½	½	½	½	½	½	½	½	½	½	½	½	½	½	½	½
	Demands for increased dosage or frequency, and/or narcotics, and/or medication abuse	0	0	0	0	0	0	0	0	0	0	0	0	0	0	0	0	0	0	0	0	0
	TOTAL																					

| 그림 4-6 | UAB 통증행동척도

증으로 때때로 자세를 바꾸면 0.5점, 한 자세 를 유지하지 못하고 계속 자세를 바꾸면 1점을 매긴다.

⑩ **투약정도 (medication)** : 약물을 사용하지 않으면 0점, 비마약성 진통제나 안정제 등을 사용하면 0.5점, 진통제를 자주 복용하고 용량이 늘어나거나 마약성 진통제를 복용하면 1점을 매긴다.

(3) 기타

객관적 통증평가 방법으로 Paxton (1980)의 보고에 따르면 일상생활동작 증감, 운동범위 증감, 운동내성 증감, 운동지구력 증감, 진통제복용량 증감 등이 흔히 사용되고 있다 하였으며 이(1982)는 통증재현시간 증감, 수면시간 증감 등을 아울러 사용한 바 있다.

3) 심리적 평가 방법

심리적 통증평가방법으로는 일반행동 (general behavior)평가, 다면적인성검사 (Minnesota multiphasic personality inventory, MMPI), 코넬의학지수 (Cornell medical index, CMI), 기타 여러가지 심리검사 방법이 있으나 다면적인성검사와 코넬의학지수를 많이 사용한다.

다면적인성검사 (MMPI)는 1940년 Minnesota대학의 S.R.Hathaway와 J.C.Mckinley에 의해 고안된 것으로 심기증 (hypochondria), 우울증 (depression), 히스테리 (hysteria) 등 10종의 임상 척도와 3종의 타당성 척도로 구분한 550문항에 걸친 광범위한 질문에 "그렇다", "아니다", "모르겠다."로 응답하게 하여 전체적인 양상을 해석하는 방법이다. 타당성 척도가 있어 검사의 신뢰도가 높고 비교적 객관성이 많기 때문에 심기증, 우울증, 히스테리 척도의 비교표를 관찰하여 통증의 정도를 평가한다.

4) 장애지수

통증으로 인한 일상생활의 제한정도를 정량화하는 방법들이 있다. 대부분 설문지 형태로 대상자가 설문내용의 해당 항목을 읽고 본인이 해당하는 부분에 기입하여 척도화하는 방법이다.

(1) 목 장애지수(neck disability index: NDI)

목 부위 이상을 측정하는데 가장 널리 사용되는 설문 양식으로 목통증을 가진 환자의 장애를 자가 평가 할 수 있도록 고안된 도구이다. 이는 통증강도, 일상생활, 들어올리기, 읽기, 두통, 집중도, 일, 운전, 수면, 여가생활의 10개 항목에 대하여 각각 0에서부터 5까지의 6개의 척도 중 하나를 선택하게 되어 있다. 점수는 0~4점은 장애 없음(no disability), 5~14점은 경도 장애(mild disability), 15~24점은 중등도 장애(moderate disability), 25~34점은 중증 장애(severe disability), 35점 이상은 완전 장애(complete disability)로 분석 된다.

Patient's Name____________________ Number________ Date__________

NECK DISABILITY INDEX

This questionnaire has been designed to give the doctor information as to how your neck pain has affected your ability to manage in everyday life. **Please answer every section and mark in each section only ONE box** which applies to you. We realize you may consider that two of the statements in any one section relate to you, but **please just mark the box which MOST CLOSELY describes your problem.**

Section 1 - Pain Intensity

☐ I have no pain at the moment.
☐ The pain is very mild at the moment.
☐ The pain is moderate at the moment.
☐ The pain is fairly severe at the moment.
☐ The pain is very severe at the moment.
☐ The pain is the worst imaginable at the moment.

Section 2 -- Personal Care (Washing, Dressing, etc.)

☐ I can look after myself normally without causing extra pain.
☐ I can look after myself normally but it causes extra pain.
☐ It is painful to look after myself and I am slow and careful.
☐ I need some help but manage most of my personal care.
☐ I need help every day in most aspects of self care.
☐ I do not get dressed, I wash with difficulty and stay in bed.

Section 3 – Lifting

☐ I can lift heavy weights without extra pain.
☐ I can lift heavy weights but it gives extra pain.
☐ Pain prevents me from lifting heavy weights off the floor, but I can manage if they are conveniently positioned, for example on a table.
☐ Pain prevents me from lifting heavy weights, but I can manage light to medium weights if they are conveniently positioned.
☐ I can lift very light weights.
☐ I cannot lift or carry anything at all.

Section 4 – Reading

☐ I can read as much as I want to with no pain in my neck.
☐ I can read as much as I want to with slight pain in my neck.
☐ I can read as much as I want with moderate pain.
☐ I can't read as much as I want because of moderate pain in my neck.
☐ I can hardly read at all because of severe pain in my neck.
☐ I cannot read at all.

Section 5-Headaches

☐ I have no headaches at all.
☐ I have slight headaches which come infrequently.
☐ I have slight headaches which come frequently.
☐ I have moderate headaches which come infrequently.
☐ I have severe headaches which come frequently.
☐ I have headaches almost all the time.

Scoring: Questions are scored on a vertical scale of 0-5. Total scores and multiply by 2. Divide by number of sections answered multiplied by 10. A score of 22% or more is considered a significant activities of daily living disability.
(Score___ x 2) / (___Sections x 10) = ______ %ADL______

Section 6 – Concentration

☐ I can concentrate fully when I want to with no difficulty.
☐ I can concentrate fully when I want to with slight difficulty.
☐ I have a fair degree of difficulty in concentrating when I want to.
☐ I have a lot of difficulty in concentrating when I want to.
☐ I have a great deal of difficulty in concentrating when I want to.
☐ I cannot concentrate at all.

Section 7—Work

☐ I can do as much work as I want to.
☐ I can only do my usual work, but no more.
☐ I can do most of my usual work, but no more.
☐ I cannot do my usual work.
☐ I can hardly do any work at all.
☐ I can't do any work at all.

Section 8 – Driving

☐ I drive my car without any neck pain.
☐ I can drive my car as long as I want with slight pain in my neck.
☐ I can drive my car as long as I want with moderate pain in my neck.
☐ I can't drive my car as long as I want because of moderate pain in my neck.
☐ I can hardly drive my car at all because of severe pain in my neck.
☐ I can't drive my car at all.

Section 9 – Sleeping

☐ I have no trouble sleeping.
☐ My sleep is slightly disturbed (less than 1 hr. sleepless).
☐ My sleep is moderately disturbed (1-2 hrs. sleepless).
☐ My sleep is moderately disturbed (2-3 hrs. sleepless).
☐ My sleep is greatly disturbed (3-4 hrs. sleepless).
☐ My sleep is completely disturbed (5-7 hrs. sleepless).

Section 10 – Recreation

☐ I am able to engage in all my recreation activities with no neck pain at all.
☐ I am able to engage in all my recreation activities, with some pain in my neck.
☐ I am able to engage in most, but not all of my usual recreation activities because of pain in my neck.
☐ I am able to engage in a few of my usual recreation activities because of pain in my neck.
☐ I can hardly do any recreation activities because of pain in my neck.
☐ I can't do any recreation activities at all.

Comments__________________ %ADL

| 그림 4-7 | NDI

(2) 오스웨스트리 허리 장애지수(Oswestry Disability Index: ODI)

만성요통으로 인한 신체적 장애와 일상생활에 대한 반응과 관심에 기초한 자기 기입식 설문지이며, 장애변화에 민감한 자가 평가 인지도구이다. 10가지 평가항목은 요통강도, 개인적 관리, 들기, 걷기, 앉아있기, 서있기, 잠자기, 성생활, 사회생활, 여행으로 구분 된다. 작성방법은 자기기입식으로 참여자의 수행정도에 따라 0~5점 척도를 부여한다.

장애지수는 총 점수에 대한 답변 점수의 총합을 백분율로 표시하여 0~20%는 경증 장애(minimal disability)에 해당하고, 21~40%는 중등도 장애(moderate disability)이며, 41~60%는 중증장애(severe disability)이고, 61~80%는 불구자(crippled)로 구분하며, 81~100%는 누워서만(bed-bound) 생활이 가능한 자로 구분한다.

$$\text{Oswestry Disability Index} = \frac{\text{총 점}}{\text{작성자가 작성한 문항 수} \times 5} \times 100\%$$

oswestry low back pain questionnaire

name .... address .... date ....
date of birth .... age........ ....
occupation ....
how long have you had back pain? .... years .... months .... weeks
how long have you had leg pain? .... years .... months .... weeks

please read:

this questionnaire has been designed to give the doctor information as to how your back pain has affected your ability to manage in everyday life – please answer every section, & mark in each one only the *one box* which applies to you. we realise you may consider that 2 statements in any 1 section relate to you, but please *just mark the box which most closely describes your problem*

section 1 - pain intensity
- ☐ I can tolerate the pain I have without having to use pain killers
- ☐ the pain is bad but I manage without taking pain killers
- ☐ pain killers give complete relief from pain
- ☐ pain killers give moderate relief from pain
- ☐ pain killers give very little relief from pain
- ☐ pain killers have no effect on the pain and I do not use them

section 2 - personal care (washing, dressing, etc)
- ☐ I can look after myself normally without causing extra pain
- ☐ I can look after myself normally but it causes extra pain
- ☐ it is painful to look after myself and I am slow and careful
- ☐ I need some help but manage most of my personal care
- ☐ I need help every day in most aspects of self care
- ☐ I do not get dressed, wash with difficulty and stay in bed

section 3 - lifting
- ☐ I can lift heavy weights without extra pain
- ☐ I can lift heavy weights but it gives extra pain
- ☐ pain prevents me from lifting heavy weights off the floor, but I can manage if they are conveniently positioned, eg on a table
- ☐ pain prevents me from lifting heavy weights but I can manage light to medium weights if they are conveniently positioned
- ☐ I can lift only very light weights
- ☐ I cannot lift or carry anything at all

section 4 - walking
- ☐ pain does not prevent me walking any distance
- ☐ pain prevents me walking more than 1 mile
- ☐ pain prevents me walking more than 1/2 mile
- ☐ pain prevents me walking more than 1/4 mile
- ☐ I can only walk using a stick or crutches
- ☐ I am in bed most of the time and have to crawl to the toilet

section 5 - sitting
- ☐ I can sit in any chair as long as i like
- ☐ I can only sit in my favourite chair as long as i like
- ☐ pain prevents me from sitting more than 1 hour
- ☐ pain prevents me from sitting more than 1/2 hour
- ☐ pain prevents me from sitting more than 10 minutes
- ☐ pain prevents me from sitting at all

comments

section 6 - standing
- ☐ I can stand as long as I want without extra pain
- ☐ I can stand as long as I want but it gives me extra pain
- ☐ pain prevents me from standing for more than 1 hour
- ☐ pain prevents me from standing for more than 1/2 hour
- ☐ pain prevents me from standing for more than 10 minutes
- ☐ pain prevents me from standing at all

section 7 - sleeping
- ☐ pain does not prevent me from sleeping well
- ☐ I can sleep well only by using tablets
- ☐ even when I take tablets I have less than six hours sleep
- ☐ even when I take tablets I have less than four hours sleep
- ☐ even when I take tablets I have less than two hours sleep
- ☐ pain prevents me from sleeping at all

section 8 - sex life
- ☐ my sex life is normal and causes no extra pain
- ☐ my sex life is normal but causes some extra pain
- ☐ my sex life is nearly normal but is very painful
- ☐ my sex life is severely restricted by pain
- ☐ my sex life is nearly absent because of pain
- ☐ pain prevents any sex life at all

section 9 - social life
- ☐ my social life is normal and gives me no extra pain
- ☐ my social life is normal but increases the degree of pain
- ☐ pain has no significant effect on my social life apart from limiting my more energetic interests, eg dancing etc
- ☐ pain has restricted social life and I do not go out as often
- ☐ pain has restricted my social life to my home
- ☐ I have no social life because of pain

section 10 - travelling
- ☐ I can travel anywhere without extra pain
- ☐ I can travel anywhere but it gives me extra pain
- ☐ pain is bad but I manage journeys over two hours
- ☐ pain restricts me to journeys of less than one hour
- ☐ pain restricts me to short necessary journeys of less than 1/2 hour
- ☐ pain prevents me from travelling except to the doctor or hospital

| 그림 4-8 | ODI

02 물렁조직 검진

1) 저항 움직임(Resisted movements)

저항 움직임은 신경근의 통합성, 수축성 구조, 해당관절, 신경 및 혈액순환의 상태 등을 동시에 검진한다. 저항 움직임을 이용한 검사는 팔다리근육 보다 척추근육의 평가가 훨씬 더 어렵다. 그 이유는 우선 척추의 근육들은 근육 하나하나를 분리하여 근력검사 또는 증상 감별검사를 시행하는 것이 어렵다. 두 번째는 척추의 근육들이 수축하면 척추에 있는 관절에 압박이 유발되고 이로 인해 증상이 나타날 수 있기 때문이다. 따라서 증상이 관절로부터 유래되는 것이 아니라는 걸 확인하기 위하여 먼저 관절을 검사하여야 한다.

check!

통상적으로 임상에서 실행하는 저항 움직임 검사 방법

- 도수 근력검진
- 기구를 이용한 검사(예, 등속성 검사장비)
- 특수한 기능 검진법(예, 고유신경근촉진법)

도수 저항으로 근육의 기능을 검진할 경우, 치료사가 저항을 활용하여 대상 부위가 원하는 방향으로 움직이도록 유도한다면 근육의 수축 정도를 조절할 수 있는 가장 좋은 방법이 될 것이다. 상대적으로 대상자는 저항에 대항하여 자세를 유지하여야 한다. 따라서 치료사는 대상자에게 저항을 주고 "당기세요!" 또는 "미세요!"라고 하는 것 보다 "유지하세요!" 또는 "내가 당신을 움직이지 못하게 하세요!"라고 하는 것이 더 좋은 방법이 될 것이다.

Cyriax는 "저항검진을 시행할 때, 관절이 중립에 가장 근접한 위치에 유지된 상태에서 근육이 최대로 수축되도록 하여야 한다."고 하였다. 검사하는 동안 관절이 움직임 없이 중립에 인접한 위치에서 유지되어야만 관절 움직임으로 인해 발생되는 관절 통증을 배제할 수 있기 때문이다. 그러나 근육 수축 시 관절에서 발생하는 어느 정도의 관절 압박과 미끄러짐은 피할 수 없다. 따라서 통증이 관절의 기능장애로 인해 발생하는 것이 아님을 확인하기 위해 저항검사를 실시하기 전에 반듯이 관절 압박검사를 미리 시행해 보아야 한다. 만약 관절 압박검사에서 통증이 유발되었다면 이 후에 실행되는 저항검사 결과에 대한 신뢰성은 굉장히 제한적이다.

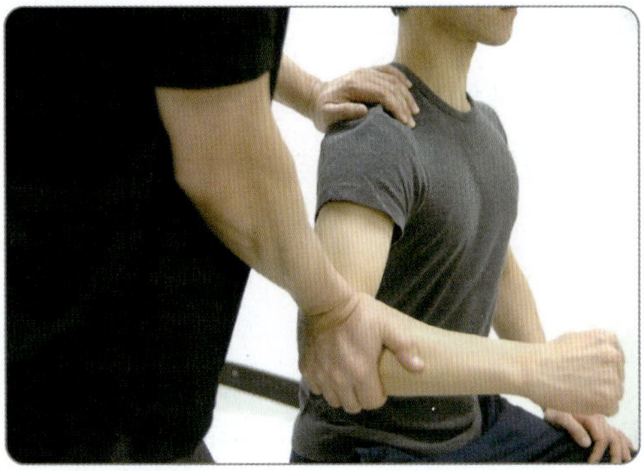

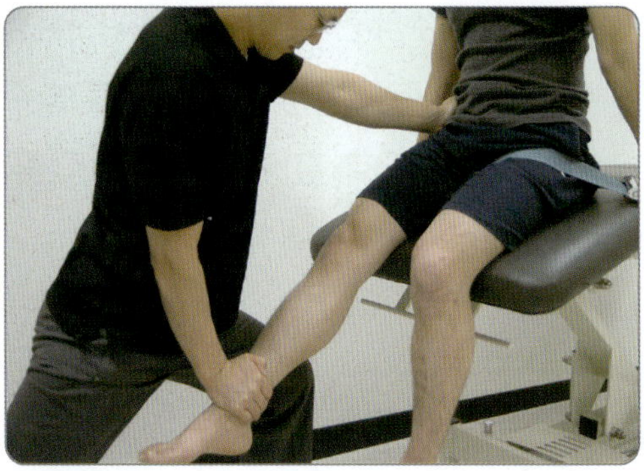

| 그림 4-9 | 저항검사

check!

Cyriax는 저항검진에 대한 결과를 아래와 같이 설명하였다

통증	+	강한 근력	=	근육 또는 힘줄의 약한 손상
통증	+	약한 근력	=	근육 또는 힘줄의 심한 손상
통증 없음	+	약한 근력	=	신경손상, 근육과 힘줄의 파열
통증 없음	+	강한 근력	=	정상, 즉 소견 없음

2) 신경조직의 가동성

신경계는 정보전달의 핵심이 되는 뇌, 척수 그리고 거의 신체 모든 기관에서 척수로 연결된 말초 신경이 포함된다. 정보에는 근육의 수축, 신체표면의 통증, 그 외 많은 기능적인 정보를 포함하고 있다. 신경이 손상되는 가장 일반적인 원인은 신체 내부나 외부에서 딱딱한 물체나 예리한 물체에 쓸리거나 마찰, 긴장 또는 압박에 의해서 발생한다.

신경의 가동성은 주위 조직의 압박이나 유착에 의해 방해 받을 수 있다. 신경의 압박은 혈관의 흐름을 감소시켜 산소부족을 유발하고 이는 생명활동에 지장을 줄 수 있다. 만약 척추사이원반 병변에 따른 압박이나 상처로 인한 이차적 유착으로 경질막(dura matter), 신경근(nerve root) 및 말초신경의 가동성에 장애가 생겼다면, 팔다리 움직임이나 척추관절의 특정위치로 인해 추가적인 압박이나 신경긴장이 유발되어 기능적인 움직임 감소, 통증 증가 및 신경전도 감소 등이 나타날 수 있다.

신경계는 중추인 척수의 신경근으로 부터 시작하여 나무에서 뿌리가 뻗어 나가는 것처럼 신체를 통해 뻗어 나감으로 인해 하나로 연결된 체계를 이루고 있다. 따라서 신경의 가동성은 상대적으로 신경을 인접한 구조물 쪽으로 움직이는 특수한 방법을 통해 시행할 수 있다. 치료사는 우선 신경을 긴장된 위치에 있게 한 후 긴장된 신경을 머리쪽 또는 꼬리쪽 방향으로 움직여 신경의 가동성을 확인해 볼 수 있다. 신경도 근육과 같은 긴장(tension)을 느낄 수 있다. 그러나 근육과 달리 신경은 더 손상 받기 쉽기 때문에 아주 조심스럽게 움직여야 한다. 신경가동술은 신경의 긴장을 유발시키거나 신경과 연관된 조직을 움직이는 것으로 신경조직을 가동시키거나 신장시키는 도수기법이다.

신경과 주변 조직 간의 유착이 있을 경우 가동성을 향상시키기 위해 신경을 반복적으로 가동하는 것이 중요한데 이것을 미끄러트림 기법(sliding technique)이라 하고, 신경과 주변 조직과의 유착을 분리시킨다. 신경의 한쪽 끝이 움직이는 동한 다른쪽 끝은 이완되어야 한다. 이것은 신경에 과도한 긴장이 발생하는 것을 막기 위함이다. 만약 신경증상이 유착이나 압박과 관련성이 없다면, 신경의 과민성을 의심해 보아야 한다. 척수신경 주변부에 염증 반응이 있으면 손상된 신경의 결합조직이 기계적인 자극에 통증 반응을 나타낼 수 있다. 따라서 긴장 없이 이루어지는 신경가동술의 반복은 순환을 증진시키고 염증 매개하는 물질을 제거할 목적으로 적용된다. 만약 이러한 시도들이 신경 증상을 완화시키지 못한다면, 신경의 긴장 내성을 향상시킬 목적으로 신경 긴장을 점진적으로 증가시키는 긴장 기법(tensioning technique)을 적용하게 된다. 적용방법은 신경의 양쪽 끝을 약간의 당겨지는 느낌이 날 때까지 동시에 당기는 방법이다.

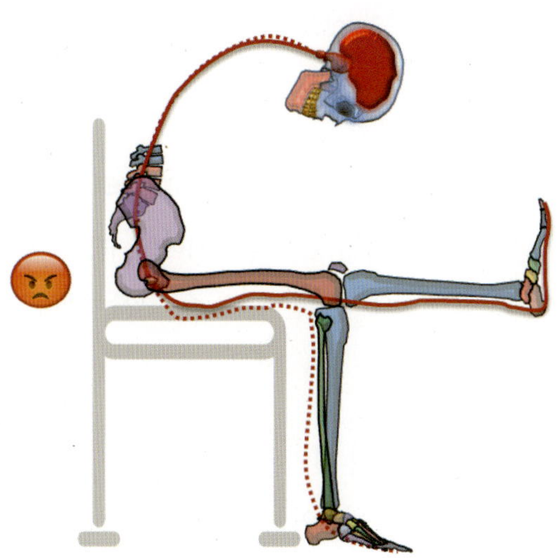

| 그림 4-10 | 신경의 긴장

예를 들어 궁둥신경은 다리를 곧게 펴서 올리는 것과 함께 목의 굽힘이나 발의 발등 굽힘을 조합하여 긴장되게 만들 수 있다. 무릎의 굽힘이나 발의 발바닥 굽힘으로 먼쪽 긴장을 감소시키는 동시에 목 굽힘을 증가시켜 몸쪽 긴장을 증가하는 것으로 치료사는 머리쪽 방향으로 신경을 움직인다. 반대로 치료사는 머리 쪽의 긴장을 완화하는 것과 먼쪽 끝의 장력을 유지하는 것으로 신경을 꼬리쪽 방향으로 움직일 수 있다. 만약 이런 움직임으로 아무런 증상도 유발되지 않는다면, 신경조직의 압박이나 유착으로 인한 제한은 없는 것이다.

손상된 신경 가동성은 다른 형태의 자세나 일정 자세에서만 나타날 수 있기 때문에 비체중지지 자세(예, 눕기, 견인/무 부하) 뿐만 아니라 체중지지 자세에서(예, 앉기, 서기)도 신경 가동성 검사를 수행한다. 표준자세에서 실시한 신경 가동성 검사로 결론을 내릴 수 없다면, 환자가 증상을 호소하는 다양한 자세에서 신경 가동성 검사를 실시해야 한다.

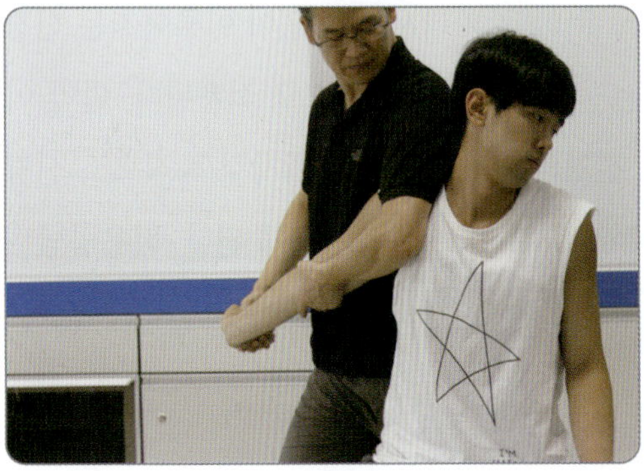

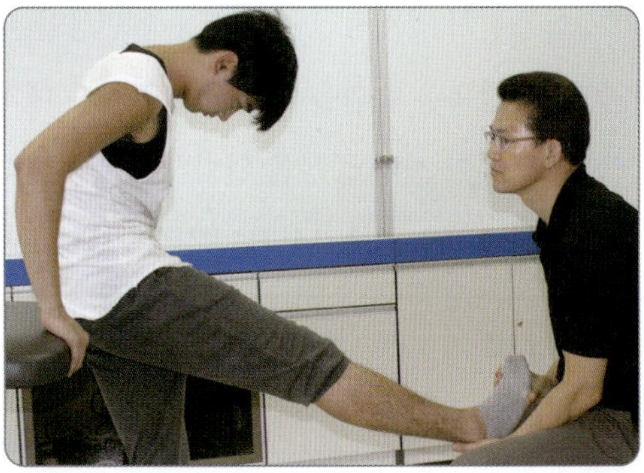

| 그림 4-11 | 신경조직의 가동성 검사

3) 수동적인 물렁조직 움직임 (passive soft tissue movements)

물렁조직 움직임의 양과 질 그리고 통증을 검진하기 위하여 수동움직임을 사용한다. 수동 물렁조직 움직임에는 두 가지 기본적인 형태가 있는데, 그 중 하나는 생리적인 움직임이고 또 다른 하나는 부가적인 움직임이다.

(1) 물렁조직의 생리적인 움직임 (근육의 길이와 끝 느낌)

물렁조직의 길이와 끝 느낌을 검진하기 위하여 대상 근육의 이는곳과 닿는곳이 최대로 멀어지도록 몸통과 팔다리를 움직인다. 이때에 조직의 신장이 최대로 일어날 수 있도록 하기 위해 표준 움직임 보다는 결합 움직임을 사용하다. 신장 기법 적용 시 물렁조직의 끝 느낌을 검진하는 것은

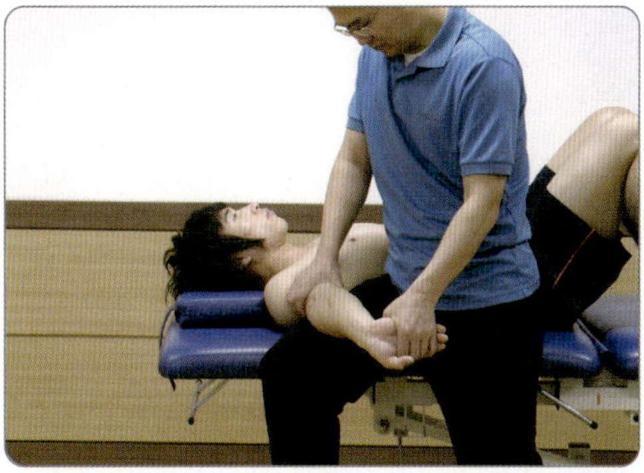 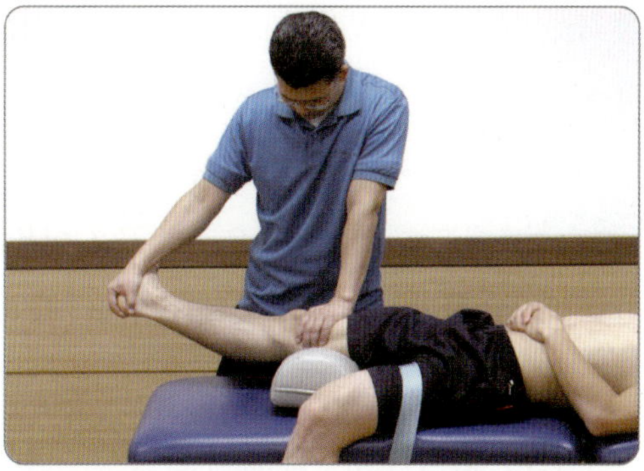

| 그림 4-12 | 생리적인 움직임

관절과 물렁조직 간의 기능장애를 구별하고 물렁조직 기능장애의 유형을 판단하는데 있어 매우 중요하다. 예를 들어, 근육의 지나친 긴장은 근육 단축에서 보다 덜 뻣뻣한 끝 느낌으로 나타난다. 특히 퇴행성 변형을 동반한 만성 관절 질환에서는 근육이 신장되는 위치에 도달하기도 전에 이미 관절구조에 의한 제한이 나타난다. 근육의 길이를 검진하기 위하여 치료사는 근육의 기능, 부착부 그리고 이들 근육이 경유해서 지나가는 각 관절의 특성에 대한 지식을 사전에 갖추고 있어야한다.

(2) 물렁조직의 부가적인 움직임들(밀기과 굴림)

물렁조직의 부가적인 움직임 검진에서는 물렁조직의 탄력성, 가동성 그리고 특성 등을 평가한다. 물렁조직의 부가적인 움직임을 "물렁조직-가동성" 또는 "근육-가동성"이라고 명명하기도 하며, 부가적인 움직임은 능동적으로 수행할 수 없으며 단지 수동적으로 근육세포의 주행방향에 대하여 수직, 수평 그리고 대각선방향으로 수행되어진다. 이 움직임에 숙련이 되어야만 물렁조

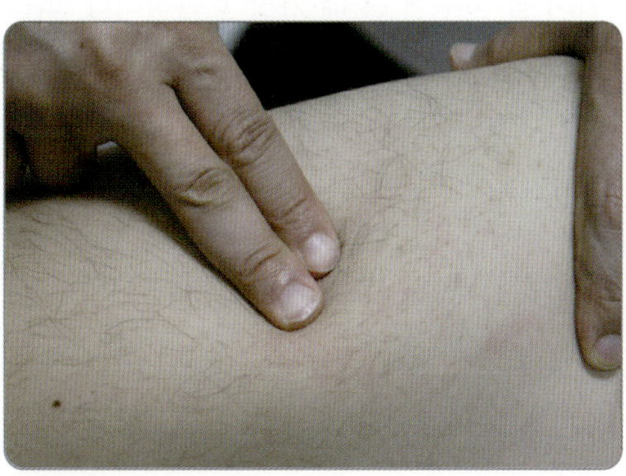 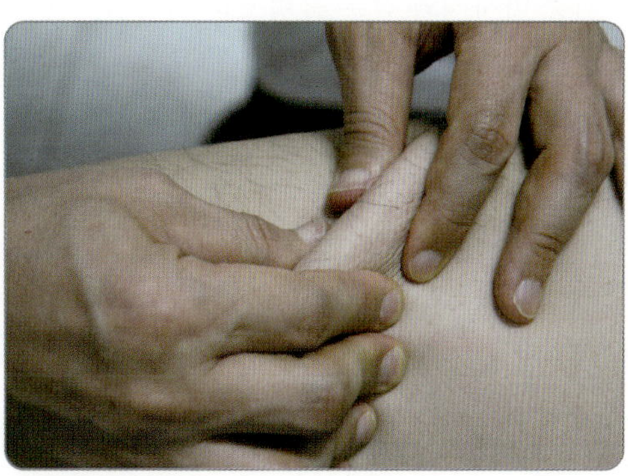

| 그림 4-13 | 부가적인 움직임

직 특성의 국소적인 변화(예, 흉터, 부종, 유착 및 근육의 긴장 등)를 감지할 수 있다. 부가적인 물렁조직 움직임을 검사하는 동안 관절은 움직이지 않는다.

물렁조직의 부가적인 움직임을 독일의 결합조직 마사지(bindegewebs massage; Dicke, 1978)를 토대로 한 촉진방법으로 손끝을 이용하여 피부에 최소한의 압력을 적용하여 피부가 더 이상 밀리지 않는 범위까지 밀면서(push/displacement) 조직의 긴장정도와 운동성을 평가한다. 피부표면을 수직으로 들어(lifting)올려 피부를 변형시켜 긴장도 정도를 파악한다. 엄지와 나머지 손가락을 이용하여 피부를 들러 올려 굴리면서(rolling) 피부의 저항정도와 움직임을 통해 탄력성을 평가한다.

4) 물렁조직 가동기법

물렁조직에 대한 치료는 혈관, 신경 그리고 관절을 포함하는 많은 구조에 영향을 줄 수 있기 때문에 물렁조직 치료에서는 지속적으로 조직반응을 관찰하고 반응 결과에 따라 즉각적인 치료에 변화를 주어야 한다. 따라서 끊임없이 변화하는 환자 반응에 민감하게 대처하여야 한다.

관절 움직임을 직선 움직임과 회전 움직임으로 분류한 것처럼 물렁조직 움직임도 그렇게 분류한다.

물렁조직의 부가적인 움직임 또는 "근육 가동술"은 능동적으로 수행할 수 없다. 횡 마사지와 수동적인 근육 움직임은 근육 가동술의 한 예이다.

물렁조직의 생리적인 움직임은 능동적으로 수동적으로 수행할 수 있다. 전통적인 근 신장이나 근 수축, 이완에 동반되어 근육이 길어지고, 짧아지는 움직임이 물렁조직의 생리적인 움직임의 예이다. 일반적으로 물렁조직의 생리적인 움직임을 사용하는 치료는 물렁조직 장력이 변하는 팔다리 회전 움직임을 활용한다.

기능 마사지와 같은 물렁조직 가동술은 관절움직임이 잘 이루어 질 때 가장 효과적이다. 따라서 물렁조직 가동술을 적용하는 동안 짝을 이룬 움직임 유형을 사용하는 것으로 관절움직임을 보다 효과적으로 조장할 수 있다.

물렁조직 가동기법에서 환자의 참여 정도는 임상적으로 중요하다. 그 수준은 환자의 참여가 전혀 없는 것에서부터 가동력의 대부분을 환자가 조절하는 것에 이르기까지 굉장히 다양할 수 있다. 환자 참여 정도는 환자의 의지와 움직일 수 있는 능력뿐만 아니라 통증을 포함하는 다양한 요소에 달려있다. 그러나 크게 "수동" 또는 "능동–촉진" 으로 분류할 수 있다.

(1) 수동 물렁조직 가동술(passive soft-tissue mobilization)

수동 물렁조직 가동술이 적용되는 동안 치료사가 모든 움직임과 힘을 제공하는데 반해 환자는 이완하는 것 외에는 아무것도 하지 않는다. 이 기법을 특히 초기 움직임에서 최소한의 조직 신장과 늘림을 목적으로 하는 급성 물렁조직 손상 치료에 적절하고 물렁조직 단축에도 역시 유용하다. 그러나 이런 접근은 수동적인 움직임이 진행되는 동안 이완을 하기 어려운 환자라면 효과적이지 않을 수 있다. 수동 횡 마사지(Cyriax), 기능 마사지(Evjenth) 그리고 전통적인 마사지를 포함한 많은 수동 물렁조직 가동술 유형이 있다.

(2) 능동-촉진 물렁조직 가동술(active facilitated soft-tissue mobilization)

① 수축-이완에 이은 물렁조직의 생리적인 수동 늘림

근 수축에 이어 짧은 이완이 있고 이 시기에 근육을 보다 쉽게 신장할 수 있다. 이완 기간 동안, 치료사는 근육의 이는곳과 닿는곳을 최대한 멀어지게 함으로 물렁조직을 신장할 수 있다. 이런 종류의 수동신장은 신장조직에 다소 불편함이나 통증을 유발할 수 있다. 그러나 이것이 환자의 증상을 악화시키지는 않으며, 환자는 불편함을 감수하고 이완을 유지하고 있어야만 한다.

② 수축-이완에 이은 물렁조직의 부가적인 수동 가동술

근 수축 후 짧은 기간 이완 되는데 이 시기에 근육을 보다 쉽게 가동시킬 수 있다. 근육이 이완되어 있는 동안 근육이 어떻게 반응하느냐에 따라서 다양한 방법으로 근육을 수동적으로 가동시킬 수 있다. 이완기의 이점을 최대한 활용하기 위해 치료사는 치료하는 물렁조직 가동시기를 잘 조절하여야 한다. 이 기법은 근육이 쉽게 이완되지 않는 경우, 근육을 수동교정 하는데 에도 유용하다.

③ 물렁조직 가동술에 수반되는 수축

치료사는 특정 근육을 능동적으로 늘리기 위해 움직임을 유도하는 저항을 환자에게 주는 동시에 치료사는 대항근을 수동적으로 도수치료 한다. 넙다리네갈래근(quadriceps)에 저항을 주는 동시에 뒤넙다리근(hamstring)을 수동으로 도수치료 하는 것이 그 예이다. 이 기법은 "상반억제(reciprocal inhibition)"라 불리는 신경현상의 이점을 활용하는 것으로 강한 효과를 볼 수 있다. 이것은 수동적인 움직임이 수행되는 동안 환자가 이완을 잘하지 못할 경우에 유용하고, 더 강하고 격한 신장에서도 유용하다. 환자가 힘의 대부분을 조절할 수 있기 때문에 이 기법을 잘 견딜 수 있다.

5) 근육 신장

(1) 능동-촉진 이완의 신경생리학적 원리

① 수축 후 억제(post-contraction inhibition; autogenic inhibition)

근육이 수축한 후에, 짧은 잠복기 동안 자동적으로 이완 상태가 된다. 호프만 반사(Hoffman's reflex)를 측정한 결과, 근 에너지 기법을 수행한 후 25~30초 동안 활동이 감소된 반면에 정적인 신장으로는 단지 3~5초만 지속된 것으로 나타났다. 이런 효과는 신경생리학적으로 조성된 것이다. 자가억제는 신장된 근육으로부터 나온 구심성 섬유 활동이 그 근육의 지배하는 α-운동신경세포 작용를 억제하는 것으로 정의되고 그 결과 근육은 이완을 초래한다. 근육이 신장될 때, 근육을 지배하는 운동신경은 흥분성 충동(excitatory impulses)과 억제성 추동(inhibitory impulses)을 모두 받는다. 만약 신장이 긴 시간동안 계속된다면, 결국에는 골지힘줄기관으로부터 오는 억

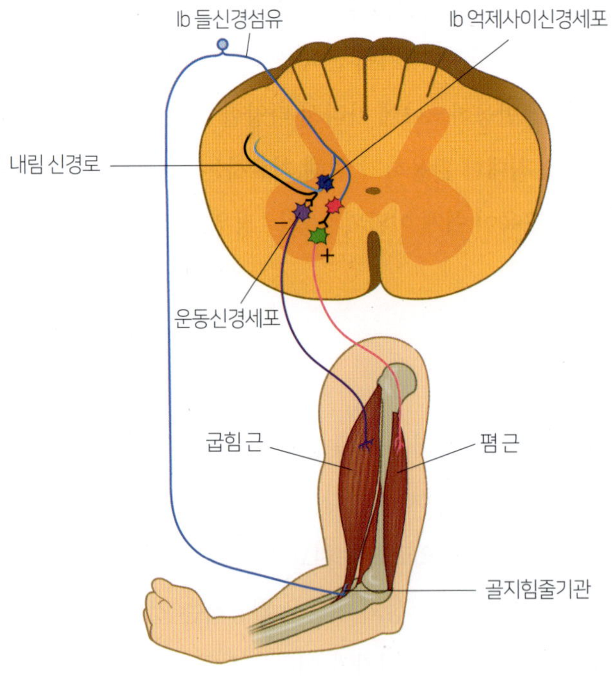

| 그림 4-14 | 자가억제

제신호가 흥분성 충동보다 우월하게 됨으로써 이완을 야기한다. 근육방추가 근 수축을 유발하는 초기 반사흥분을 만들어내기는 하지만, 억제운동신경은 골지힘줄기관으로부터 충동을 받기 때문에 골지힘줄기관의 활성이 증가되는 긴장의 마지막 단계에서 우월한 억제성 충동을 보이고 결국에는 근육방추로부터 오는 더 미약한 충동은 억제되게 된다. 이 억제는 과도한 신장으로 발생하는 반사수축에 의한 손상으로부터 근육을 보호하기 위한 것으로 보인다.

② 상호억제(reciprocal inhibition)

주작용근이 수축할 때, 그 근육의 대항근은 상호억제된다. 이것은 Sherrington 법칙으로 설명된다. 상호억제는 주작용근과 대항근 사이의 관계로 인해 발생하는 것이다. 관절움직임을 만들기 위해서 수축하는 근육을 주작용근이라 하고 이로 인해 결과적으로 발생하는 움직임을 주작용근 유형(agonistic pattern)이라고 한다. 주작용근 유형을 허용하기 위해 늘어나는 근육을 대항근이라 한다. 주작용근 유형과 반대방향으로 발생하는 움직임을 대항근 유형(antagonist pattern)이라고 한다.

주작용근 운동신경이 구심성 신경으로부터 흥분성 충동을 받으면 대항근을 지배하는 운동신

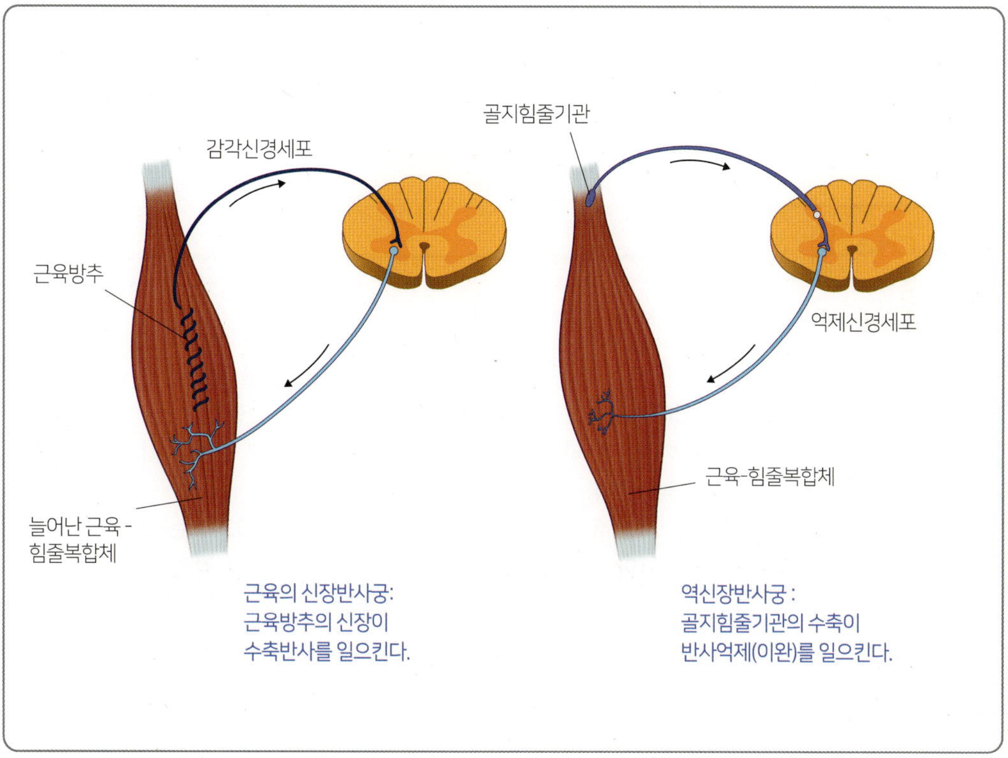

| 그림 4-15 | 상호억제

경은 구심성 충동으로부터 억제된다. 그래서 주작용근의 수축이나 연장된 신장은 대항근의 이완이나 억제를 유도한다. 마찬가지로 대항근의 빠른 신장은 주작용근 수축을 촉진한다.

(2) 근육신장 절차

능동–촉진 물렁조직 이완에 수반된 수동신장은 언제나 가능하다. 신장 전에 기본적으로 신장이 적용되어도 문제가 없는 관절인지를 확인하고 근육의 길이, 끝 느낌 검사를 실시한다.

- 근육의 모든 기능을 고려해 보기 위해 근육의 이는곳과 닿는곳이 최대한 멀어지도록 하는 근 길이 검사를 실시한다.
- 단축된 근육이나 움직임이 없는 관절로 인한 움직임 제한은 없는지를 결정하다.
- 기본적으로 신장이 적용되는 동안 부과되는 부하를 관절이 견딜 수 있는지를 평가한다. 염증성 관절, 안정성이 떨어진 관절 또는 관절 내 움직임이 감소한 관절을 경유해서 지나가는 근육을 신장할 때 대상 근육의 손상이 발생할 수 있다.
- 근육 신장의 금기증을 배제하기 위해 혈관이나 신경을 포함한 관련 구조물들을 평가한다. 예를 들어 목갈비근(사각근;scalene)을 신장하기 전에 척추동맥(추골동맥; vertebra artery) 개방성을 확인하고, 뒤넙다리근을 신장하기 전에 궁둥신경(좌골신경; sciatic nerve)의 가동성을 확인한다.

check!

근육을 신장할 때, 다음 원리들을 상기한다.

- 이완을 촉진하기 위해 온열 적용이나 운동으로 신장 전에 근육에 온도를 높인다.
- 최대 이완효과를 얻기 위해 신장할 근육의 등척성 수축을 신장 전에 선행한다.
- 근육이 한 관절 이상을 가로지른 다면, 가장 큰 관절, 가장 안정적인 관절에 최소한의 통증으로 신장 움직임을 적용한다.
- 일반적으로 큰 힘을 짧은 시간 유지하는 것 보다 적은 힘을 장시간(60초 또는 그 이상) 유지하는 신장이 환자에게 더 편안하고 효과적이다. 장시간 신장력을 적용하는 것이 물렁조직의 일시적인 탄력성 변화보다 오히려 가소성 변형을 촉진 할 수 있다.

제 05 장

물렁조직 치료

01 물렁조직 가동기법

1) 신경 가동술(nerve mobilization)

신경조직 가동술은 Maitland에 의해 정립되고 체계가 잡혔다. 이것은 장애의 본질, 민감성 및 심각성에 바탕을 둔 증상이나 징후를 치료하는 것이다. 신경 가동을 통한 치료는 빠르게 습득할 수 있는 기술이 아니며, 쉽게 배울 수 있는 기법도 아니다. 신경 가동술은 신경주위 조직에 의해 가동성이 제한된 신경을 대상으로 치아 사이에 치실을 사용하는 것 같은 방법으로 신경을 가동시켜 신경의 움직임을 회복시키는 기법이다. 신경 가동술은 신경의 탄력성과 움직임을 회복하기 위해서 사용되는 기법으로 증상을 해결하는데도 도움이 된다. 신경 가동성의 목적은 축삭형질흐름(axoplasmic flow)과 신경 가동성을 향상시키고, 신경조직의 항상성을 회복하는 것이다.

신경은 점탄성 조직이다. 외부에서 가해지는 힘에 의한 신경의 점탄성 효과는 대부분 수초이내에 일어나게 된다. 따라서 신경을 가동함으로 얻어지는 역학적인 효과는 이렇게 짧은 시간 내에 일어나기 때문에 신경 가동술 기법을 오래 유지하고 있는 것은 오히려 신경 내 허혈 현상을 초래하여 신경조직의 손상을 가져올 수 있다. 이러 이유에서 신경은 신장 보다는 가동시킴으로서 더 큰 역학적이 이득을 볼 수 있고 신경 가동술이 신장 보다는 안전한 기법이 될 수 있다. 신경을 인위적으로 가동시킬 때, 신경계는 획일적으로 움직이지 않기 때문에 먼저 움직여지는 부위나 강하게 움직여지는 부위로 반응이 국한될 가능이 크다.

율동적으로 이루어지는 신경에 대한 역학적인 자극은 신경 내 혈류를 증가시키지만 과도한 자극은 오히려 신경에 염증이나 부종 반응을 유발시킬 수 있다. 신경 조직의 압박이나 긴장과 같은 역학적인 자극 또한 신경의 혈액 순환과 축삭 흐름의 장애를 가져오며 과도한 압박이나 긴장은 신경의 기능을 상실하게도 만들 수 있다.

신경계는 획일적으로 움직이지 않기 때문에 움직임의 순서는 증상분포에 영향을 줄 수 있다. 일반적으로 강하게 움직여지는 영역에서 증상이 유발되는 경향이 있다. Tsai(1995)에 의하면 자신경을 목 쪽에서 먼저 움직임을 시작하여 손 쪽으로 진행하는 경우와 손 쪽에서 먼저 시작하여 목 쪽으로 진행한 경우 그리고 팔꿈치 관절을 먼저 움직이기 시작한 경우 셋의 경우를 놓고 비교해 보았을 때 팔꿈치 관절을 먼저 움직이기 시작한 경우가 목이나 손 쪽에서 먼저 움직이기 시작된 경우보다 자신경의 변형이 커진다는 것이다.

신경 가동술을 적용할 때, 신경에 가해지는 힘은 균등하게 적용되어야 한다. 반면 특정 부위를 진단 및 치료하고자 할 때, 적용되는 힘의 크기는 달라질 수 있다. 어떤 경우에는 신경을 가동하기 위해 적용된 힘에 대한 보호 작용으로 신경과 연계된 근육이 수축하여 저항감이 느껴질 수도 있다. 보통 신경을 가동할 때, 전범위에 거쳐 광범위하게 검사를 적용하는 것이 유용하겠지만, 한두 개의 관절에 집중하여 검사를 하여할 필요성도 있다. 검사를 위해 적용된 힘이 신경 내의 긴장이나 압박을 유발시켜 신경의 허혈이나 신경 전도성 변화를 일으킬 수 있음으로 검사를 수초 이상 유지하는 것은 바람직하지 않다. 그러나 장시간 검사자세를 유지하여야만 증상이 유발되는 경우에는 일정시간 유지하는 것이 당연하다. 검사를 진행하는 속도는 느리게 적용하는 것이 신경을 흥분시킬 가능성을 줄이고 검사 시 당겨지는 근육들이 신장에 적응할 기회도 제공하게 되며 근 수축에 의한 신경보호기전도 활성화 시킬 수 있다.

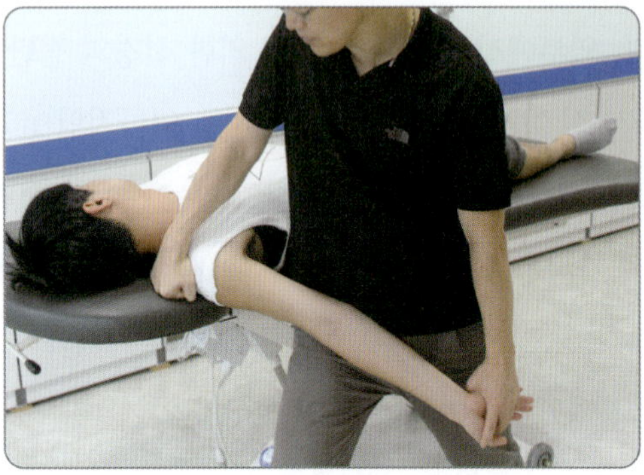

| 그림 5-1 | 신경조직 가동술

신경 가동술의 기계적인 효과가 혈관, 축삭 운반계(axonal transport systems)와 결합조직에 영향을 미친다. 즉 축삭형질 흐름을 향상시키고, 신경조직에 혈액공급을 증가시키고, 결합조직

의 정상역학을 회복시킨다. 따라서 신경이 주변 결합조직들과 결찰(포획) 될 가능성을 줄여주고, 신경 내(intraneural) 부종을 감소시키고, 신경계의 압력을 변화시켜 신경 내 흐름을 원활하게 한다.

신경계는 과도한 움직임에 의해 움직여지거나 미끄러지는 길게 연결된 구조물이다. 따라서 특정 구획의 팽윤(swollen compartments), 근육 연축(muscle spasm), 관절 팽윤(swollen joints) 및 척추사이원반 돌출(spinal bulging disk) 등이 원인이 되어 정상적인 신경조직의 움직임이 방해받을 경우 통증이 유발될 수 있고, 신경을 둘러싸고 있는 말이집(myelin sheath)의 변위를 일으킬 수 있으며, 신경의 혈액공급 감소가 발생할 수 있다.

다음과 같은 경우에는 보다 신중하고 조심스럽게 신경가동술을 적용하여야 한다.

–20세 이하, 55세 이상의 환자
–지속적인 진행성 비역학적 통증
–야간 통
–최근 체중 감소
–폭력성 외상
–가슴통증
–약물남용, 사람면역결핍바이러스(HIV)
–말초 또는 척추 관절이 모든 방향으로 뻣뻣할 경우
–가족력이 있는 척추관절병(spondyloarthropathy)

일반적으로 다음과 같은 질환에서는 신경가동술을 적용하지 않는다.

–류머티즘 관절염
–골관절염
–전이가 의심될 때
–최근 발병한 허리나 목통증
–요실금, 변실금
–악화되고 있는 신경학적 변화
(급성 구획 증후군, 신경 결손이 원인인 손상)
–신체 다른 부위에서 오는 신경학적 증상이나 징후

(1) 신경가동기법(nerve mobilization technique)

신경근의 문제가 의심스럽거나 확실한 경우 심각한 증상이 동반될 수 있음으로, 치료는 이학적인 평가가 다 이루어지기 전에 시작되어야 한다. 신경학적인 평가는 환자의 증상이 유발되는 자세에서 창의적으로 각 검사 방법을 적용하여 수행하게 된다. 예를 들어 환자가 누워있을 때는 아니고 서있을 때만 증상을 호소한다면, 환자가 서 있을 때 검사를 진행하여야만 양성반응을 확인할 수 있다. 상대적으로 중요도가 적은 생체역학 평가나 추가적인 손상의 위험이 있는 이학적인 검사는 환자가 검사를 감당할 수 있을 때까지 연기한다.

간헐적인 신장은 신경근 손상에 대한 가장 효과적이고 안전한 치료이다. I 단계와 II 단계 견인 가동술은 염증성 신경 조직에서 생성된 노폐물 배출을 향상시키고 혈관계 대사를 촉진시켜 신경근 흥분을 감소시킬 수 있다. 우선 증상이 심한 환자에게는 I~II 단계 범위 내에서 시험치료를 적용하고, 좀 더 주기적으로 신경학적 상태(예, 주요 근육의 근력과 반사, 힘줄 징후, 신경 가동성)를 재평가 한다. 환자의 실제 편안위치와 손상된 분절의 관절 위치의 입체적인 변화를 지속적으로 주시한다.

분절의 과소움직임과 연계된 신경근 증상이 있는 경우, 관절을 3차원에 입체적으로 배치하고 신장견인 가동술(III 단계)을 진행한다. III 단계 신장-견인 가동술은 손상된 구조들 간 공간적 관계를 개선시키고, 새로 형성된 긴장에 신경근이 적응할 수 있도록 해준다.

신경근 증상이 더 이상 현저하게 나타나지 않는다면, 연계된 과대움직임이나 과소움직임에 대해서 다른 치료를 진행한다. 왜냐하면 장축을 중심으로 하는 척추 회전-움직임은 신경근 증상을 악화시킬 수 있기 때문이고, 신경근 손상이 의심되는 손상 기전을 가진 환자에게서 증상 유발을 피하기 위함이다.

관절 가동술이나 물렁조직 가동기법이 신경근 증상을 성공적으로 제거하지 못하는 상황에서는 신경조직 가동술이 적응증이 될 수 있다. 신경 가동술은 신경주변조직에 포획된 신경을 매우 조심스럽게 천천히 율동적으로 가동시키는 특별한 기법으로 적절한 시기에 적절한 곳에 적용함으로 효과적일 수 있다. 우선 신경가동술을 적용하기 전에 신경가동성 검사를 통해 신경의 흥분 유무를 확인한다. 신경의 흥분성이 항진되어 있는 경우, 각관절의 분절움직임을 통해 신경이 주변조직에 포획(결찰)된 정확한 위치를 찾아 확인한다.

① 미끄러트림 기법(Sliding technique)

신경과 주변 조직과 유착이 있을 경우, 신경의 가동성을 향상시키기 위해 신경 구조물을 반복적으로 움직여 신경이 연계된 주변 조직 사이를 미끄러지게 되는 기법으로 신경계에 긴장이나 압박을 유발시키지 않으며 신경을 가동시킬 수 있는 방법이다. 이런 미끄러트림 기법은 유착을 분리시키는데 매우 유용하며, 통증을 완화시키고, 신경계의 가동성을 개선시키는데도 효과적이다. 적용방법은 신경의 한쪽 끝을 장축방향으로 당기는 동시에 반대쪽 끝은 긴장을 풀어준다, 즉 신경 구조물의 몸쪽 끝을 이완시키고 먼쪽 끝을 움직이거나 먼쪽 끝을 이완시키고 몸쪽 끝을 움직이는 두 가지 방법이 있다. 이렇게 한쪽을 이완시킨 상태에서 반대쪽 끝을 움직이는 경우 상대적으로 신경 구조물에 대한 긴장을 피할 수 있다.

척추신경 부위에 염증 반응이 있을 경우, 손상된 신경의 결합조직이 기계적인 자극을 받으면, 통증반응이 유발될 수 있다, 또한 염증성 매개물질의 유리는 신경과 결합조직을 민감하게 만들기 때문에 신경의 긴장 없이 이루어지는 반복적인 신경의 움직임은 순환을 증가시키고 염증 매개물질을 흡수하는데 도움이 된다.

◎ 적용 절차- 몸쪽 미끄러트림

신경가동 목적에 맞게 환자 자세를 취한다. 말초관절들과 척추관절을 움직여 대상 신경과 연계된 말초신경 가지(branch), 줄기(trunk), 뿌리(root) 및 척수(spinal cord)까지 대상 신경 전체가 최대로 늘어나도록 한다. 그리고 말초관절들 중 한 관절을 이완시키고 나머지 관절들은 안정시킨다. 아주 조심스럽게 천천히 목척추 반대쪽 옆으로 굽히면서 돌려 신경을 가동시킨다. 다시 조심스럽게 천천히 목척추의 편안위치로 되돌아온다. 이 동작을 천천히 율동적으로 반복한다.

◎ 적용 절차- 먼쪽 미끄러트림

신경가동 목적에 맞게 환자 자세를 취한다. 말초관절들과 척추관절을 움직여 대상 신경과 연계된 말초신경 가지, 줄기, 뿌리 및 척수까지 대상 신경 전체가 최대로 늘어나도록 한다. 그리고 목척추를 안정시킨다. 말초관절들 중 한 관절을 아주 조심스럽게 천천히 신경이 신장되는 방향으로 움직여 신경을 가동시킨다. 다시 조심스럽게 천천히 말초관절의 편안위치로 되돌아온다. 이 동작을 천천히 율동적으로 반복한다.

② 긴장기법(Tensioning technique)

만약 미끄러트림 기법으로 증상을 완화시키지 못하였을 경우, 신경의 긴장에 대한 내성을 향상시키기 위해 긴장을 점진적으로 증가시키는 긴장 기법을 적용한다. 즉 신경조직의 긴장을 증가시켜 신경계의 점탄성과 생리학적 기능의 개선을 유발시키는 방법이다. 긴장기법은 신경을 신장시키는 것이 아니기 때문에 신경조직의 탄성한계를 넘어서지 않는 범위 내에서 천천히 적용되어야 한다. 적용방법은 신경조직의 양쪽 끝을 약간의 긴장감이 느껴질 때까지 동시에 당기는 것이다.

신경의 역학적인 특성을 고려해 볼 때 미끄러트림 기법은 관절움직임의 중간영역에서 큰 진폭으로 가동하는 것이 필요하지만 긴장 기법은 관절움직임의 마지막 영역 가까이에서 실시하는 것이 효율적이다. 만약 마지막 영역 인근에서 큰 진폭의 신경 가동을 실시한다면 신경이 미끄러지는 동시에 신장되어 신경에 가해지는 긴장이 크게 증가하게 될 것이다.

◎ 적용 절차 –긴장

신경가동 목적에 맞게 환자 자세를 취한다. 말초관절들과 척추관절을 움직여 대상 신경과 연계된 말초신경 가지, 줄기, 뿌리 및 척수까지 대상 신경 전체가 최대로 늘어나도록 한다.

2) 횡 마사지(friction massage)

횡 마사지 창시자는 Cyriax로 알려져 있다. 횡 마사지는 힘줄 질환, 근육 긴장, 인대 손상과 상흔조직 치유에 적절한 치료법이다. 횡 마사지의 목적은 굵은근육미세섬유나 가는근육미세섬유에 수직으로 발생하는 상흔 형성을 최소화 하고 상흔조직에 섬유모세포의 증식을 촉하는 것이다. 횡 마사지는 조직을 따듯하게 하고 심장으로 혈액이 환류 하는 것을 돕는다. 팽윤이 있는 조직에 횡 마사지를 적용하면 삼출물을 신체로 재흡수 하는데 있어 탁월한 효과가 있다.

실질적인 횡 마사지의 목적은 대상 물렁조직의 모든 세포활동에 영향을 주어 다음과 같은 효과를 유도하려는 것이다. 우선은 혈액 순환 장애로 야기되는 대사성 통증을 제거할 수 있도록 손상성 충혈(traumatic hyperemia)을 유발시키는 것이다. 두 번째는 유착을 파괴하거나 방지하고 상흔조직의 질을 최적화할 수 있도록 대상조직에 움직임(movement)을 주는 것이다. 세 번째는 통증을 완화하기 위하여 기계적 수용기(mechanoreceptor)를 통한 구심성 자극으로 일시적인 마취(temporary anesthesia)를 유발하는 것이다. 네 번째는 원활한 아교질 재생을 위하여 섬유모세포의 증식(fibroblast proliferation)을 촉진하는 것이다. 마지막으로 적용하는 압력을 조절하여 적절한 섬유 재배열(collagen fiber realignment)을 유도하는 것이다.

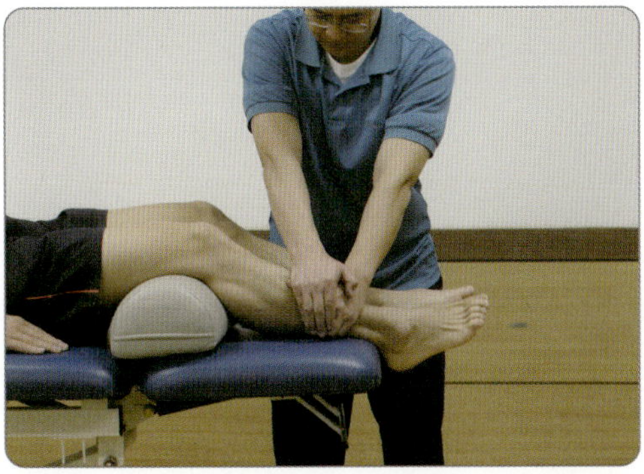

| 그림 5-2 | 횡 마사지

(1) 횡 마사지 기술 적용의 8 가지 원칙

① 진단을 위한 촉진과 움직임으로 이상이 있는 조직과 그 정확한 위치를 찾아야만 한다.

② 환자의 피부 손상을 방지하기 위하여 물리치료사의 손가락과 환자의 피부는 동시에 움직여야만 한다.

③ 상흔조직을 부드럽게 만들기 위해서 마사지는 대상 조직섬유에 수직으로 적용되어야만 한다.

④ 마사지는 확실하게 치료가 이루어 질 수 있도록 충분히 제공되어야만 한다.

⑤ 환자가 견딜 수 있는 범위 내에서 마찰 압력은 깊게 제공되어야만 한다. 압박으로 인한 통증은 마사지가 진행되는 동안 점진적으로 감소할 것이다.

⑥ 환자의 힘줄이 적절하게 노출될 수 있는 자세를 만들어야만 한다.

⑦ 효과적인 마사지를 위해서는 힘줄과 힘줄집이 신장된 위치에 놓여 있어야만 한다.

⑧ 근육 힘살(근복;muscle belly)부위에 병변이 위치하고 있다면, 마사지를 시행하는 동안 대상 근육세포를 분리하기 위하여 근육은 이완되어 있어야만 한다.

(2) 효과

① 손상된 섬유를 가동

② 세포생성(섬유아세포 자극)

③ 두꺼운 신경을 자극

④ 모든 움직임이 있는 조직의 순환증진

⑤ 히스타민 흡수를 통한 통증 감소

⑥ 염증성 반응을 활성화하여 만성증상을 급성증상으로 전환

(3) 적응증

① 진단이 어려운 부위

② 예비 마사지

③ 치료 마사지:

- 근육힘살부
- 근육힘줄접합부
- 힘줄
- 인대
- 관절낭

(4) 금기증

① 물렁조직의 골화 및 석회화

② 세균성 및 류마티스성 건염(힘줄염)

③ 건초염 및 힘줄윤활막염

④ 궤양, 건선 또는 물집 같은 피부 문제

⑤ 주변부 세균감염

⑥ 활액낭염 및 신경구조 장애

⑦ 큰 혈종

(5) 적용방법

① 촉진을 통해 위치를 찾아 손상된 부위에만 정확하게 적용한다.

② 환자에게 효과, 절차 등에 대해 설명하여야 한다.

③ 환자, 치료사 모두 적절한 자세에서 실시하여야 한다.

④ 피부만 문지르지 않도록 주의하고 피하의 대상 조직에서 횡방향으로 마사지가 일어나도록 한다.

⑤ 대상 조직이 최대한 신장된 위치에서 적용하지 않는다. 최대하 신장자세에서 적용한다.

⑥ 횡 마사지 하는 동안 가해지던 압박이 사라지면, 압박에 의해 퍼져 나갔던 혈액이 방측성 충혈에 의해 다시 모이는 원리를 이용하기 위해서, 마사지는 당기는 방향으로만 적용한다. 이렇게 하면 치료사의 적용하는 먼쪽손가락뼈사이관절(DIP joint)에서도 견인만 일어나고 압박을 피할 수 있기 때문에 치료사 몸을 보호하는 차원에서도 유용하다.

⑦ 천천히, 일정한 간격으로, 일정한 압력으로. 율동적으로 적용한다.

⑧ 적용시간은 만성의 경우 10~15분, 아급성의 경우 3~5분 정도 실시한다.

⑨ 1주일에 2~3회. 총 6회 실시.

⑩ 통증이 수반되는 등의 부작용이 있을 수 있다.

⑪ 통증이 다음날까지 지속되면 강도를 줄이거나 휴식을 취해야 한다.

3) 기능마사지(functional massage)

기능 마사지는 Olaf Evjenth에 의해 발전된 마사지로, 도수치료 중재와 마사지가 결합된 형태이다. 일반적인 마사지는 대상자가 이완한 상태에서 수동적으로 이루어지는 반면 기능 마사지는 관절에 통증이 수반되지 않는 범위 내에서 수동 또는 능동적인 회전 움직임이나 직선 움직임이 동반되며, 동시에 물렁조직에 수동적인 압박이 가해졌다 제거되는 형태가 율동적으로 반복되는 마사지다.

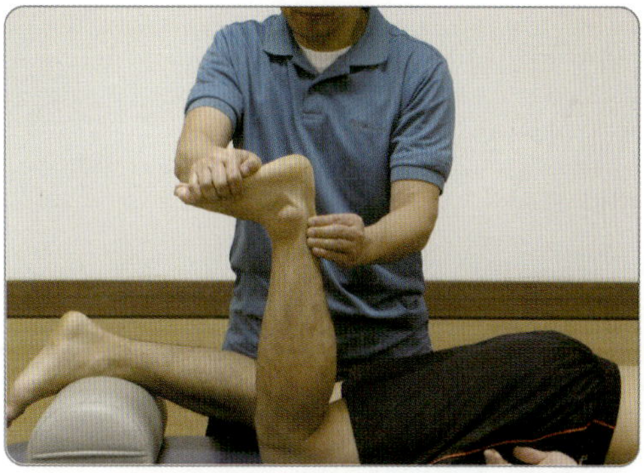

| 그림 5-3 | 기능마사지

기능마사지를 시행하는 동안 대상 물렁조직에 수동적인 마사지 압이 적용된 상태에서 관절의 수동 또는 능동 움직임이 반복되어, 관절주위의 물렁조직이나 근육-힘줄 단위가 길어지면서 팽팽해지고 짧아지면서 느슨해짐이 반복된다.

(1) 효과

① 굵은 신경섬유자극에 의한 통증조절.

② 순환 증진 (동작이 수반된 상태에서 마사지를 시행하기 때문에 순환이 더 많이 증가되고 조직 온도 상승을 가져온다. 엔도르핀과 같은 화합물질을 생성하고 노폐물을 제거하는 효과가 있다.)

③ 근육의 종방향으로 시행하여 물렁조직을 가동시키고, 관절의 활동성을 증진시킨다.

④ 팽팽해진 근육 막에 영향을 준다.

⑤ 근 반사에 의해 긴장이 완화된다.

⑥ 관절의 움직임을 조절할 수 있다.

⑦ 고유수용기를 자극하여 운동감각과 위치감각을 인지시킨다.

(2) 적응증

① 근육통

② 심하게 긴장된 근육(근육 연축 완화)

③ 근육, 힘줄 부위의 퇴행성 변화를 방지

④ 신장을 적용하기 전에 많이 사용

⑤ 손상 후에 발생한 흉터나 유착

⑥ 순환개선

(3) 금기증

① 모근이 많은 부위에 적용할 때 주의해야 한다.

② 관절장애가 있는 경우

③ 관절의 과움직임성 또는 저움직임성인 경우

④ 외상 초기나 혈종(hematoma)이 있는 경우

⑤ 석회화, 골화

⑥ 물렁조직에 화농성질환이나 피부병 등

(4) 적용방법

① 근육의 기시, 종지 및 기능을 인지하고 실시하며, 관절과 근육의 움직임이 동시에 일어나도록 한다.

② 근 길이가 짧은 상태에서 시작하여, 근섬유의 종 방향으로 진행한다. 근육의 길이도 늘어나는 방향으로 적용된다.

③ 근육이완이 목적이기 때문에 신장 수용기가 자극되지 않도록 천천히, 호흡과 맞추어서 실시한다.

④ 최대 운동 범위까지는 적용하지 않는다.

⑤ 동작이 있는 관절 즉, 미끄러짐이 일어나는 관절을 대상으로 실시한다.

⑥ 통증 없이, 율동적으로 시행한다.

⑦ 피부의 미끄러짐 없이, 피부의 발적이 일어나지 않도록 하여야 한다.

⑧ 근섬유의 주행로를 따라서 적용한다.

⑨ 근육과 힘줄 부위에 적용한다.

⑩ 적용시간은 3~5분 또는 근육이 이완될 때 까지, 빈도는 매일

4) 신장(stretching)

효과적인 신장 기법이나 이론 모두는 근육을 이완시키고 좀 더 길어지게 하기 위해 근육방추의 영향을 억제시키고 골지힘줄기관의 영향을 강화시킨다는 공통적인 목적을 갖고 있다.

(1) 증상

짧아진 구조물 때문에 일어나는 기능 장애는 다음과 같은 변화를 일으키게 되고, 이런 변화 중에 하나 또는 그 이상을 관찰함으로써 기능 장애를 진단할 수 있다.

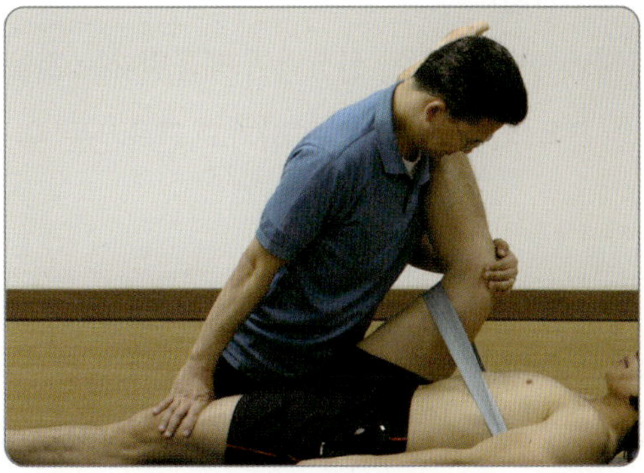

| 그림 5-4 | 신장

① 운동 패턴의 변화

② 근육의 부피 변화

③ 근육의 탄력성 변화

④ 관절운동 범위 변화

⑤ 관절 내 움직임 변화

⑥ 끝 느낌 변화

(2) 신장의 적응증

통증이나 운동제한이 동시에 또는 따로 존재하는 모든 근골격계 장애 환자를 대상으로 검진하여 검진 결과가 관절 내 움직임은 정상이지만 근육이 짧아져 있거나 근육에 뻣뻣함이 존재하고 있으면 신장 기법의 적응증이 된다.

(3) 신장의 금기증

병리적인 원인이 의심되는 기능 장애나 통증

(4) 일반적인 신장의 유형

① 정적신장(static stretching)

정적인 신장은 신장의 대상이 되는 분절을 가장 신장된 위치로 이동시켜 약 30초 이상을 유지하는 방법이다. 반동이나 빠른 움직임은 사용하지 않고 아주 부드럽게 통증 없이 시행되며, 그저 당기는 느낌이 들 정도의 강도로 이루어진다.

② 수동신장(passive stretching)

수동신장은 도구나 치료사에 이해 근육에 신장력이 제공된다는 것을 제외하고는 정적 신장과 매우 유사하다. 수동신장은 근육의 뻣뻣함을 완화시키고 근육운동 후 통증과 근 피로를 감소시키는데 도움이 된다.

③ 동적신장(dynamic stretching)

동적신장은 대상근육을 움직임의 제한범위에 갖다 놓고, 잘 조절된 움직임을 이용하여 속도와 가동 범위 양쪽 모두를 단계적으로 증가시켜 신장력을 제공하는 방법이다.

④ 탄도신장(Ballistic Stretching)

탄도신장은 신장을 위해 반동을 이용하여 신체분절을 가동범위 이상으로 이동시키는 것이다. 탄도신장은 근육의 신장반사를 유발시키고 가동범위를 증가시킨다. 탄도신장은 손상에 더 취약해 질 수 있는 약점을 가지고 있다. 반면 격렬한 운동을 수행해야 하는 운동선수들에게 본 운동을 위한 준비운동으로 매우 효과적이다.

⑤ 능동 분리신장(Active Isolated Stretching)

능동 분리신장은 (운동선수, 트레이너, 마사지 치료사, 물리치료사 등) 전문가들에 의해 수행되는 가장 일반적인 신장이다. 능동 분리신장을 완벽하게 수행하기 위해서는 일정 위치에 도달해서 자신의 근력 이외의 다른 그 어떤 보조도 없이 항정상태를 유지하여야만 한다. 예를 들면 다리를 높이 들어 올리고 그 상태를 스스로 유지하여 한다. 능동 분리신장을 혈액순환이 증진되고 근육 막이나 근육의 탄력성이 증가하는 생리학적인 기전에 의해 이루어진다,

⑥ 등척성 신장(Isometric Stretching)

등척성 신장은 신장에 저항하는 자세에 의해 신장이 이루어진다. 예를 들어 치료사가 수동으로 대상자의 무릎관절을 펴서 다리를 들어 올리는 동안 반대방향으로 다리를 내리려고 시도하는 것이다. 등척성 신장은 관절가동범위를 증가시키기 위한 방법 중 가장 안전하고 효과적이다. 이것은 유연성을 유지하는 동시에 힘줄과 인대를 강화시킨다.

⑦ 고유수용성 신경근 촉진법(Proprioceptive Neuromuscular Facilitation)

고유수용성 신경근 촉진법은 높은 유연성을 조장하기 위해 등척성, 정적 및 수동 신장을 조합한 것이다. 신장된 자세에서 저항에 대항하여 등척성 수축을 유지하고 있는 근육을 대상으로 수동적인 신장이 이루어진다. 또한 근력 역시 증가시키는 데 도움이 되는 심화된 유연성 훈련방법이다.

⑧ 근 에너지 기법

근 에너지 기법은 과도한 활동근육을 이완하거나 또는 만성적으로 짧아진 근육을 신장하기 위해서 신경생리학적 원리를 사용하는 신장 기법으로 맨손으로 적용한다.

(5) 신장을 위한 기본자세

① 신체 정렬과 안정성

적절한 정렬과 효율적인 안정성은 관절가동운동과 근력강화 운동뿐만 아니라 근력검사와 관절가동범위 측정의 기본적인 구성요소인 동시에 효과적인 신장의 필수 요소이다.

② 신체와 대상부위 정렬

신장운동을 할 때 환자의 적절한 신체 정렬과 자세는 매우 중요하다. 그리고 대상근육과 관절들의 편안함과 안정성 확보 또한 무엇보다 필요하다. 신체 정렬은 물렁조직에 가해지는 장력에 양에 영향을 미친다. 몸통 및 인접한 관절들의 정렬뿐만 아니라 신장의 대상이 되는 근육들과 관절의 정렬도 반드시 함께 고려되어야 한다. 예를 들어 두개의 관절을 지나는 근육인 넙다리곧은근(대퇴직근;rectus femoris)을 효과적으로 신장하기 위해서는 무릎관절(슬관절;knee joint)을 굽히고 엉덩관절(고관절; hip joint)은 펴야 하지만 허리척추와 골반은 중립자세에서 정렬되어야 한다. 골반이 앞으로 기울어지거나, 아래 척추가 과도하게 펴져서는 안 되며, 엉덩관절을 벌리거나 굽혀서도 안 된다. 팔의 경우 환자가 어깨관절 굽힘을 증가시키기 위한 자가 신장을 할 때 몸통을 바로 세워 등이 구부러지지 않도록 하여야 한다.

③ 안정성

특정 근육이나 근육 군 그리고 이와 연관된 관절주변 구조들의 효과적인 신장을 성취하기 위해서는 근-힘줄 접합부 몸쪽이나 먼쪽 연장선상의 어느 쪽을 고정해도 무방하겠지만 도수 신장에서는 먼쪽 분절을 움직이기 위해서 몸쪽을 고정하는 것이 더 일반적이며 일부 자가 신장운동에서는 몸쪽 분절의 움직임을 위해서 먼쪽을 고정하기도 한다.

환자의 신체 여러 분절을 동시에 고정하는 것은 효과적인 신장을 위해 필요한 적절한 정렬을 유지하는데 도움이 된다. 예를 들어 엉덩허리근(장요근;iliopsoas) 신장 시 골반과 허리척추 부하를 줄이기 위해 반대쪽 엉덩관절을 굽힘으로써 골반과 허리척추의 중립자세를 유지시킬 수 있다. 고정은 도수접촉, 체중 혹은 치료대, 벽, 바닥과 같은 단단한 면을 이용하고 경우에 따라선 고정용 벨트를 사용하기도 한다.

(6) 신장의 강도

신장력의 강도는 조직이 늘어날 때 그 물렁조직에 부과되는 부하에 의해 결정된다. 이론과 실무 모두에서 신장운동은 부드럽게, 즉 낮은 부하에 의한 낮은 강도로 적용돼야 한다는 것이 일반적인 원칙이다. 저강도 신장은 고강도 신장 비해 환자를 더 편안하게 하고 수의적이거나 불수의적인 근방호를 최소화하여 신장운동을 보조하거나 환자가 이완된 상태로 있게 할 수 있게 한다.

긴 시간 적용되는 저강도 신장은 고정에 의해 약해진 조직에 잠재적 상해 없이 관절가동범위를 최적의 비율로 회복시키게 될 것이다. 또한 저강도 신장은 과도한 부하에 의한 고강도 신장보다 물렁조직 손상 가능성이 적고, 운동 후 통증발생 비율도 낮으며, 치밀 결합조직의 만성적 구축에 대한 신장에서도 보다 효과적인 것으로 나타났다.

(7) 신장의 시간

치료사가 신장운동을 수행할 때, 환자 개인을 위하여 가장 안전하고 효과적이며 효율적인 신장운동이 될 수 있도록 하기 위해서 선택해야하는 가장 중요한 요소 중의 하나는 신장의 시간이다. 신장시간은 신장력이 적용된 시간에 의해 단축된 조직들이 늘어난 위치를 그대로 유지할 수 있을 만큼 충분해야 한다는 것이다. 신장시간은 흔히 신장의 단일 주기가 얼마나 길게 적용되었는가와 관계가 있다. 따라서 치료시간은 신장이 한번 이상 반복되었다면, 모든 신장주기의 누적 시간 합산으로 고려되어야 한다. 신장의 시간은 반드시 신장강도와 빈도를 포함하여 많은 다른 요소들과 함께 고려되어야 한다. 많은 폭 넓은 연구에도 불구하고 단일 신장시간이 얼마나 길게 유지되어야 하는지 또한 가장 효과적이며, 일관성 있는 신장의 이점들을 성취하기 위해 얼마나 많은 신장시간이 적용되어야 하는지에 대한 임상적인 합의는 아직 이루어지지 않은 상태이다.

다양한 용어들이 장시간 신장에 대한 단시간 신장의 차이를 규명하는데 사용된다. 정적(static), 지속(sustained), 유지(maintained) 그리고 연장(prolonged)과 같은 용어들은 장시간 신장을 설명하는데 반해 주기적인(cyclic), 간헐적(intermittent) 또는 탄도(ballistic) 등의 용어들은 단시간 신장을 특정 짓는데 사용된다. 이런 용어들에 일정한 시간의 의미는 없으며, 긴 시간 신장을 짧은 시간 신장과 구별하는데 필요한 시간적인 개념도 없다.

(8) 신장의 속도

제한된 조직에서 최적의 근 이완을 보장하고 상해를 예방하기 위해서는 신장 속도가 느리게 적용 되어야 하며 신장력은 점진적으로 적용되고 제거되어야 한다. 느리게 적용된 신장은 신장반사 유발 가능성을 상대적으로 낮추고, 신장되는 근육의 장력 또한 상대적으로 적게 증가하게 할 것이다. 근육방추의 Ia 섬유가 근육이 늘어나는 속도에 민감하다는 것을 고려해 보면 알 수 있는 사실이다. 또한 느린 속도로 적용된 신장력은 치료사나 환자가 조절하기 보다 용이하며, 빠른 속도의 신장 보다 훨씬 안전하다. 더불어 느린 속도의 신장은 결합조직의 점탄성에도 영향을 미친다.

(9) 신장의 빈도

신장의 빈도는 환자가 하루 또는 주당 신장을 수행하는 수와 관계가 있다. 신장의 빈도는 종종 환자의 나이, 코르티코스테로이드의 사용 여부 그리고 신장 전 반응뿐만 아니라 조직의 치유단계, 부동성, 특성 그리고 구축의 정도에 근거하여 결정된다. 일부 연구에서는 하루 또는 한 주를 기준으로 해서 최적의 신장빈도를 결정하였기 때문에 문헌에 기반을 두고 신장 빈도의 지침을 작성하는 것은 바람직하지 않다. 대부분 운동 상황에 근거를 두고 가장 적합한 신장 반복의 횟수를 결정하게 된다. 주당 기초 빈도는 2~5회 이며 조직치유와 통증의 최소화를 위한 세트와 운동 사이에 휴식을 위한 시간을 허용해야 한다. 결국 이런 결정은 치료사의 임상적 판단 및 환자의 반응과 요구에 근거를 두고 결정하게 된다.

치료사는 반복적인 신장적용으로 조직의 미세손상이 발생함을 알고 있어야 한다. 아교조직의 파손과 회복사이에 적절한 균형은 가동성의 증가를 가져온다. 만약 지나친 빈도의 부하가 적용된다면 조직파손의 가능성이 높아지고 조직파손은 회복을 저해할 것이다. 게다가 오랜 시간동안 관절가동범위의 손실이 있었다면 빈도 스트레스에 의해 염증은 아교질을 형성하고 비후성 반흔을 유발시킬 것이다.

(10) 신장의 유형

신장의 유형이란 신장방식(시간, 속도) 또는 신장운동이 수행되는 방법을 말한다. 신장의 유형은 누가 혹은 무엇으로 신장력을 적용하는가 혹은 환자가 신장운동에 능동적으로 참여 하는가 아닌가에 의해 결정된다. 신장의 유형에는 수동신장, 보조신장, 능동신장뿐만 아니라 도수신장, 자가 신장 및 기계적 신장 등으로 그 유형을 나눌 수 있다.

어떠 유형의 신장을 선택하여 적용하느냐 와는 상관없이 단축된 근육이 이완되고 제한된 결합조직들이 가능한 한 쉽게 늘어나게 하는 것이 가장 중요하다. 이를 달성하기 위해서는 조직을 따뜻하게 하는 열치료가 선행되어지고 신장절차는 저강도의 능동신장이 적용되어야 할 것이다. 중요한 것은 치료사와 환자가 선택할 수 있는 다양한 유형의 신장 방식이 있어야 한다는 것이다. 가장 적절한 신장유형을 결정하기 위한 몇 가지 질문을 통해서 치료사는 재활프로그램의 다양한 단계에 있는 각각의 환자에게 가장 효과적인 신장방식을 선택할 수 있어야 할 것이다.

① 신장시간에 의한 신장유형 분류

* 정적신장

정적신장은 물렁조직의 조직 저항(첫 번째 장벽)을 지나서 늘린 후 일정시간 동안 늘어난 자세에서 지속적인 신장력을 유지시키는 방법을 기술하는데 사용되는 일반적인 용어이다. 바꿔 사용할 수 있는 다른 표현으로는 지속된, 유지된 또는 연장된 신장이 있다. 정적신장의 시간은 신장하기 전에 미리 정해지거나 신장절차를 수행하는 동안에 환자의 반응에 기초하여 결정된다. 연구문헌에 따르면 도수신장 또는 자가신장으로 정적신장을 적용할 때 15초에서부터 몇 분에 걸친 시간으로 언급되어있다. 기계를 이용한 정적신장에서 시간의 개념은 거의 대부분 한 시간에 며칠 혹은 몇 주까지 이를 수 있다

현재 정적 신장은 탄도신장(ballistic stretching)보다 더 안전한 신장유형으로 간주된다. 연구에 의하면 정적신장 시 근육에서 생성되는 장력은 탄도신장 시 생성되는 것의 대략 반 정도 된다고 한다. 정적신장이 적용되는 동안 신장력에 의해 생성된 근-힘줄 접합부의 장력은 장력 수용기인 골지힘줄기관에 의해 감지되고 신경생리학적 전도로를 통해 근육방추의 1차 구심성 섬유가 수용하는 모든 자극들을 억제하여 짧아진 근육의 수축단위에서의 장력을 제거하게 될 것이다. 이런 이유에서 임상에서 정적신장이 저강도로 적용된다면 탄도신장 보다 적은 조직손상과 운동 후 근육 통증을 일으킨다고 믿고 있다.

* 점증적 정적 신장

점증적 정적 신장은 어떻게 해야 신장이 효과적으로 적용될 수 있는 지를 설명하는 또 다른 용어이다. 우선 단축된 물렁조직들은 늘어날 수 있는 범위까지 안락하고 편안하게 늘어나게 되며 이것은 환자나 치료사 모두가 느끼게 된다. 그 후 단축된 조직은 한층 더 증가된 범위까지 늘어나게 되고 이 후 추가시간 동안에 새로운 끝 범위 자세가 일정 시간 유지된다. 이러한 신장력 적용은 사지의 연속적인 이동 효과를 일으킨다. 이것은 물렁조직의 수축 후 이완특성을 이용한 신장에 가깝다. 도수신장과 자가 신장 운동들은 이런 역학적인 특성을 이용한 것이다.

* 주기적 또는 간헐적 신장

단시간 여러 차례 점증적으로 신장력 적용과 해제를 반복 적용되는 신장을 주기적 또는 간헐적 신장이라 부른다. 기본적으로 주기적 신장은 단일 치료신장이 여러 번 반복 적용되는 것이다.

각각의 신장 주기는 5~10초 사이에서 유지되지만, 단일 치료 활동에서 가장 적절한 주기의 수에 대해서 아직 일치된 견해가 없다. 최종적인 결정은 신장에 대한 환자의 반응에 근거를 두게 된다. 끝 범위에서 신장력은 점증적이고 조절된 방법으로 저강도로 적용하게 되며 이런 이유에서 주기적 신장은 탄도신장과는 동의어라 할 수 없다. 임상경험에 근거하여 몇몇 치료사들이 끝 범위에서 적절하게 적용된 주기적 신장이 효과적이었으며 유사한 강도의 정적 신장보다 환자에게 더 편안을 느끼게 하였다고 주장하고 있다.

이 주장을 뒷받침 하는 몇 가지 근거가 있다. 주기적 또는 간헐적 신장에 대한 몇 몇 연구에서, 주기적 신장에서 정적 신장보다 약간 더 낮은 강도를 적용할 수 있었는데 아마도 이것은 반복적용에 의한 조직의 열 생산 때문인 것으로 보고 있다. 또한 주기적 신장과 단일 신장, 장시간의 정적 신장을 비교한 연구에서 주기적 신장이 장시간의 정적 신장보다 더 효과적이고 안정적이라는 것을 주장하고 있다.

② 신장속도에 의한 신장유형 분류

★ 탄도신장(ballistic stretching)

빠르고 강제적인 간헐적 신장을 보통 탄도신장이라 부른다. 이것은 단축된 구조들을 신장시키기 위해 신체분절을 관절가동범위 끝 범위까지 빠르게 이동하는 강력한 반동운동에 의해 특징지어진다.

고속 고강도 반동 신장이 컨디셔닝 프로그램에 참여하고 있는 젊고, 건강한 환자들에게서 관절가동범위의 증가를 가져왔다 할지라도 이것은 대부분의 경우에서 권장되지 않는다. 특히 근골격계 병증이나 만성구축이 있는 노인이나 앉아서 일하는 사람들내지 환자들에게는 일관되게 금기시 하는 신장유형이다. 그 이유는 우선 빠른 속도의 고강도 움직임은 조절하기 힘들고, 고정이나 비활동에 의해 약화된 조직들은 고속 고강도 신장력에 의해 쉽게 손상 받기 때문이다. 만성 구축으로 인한 치밀결합조직은 빠른 신장에 의해 신장이 되지 않고 오히려 쉽게 찢어지거나 부서지게 된다.

★ 재활단계에서의 심화된 고속도 신장

일부에서는 고속도 신장의 절대 적응증이 있다고 주장하기도 한다. 경우에 따라서는 고속도의 운동을 원하는 잘 훈련된 운동선수나 재활의 심화 단계에 있는 젊고 활동적인 환자들에게서 고속도 신장은 플라이오매트릭 훈련을 통해 이루어 질수 있다. 그러나 저강도의 빠른 신장이라고 할지라도 끝 범위 신장은 안정성에 유의하면서 적용되어야 한다. 이는 신장력이 신장 대상근육과 대항근의 능동적인 상호작용에 의해 대상 조직에 전달되어 결합조직의 신장이 이루어지기 때문이다.

③ 신장 주체에 따른 신장유형 분류

도수 신장

치료사는 허용 가능한 관절가동범위를 약간 지나는 범위까지 신장력을 적용한다. 치료사는 신장의 방향, 속력, 강도 그리고 신장시간뿐만 아니라 고정까지도 치료사의 손으로 조절한다. 도수 신장은 일반적으로 치료사의 손으로 부드럽고, 잘 조절된 정적인 그리고 점진적인 신장을 30~60초 동안 유지하고 나서 이 과정을 몇 번 반복하는 것이다.

도수 신장은 신장의 다양한 강도나 시간에 대해 환자가 어떻게 반응하는가를 치료사가 결정해야할 때, 그리고 최적의 고정방법을 결정해야하는 신장 프로그램의 초기단계에서 사용된다. 도수신장은 치료사가 환자에게 신장 보조에 대한 협조를 구하는데도 매우 유용하다. 특히 이해력이 빠른 환자가 이완하는데 어려움을 갖고 있을 때 효과적이다. 만약 환자가 단축된 근육 반대편의 근육을 구심성으로 수축시켜 관절의 움직임을 보조한다면 보다 더 쉽게 신장을 수행할 수 있을 것이다. 이것은 수축에 의한 신경근 억제의 한 유형으로서 설명할 수 있다.

관절 가동범위 운동과 유사한 도수신장은 수동적으로, 또는 환자에 의해 독립적으로 수행될 수 있다. 치료사에 의해 수행되는 수동신장형태의 도수신장은 신장에 대한 신체분절의 신경근 조절성이 결핍되었을 때 유일한 선택이다.

자가 신장

자가 신장은 환자의 철저한 학습과 지시된 훈련에 의해 독립적으로 수행할 수 있는 신장의 한 유형이다. 자가 신장은 치료사에 의한 직접적인 중재의 결과로 얻어진 관절가동범위를 유지하거나 증가하게 한다. 이런 신장의 유형은 종종 가정 운동 프로그램의 좋은 구성요소이며 많은 근골격계 장애와 신경근 장애에 대한 효과적이고 효율적인 자기관리에 필요하다. 안전하게 자가 신장 절차를 수행하고 재상해의 예방이나 기능부전 방지를 위해 철저한 환자 교육이 필요하다. 효과적인 자가 신장을 위해서 환자에게 보다 적절한 신체 정렬을 가르치는 것 또한 매우 중요하다.

단축된 근육에 대한 효과적인 고정방법은 자가 신장을 성취하는데 있어 어려운 학습 일 수 있다. 모든 학습과정에서 단축된 구조들을 명확하게 신장시키고, 인접한 구조들에 대한 과신장이 일어나지 않도록 주의해야 한다.

도수신장에 적용되는 신장의 강도, 속도, 시간 그리고 신장의 빈도는 자가 신장에서도 역시 동일하게 적용된다.

check!

자가 신장운동은 다음과 같이 다양한 방법으로 수행될 수 있다.

- 환자는 한손 또는 두 손으로 제한된 관절의 먼쪽 분절을 수동적으로 신장시킬 수 있다.
- 단축된 근육의 반대편에 있는 근육의 반복적인 끝 범위 능동수축은 자가 신장의 또 다른 유형이다.
- 단축된 근육의 먼쪽을 고정하였다면, 체중은 단축된 근-힘줄 연결부를 수동적으로 늘리는 신장력의 근원으로 이용할 수 있다.
- 연장된 근육의 이완을 유지하기 위한 신경근 억제의 통합기법 또한 자가 신장운동에 유용할 수 있다.

(11) 신장의 진행과정

① 시작자세

효과적이고 안전하게 수축성 조직을 신장하기 위해서는 시작자세가 중요하다. 특기 신장을 실시하는 동안 목과 허리가 잘 보호되어야 하며, 이를 위해서 반드시 정확한 자세가 유지되어야 한다.

② 신장

신장은 다음과 같은 순서로 진행한다.

신장할 대상 근육확인→ 근육의 활성화→ 신장 동작 수행→ 천천히 점진적으로 신장을 한계까지 수행

a. 신장할 대상 근육 확인

먼저 대상근육이나 근육군의 뻣뻣함 여부를 확인한다.

b. 근육의 활성화

대상근육이 확인 되었으면 관절가동범위의 변화 없이 대상근육의 등장성 수축을 약 5초간 유지한다. 이렇게 함으로서 대상근육이 웜-업 되고, 신장을 위한 준비가 이루어진다. 따라서 과도한 수축이 필요한 것은 아니다. 최대 근력의 약 20% 정도로 수행 된다.

먼저 치료사는 관절의 운동 제한이 있는 방향과 같은 방향으로 적절하게 힘을 준다. 그런 다음 치료사는 이 자세를 유지하고 환자로 하여금 등장성으로 저항하도록 한다. 환자와 치료사는 같은 세기로 힘을 주고 저항하여야 한다. 환자는 신장시키고자 하는 하나 또는 모든 근육을 수축시킨다. 이렇게 하면 관절의 움직임은 없다.

대상 근육을 활성화시키는 생리학적 배경에는 첫 번째 수축성 구조는 따뜻해지면 신장효과가 증가하는데 이런 신장을 위한 예열은 외부에서 열을 적용하는 것 보다 생리학적 측면에서 근육 활동에 의한 웜-업이 더 효과적이라는 것이다. 두 번째 Sherrington은 통증 없이 근 수축을 강하게 하면 할수록 이어서 오는 근 이완 효과는 크다고 주장 하였다. 모든 정형도수치료에 공통된 특징은 근육이 이완되어야 한다는 점이다. 특히 신장효과를 증대시키기 위해서 근 이완은 반드시 선행되어야 한다. 따라서 근육이 등장성 수축 직후에 최대한으로 이완된다는 원칙에 바탕을 두고 기본적이고 가장 안전한 일련의 신장 기법을 적용함으로서 보다 효과적인 신장을 기대할 수 있다.

★ 등장성 수축

먼저 치료사는 대상근육이 통증을 일으키지 않은 만한 정도의 위치까지 힘을 주어 관절을 움직인다. 짧아진 조직이 비교적 신장된 자세에서 시작하는 것이 가능할 수도 있다. 그러나 흔히 환자가 쉽게 저항할 수 있는 자세에서 시작하는 것이 필요하다.

이 자세에서 환자로 하여금 짧아진 근육의 등장성 수축으로 치료사의 동작에 저항하도록 한다. 이 시기에는 관절 자체에는 움직임이 없도록 환자와 치료사가 서로 반대방향으로 균형 잡힌 힘을 부과한다. 이 때 치료사의 손잡기와 저항은 편안하고 통증이 없어야만 하며 환자를 보호할 수 있어야 한다. 등장성 수축으로 환자에게 통증이 없으면, 치료사는 관련된 근육을 몇 초 동안 대개는 5초 정도 근 수축에 대항하여 충분한 저항을 줌으로써 빠르고 쉽게 피로를 유발 할 수 있다. 등장성 수축이 환자에게 통증을 일으키면 치료사는 저항을 줄이고 반대 방향으로 힘의 균형을 유지하는 기간을 10초에서 30초까지 연장해야 한다.

수축 후 이완

치료사는 환자가 짧아진 근육을 충분히 수축시켰다고 느끼면, 환자에게 이완하라고 지시한다. 환자가 이완하면 그에 맞춰 치료사도 저항을 풀어서 통증을 유발하거나 불필요한 동작이 일어나지 않도록 한다.

c. 신장 동작 수행

수초 간 근육을 이완시킨 후, 수축성 조직을 늘리기 위한 신장력을 적용한다. 신장력은 이는곳과 닿는곳이 서로 멀어지는 방향으로 적용되며, 정상적인 근작용의 반대 방향으로 진행된다. 필요에 따라 신장을 보다 쉽고 효과적으로 적용하기 위해, 호흡과 눈의 초점을 이용하기도 한다. 일반적으로 들숨에 근육의 긴장이 증가되고 날숨에 근육의 이완이 조장된다. 또한 근육은 안구가 보는 방향으로 움직일 준비를 함으로써 근육의 긴장도가 자동으로 증가한다. 따라서 안구의 움직임만으로도 부가적인 근력을 생성할 수 있다.

치료사가 힘을 주고 있는 동안에 환자가 통증을 느끼거나 혹은 통증에 대한 두려움 때문에 이완을 못 하기도 한다. 이럴 때 치료사는 견인을 적용하고, 환자가 운동제한이 있는 방향으로 능동적으로 움직이게 하거나, 반대로 약간의 저항을 주기도 한다. 이렇게 함으로써 환자는 운동을 조절할 수 있게 되고 이완도 할 수 있게 된다. 이완이 되지 않은 상태에서의 신장은 원심성 수축(eccentric contraction)과 동일한 효과를 대상 근육에 일으켜 신장 후에 지연성 근육통을 유발 시킬 수 있다. 따라서 반드시 대상 근육의 이완이 선행된 후에 신장력을 적용하는 것이 효과적이다.

check!

등장성 수축과 이완을 실시한 다음에는 다음과 같은 네 가지로 운동이 개선된다.

- 치료사는 관절의 운동제한이 있는 방향과 같은 방향으로 힘을 준다.
- 이 동작이 통증을 유발하거나 환자가 통증을 두려워하면, 치료사가 신장력을 약하게 적용하는 대신 환자가 적극적으로 관절을 움직이도록 한다.
- 환자가 적극적으로 관절을 움직이고 있는 동안 치료사는 가벼운 견인을 실시함으로서 통증을 상당히 줄일 수 있다.
- 가벼운 견인과 더불어 치료사가 다음과 같은 두 가지 가운데 하나를 해줌으로써 간혹 통증을 더욱 줄일 수 있다. 환자의 관절운동을 도와주거나, 환자의 관절운동에 가벼운 저항을 준다.

d. 천천히 점진적으로 신장을 한계까지 수행

이것은 근육의 활성화와 신장 동작을 반복하는 것으로, 신장은 적어도 30초 동안 흔들리거나 급격한 움직임 없이 유지되어야 하며, 필요에 따라서는 1분 이상 지속할 수도 있다.

신장은 개선이 확인 될 때까지 지속하며 천천히 부드럽게 하는 것이 큰 힘으로 급하게 하는 것보다 효과적이다. 외부에서 빠르게 적용되는 신장력은 근육방추를 자극하여 오히려 대상 근육을 수축시켜 신장을 방해하며, 경우에 따라서는 외부에서 적용된 신장력과 근육방추 자극에 의한 근 수축으로 인해 조직이 손상 될 수 도 있다.

일단 새로운 자세가 처음으로 달성되면 수축, 이완, 신장의 순서를 계속해서 점차적으로 목적하는 운동 범위의 개선을 얻을 수 있다.

③ 대항근 자극

어떤 근육이 오랫동안 뻣뻣한 상태에 놓여 있게 되면, 그 근육의 대항근은 제대로 작용할 수 없게 되어 정상적인 기능을 수행하지 못하거나 근 약증이 발생할 수 있다.

따라서 정상적인 기능을 회복시키기 위해서는 이 근육들을 자극하는 것이 매우 중요하다. 신장 동작을 계속하면서 동시에 대항근을 긴장시키는 운동을 병행함으로서 이 근육들을 자극할 수 있다. 순서대로 치료를 한 직후에는 항상 치료하는 근육의 대항근을 자극하여 운동제한이 있는 방향으로 움직임을 증가시켜 주어야 한다.

대항근을 자극하기 위해서는 치료사는 힘을 주거나 저항을 주었던 방향과 반대 방향으로 움직이도록 한다. 힘을 준 방향을 반대로 하려면 치료사는 실시하는 치료 기법에 따라 손을 그대로 유지하거나 또는 바꾸어야한다. 치료사가 반대 방향으로 힘을 줄 준비가 되면, 환자에게 치료할 때 신장시킨 바로 그 방향으로 움직이도록 지시하고 치료사는 그 반대로 힘을 주어 대항근의 수축하는 능력과 힘을 평가한다.

관절운동이 제한되거나 통증이 있으면 대항근을 억제시켜 그 근육의 약화를 초래한다. 따라서 이 대항근 움직임의 전 범위를 강화시킬 필요가 있다. 대항근은 그 근육운동의 전 범위에서 운동을 조절할 수 있어야 하고, 그 운동범위의 어떤 위치에서도 관절을 유지 할 수 있어야 한다. 따라서 대항근의 자극은 효과적인 치료에 있어서 빼놓을 수 없는 부분이라고 할 수 있다.

02 신장과 물리적인 인자치료

1) 증기 냉분무(vapocoolant spray)

Travell(1983)은 피부에 증기냉분무를 하면 피부의 구심성 신경을 자극함으로 γ-운동신경섬유의 흥분이 감소된다고 하였으며 이로 인한 근육방추의 민감성 변화가 신장의 범위를 더욱 확대할 수 있다고 하였다. 또한 갑자기 피부온도가 떨어지면 일시적 마취효과 통증감소로 인해 보다 쉽게 수동적인 근육신장을 적용할 수 있다. 일단 관절가동범위가 획득되고 나면 그 부위의 혈류량이 증가하여 허혈성 통증에 대한 감소효과를 가져올 수 있다.

증기냉분무와 신장기법을 병행하는 목표는 관절가동범위의 증가, 근육경련의 감소, 국소부위나 관련부위의 만성통증 등을 감소시키는 것이다.

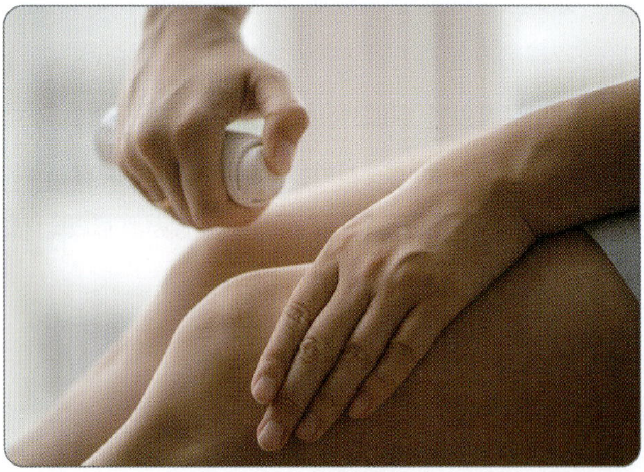

| 그림 5-5 | 증기 냉분무

신장되는 근육은 이는점이든 닿는점이든 어느 한쪽은 고정되어 있어야 한다.

분무용기를 표면과 30°각도로 거꾸로 세워, 분무하고자 하는 근육의 근육세포에 평행하게 적용한다.

분무용기는 신체부위와 약 45cm 정도의 간격을 두고, 10cm/sec의 속도로 이동하면서 분무한다.

분무는 한 방향으로 쓸 듯이 분무하며 2~3회 정도 반복하여 실시한다.

증기 냉분무를 한 곳에 6초 이상 적용하면 피부가 얼 수 있음으로 주의 하여야 한다.

완전한 관절가동범위를 획득하기 위해서는 지속적으로 분무와 신장을 반복하여야 한다.

각각의 분무 사이에 가능하다면 최대한의 관절가동범위가 달성될 수 있도록 하여야 하며 획득된 최대범위를 유지하기 위해서는 항상 능동운동을 실시하여야 한다.

Travell은 분무를 이는점에서 닿는점으로 진행하든 혹은 닿는점에서 이는점으로 진행하든 환자의 반응에 근거하여 실시하여야 한다고 하였다. Simons 등(1999)은 증기 냉분무 후 신장은 활동성 급성 통증유발점에 가장 간단하고 우수한 비침습적 방법 이라고 하였다. 또한 증기 냉분무가 환자 기분전환을 도우며 신장을 병행하여 시행하는 것이 이 과정에서 중요하다고 하였다. 증기 냉분무는 신장 전이나 중간에 사용하여야 하며 근육을 신장한 후에는 적용하지 않는 것이 좋다. 주목적은 증상의 원인이 되는 통증유발점을 가지고 있는 근육이 신장되는 동안 조직의 표면을 차갑게 유지하는 것이다.

2) 얼음 마사지(ice massage)

얼음 마사지는 무통감(analgesia)을 유발하며 그 효과는 약 3~5 분 동안 지속된다. 따라서 얼음마사지에 의한 신장의 최대효과를 얻기 위해서는 얼음 마사지 적용 직후 바로 신장운동을 실시하여야 한다. 반면 조직이 차가워지면 과도한 신장이 일어나 보다 쉽게 조직손상을 유발할 수 있다는 주장도 있다. 따라서 신장 기법을 적용하는 동안이나 사전에 냉 치료를 적용하는 것을 추천하지 않는다는 것이다.

갑작스런 냉 접촉의 구심성 자극은 통증 전달을 억제하는 기전을 촉진하며, 냉감각은 빠른 A-β 신경 섬유를 따라 이동하면서 자동 반사 체계(autonomic reflex system)를 활성화하여 통증

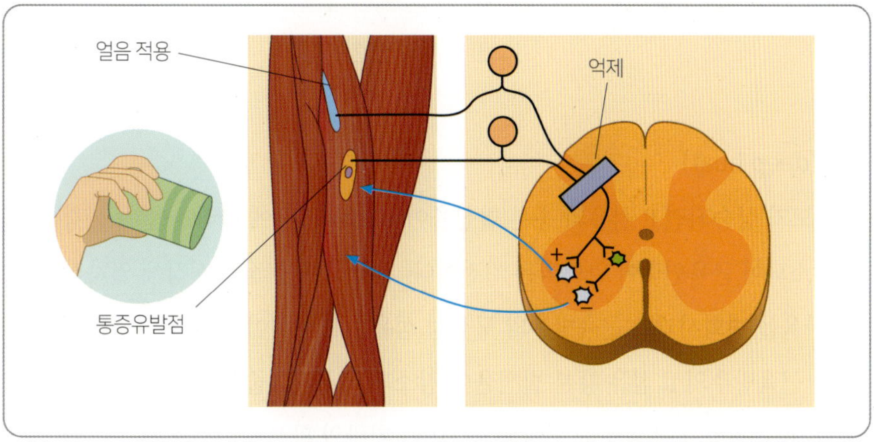

| 그림 5-6 | 얼음 마사지 기전

이나 근 연축을 감소시키고, A-δ 신경 섬유의 전달속도를 느리게 하여 통증역치를 증가시킨다. 또한 관절 신장치료 후에 조직온도를 낮추어 주는 것은 획득된 가동성을 장시간 동안 유지하는 데 도움이 된다고 알려져 있다.

3) 온열(heat)

(1) 표면열(superficial heat)

온습포와 같은 표면열은 지방의 절연 때문에 근육층에 까지 열을 전달하지 못한다.

근육위의 피부온도가 상승되면 근육방추의 II 섬유 흥분 발산율이 감소되고 이에 따라 α-운동 신경섬유의 활성이 감소되어 근육연축이 환화된다. 근육위의 피부온도가 상승되면 γ-운동신경 섬유의 활성이 감소되고 이에 따라 근육방추로부터 구심성 흥분발사가 감소되며, 이와 같은 기전으로 인해 근육연축이 감소된다.

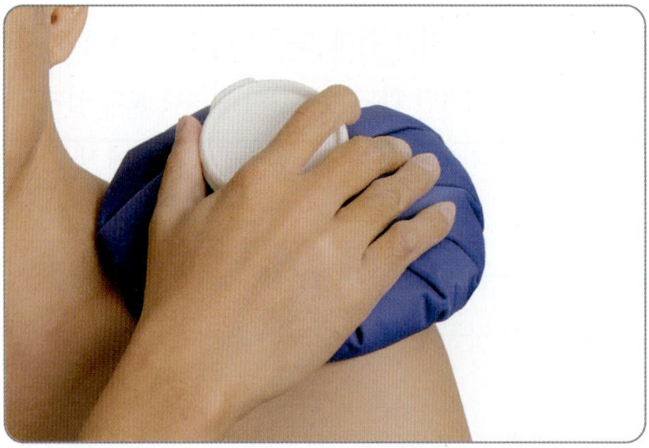

| 그림 5-7 | 표면열

(2) 심부열(deep heat)

근육의 온도가 상승되면 II 섬유의 흥분 발산율이 감소되고 이에 따라 α-운동신경섬유의 흥분 발산율이 감소되어 근육연축이 완화되는 기전이다. 긴장성 또는 정적 신장에 일차적으로 반응하여 흥분 발산율을 변화시키는 근육방추의 구심성 섬유는 II 섬유이다. 근육의 온도가 약 42℃ 정도 상승하면 근육방추의 II 섬유 흥분 발산율이 감소되고 골지힘줄기관의 Ib 섬유의 흥분발산율은 증가된다. II 섬유의 흥분 발산율 감소와 골지힘줄기관의 활성 증가는 원심성 섬유인 α-운동 신경섬유의 흥분 발산율을 감소시키고, 이에 따라 긴장성 근육세포의 활성이 감소된다.

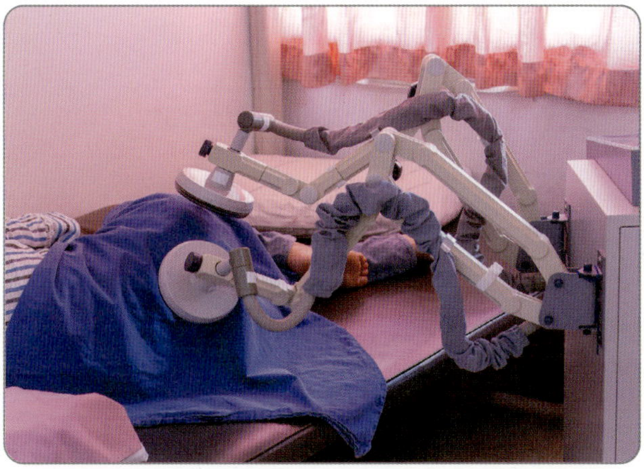

| 그림 5-8 | 심부열

(3) 운동열(warm-up)

주변 조직온도의 상승은 신장을 보다 쉽게 수행할 수 있게 한다. 효과적인 온도상승은 표면열 또는 심부열(예, 초음파, 심부투열)을 적용하는 것으로도 성취될 수 있지만, 조직 온도상승을 위해 가장 효과적인 방법은 운동을 통한 조직온도 상승이다.

기본적으로 물렁조직의 온도를 상승시키고, 순환을 증가시키는 가장 효과적인 방법은 운동이다.

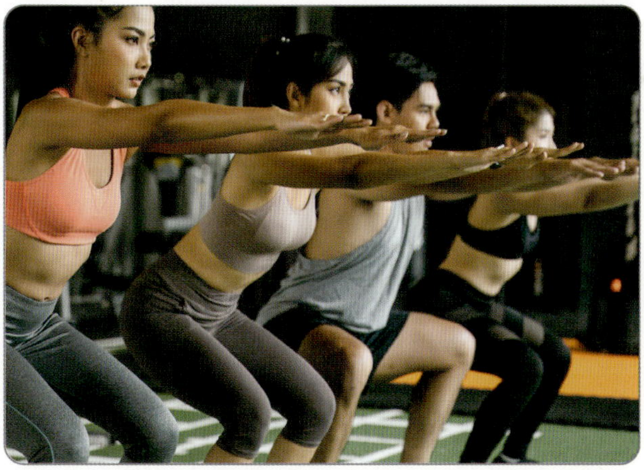

| 그림 5-9 | 운동열

PART Ⅱ

팔 물렁조직 가동

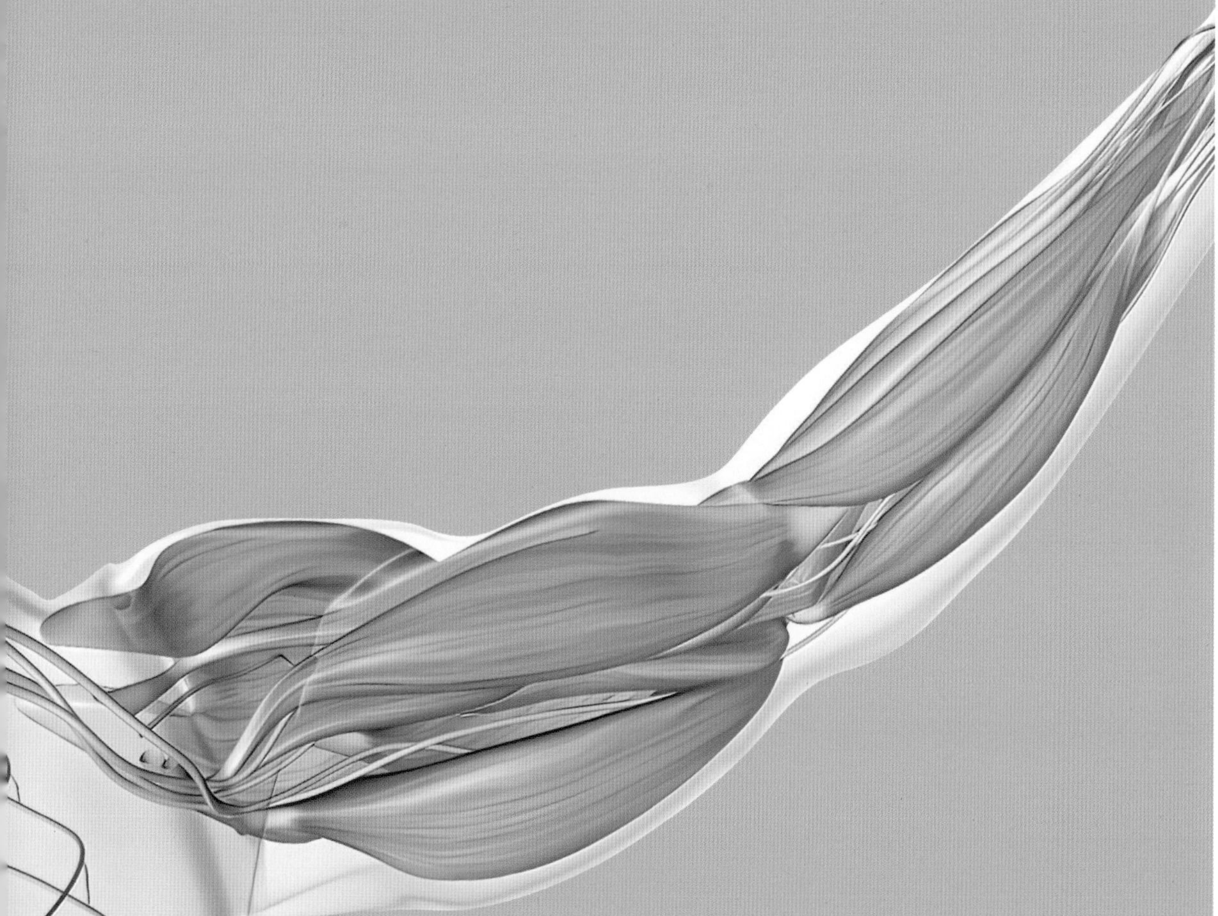

제 06 장

팔의 신경 가동

01 정중신경(median nerve)

1. **원회내근** 원엎침근 Pronator teres
2. **요측수근굴근** 노쪽손목굽힘근 Flexor carpi radialis
3. **장장근** 긴손바닥근 Palmaris longus
4. **천지굴근** 얕은손가락굽힘근 Flexor digitorum superficialis
5. **심지굴근** 깊은손가락굽힘근 Flexor digitorum profundus
6. **장무지굴근** 긴엄지굽힘근 Flexor pollicis longus
7. **방형회내근** 네모엎침근 Pronator quadratus
8. **단무지외전근** 짧은엄지벌림근 Abductor pollicis brevis (superficial head)
9. **무지대립근** 엄지맞섬근 Opponens pollicis
10. **단무지굴근** 짧은엄지굽힘근 Flexor pollicis brevis
11. **제 1,2 충양근** 벌레근 Lumbricals 1, 2

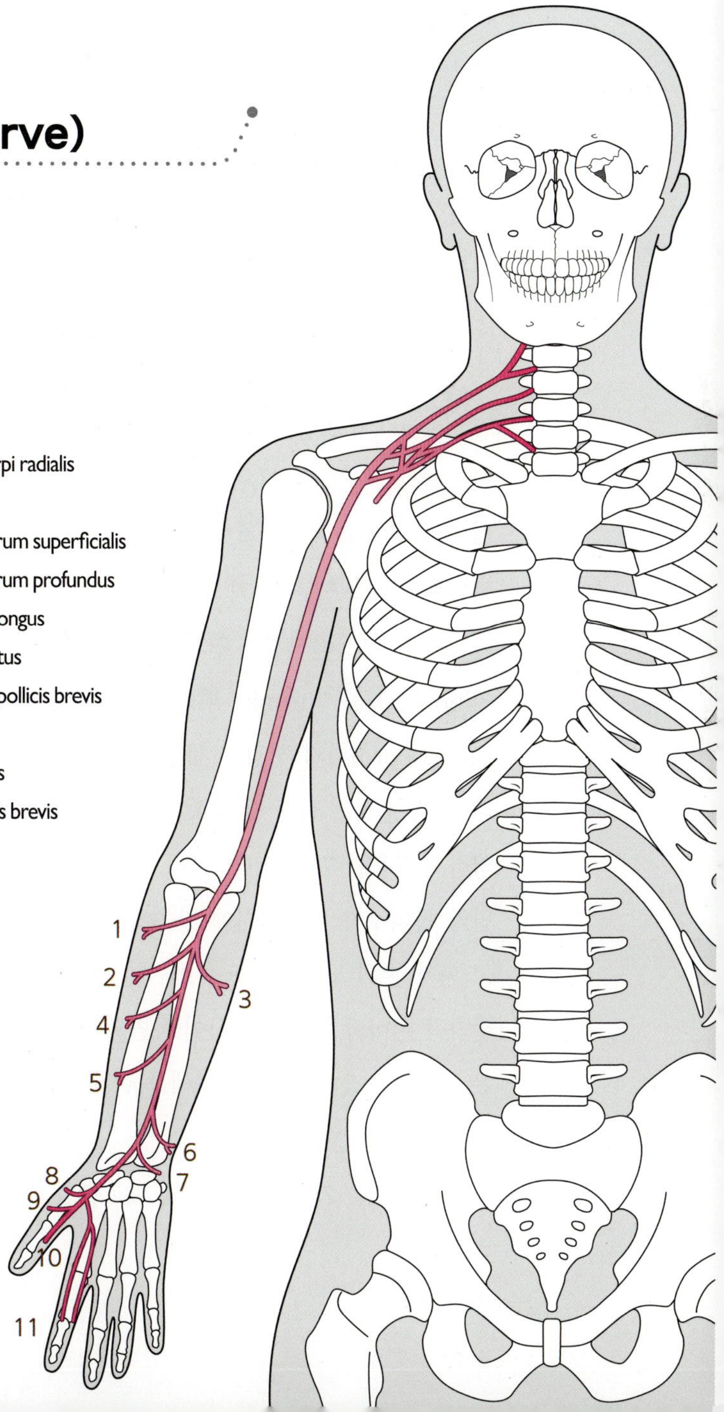

| 그림 6-1 | 정중신경

1) 정중신경 가동-누운 자세

(1) 목적

정중신경의 가동성이 주변 조직과 연관되어 제한되는지 여부를 결정하고, 증상을 국소화 한다.

(2) 시작자세

- 환자는 바로 눕는다
- 치료사는 검사하고자 하는 팔 쪽에 선다.

(3) 실행

- 팔이음뼈(견갑대;shoulder girdle)를 뒤당김과 내림(퇴축;retraction and 하제; depression), 어깨관절(견관절;shoulder joint)은 벌림, 폄과 가쪽돌림, 팔꿈치관절(주관절;elbow joint) 폄, 아래팔(전완;forearm)의 뒤침, 손목관절(완관절;wist joint)의 손등 굽힘, 손가락관절(지절관절;IP joint) 폄 그리고 목척추 반대측으로 (여기서는 왼쪽) 옆 굽힘과 돌림으로 정중신경과 연계된 말초신경 가지(branch), 줄기(trunk), 뿌리(root) 및 척수(spinal cord)까지 신경 전체를 최대로 늘린다. 실행 순서는 검진 및 치료 목적에 따라 다양하게 적용할 수 있다.
- 만약 목척추가 편안위치에 있음에도 불구하고 환자 손의 노측이나 노측에 있는 세 개의 손가락 손바닥 쪽에서 증상이 유발되거나 혹은 증상으로 인해 환자가 자세를 취할 수 없다면, 신경흥분이 의심된다.
- 신경근 소견을 확인하기 위해서, 말초관절 중

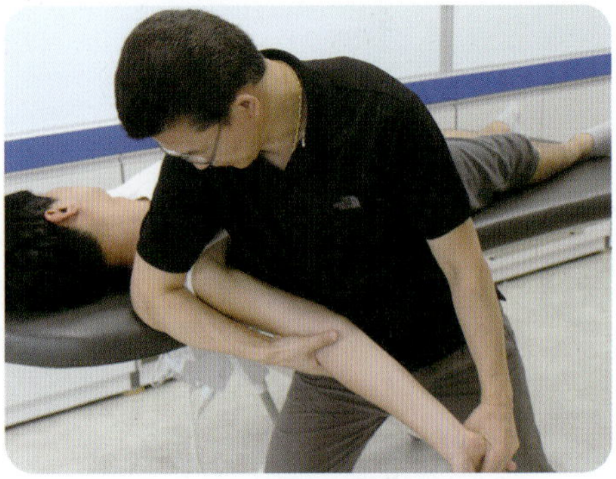

| 그림 6-2 | 실행자세

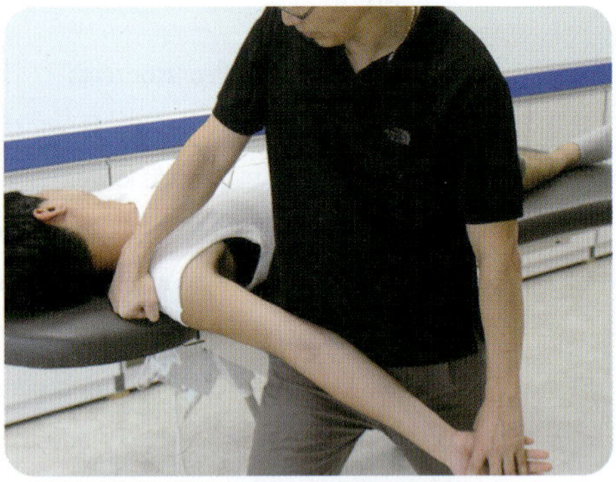

| 그림 6-3 | 몸쪽 가동

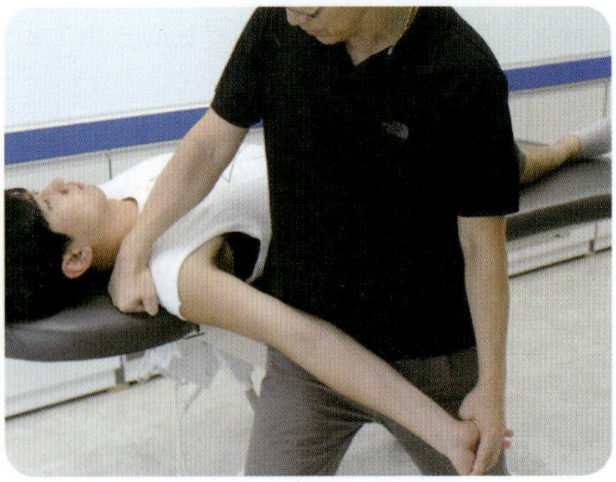

| 그림 6-4 | 먼쪽 가동

한 관절의 위치를 이완시켜 증상이 완화되도록 한다. 그리고 환자는 반대쪽으로 목척추를 옆으로 굽히면서 돌린다. 만약 이것으로 증상이 다시 유발되었다면 신경근 과민으로 볼 수 있다.

2) 정중신경 국소 부위 촉진

(1) 국소 촉진

만약 신경 흥분이 신경에 존재한다면 국소 압박에 더욱 민감할 것이다. 다음 위치에서 정중신경을 촉진해 본다: 신경근 구(nerve root gutter)와 목갈비근(사각근;scaleni muscles) 사이, 빗장뼈와 제 1번 갈비뼈의 접합부(쇄골;clavicle/첫 번째 늑골;first rib junction), 작은 가슴근(소흉근: pectoralis minor), 원엎침근(원회내근;pronator teres) 그리고 손목굴(수근관;carpal tunnel). 신경흥분을 확인하기 위해 "활시위 검사(Bowstring Test)"도 적용해 볼 수 있다.

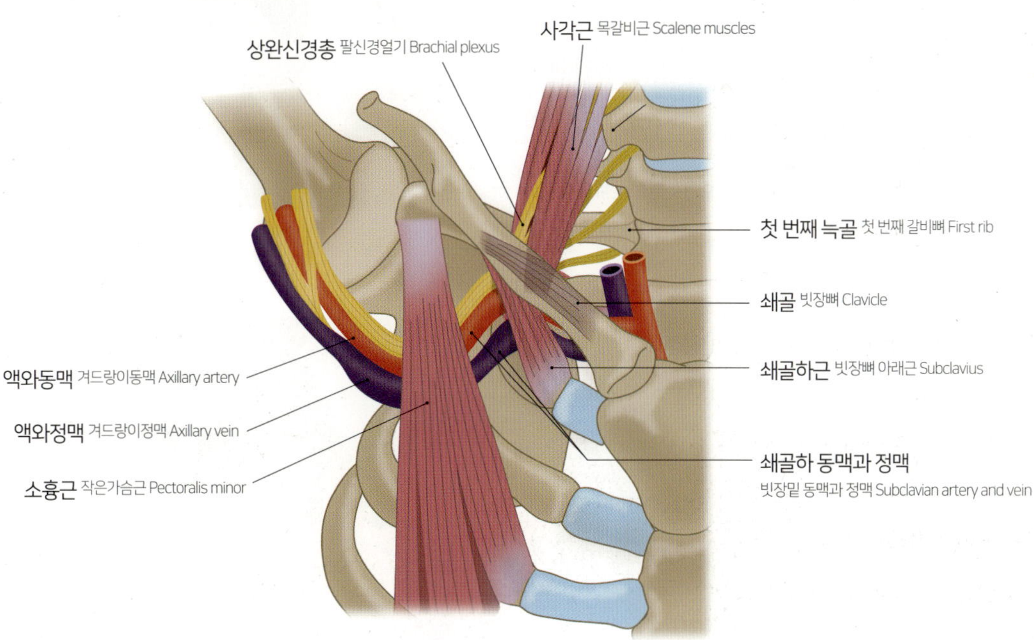

| 그림 6-5 | 팔신경얼기

(2) 주의

신경 긴장증상유발 검사나 신경 가동성 검사를 하기 전에, 검사하는 동안 움직여지는 모든 관절에 대한 증상과 가동성 평가가 먼저 이루어져야만 한다. 관절 검사 시, 근육이나 신경이 신장된 위치에 놓이게 되면 검사결과를 혼란스럽게 할 가능성이 있으므로 주의하여야 한다.

3) 정중신경(median nerve) 가동-앉은 자세

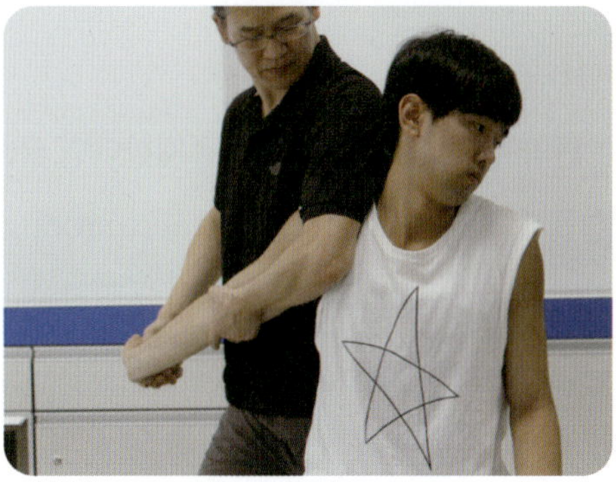

| 그림 6-6 | 실행자세

(1) 목적

정중신경의 가동성이 주변 조직과 연관되어 제한되는지 여부를 결정하고, 증상을 국소화 한다.

(2) 시작자세

- 환자는 의자나 치료대에 앉는다.
- 치료사는 환자 뒤쪽에 선다.

(3) 실행

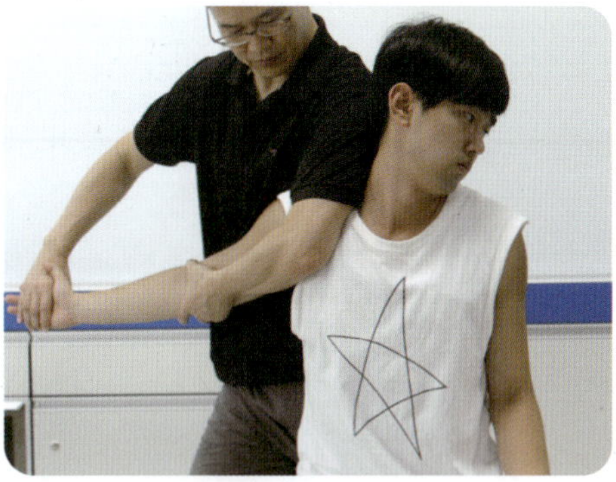

| 그림 6-7 | 몸쪽 가동

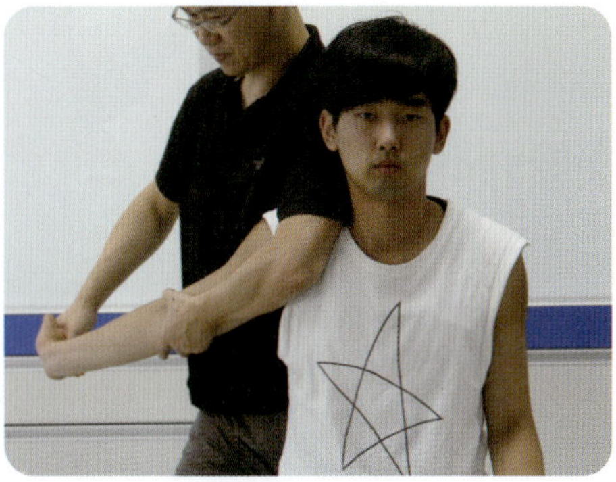

| 그림 6-8 | 먼쪽 가동

- 팔이음뼈를 뒤당김과 내림, 어깨관절은 폄, 벌림과 가쪽돌림, 팔꿈치관절 폄, 아래팔의 뒤침, 손목관절의 손등 굽힘, 손가락관절 폄 그리고 목척추 반대측으로 (여기서는 왼쪽) 옆 굽힘과 돌림으로 정중신경과 연계된 말초신경 가지, 줄기), 뿌리 및 척수까지 신경 전체를 최대로 늘린다. 실행 순서는 검진 및 치료 목적에 따라 다양하게 적용할 수 있다.
- 만약 목척추가 편안위치에 있음에도 불구하고 환자 손의 노측이나 노측에 있는 세 개의 손가락 손바닥 쪽에서 증상이 유발되거나 혹은 증상으로 인해 환자가 자세를 취할 수 없다면, 신경흥분이 의심된다.
- 신경근 소견을 확인하기 위해서, 말초관절 중

한 관절의 위치를 이완시켜 증상이 완화되도록 한다. 그리고 환자는 반대쪽으로 목척추를 옆으로 굽히면서 돌린다. 만약 이것으로 증상이 다시 유발되었다면 신경근 과민으로 볼 수 있다.

4) 정중신경-자가 가동

(1) 목적

정중신경의 가동

(2) 시작자세

환자는 벽 옆에 선다.

(3) 실행

- 팔이음뼈를 뒤로 당기고 내린다. 어깨관절을 벌려서 피고, 가쪽으로 돌린다. 팔꿈치관절을 편다. 아래팔을 뒤친다. 손목관절과 손가락관절을 펴서 벽에 접촉하여 팔을 안정시킨다. 어깨 위에 반대쪽 손을 얹어 팔이음뼈를 안정시키고 뒤당김과 내림을 보조하고, 머리를 반대쪽으로 돌려 유지한다.
- 손바닥을 벽에서 떼고, 손목을 중립위치로 안정시키고 나머지 팔 자세는 그대로 유지한다. 머리도 중립위치로 돌아온다.
- 아주 조심스럽게 천천히 목척추 반대쪽 옆으로 굽히면서 돌린다.
- 다시 조심스럽게 천천히 편안위치로 되돌아온다.
- 이 동작을 천천히 율동적으로 반복한다.

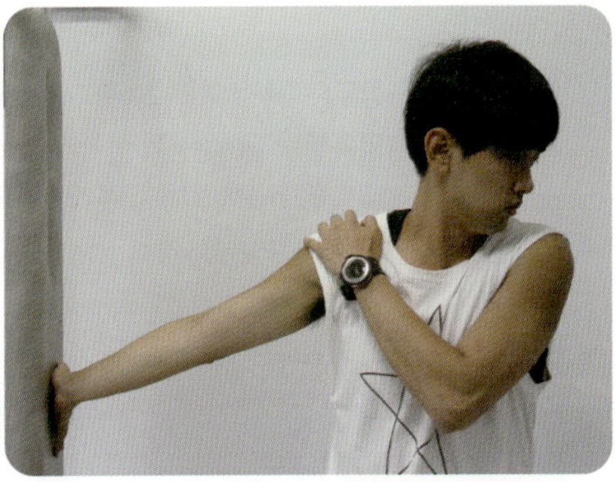

| 그림 6-9 | 실행자세

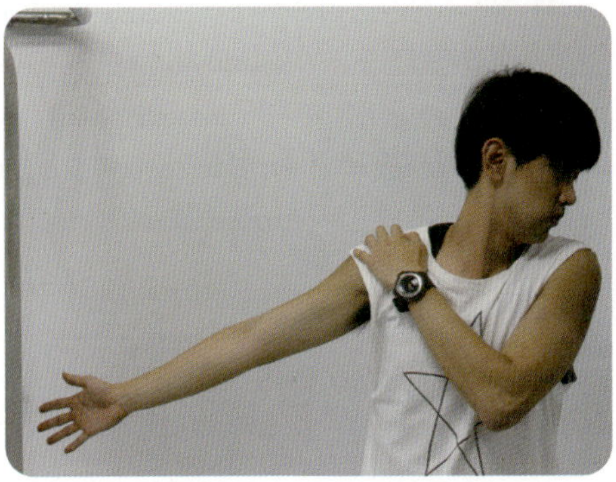

| 그림 6-10 | 몸쪽 가동

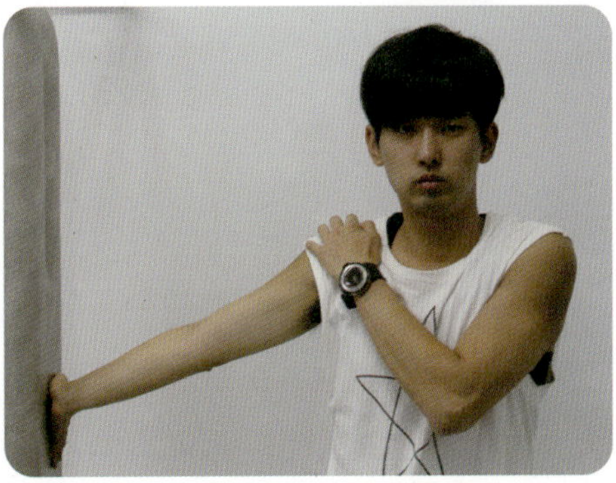

| 그림 6-11 | 먼쪽 가동

(4) 다른 실행

목척추를 중립위치로 안정시킨 상태에서 말초관절 중 한 관절을 아주 조심스럽게 천천히 율동적으로 움직여 신경을 가동시킬 수도 있다.

02 노신경(요골신경;radial nerve)

1. 상완삼두근(장두) 위팔세갈래근(긴머리) Triceps brachii(long head)
2. 상완삼두근(외측두) 위팔세갈래근(가쪽머리) Triceps brachii(lateral head)
3. 상완삼두근(내측두) 위팔세갈래근(안쪽머리) Triceps brachii(medial head)
4. 상완요골근 위팔노근 Brachioradialis
5. 장요측수근신근 긴노쪽손목폄근 Extensor carpi radialis longus
6. 주근 팔꿈치근 Anconeus
7. 단요측수근신근 짧은노쪽손목폄근 Extensor carpi radialis brevis
8. 회외근 뒤침근 Supinator
9. 지신근 손가락폄근 Extensor digitorum
10. 소지신근 새끼손가락폄근 Extensor digiti minimi
11. 척측수근신근 자쪽손목폄근 Extensor carpi ulnaris
12. 장무지외전근 긴엄지벌림근 Abductor pollicis longus
13. 단무지신근 짧은엄지폄근 Extensor pollicis brevis
14. 장무지신근 긴엄지폄근 Extensor pollicis longus
15. 시지신근 검지폄근 Extensor indicis

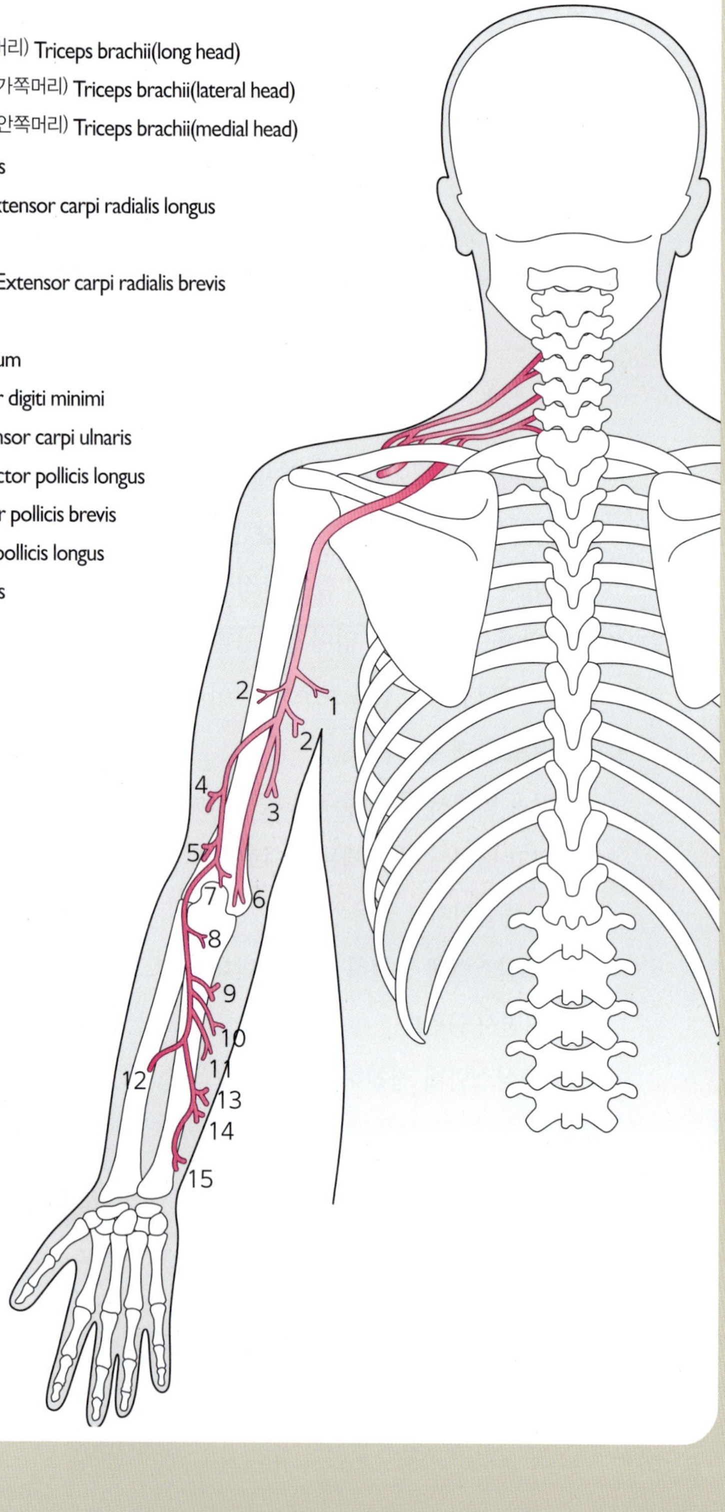

| 그림 6-12 | 노신경

1) 노신경 가동-누운 자세

(1) 목적

노신경의 가동성이 조직과 연관되어 제한되는지 여부를 결정하고, 증상을 국소화 한다.

(2) 시작자세

- 환자는 바로 눕는다.
- 치료사는 검사하고자 하는 팔 쪽에 선다.

(3) 실행

팔이음뼈 뒤당김과 내림, 어깨관절은 폄, 벌림과 안쪽돌림, 팔꿈치관절 폄, 아래팔 엎침, 손목관절 손바닥 굽힘과 자측 굽힘, 손가락관절 굽힘, 엄지손 굽힘 그리고 목척추를 반대쪽으로 (여기서는 왼쪽) 옆으로 굽히고 돌림으로 노신경과 연계된 말초신경 가지, 줄기, 뿌리 및 척수까지 신경 전체를 최대로 늘린다. 실행 순서는 검진 및 치료 목적에 따라 다양하게 적용할 수 있다.

- 만약 환자의 증상이 목척추가 편안위치에 있음에도 불구하고 손 등의 노측이나 노측에 있는 두 개 손가락의 손등쪽 피부막(갈퀴막공간;web space)에서 증상이 유발되거나 혹은 증상으로 인해 환자가 자세를 취할 수 없다면, 신경흥분이 의심된다.
- 신경근 소견을 확인하기 위해서, 말초관절 중 한 관절의 위치를 이완시켜 증상이 완화되도록 한다. 그리고 환자는 반대쪽으로(여기서는 왼쪽으로) 목척추를 옆으로 굽히면서 돌린다. 만약 이것으로 증상이 다시 유발되었다면 신

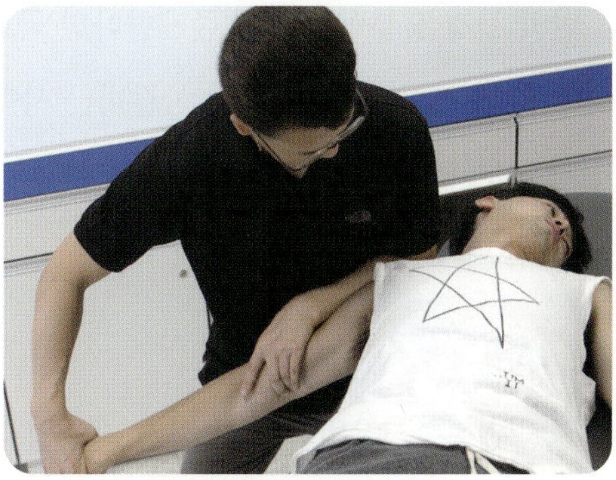

| 그림 6-13 | 실행자세

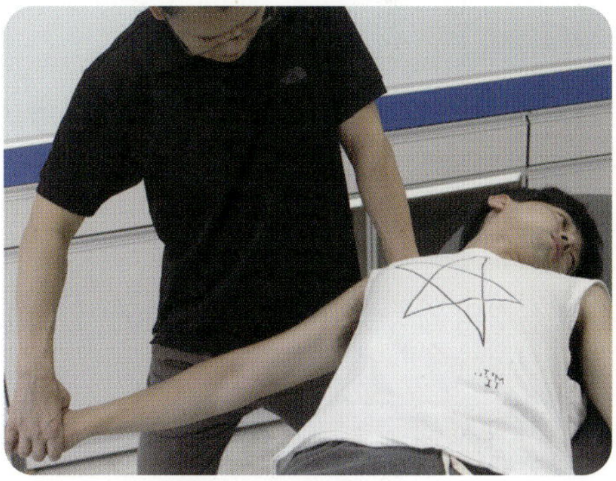

| 그림 6-14 | 몸쪽 가동

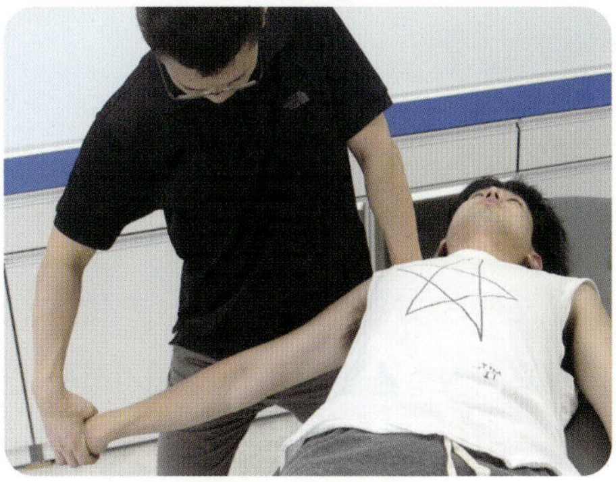

| 그림 6-15 | 먼쪽 가동

경근 과민으로 볼 수 있다.

2) 노신경 국소 부위 촉진

(1) 국소촉진

만약 신경 흥분이 신경에 존재한다면 국소 압박에 더욱 민감할 것이다. 다음 위치에서 노신경을 촉진해 본다: 신경근 구와 목갈비근 사이, 빗장뼈와 제 1번 갈비뼈의접합부, 작은 가슴근, 노신경 고랑(요골 신경구;radial nerve sulcus), 뒤침근(회외근;supinator) 그리고 해부학적 코담배갑(anatomical snuff box).

(2) 주의

신경 긴장증상유발 검사나 신경 가동성 검사를 하기 전에, 검사하는 동한 움직여지는 모든 관절에 대한 증상과 가동성 평가가 먼저 이루어져야만 한다. 관절 검사 시, 근육이나 신경이 신장되는 위치에 놓이게 되어 검사결과를 영향을 주지 않도록 하여야 한다.

3) 노신경(요골신경;radial nerve) 가동-앉은 자세

(1) 목적

노신경의 가동성이 조직과 연관되어 제한되는지 여부를 결정하고, 증상을 국소화 한다.

(2) 시작자세

- 환자는 의자나 치료대에 앉는다.
- 치료사는 환자 뒤쪽에 선다.

(3) 실행

팔이음뼈 뒤당김과 내림, 어깨관절은 폄, 벌림과 안쪽돌림, 팔꿈치관절 폄, 아래팔 엎침, 손목관절 손바닥 굽힘과 자측 굽힘, 손가락관절 굽힘 그리고 목척추를 반대쪽으로 (여기서는 왼쪽) 옆으로 굽히고 돌림으로 노신경과 연계된 말초신경 가지, 줄기, 뿌리 및 척수까지 신경 전체를 최대로

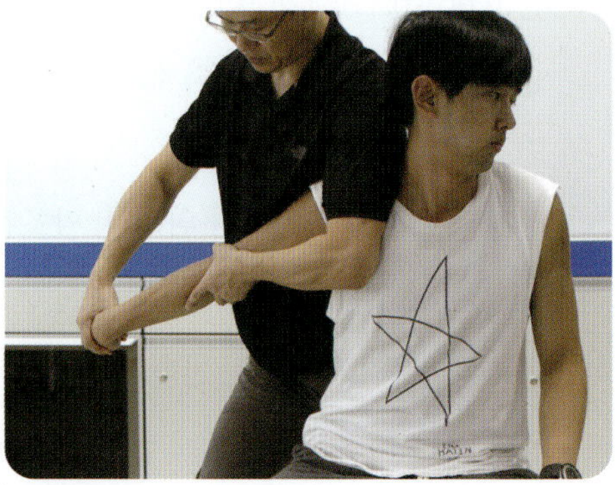

| 그림 6-16 | 실행자세

늘린다. 실행 순서는 검진 및 치료 목적에 따라 다양하게 적용할 수 있다.

- 만약 환자의 증상이 목척추가 편안위치에 있음에도 불구하고 손 등의 요측이나 요측에 있는 두 개 손가락의 손등쪽 피부막(갈퀴막공간;web space)에서 증상이 유발되거나 혹은 증상으로 인해 환자가 자세를 취할 수 없다면, 신경흥분이 의심된다.
- 신경근 소견을 확인하기 위해서, 말초관절 중 한 관절의 위치를 이완시켜 증상이 완화되도록 한다. 그리고 환자는 반대쪽으로(여기서는 왼쪽으로) 목척추를 옆으로 굽히면서 돌린다. 만약 이것으로 증상이 다시 유발되었다면 신경근 과민으로 볼 수 있다.

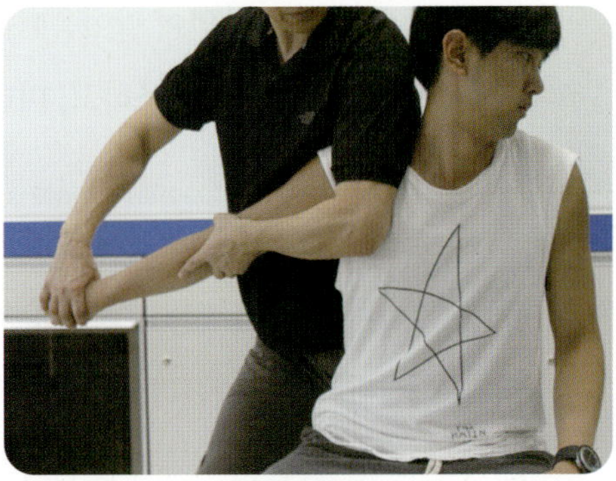

| 그림 6-17 | 몸쪽 가동

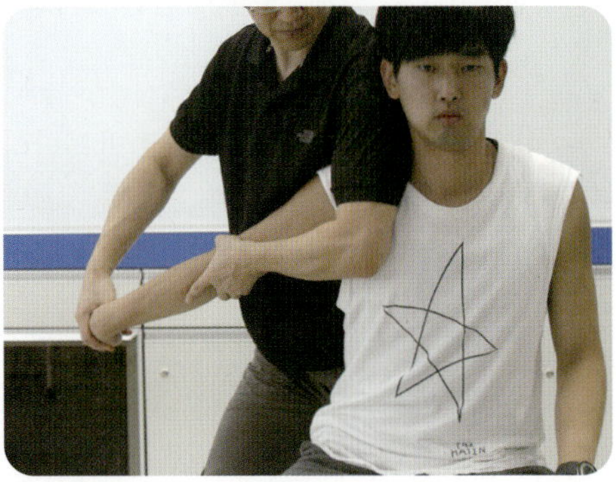

| 그림 6-18 | 먼쪽 가동

4) 노신경-자가 가동

(1) 목적

노신경의 가동

(2) 시작자세

환자는 문 옆에 선다.

(3) 실행

- 팔이음뼈를 뒤로 당기고 내린다. 어깨관절을 벌려서 펴고, 안쪽으로 돌린다. 팔꿈치관절을 편다. 손목관절을 손바닥과 자측으로 굽힌다. 손가락관절 굽혀 문고리를 잡고 돌려 아래팔을 엎친다. 이 상태로 팔을 안정시킨다.

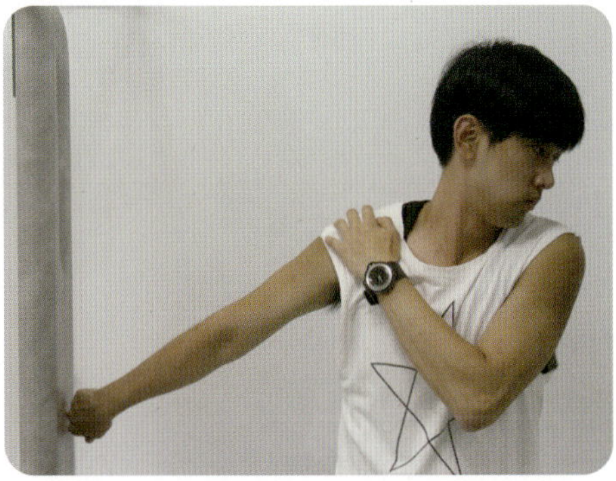

| 그림 6-19 | 실행자세

어깨 위에 반대쪽 손을 얹어 팔이음뼈를 안정시키고 뒤당김과 내림을 보조하고, 머리를 반대쪽으로 돌려 유지한다.

- 손을 문고리에서 떼고, 손목을 중립위치로 안정시키고 나머지 팔 자세는 그대로 유지한다. 머리도 중립위치로 돌아온다.
- 아주 조심스럽게 천천히 목척추 반대쪽 옆으로 굽히면서 돌린다.
- 다시 조심스럽게 천천히 편안위치로 되돌아온다.
- 이 동작을 천천히 율동적으로 반복한다.

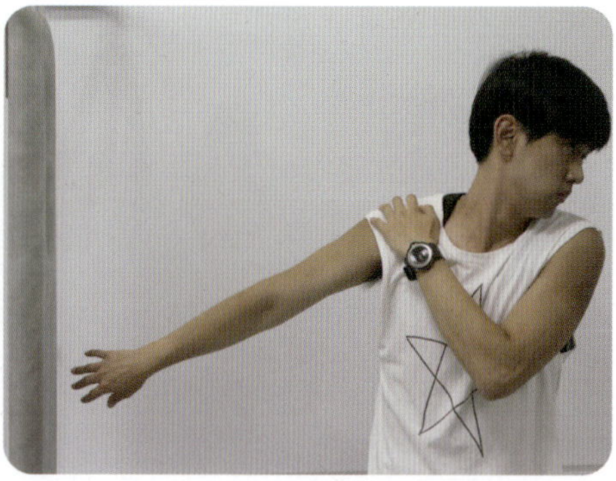

| 그림 6-20 | 몸쪽 가동

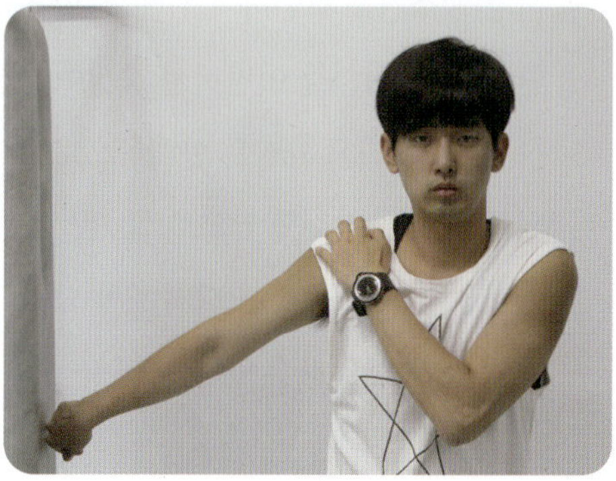

| 그림 6-21 | 먼쪽 가동

(4) 다른 실행

목척추를 중립위치로 안정시킨 상태에서 말초관절 중 한 관절을 아주 조심스럽게 천천히 율동적으로 움직여 신경을 가동시킬 수도 있다.

03 자신경(척골신경;ulna nerve)

1. **척측수근굴근** 자쪽손목굽힘근 Flexor carpi ulnaris
2. **심지굴근** 깊은손가락굽힘근 Flexor digitorum profundus
3. **무지내전근** 엄지모음근 Adductor pollicis
4. **단무지굴근** 짧은엄지굽힘근 Flexor pollicis brevis
5. **장측골간근** 바닥쪽뼈사이근 Palmar interossei
6. **소지외전근** 새끼손가락벌림근 Abductor digiti minimi
7. **소지대립근** 새끼손가락맞섬근 Opponens digiti minimi
8. **소지굴근** 새끼손가락굽힘근 Flexor digiti minimi
9. **배측골간근** 등쪽뼈사이근 Dorsal interossei
10. **제 3,4 충양근** 벌레근 Lumbricals 3, 4

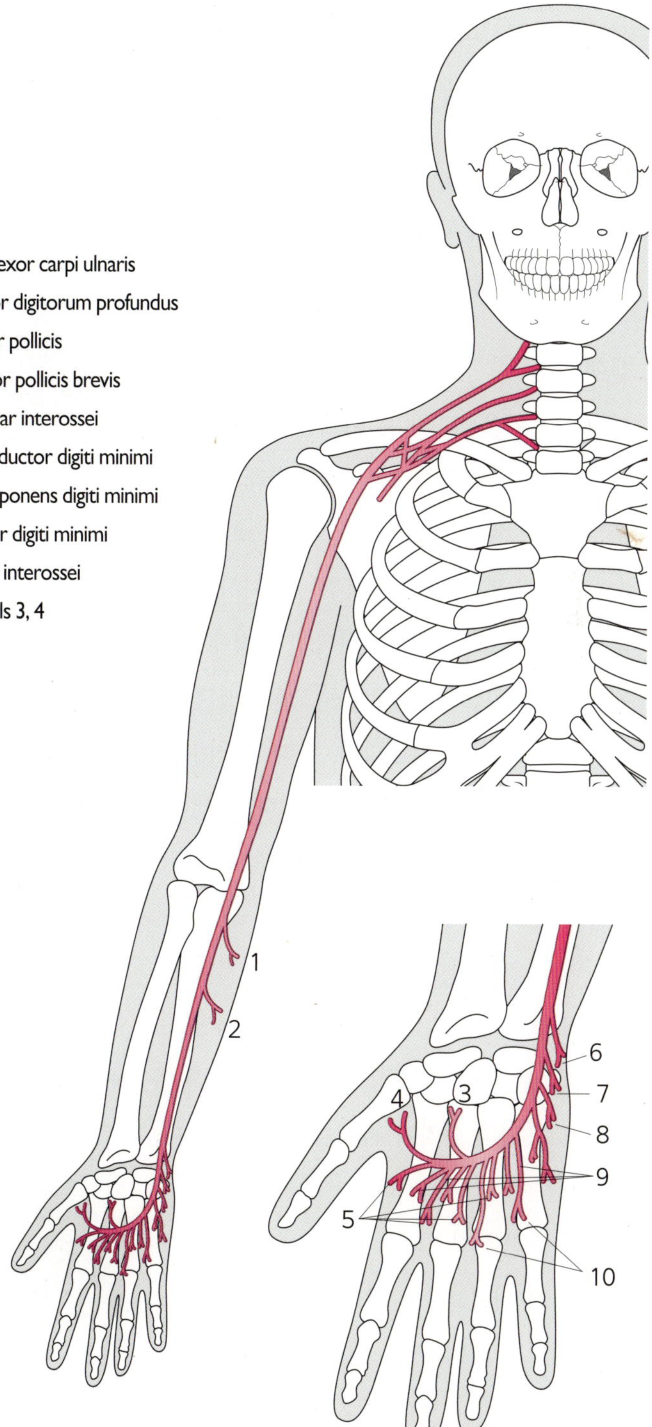

| 그림 6-22 | 자신경

1) 자신경 가동-누운 자세

(1) 목적

자신경의 가동성이 조직과 연관되어 제한되는지 여부를 결정하고, 증상을 국소화 한다.

(2) 시작자세

- 환자는 바로 눕는다.
- 치료사는 검사하고자 하는 팔 쪽에 선다.

(3) 실행

- 팔이음뼈 뒤당김과 내림, 어깨관절은 폄,벌림과 가쪽돌림, 팔꿈치관절 굽힘, 아래팔 뒤침 또는 엎침, 손목관절 손등 굽힘과 노측 굽힘, 손가락관절 폄 그리고 목척추는 검사하는 팔의 반대 방향으로(여기서 나타낸 그림에서는 왼쪽으로) 옆으로 굽히고 돌림으로 자신경과 연계된 말초신경 가지, 줄기, 뿌리 및 척수까지 신경 전체를 최대로 늘릴 수 있다. 실행 순서는 검진 및 치료 목적에 따라 다양하게 적용할 수 있다.
- 만약 환자의 증상이 목척추가 편안위치에 있음에도 불구하고 손의 자측이나 자측에 있는 두 개의 손가락에서 증상이 유발되거나 혹은 증상으로 인해 환자가 자세를 취할 수 없다면, 신경흥분이 의심된다.
- 신경근 소견을 확인하기 위해서, 말초관절 중 한 관절의 위치를 이완시켜 증상이 완화되도록 한다. 그리고 환자는 반대쪽으로 (여기서 나타낸 그림에서는 왼쪽으로) 목척추를 옆으

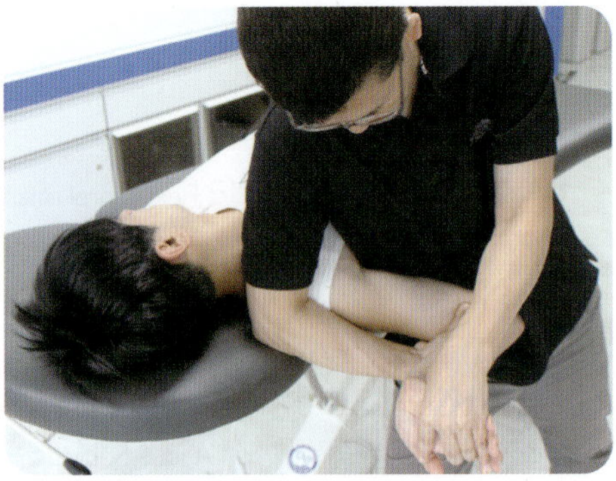

| 그림 6-23 | 실행자세

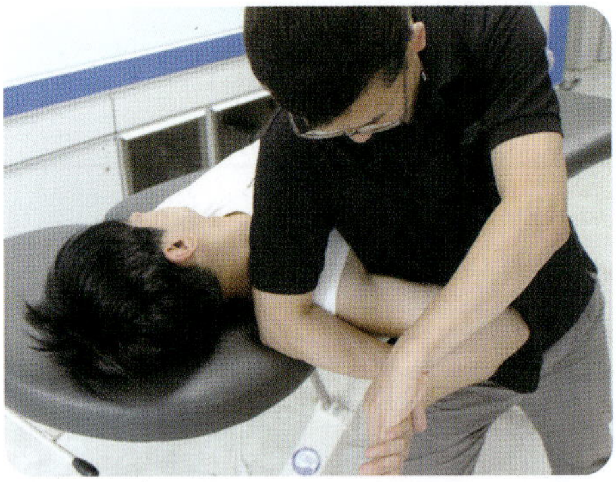

| 그림 6-24 | 몸쪽 가동

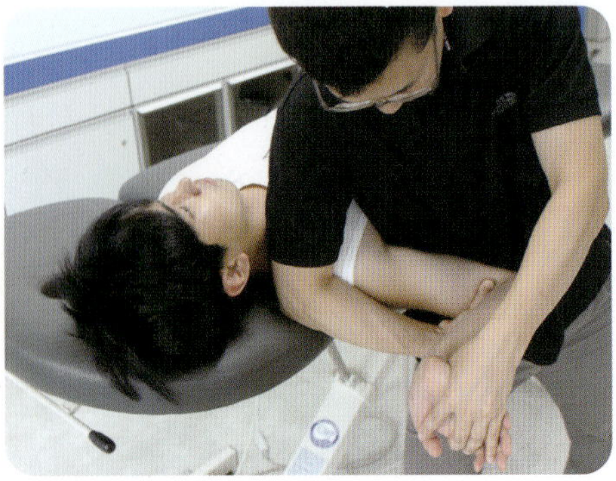

| 그림 6-25 | 먼쪽 가동

로 굽히면서 돌린다. 만약 이것으로 증상을 다시 유발되었다면 신경근 과민으로 볼 수 있다.

2) 자신경 국소 부위 촉진

(1) 국소촉진

만약 신경 흥분이 신경에 존재한다면 국소 압박에 더욱 민감할 것이다. 다음 위치에서 자신경을 촉진해 본다: 신경근 구와 목갈비근 사이, 빗장뼈와 제 1번 갈비뼈의 접합부, 작은가슴근, 팔꿈치관절의 뒤쪽에 있는 자신경 고랑(척골 신경구;ulnar nerve sulcus) 그리고 기용 터널(Guyon'scanal).

(2) 주의

신경 긴장증상유발 검사나 신경 가동성 검사를 하기 전에, 검사하는 동한 움직여지는 모든 관절에 대한 증상과 가동성 평가가 먼저 이루어져야만 한다. 관절 검사 시, 근육이나 신경이 신장되는 위치에 놓이게 되어 검사결과를 영향을 주지 않도록 하여야 한다.

3) 자신경(요골신경;radial nerve) 가동-앉은 자세

(1) 목적

자신경의 가동성이 조직과 연관되어 제한되는지 여부를 결정하고, 증상을 국소화 한다.

(2) 시작자세

- 환자는 의자 또는 치료대에 앉는다.
- 치료사는 환자 뒤에 선다.

(3) 실행

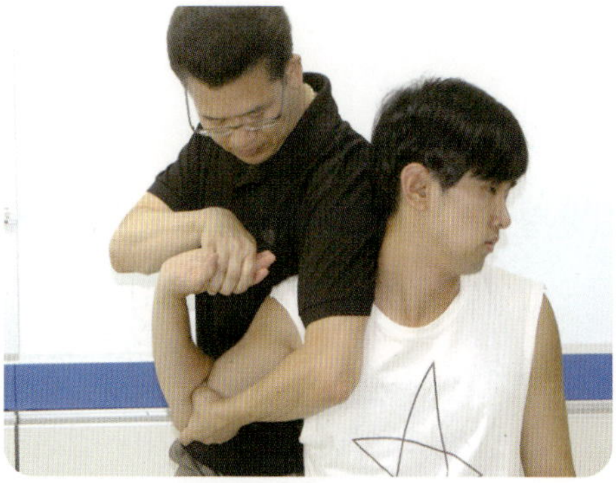

| 그림 6-26 | 실행자세

- 팔이음뼈 뒤당김과 내림, 어깨관절은 폄,벌림과 가쪽돌림, 팔꿈치관절 굽힘, 아래팔 뒤침 또는 엎침, 손목관절 손등쪽 굽힘과 노측 굽힘, 손가락관절 폄 그리고 목척추는 검사하는 팔의 반대 방향으로(여기서 나타낸 그림에서는 왼쪽으로) 옆으로 굽히고 돌림으로 자신경

과 연계된 말초신경 가지, 줄기, 뿌리 및 척수까지 신경 전체를 최대로 늘릴 수 있다. 실행 순서는 검진 및 치료 목적에 따라 다양하게 적용할 수 있다.

- 만약 환자의 증상이 목척추가 편안위치에 있음에도 불구하고 손의 자측이나 자측에 있는 두 개의 손가락에서 증상이 유발되거나 혹은 증상으로 인해 환자가 자세를 취할 수 없다면, 신경흥분이 의심된다.
- 신경근 소견을 확인하기 위해서, 말초관절 중 한 관절의 위치를 이완시켜 증상이 완화되도록 한다. 그리고 환자는 반대쪽으로 (여기서 나타낸 그림에서는 왼쪽으로) 목척추를 옆으로 굽히면서 돌린다. 만약 이것으로 증상을 다시 유발되었다면 신경근 과민으로 볼 수 있다.

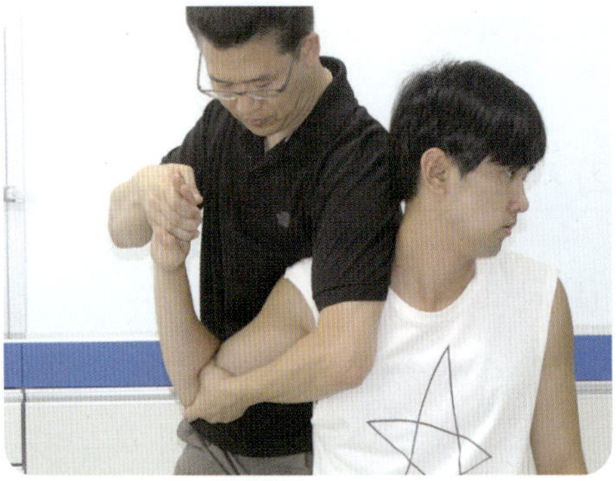

| 그림 6-27 | 몸쪽 가동

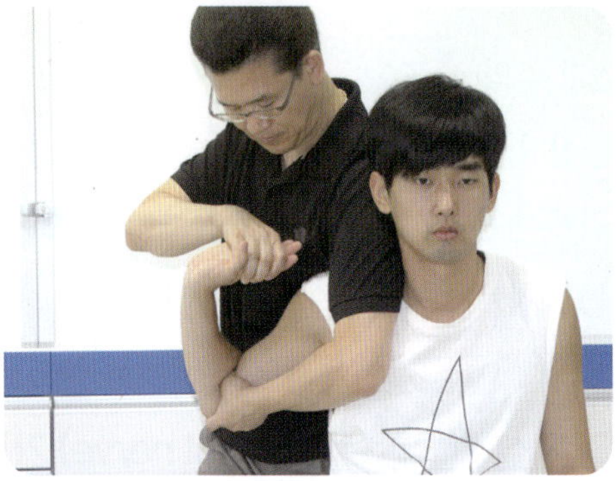

| 그림 6-28 | 먼쪽 가동

4) 자신경-자가 가동

(1) 목적

자신경의 가동

(2) 시작자세

환자 선다.

(3) 실행

- 팔이음뼈를 뒤로 당기고 내린다. 어깨관절을 벌려서 피고, 가쪽으로 돌린다. 팔꿈치관절을 굽힌다. 아래팔을 뒤치거나 엎친다. 손목관절을 손과 노측으로 굽힌다, 손가락관절을

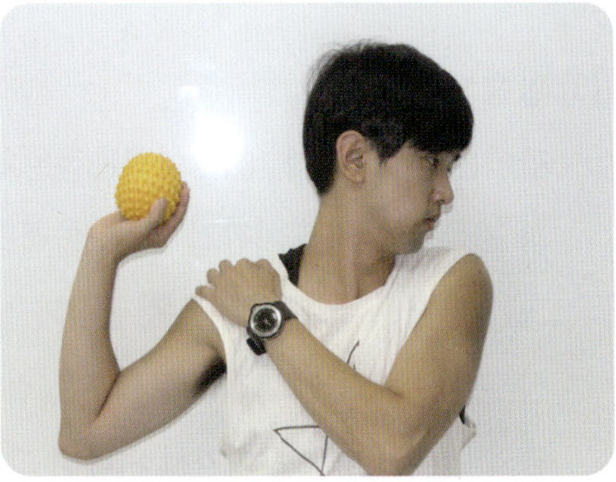

| 그림 6-29 | 실행자세

펀다. 이 자세를 안정시키기 위해 손바닥위에 가벼운 물체를 올려놓는다.

어깨 위에 반대쪽 손을 얹어 팔이음뼈를 안정시키고 뒤당김과 내림을 보조하고, 머리를 반대쪽으로 돌려 유지한다.

- 손목을 중립위치로 안정시키고 나머지 팔 자세는 그대로 유지한다. 머리도 중립위치로 돌아온다.
- 아주 조심스럽게 천천히 목척추 반대쪽 옆으로 굽히면서 돌린다.
- 다시 조심스럽게 천천히 편안위치로 되돌아온다.
- 이 동작을 천천히 율동적으로 반복한다.

(4) 다른 실행

목척추를 중립위치로 안정시킨 상태에서 말초관절 중 한 관절을 아주 조심스럽게 천천히 율동적으로 움직여 신경을 가동시킬 수도 있다.

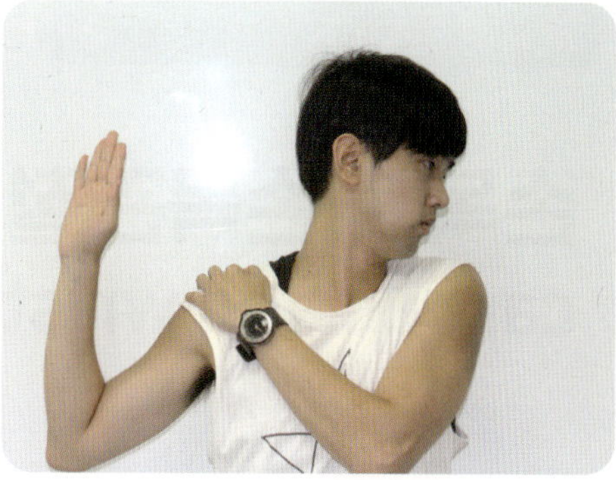

| 그림 6-30 | 몸쪽 가동

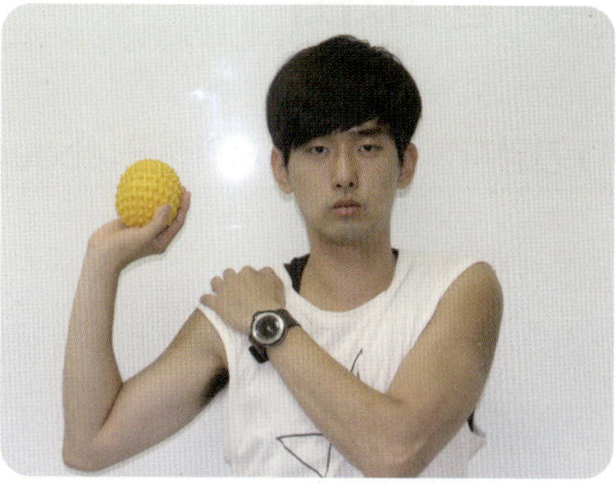

| 그림 6-31 | 먼쪽 가동

물·렁·조·직·가·동·술

제 07 장

손목과 손목관절
carpus and wrist joint

01 횡 마사지

1) 긴엄지벌림근(장무지외전근;abductor pollicis longus)

(1) 시작 자세

환자 자세: 치료대를 마주보고 의자에 앉는다.

치료사 자세: 환자 옆에 앉아 치료사의 고정하는 팔 아래팔 위에 환자의 아래팔을 교차시키고, 엎침 시켜 안정시킨다.

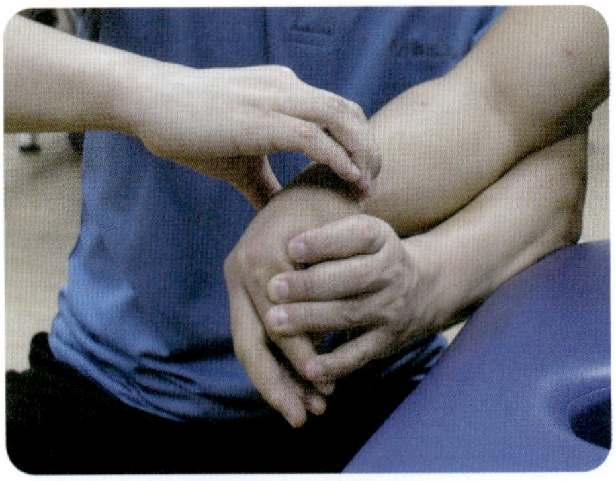

| 그림 7-1 | 시작자세

(2) 고정

치료사 고정하는 손으로 환자 손의 손목관절을 손바닥쪽 손목굽힘과 노쪽손목 굽힘을 시키고, 엄지를 맞섬위치로 하여 고정한다.

(3) 실행

치료사 실행하는 손의 집게손가락으로 대상 힘줄을 촉진하고 그 위에 가운데 손가락을 얹어 보조한 후 엄지를 축으로 해서 피부가 허락하는 범위까지 당기는 방향으로만 율동적으로 횡 마사지를 시행한다.

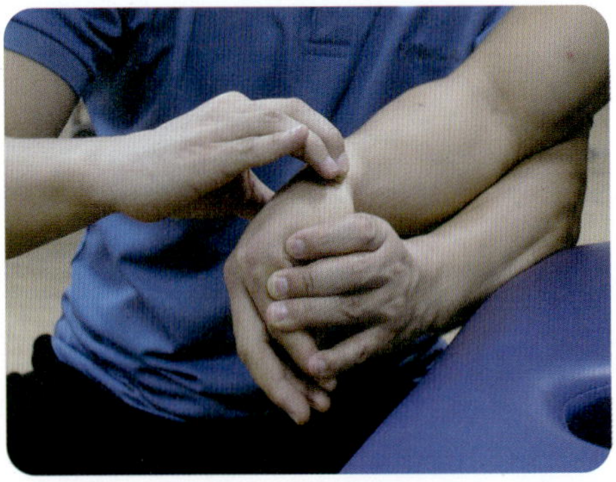

| 그림 7-2 | 실행자세

02 수축성 구조 신장

기시이는곳
척골 자뼈 **과 요골** 노뼈 **의 후면** 뒷면 **, 골간막** 뼈사이막
Posterior radius, ulna and interosseous membrane

정지닿는곳
제 1 중수골 손허리뼈 **저부**
Base of 1st metacarpal

작용
무지 수근중수관절 엄지손가락 손목손허리관절 **외전**
Abduction of thumb CM joint

신경지배
요골신경 노신경
Radial nerve(C6,7)

촉지
건 힘줄 **은 제 1 중수골** 손허리뼈 **의 바닥면에 있는 요측** 노측 **수근관절** 손목관절 **에서 만져 볼 수 있다.**

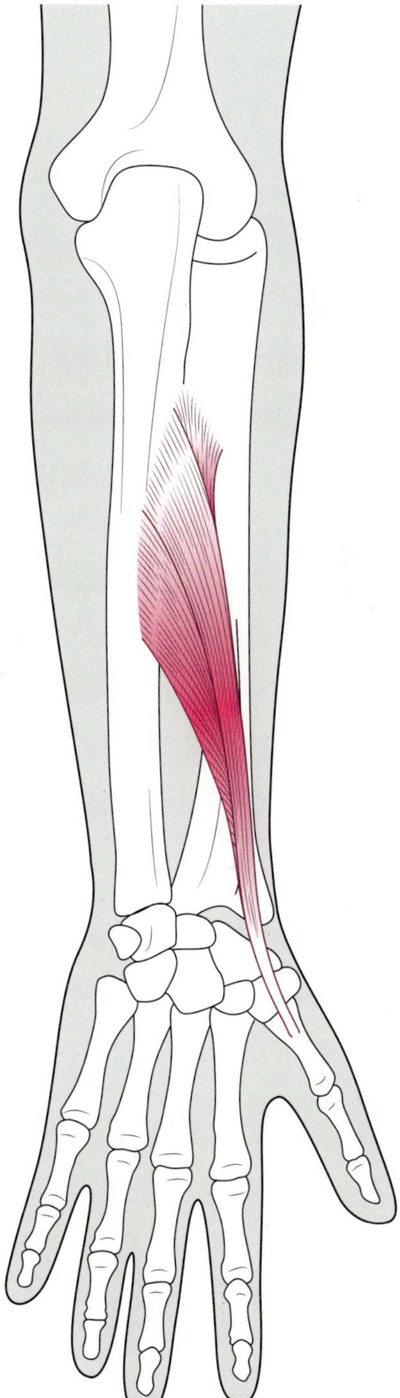

이 근육의 작용은 **요측** 노측으로 무지 엄지손가락 Thumb를 외전 벌림하는 것이다. 이 작용이 지속되면 손목을 외전 벌림 Abduction과 굴곡 굽힘 Flexion 시킬 수 있다.

| 그림 7-3 | 긴엄지벌림근

1) 긴엄지벌림근(장무지외전근;abductor pollicis longus)

(1) 대상근 특성

이는곳: 자뼈(ulnar), 노뼈(radius)의 뒤쪽, 아래팔(forearm)의 뼈사이막

닿는곳: 첫 번째 손허리뼈 바닥

주작용: 엄지의 벌림, 폄, 손목관절에서 노쪽 및 손바닥쪽 굽힘, 아래팔의 뒤침.

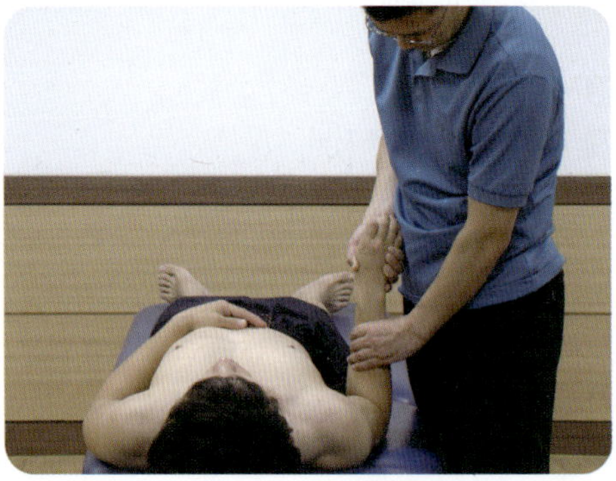

| 그림 7-4 | 시작자세

(2) 시작자세

환자자세: 바로누운자세에서 위팔(upper arm)을 치료대에 편하게 놓는다. 팔꿈치관절을 90° 굽힌다. 아래팔은 완전히 엎친다. 손목관절은 중립위치로 한다.

치료사 자세: 환자를 향해 실행측에 선다. 고정하는 손은 환자의 아래팔을 손목 바로 위에서 안정시킨다. 실행하는 손의 엄지두덩을 환자의 첫 번째 손허리뼈에 손등쪽에서 대고, 손가락으로 환자 손의 손바닥쪽에서 자쪽을 향해 잡는다.

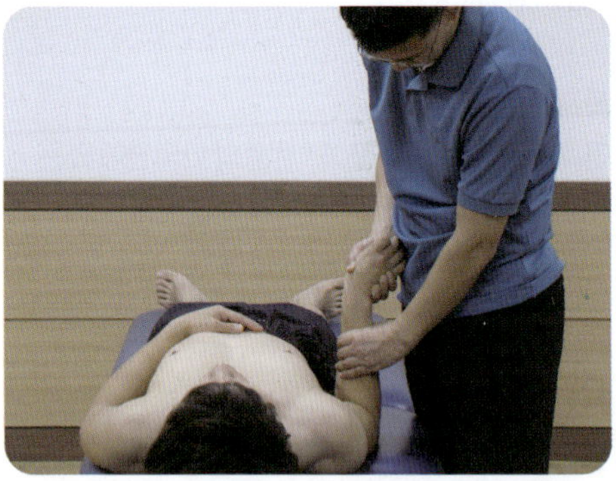

| 그림 7-5 | 실행자세

(3) 정적수축

치료사는 손잡기를 그대로 유지한 채, 실행하는 손으로 신장시키려는 방향으로 저항을 가하고 환자는 이 저항에 대항하여 정적인 수축을 5초간 유지한 후, 이완한다.

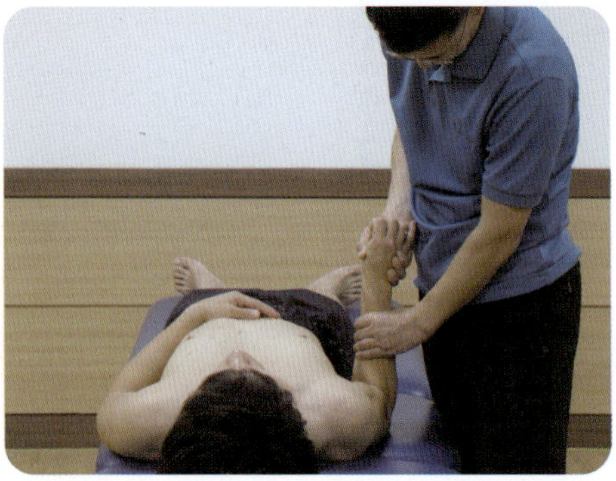

| 그림 7-6 | 대항근 자극

(4) 실행

이런 상태에서 치료사는 환자의 손목관절을 서서히 그리고 최대한 자쪽으로 굽힌다.

(5) 대항근 자극

치료사는 이 손잡기 자세를 그대로 유지한 채, 환자에게 신장시키는 방향으로 더 움직이라고 하고, 이 동작에 저항을 가해 환자의 대항근을 자극한다.

주의) 이 기법에서 긴엄지벌림근이 최대한으로 신장되게하기 위해서 치료사는 동시에 환자의 손목관절을 완전히 손등쪽으로 굽힐 수도 있다.

2) 긴엄지폄근(장무지신근;extensor pollicis longus)

(1) 대상근 특성

이는곳: 자뼈 뒤쪽, 아래팔뼈 사이막

닿는곳: 엄지 끝마디 손가락뼈의 바닥

주작용: 엄지의 폄, 아래팔의 뒤침, 손목관절에서 손등쪽 및 노쪽 굽힘.

(2) 시작자세

환자자세: 치료대에 바로누운자세에서 위팔을 치료대에 편하게 놓는다. 팔꿈치관절을 90° 굽힌다. 아래팔은 완전히 엎친다. 손목관절은 중립위에 두고 엄지를 완전히 굽힘 및 대립시킨다.

치료사 자세: 환자의 마주보고 실행측에 선다. 고정하는 손은 환자의 아래팔을 자쪽에서 안정시킨다. 실행하는 손으로는 환자의 엄지를 잡고 손바닥쪽으로 완전 굽힘과 대립시킨 상태로 안정시킨다.

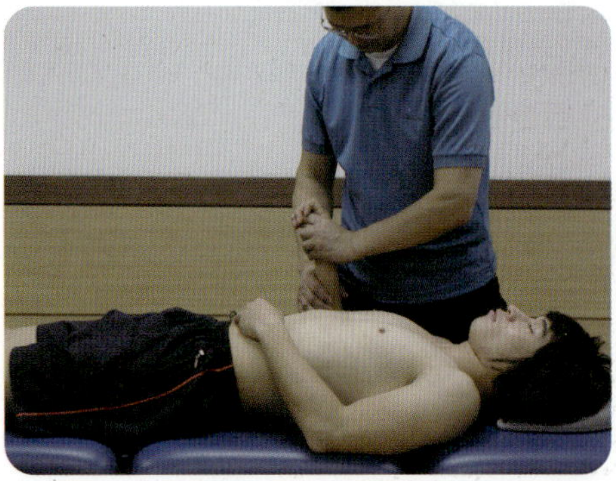

| 그림 7-7 | 시작자세

(3) 정적수축

치료사는 손잡기를 그대로 유지한 채, 실행하는 손으로 신장시키려는 방향으로 저항을 가하고 환자는 이 저항에 대항하여 정적인 수축을 5초간 유지한 후, 이완한다.

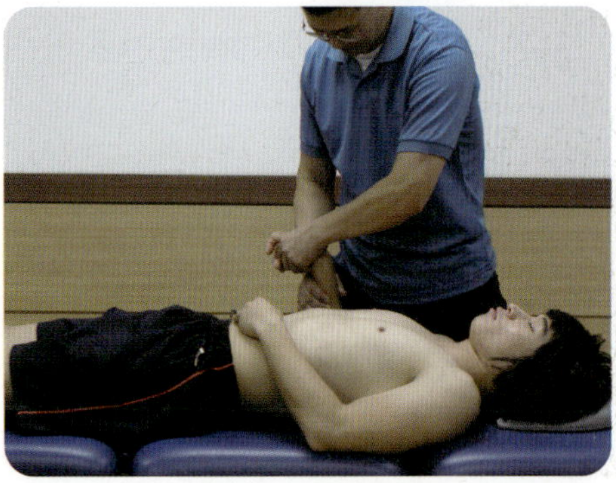

| 그림 7-8 | 실행자세

기시이는곳

척골 자뼈 **후면과 골간막** 뼈사이막

Posterior ulna interosseous membrane

정지닿는곳

무지 원위지절골 저부 엄지손가락 먼쪽손가락뼈 바닥

Base of distal phalanx of thumb

작용

무지 지절간관절 신전 엄지손가락 손가락뼈사이관절 폄

Extension of thumb at IP joint

신경지배

요골신경 노신경

Radial nerve(C6,7,8)

촉지

해부학적 코담배갑의 척골측과
기절골 배면 첫마디뼈 등쪽면**에서 만져 볼 수 있다.**

이 근육은 해부학적 코담배갑의 내연 안쪽모서리 Medial border을 이룬다.

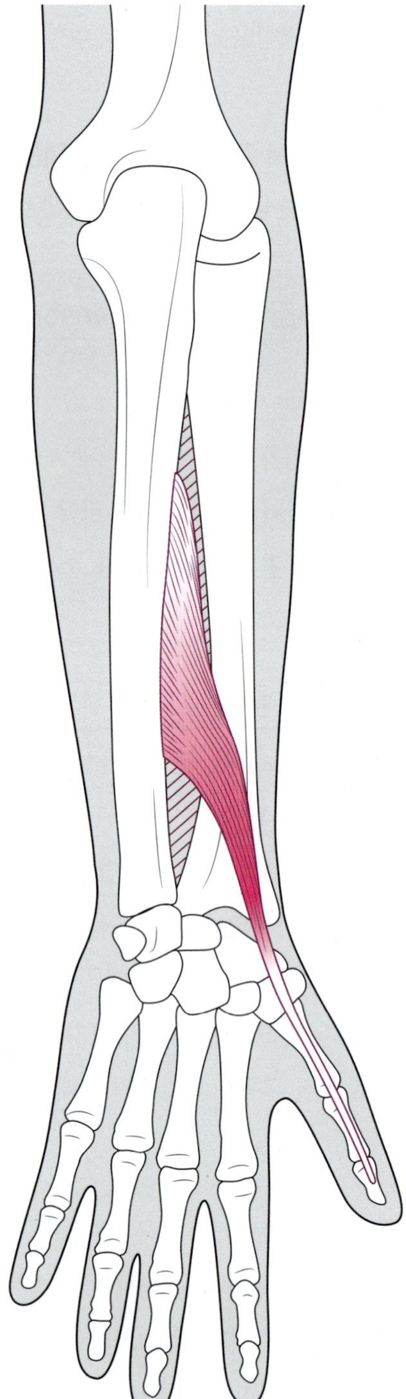

| 그림 7-10 | 긴엄지폄근

(4) 실행

이런 상태에서 치료사는 환자의 손목관절을 서서히 그리고 완전히 손바닥쪽과 자쪽으로 굽히면서 동시에 아래팔을 뒤친다.

(5) 대항근 자극

치료사는 이 손잡기 자세를 그대로 유지한 채, 환자에게 신장시키는 방향으로 더 움직이라고 하고, 이 동작에 저항을 가해 환자의 대항근을 자극한다.

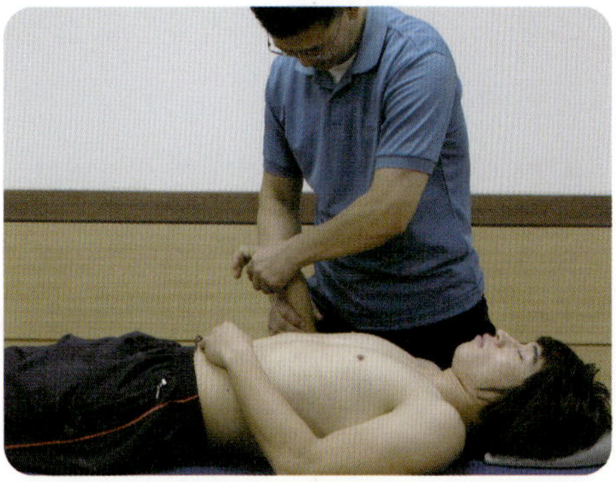
| 그림 7-9 | 대항근 자극

주의) 이 기법으로 짧은엄지폄근(단무지신전근;abductor pollics brevis)도 신장된다.

3) 긴/짧은엄지 폄근, 긴엄지벌림근(장무지외전근;abductor pollicis longus) –자가 신장

(1) 시작자세

실행측 팔꿈치관절을 같은쪽 넙다리위에 올려놓고 조금 앞으로 숙여 앉는다. 손목관절을 펴고 실행측 아래팔을 최대한 엎치고, 엄지의 모든 관절을 굽힘과 대립위치에 놓는다. 실행 반대쪽 손으로 손바닥을 맞대어, 엄지를 손등 쪽에서 잡고 실행측 손 엄지를 이자세로 고정시킨다.

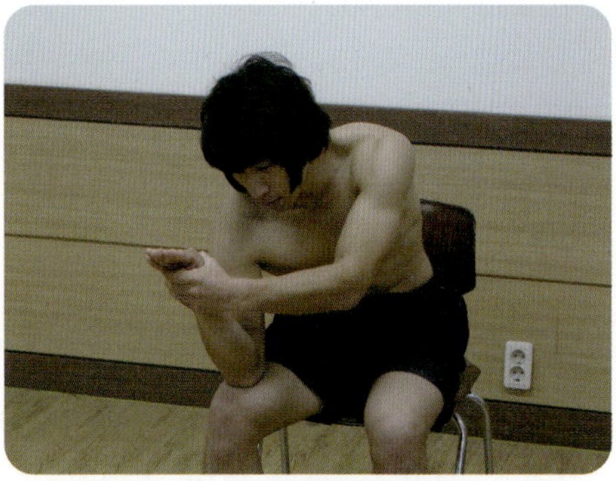
| 그림 7-11 | 시작자세

(2) 신장

a. 실행 반대쪽 손으로 실행측 손목을 손바닥쪽과 자뼈쪽으로 굽혀, 실행측 손의 엄지, 손목관절 그리고 위로 아래팔까지 신장이 느껴지도록 한다.
b. 엄지를 펴는 것처럼 이 근육들을 긴장시킨다. 실행 반대쪽 손으로 저항하며 5초간 유지한다.

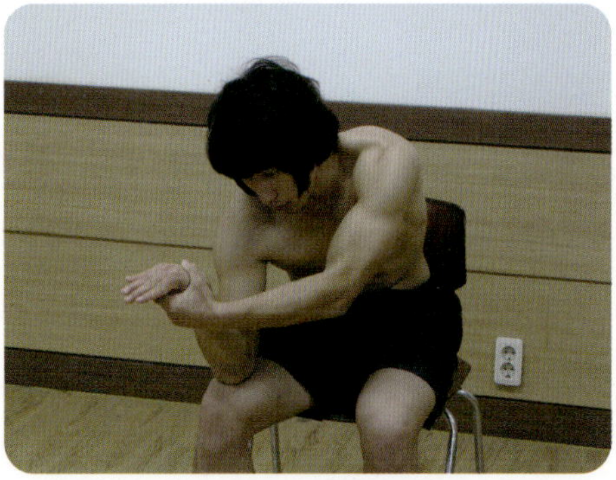
| 그림 7-12 | 실행자세

c. 긴장을 풀고 실행 반대쪽 손으로 실행측 손목을 최대한 구부린다.

d. 더 이상 신장할 수 없다고 생각되고, 근육이 뻣뻣하다고 느껴질 때까지 반복한다.

이 마지막 상태에서 신장력을 15초~1분 또는 필요하다면 그 이상 유지한다.

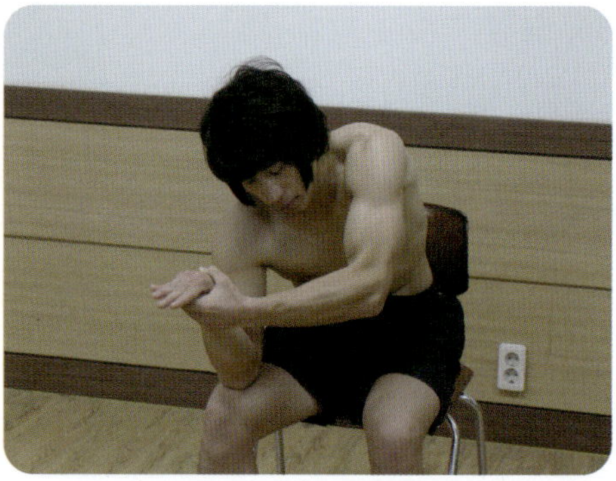

| 그림 7-13 | 대항근 자극

(3) 자극

a. 손잡기를 유지한다.

b. 실행측 손 엄지와 손목관절을 손바닥쪽과 자쪽으로 구부린다.

c. 실행 반대쪽 손으로 이 운동에 저항한다.

d. 이 자세로 몇 초간 지속한다.

(4) 지도사항

아래팔을 엎침으로 돌리지 않는다. 엄지 손가락뼈사이관절들을 굽히지 않는다. 손목관절을 충분히 굽히지 않는다.

4) 얕은 손가락굽힘근(천지굴근;flexor digitorum superficialis)

(1) 대상근 특성

이는곳: 위팔뼈 온굽힘근힘줄, 노뼈 및 자뼈

닿는곳: II~V 중간마디손가락뼈 손바닥쪽

주작용: 몸쪽손가락뼈사이관절 굽힘, 손목관절 손바닥쪽 굽힘, 팔꿈치관절에서 굽힘.

(2) 시작자세

환자자세: 치료대에 바로누운자세에서 실행측 팔을 벌리고 완전히 가쪽으로 돌린다. 팔꿈치관절을 굽히고, 아래팔은 완전하게 뒤친다. 손목관절은 완전하게 손등쪽으로 굽힌다. 손가락은 손허리

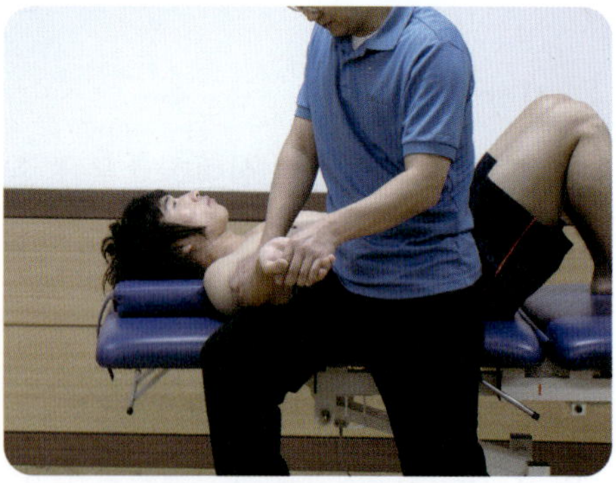

| 그림 7-15 | 시작자세

기시이는곳

상완골 내측상과 위팔뼈 안쪽위관절융기
Medial epicondyle of humerus

척골 오훼돌기 자뼈 부리돌기 Coronoid process of ulna

요골 노뼈 **의 사선** Oblique line of radius

정지닿는곳

제 2-5 지 중위지절골체 가운데손가락뼈 몸통 **측면**
Sides of shafts of middle phalanges of 4 fingers

작용

제 2-5 지 근위지절간관절 굴곡 몸쪽손가락뼈사이관절 굽힘
Flexion of 4 fingers at PIP joint

신경지배

정중신경 Median nerve(C7,8,T1)

촉지

건 힘줄 **은 손목 전면의 척측수근굴근** 자쪽손목굽힘근 Flexor carpi ulnaris **과 장장근** 긴손바닥근 Palmaris longus **사이에서 만져 볼 수 있다.**

이 근육의 기시부 이는곳 Origin 바로 밑에는 정중신경Median nerve과 척골동맥 자동맥 Ulnar artery이 지나간다. 손목에서 3,4 손가락으로의 천지굴근건 얕은손가락굽힘근힘줄 Flexor digitorum superficialis이 2,5 손가락 쪽의 굴곡근건 굽힘근힘줄 보다 앞에 놓인다.
각각 4개의 천지굴곡근건은 기절골 첫마디뼈 Proximal phalanx에서 갈라져 말절골 끝마디뼈 Distal phalanx에 부착하는 심지굴곡근건 깊은손가락굽힘근 Flexor digitorum profundus이 지나갈 수 있는 구조를 가지고 있다.

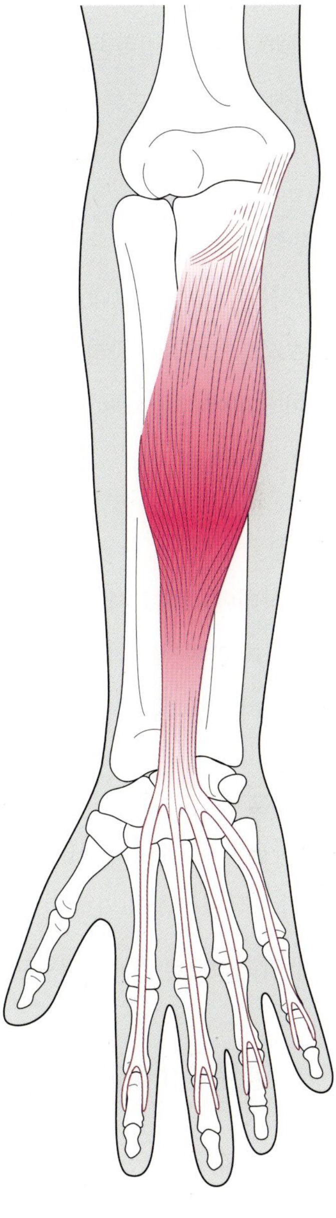

| 그림 7-14 | 얕은 손가락굽힘근

손가락관절과 몸쪽손가락뼈사이관절이 완전하게 펴지도록 한다.

치료사 자세: 환자의 실행측 몸통부위에 환자를 마주보고 앉는다. 치료사의 고정하는 손은 팔꿈치관절 바로 위에서 환자의 위팔 앞면을 안정시키고, 실행하는 손은 먼쪽손가락뼈사이관절(DIP)이 자유롭게 굽힐 수 있도록 손바닥과 손가락을 잡는다.

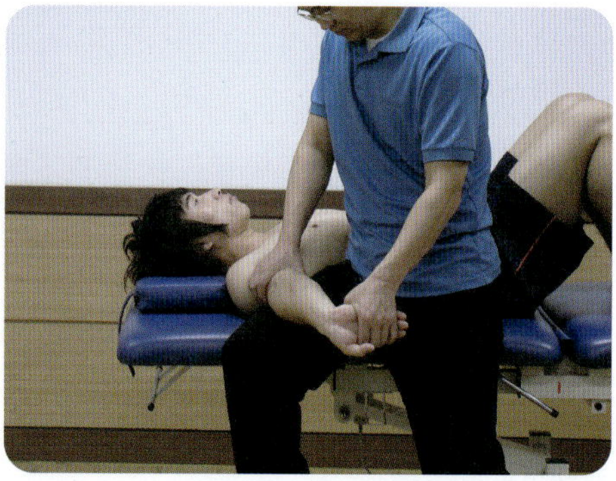

| 그림 7-16 | 실행자세

(3) 정적수축

치료사는 손잡기를 그대로 유지한 채, 실행하는 손으로 신장시키려는 방향으로 저항을 가하고 환자는 이 저항에 대항하여 정적인 수축을 5초간 유지한 후, 이완한다.

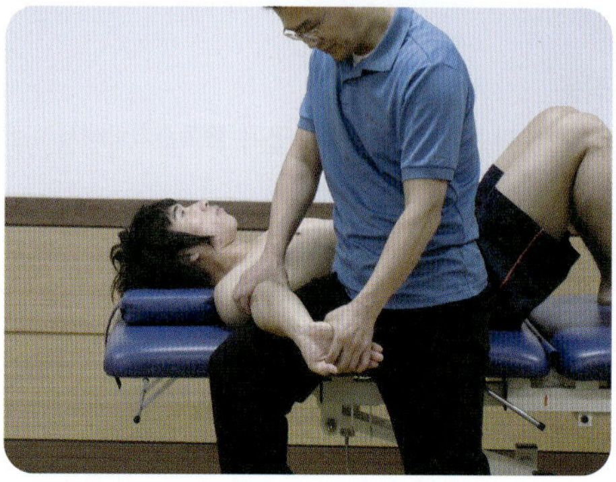

| 그림 7-17 | 대항근 자극

(4) 실행

이런 상태에서 치료사는 환자의 팔꿈치관절을 서서히 그리고 완전히 펴고 동시에 아래팔을 엄지쪽으로 돌려 뒤친다.

(5) 대항근 자극

치료사는 이 손잡기 자세를 그대로 유지한 채, 환자에게 신장시키는 방향으로 더 움직이라고 하고, 이 동작에 저항을 가해 환자의 대항근을 자극한다.

주의) 이 기법으로 긴 손바닥근도 신장된다.

5) 얕은/깊은 손바닥굽힘근, 긴손바닥근(장장근;palmaris longus)–자가 신장

(1) 시작자세

책상이나 치료대를 마주보고 서서, 몸을 약간 앞으로 기울여 실행측 팔꿈치관절을 펴고, 손가락이 몸통쪽을 향하도록 해서 탁자 위에 놓고 아래팔을 최대한 뒤친다.

(2) 실시

a. 실행측 팔꿈치관절을 펴고 몸을 뒤로 기울여 아래팔과 팔꿈치관절 앞쪽에 신장감이 느껴지도록 한다.

b. 손가락으로 주먹을 쥐는 것처럼 해서 손가락 굽힘근들을 수축시킨다. 이 상태를 5초 동안 유지한다.

c. 수축된 근육을 이완하고 몸을 뒤로 젖혀 손목관절이 최대한 손등쪽굽힘이 일어나도록 한다.

d. 더 이상 신장할 수 없다고 생각되고, 근육이 뻣뻣하다고 느껴질 때까지 반복한다.

e. 이 마지막 상태에서 신장력을 15초~1분 또는 필요하다면 그 이상 유지한다.

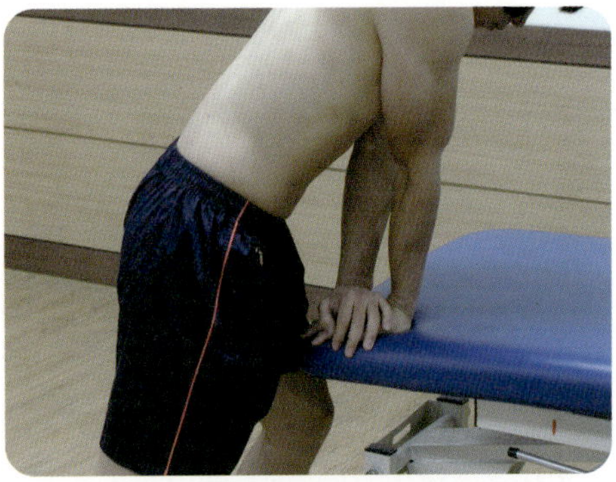

| 그림 7-18 | 시작자세

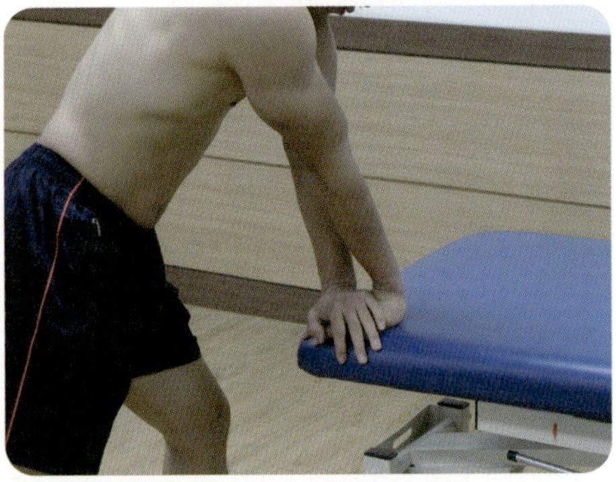

| 그림 7-19 | 실행자세

(3) 자극

손을 떼고 똑바로 선다.

손가락을 펴고 실행측 손목관절을 최대한으로 손등쪽으로 굽힌다.

실행 반대쪽 손을 실행측 손의 손등과 손가락 위에 대고 이 손등쪽 굽힘에 저항한다.

몇 초간 이 자세를 유지한다.

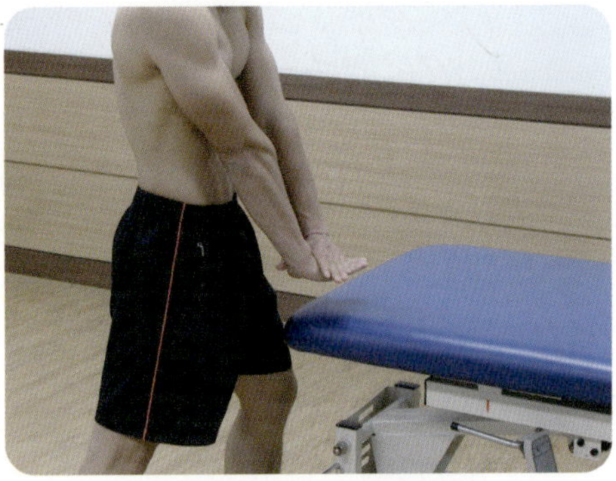

| 그림 7-20 | 대항근 자극

(4) 지도사항

몸을 충분히 뒤로 젖히지 않는다. 팔꿈치를 구부린다. 팔을 가쪽으로 돌리지 않는다. 실행 반대쪽 손이 실행측 손을 놓아버린다.

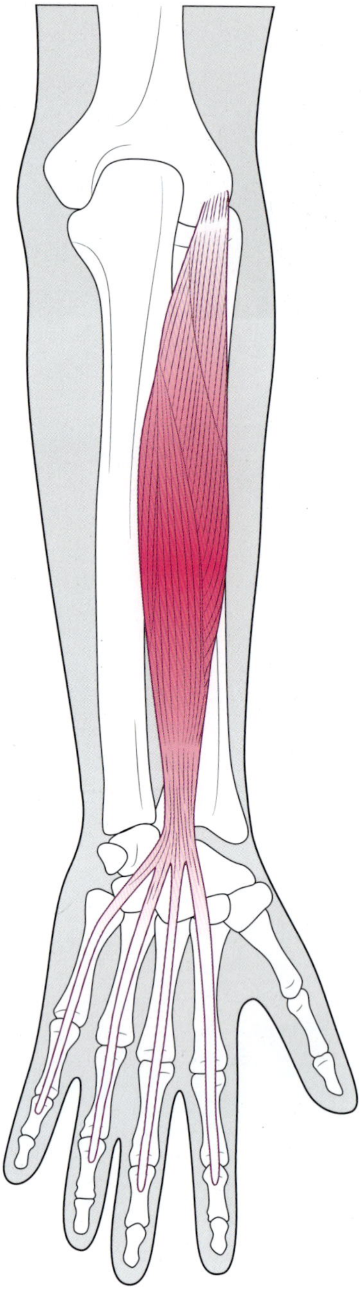

| 그림 7-21 | 손가락폄근

기시이는곳

상완골 외측상과 가쪽위관절융기 **총지신근건** 온손가락폄근힘줄

Lateral epicondyle of humerus(common extensor tendon)

정지닿는곳

중위지절골 가운데손가락뼈 **저부 배면** 바닥 등쪽면

Base of middle phalanges of 4 fingers(dorsal surface)

제 2-4 손가락의 신근건막

Extensor expansion of 4 fingers

작용

2-4 손가락 중수지절관절 손허리손가락관절 **신전** 폄

Extension of MP joints of 4 fingers

신경지배

요골신경 노신경

Radial nerve(C6,7,8)

촉지

손목 신전근복 폄근복 Wrist extensor muscle bellies **의 외측 원위부** 가쪽먼쪽 Distal and lateral **와 전완 배면** 아래팔 등쪽면 Dorsal forearm **의 중간에서 만져 볼 수 있으며 건은 손등에서 만져 볼 수 있다.**

지신근 손가락폄근은 손등에 이르러서는 두드러지게 나타나는 4개의 건 힘줄 Tendon으로 갈라진다. 각 건들은 납작해진 지절골 손가락뼈 Phalanges 바닥쪽에 부착하는데 각 손가락의 신근건막으로 들어가서 퍼진다. 이 근육 그 자체로서는 원위지절을 신전할 수 없다. 지절간관절 손가락뼈사이관절 IP joint의 신전은 골간근 뼈사이근 Interosseous과 충양근 벌레근 Lumbricals에 의한 것이다(골간근, 충양근 참조).

6) 손가락폄금(지신근;extensor digitorum)

(1) 대상근 특성

이는곳: 위팔뼈 온굽힘근힘줄

닿는곳: 중간마디손가락뼈, 끝마디손가락뼈 바닥

주작용: 손가락뼈사이관절 폄, 아래팔 뒤침, 손목관절 손등쪽 굽힘, 팔꿈치관절 굽힘,

(2) 시작자세

환자자세: 환자는 바로누운자세에서 실행측 어깨관절을 약 90° 굽히고 완전하게 안쪽으로 돌린다. 팔꿈치관절을 굽히고 아래팔은 완전히 엎침시킨다. 손목관절을 완전히 손바닥쪽으로 굽히고 손가락 모든 관절을 완전하게 굽힌다.

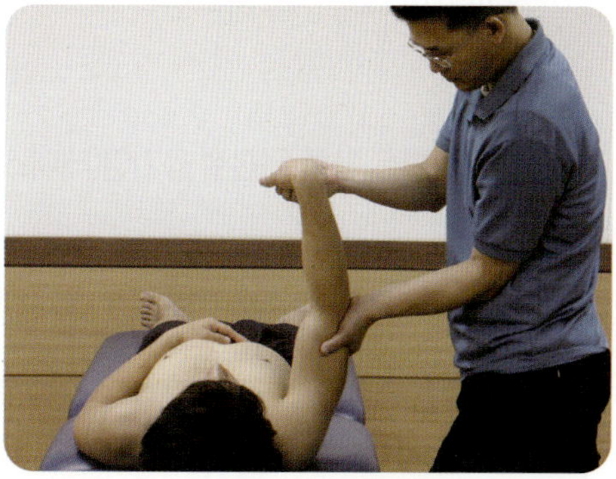

| 그림 7-22 | 시작자세

치료사 자세: 치료사는 환자의 실행측을 마주보고 선다. 고정하는 손은 환자 팔꿈치관절 바로 위에서 위팔을 손등쪽에서 안정시킨다. 실행하는 손을 환자의 모든 손가락의 완전한 굽힘이 유지되도록 손가락을 손등쪽에서 잡는다. 환자의 손목관절을 완전히 손바닥쪽으로 굽히고 아래팔을 완전히 엎친 상태로 안정시킨다.

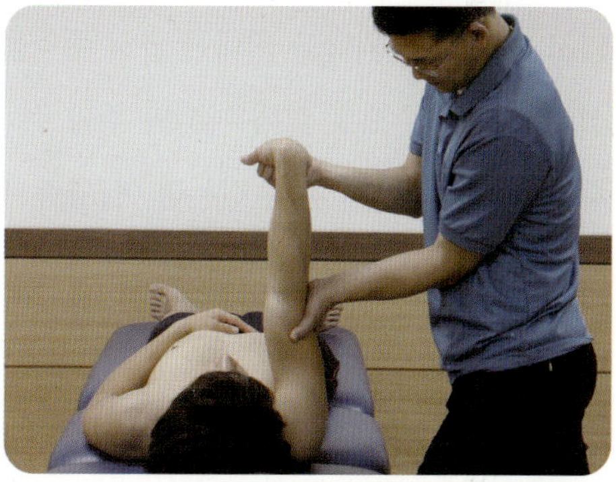

| 그림 7-23 | 실행자세

(3) 정적수축

치료사는 손잡기를 그대로 유지한 채, 실행측 손으로 신장시키려는 방향으로 저항을 가하고 환자는 이 저항에 대항하여 정적인 수축을 5초간 유지한 후, 이완한다.

(4) 실행

이런 상태에서 치료사는 환자의 팔꿈치관절을

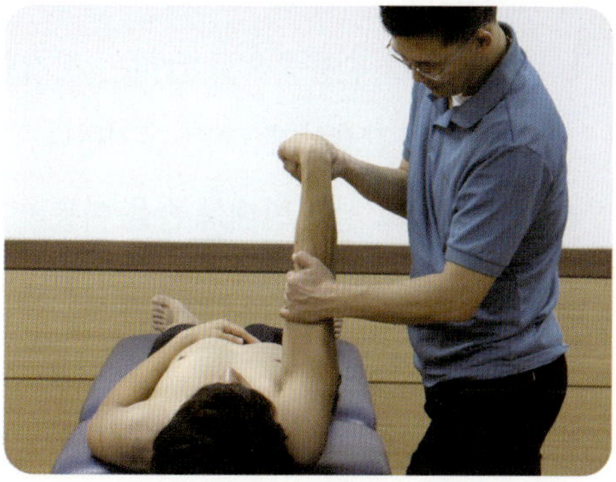

| 그림 7-24 | 대항근 자극

서서히 그리고 완전히 펴고 동시에 아래팔을 자쪽으로 끌어당긴다.

(5) 대항근 자극

치료사는 실행측 손 손잡기를 그대로 유지하고, 고정하는 손을 환자의 팔꿈치 안쪽 앞쪽으로 옮긴다. 그런 다음 치료사는 환자에게 신장시키는 방향으로 더 움직이라고 하고, 이 동작에 저항을 가해 환자의 대항근을 자극한다.

특징: 이 기법은 가쪽 위관절 융기염(테니스 팔굽) 치료에 특히 효과가 있다.

7) 손가락폄근, 집게손가락폄근(시지신근;extensor indicis), 새끼폄근(소지신근;extensor digiti minimi)–자가 신장

(1) 시작자세

앉거나 선다. 실행측 팔을 최대한 안쪽으로 돌리고, 실행측 손가락을 최대한 굽혀 주먹을 쥐고. 실행 반대쪽 손으로 실행측 손의 주먹 쥔 손가락 주위를 자뼈쪽에서 감싸 잡는다. 실행측 손 팔꿈치관절을 편다.

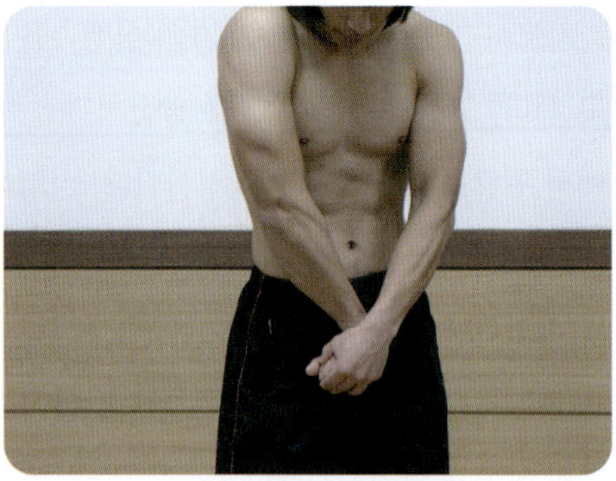

| 그림 7-25 | 시작자세

(2) 실행

a. 실행측 손 손목관절을 손바닥쪽으로 굽혀 아래팔의 손등쪽과 팔꿈치관절 가쪽에서 신장감이 느껴지도록 한다.
b. 손목관절을 손등쪽으로 굽히는 것처럼 해서 이 근육을 긴장시켜 5초간 유지한다.
c. 긴장을 풀고 실행 반대쪽 손을 이용하여 실행측 손목관절을 가능한 범위까지 최대한 손바닥쪽으로 굽힌다.
d. 더 이상 신장할 수 없다고 생각되고, 근육이 뻣뻣하다고 느껴질 때까지 반복한다.

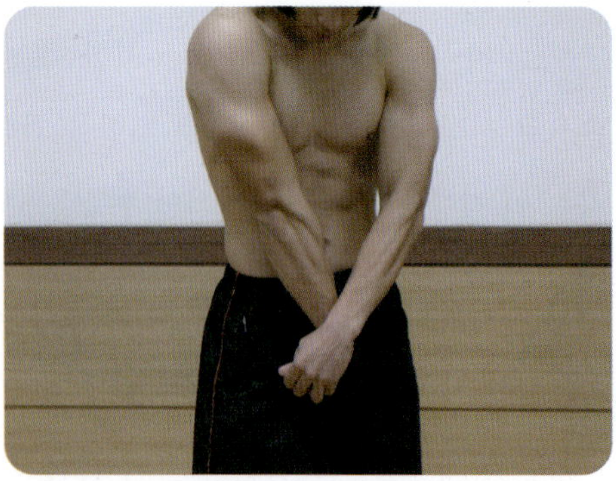

| 그림 7-26 | 실행자세

e. 이 마지막 상태에서 신장력을 15초~1분 또는 필요하다면 그 이상 유지한다.

(3) 자극

손잡기를 유지하지만, 실행 반대쪽 손으로 잡아당기지 않는다.

팔꿈치를 펴고 실행측 손의 손목관절을 한계 것 손바닥쪽으로 구부리고 실행 반대쪽 손으로 구부리는 것에 저항하며, 이 자세를 몇 초간 유지한다.

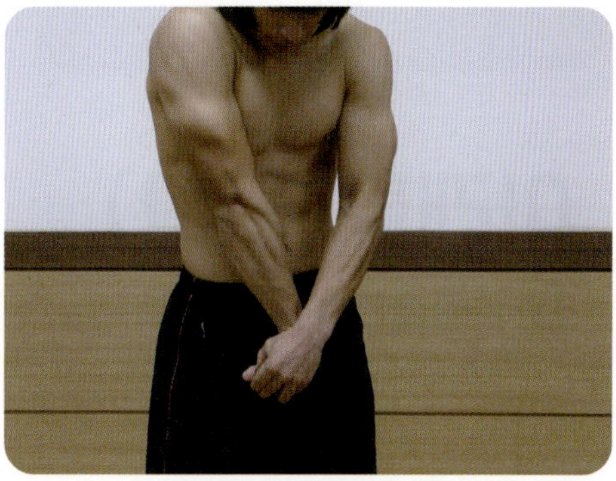

| 그림 7-27 | 대항근 자극

주의) 이 손잡기를 위해 팔을 교차시키기가 힘들 경우에는, 팔을 몸의 앞쪽에서 거의 똑바로 펴고 팔 길이에서 손뼉을 치는 것처럼 손바닥을 마주하고 이 운동을 실시한다. 실행측 손 주먹을 쥐고 실행 반대쪽 손으로 이를 감싸 잡고 끌어 당겨 신장시킨다. 이 운동은 아래팔, 손과 손가락 통증이나 경련을 막아준다

물·렁·조·직·가·동·술

제 08 장

아래팔(전완) forearm

01 횡 마사지

1) 손목관절 손바닥쪽 굽힘근들(wrist flexors)

(1) 시작 자세

환자 자세: 치료대 옆에서 어깨관절을 적당히 벌리고 아래팔 뒤침상태로 팔꿈치관절을 굽혀, 팔꿈치가 치료대에 지지되도록 하여 앉는다.

치료사 자세: 환자 뒤쪽 옆에 선다.

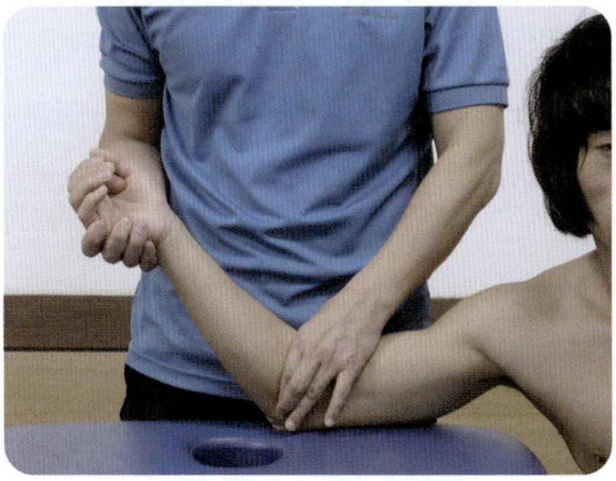

| 그림 8-1 | 시작자세

(2) 고정

치료사의 고정하는 손은 환자 손목관절을 약간 손등쪽 굽힘 상태를 유지하여 안정시킨다.

(3) 실행

치료사 실행하는 손의 집게손가락로 대상 근들을 촉진하고 그 위에 가운데손가락를 얹어 보조한 후 엄지를 축으로 해서 피부가 허락하는 범위까지 당기는 방향으로만 율동적으로 횡 마사지를 시행한다.

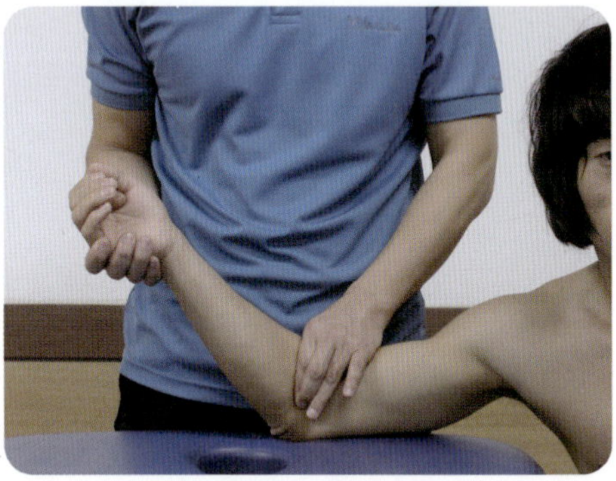

| 그림 8-2 | 실행자세

적용부위

- 근육의 이는 곳
- 힘줄부
- 근육과 힘줄의 접합부

2) 손목관절 손등쪽 굽힘근들(wrist extensors)

(1) 시작 자세

환자 자세: 치료대를 마주보고 의자에 앉는다.

치료사 자세: 환자 옆에 앉아 치료사의 고정하는 팔 아래팔 위에 환자의 아래팔을 교차시켜 안정시킨다.

(2) 고정

치료사 고정하는 손으로 환자의 아래팔을 엎침을 유지하고, 손목관절은 손바닥쪽으로 굽혀 고정한다.

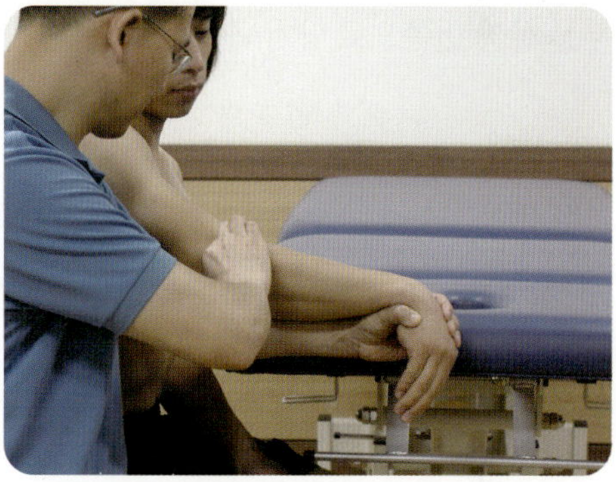

|그림 8-3| 시작자세

(3) 실행

치료사 실행하는 손의 집게손가락로 대상 근육을 촉진하고 그 위에 가운데손가락을 얹어 보조한 후 엄지를 축으로 해서 피부가 허락하는 범위까지 당기는 방향으로만 율동적으로 횡 마사지를 시행한다.

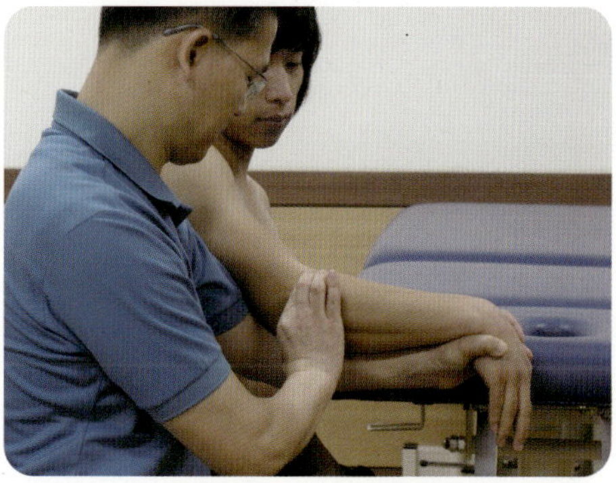

|그림 8-4| 실행자세

적용부위

- 긴 요측 손목폄근 이는 곳
- 짧은 요측 손목폄근 이는 곳
- 짧은 요측 손목폄근 힘줄
- 짧은 요측 손목폄근 근육힘줄 접합부
- 손가락 폄근 이는 곳

02 기능 마사지

1) 손목관절 손바닥쪽 굽힘근들

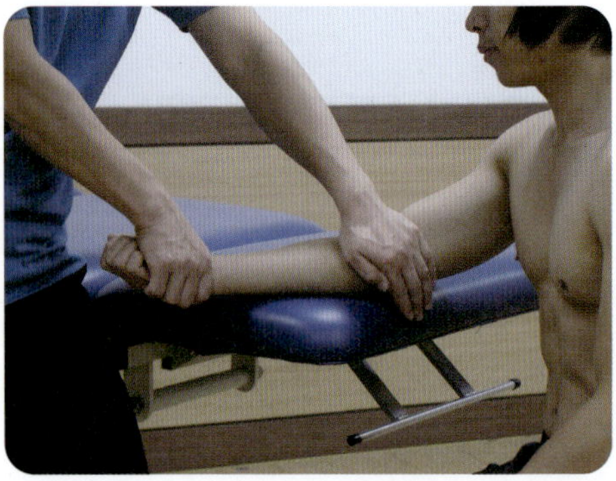

| 그림 8-5 | 시작자세

(1) 시작 자세

환자 자세: 환자는 대상측 아래팔을 뒤침 상태로 하여 치료대 위에 얹고 치료대 옆에 앉는다.

치료사 자세: 환자를 마주보고 실행측 팔의 가쪽에 선다.

(2) 고정

치료사 실행하는 손으로 환자의 손목관절 손바닥쪽 굽힌 상태에서 잡는다. 치료사 고정하는 손은 손목관절 손바닥쪽 굽힘근들의 이는곳에서 피부를 살짝 먼쪽으로 당겨 근육을 고정한다.

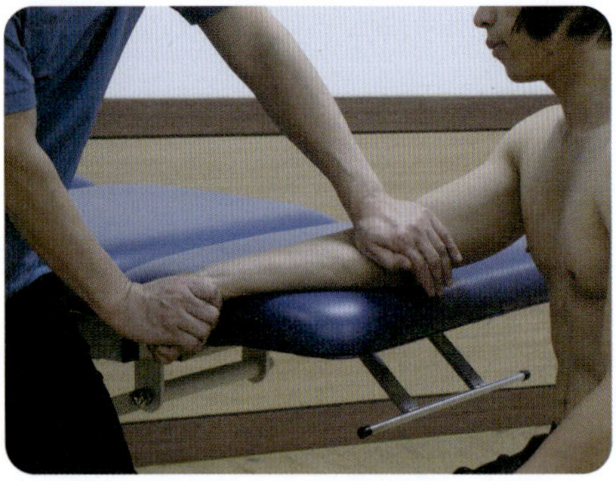

| 그림 8-6 | 실행자세

(3) 실행

고정하는 손으로 근육을 고정한 상태를 유지한 채, 실행하는 손으로 손목관절을 손등쪽으로 굽혀 근육이 늘어나도록 한다.

연이어 근육의 주행방향을 따라 고정하는 손을 이동하면서 고정과 실행 동작을 율동적으로 반복한다.

2) 손목관절 손등쪽 굽힘근들

(1) 시작 자세

환자 자세: 환자는 대상측 아래팔을 엎침 상태로 하여 치료대 위에 얹고 치료대 옆에 앉는다.

치료사 자세: 환자를 마주보고 실행측 팔의 안쪽에 선다.

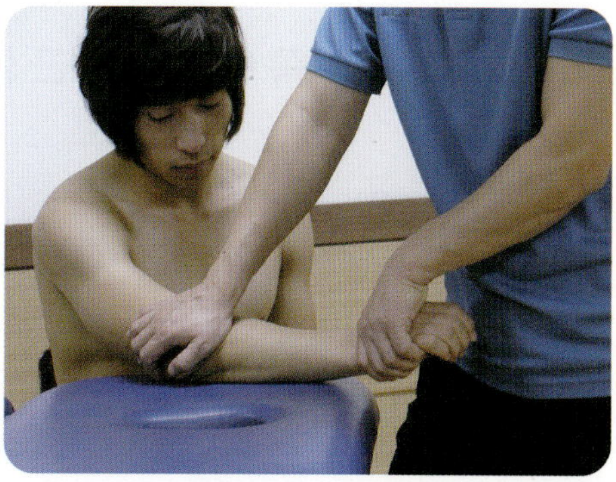

| 그림 8-7 | 시작자세

(2) 고정

치료사 실행하는 손으로 환자의 손목관절을 손등쪽 굽힘상태에서 잡는다. 치료사 고정하는 손은 손목관절 손등쪽 굽힘근들의 이는곳에서 피부를 살짝 당겨 근육을 고정한다.

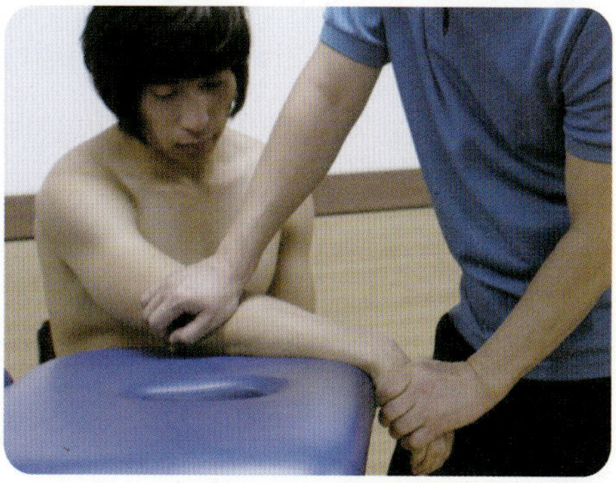

| 그림 8-8 | 실행자세

(3) 실행

고정하는 손으로 근육을 고정한 상태를 유지한 채, 실행하는 손으로 손목관절을 손바닥쪽으로 굽혀 근육이 늘어나도록 한다.

연이어 근육의 주행방향을 따라 고정하는 손을 이동하면서 고정과 실행 동작을 율동적으로 반복한다.

03 수축성 구조 신장

1) 원엎침근 위팔뼈쪽 머리(원회내근 상완골두;pronator teres humeral head)

(1) 대상근 특성

이는곳: 온굽힘근힘줄, 위팔뼈 안쪽관절 융기

닿는곳: 노뼈 가쪽

주작용: 아래팔 엎침, 팔꿈치관절 굽힘

(2) 시작자세

환자자세: 치료대에 바로누운자세에서 실행측 팔을 약 90° 벌리고 완전히 가쪽으로 돌린다. 팔꿈치관절을 굽히고, 아래팔은 완전하게 뒤친다.

치료사자세: 환자의 실행측 몸통부위에 환자를 마주보고 앉는다. 치료사 고정하는 손은 팔꿈치관절 바로 위에 위팔 앞쪽을 안정시킨다. 실행하는 손은 환자의 아래팔 먼곳을 손등쪽에서 잡는다.

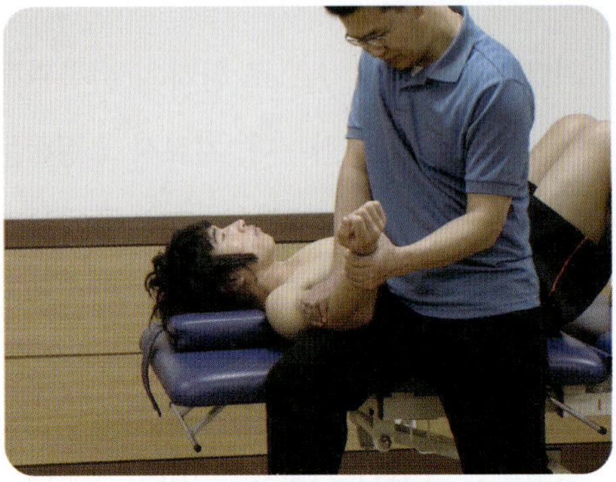

| 그림 8-9 | 시작자세

(3) 정적수축

치료사는 손잡기를 그대로 유지한 채, 실행하는 손으로 신장시키려는 방향으로 저항을 가하고 환자는 이 저항에 대항하여 정적인 수축을 5초간 유지한 후, 이완한다.

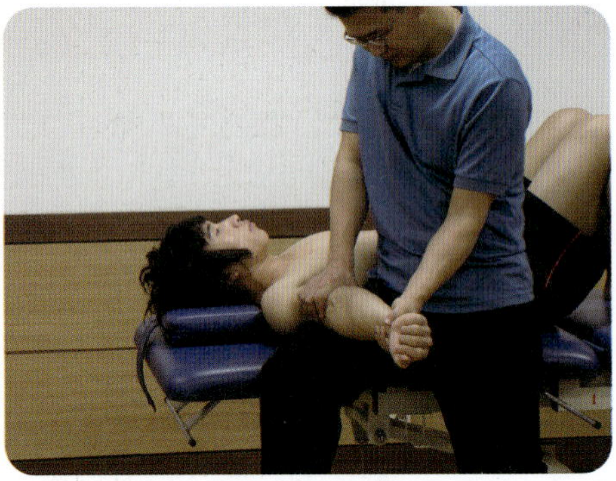

| 그림 8-10 | 실행자세

(4) 실행

이런 상태에서 치료사는 환자의 팔꿈치관절을 서서히 그리고 완전히 펴고 동시에 아래팔을 엄지쪽으로 돌려 뒤친다.

(5) 대항근 자극

치료사는 이 손잡기 자세를 그대로 유지한 채, 환자에게 신장시키는 방향으로 더 움직이라고 하고, 이 동작에 저항을 가해 환자의 대항근을 자극한다.

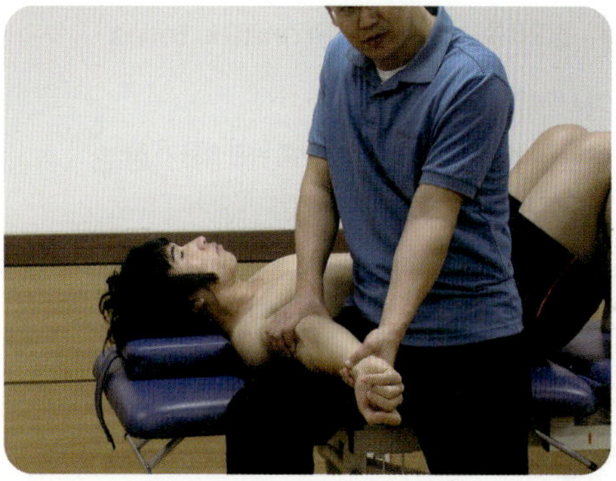
| 그림 8-11 | 대항근 자극

주의) 이 기법으로 원엎침근 자뼈쪽 머리(척골두; ulnar head)와 네모엎침근(방형회내근; pronator quadratus)도 신장된다.

2) 엎침근들, 위팔근(상완근;brachialis), 노쪽/자쪽손목굽힘근 (요측/척측 수근굴근;flexor carpi radialis/ulnaris)–자가 신장

(1) 시작자세

치료대를 마주보고 몸을 앞으로 숙여 실행측 팔꿈치관절을 굽히고 아래팔은 최대로 뒤친다. 손을 치료대에 놓고 손가락으로 치료대 가장자리를 잡는다. 실행 반대쪽 손으로 엄지를 전방으로 하여 실행측 팔의 팔꿈치관절 바로 아래를 잡아 안정시킨다.

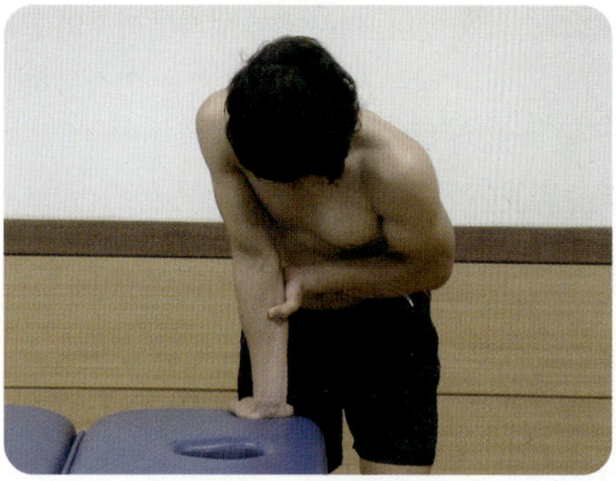
| 그림 8-12 | 시작자세

(2) 신장

a. 몸을 실행 반대쪽으로 돌려서 신장감이 팔꿈치관절 주위 안쪽과 아래 그리고 아래팔과 손바닥에 이르기까지 느껴지도록 한다.
b. 아래팔을 뒤치는 것처럼 이들 근육을 긴장시킨다. 팔꿈치관절을 굽혀 5초간 유지한다.
c. 긴장을 풀고 몸을 실행 반대쪽으로 돌린다. 아래팔을 뒤치고, 팔꿈치관절을 최대한 편다.

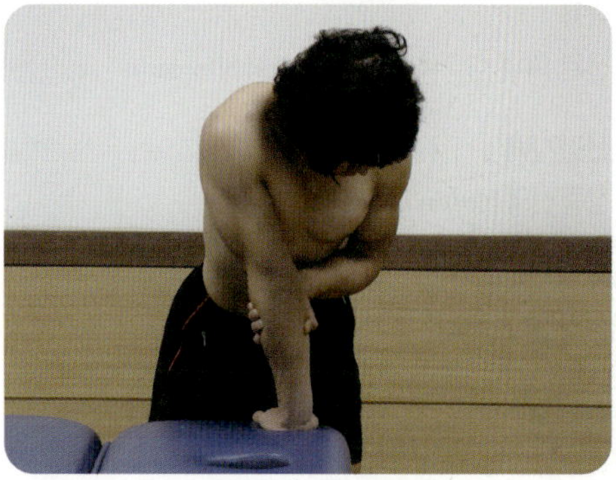
| 그림 8-13 | 실행자세

1. 원회내근 원엎침근 Pronator teres

기시이는곳

상완골 내측상과 위팔뼈 안쪽위관절융기 **상부,**
척골 구상(오훼)돌기 자뼈 갈고리돌기
Above the medial epicondyle of humerus, coronoid process of ulna

정지닿는곳

요골 외측면 노뼈 가쪽면**의 중부** Middle of lateral shaft of radius

작용

전완 회내 아래팔 엎침 Pronation of forearm
주관절 굴곡 보조 팔꿈치관절 굽힘 보조 Assists in flexion of elbow

신경지배

정중신경(제 6,7 경신경) Median nerve(C6,7)

촉지

전완의 전내측면인 이두근 두갈래근 **정지부의 내측**

원회내근은 저항이 가해진 회내 엎침 운동에 작용한다. 기시에서 정지부까지의 근섬유 배열은 전완 상부 아래팔 위쪽 1/2을 비스듬히 가로 지르게 배열되어 있다.

2. 방형회내근 네모엎침근 Pronator quadratus

기시이는곳

척골 전면 자뼈 앞면 **원위 1/4** Distal fourth of anterior ulna

정지닿는곳

요골 전면 노뼈 앞면 **원위 1/4** Distal fourth of anterior radius

작용

전완 회내 아래팔 엎침 Pronation of forearm

신경지배

정중신경 Median nerve(C8,T1)

촉지

만져 볼 수 없다.

방형회내근은 저항 유·무에 관계없이 회내의 모든 범위에서 작용한다.

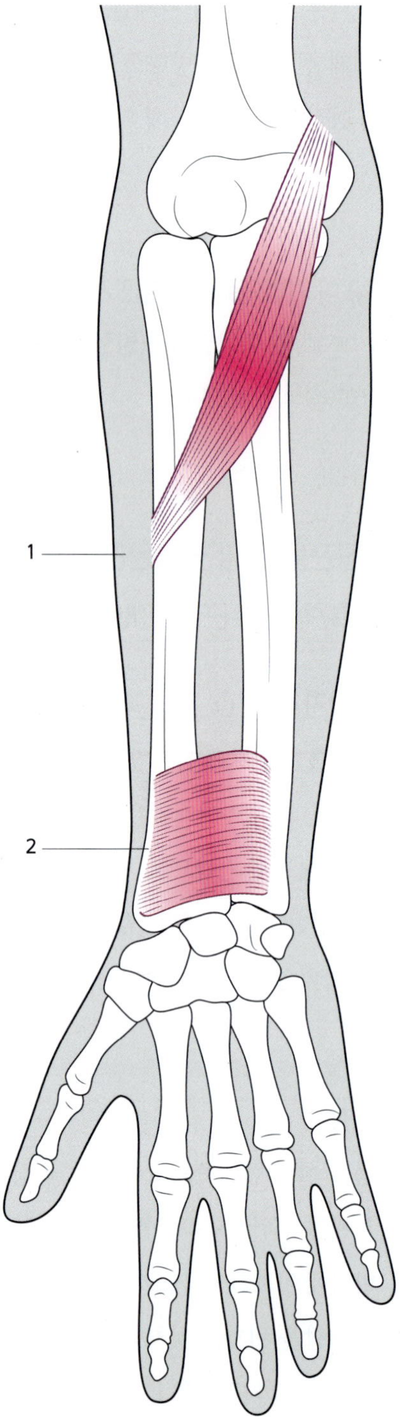

| 그림 8-15 | 엎침근들

실행 반대쪽 손으로 밀어서 최대 폄을 보조한다.

d. 더 이상 신장할 수 없다고 생각되고, 근육이 뻣뻣하다고 느껴질 때까지 반복한다.

e. 이 마지막 상태에서 신장력을 15초~1분 또는 필요하다면 그 이상 유지한다.

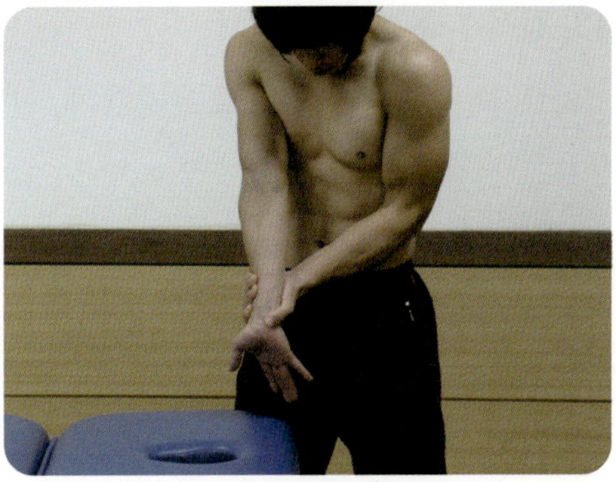

| 그림 8-14 | 대항근 자극

(3) 대항근 자극

똑바로 서서, 아래팔과 손을 뒤치고, 팔꿈치관절을 최대한 편다. 실행 반대쪽 손으로 실행측 손의 손목 바로 위를 잡아 뒤침에 저항하며 수초동안 이 자세를 유지한다.

3) 원엎침근 자뼈쪽 머리와 네모엎침근

(1) 대상근 특성

이는곳: 자뼈 갈고리 돌기 안쪽

닿는곳: 노뼈 가쪽

주작용: 아래팔 엎침

(2) 시작자세

환자자세: 바로누운자세에서 실행측 팔은 약간 벌리고 팔꿈치관절은 약 90° 굽힌다.

치료사자세: 환자의 실행측 몸통부위에 환자를 마주보고 앉는다. 치료사 고정하는 손은 팔꿈치관절 바로 위에 위팔 앞쪽을 안정시킨다. 실행하는 손은 손목 바로 위에서 환자 아래팔의 손등쪽을 잡는다.

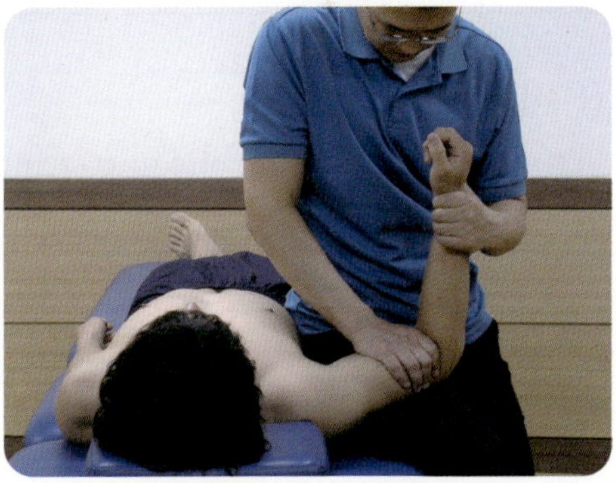

| 그림 8-16 | 시작자세

(3) 정적수축

치료사는 손잡기를 그대로 유지한 채, 실행하는 손으로 신장시키려는 방향으로 저항을 가하고 환자는 이 저항에 대항하여 정적인 수축을 5초간 유지한 후, 이완한다.

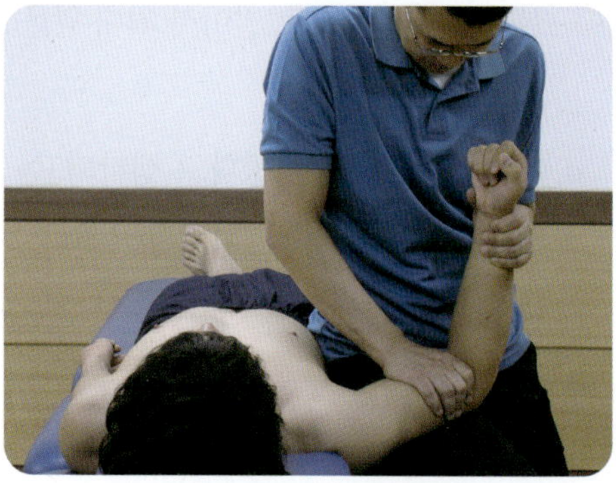

| 그림 8-17 | 실행자세

(4) 실행

이런 상태에서 치료사는 환자의 아래팔을 서서히 그리고 최대로 뒤친다.

(5) 대항근 자극

치료사는 이 손잡기 자세를 그대로 유지한 채, 환자에게 신장시키는 방향으로 더 움직이라고 하고, 이 동작에 저항을 가해 환자의 대항근을 자극한다.

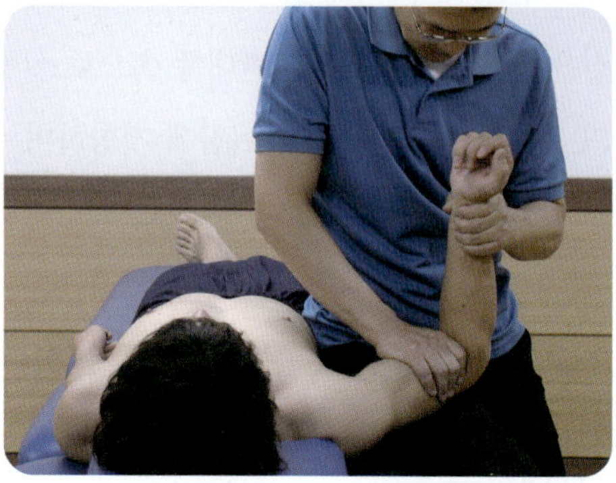

| 그림 8-18 | 대항근 자극

4) 원엎침근 자뼈쪽 머리와 네모엎침근-자가 신장

(1) 시작자세

앉거나 서서, 실행측 팔 위팔을 몸에 밀착시키고, 팔꿈치관절을 굽혀 아래팔을 최대한 뒤친다. 실행 반대쪽 손으로 실행측 팔 손목 바로 위를 손등쪽에서 잡는다.

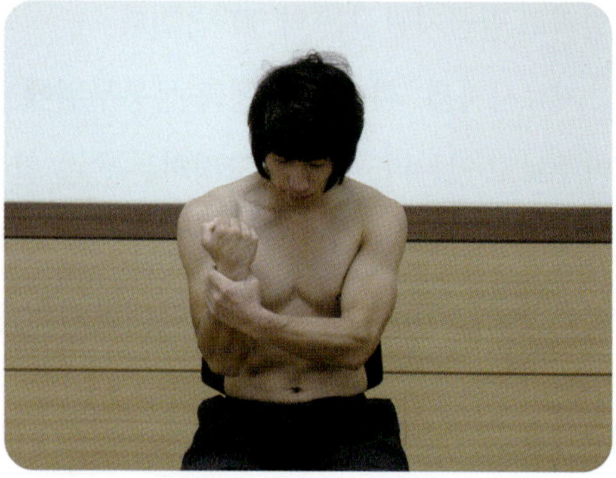

| 그림 8-19 | 시작자세

(2) 신장

a. 실행 반대쪽 손으로 실행측 아래팔을 뒤쳐 아래팔의 손바닥쪽을 따라서 신장이 느껴지도

록 한다.

b. 실행 반대쪽 손 신장력에 대항하여 실행측 아래팔을 뒤치는 것처럼 이들 근육을 긴장시켜 5초간 유지한다.
c. 긴장을 풀고 실행측 아래팔을 최대한 뒤친다.
d. 더 이상 신장할 수 없다고 생각되고, 근육이 뻣뻣하다고 느껴질 때까지 반복한다.
e. 이 마지막 상태에서 신장력을 15초~1분 또는 필요하다면 그 이상 유지한다.

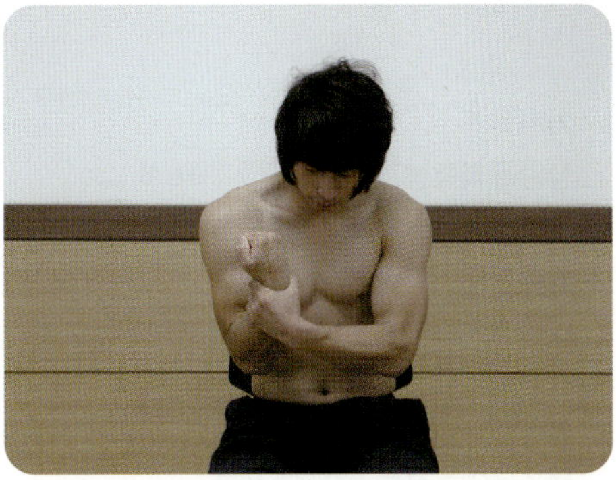
| 그림 8-20 | 실행자세

(3) 대항근 자극

실행측 아래팔을 최대한 뒤친다. 실행 반대쪽 손으로 이에 저항하며 몇 초간 이 자세를 유지한다. 팔꿈치관절을 편 상태에서 이 동작을 수행하면 더 효과적이다.

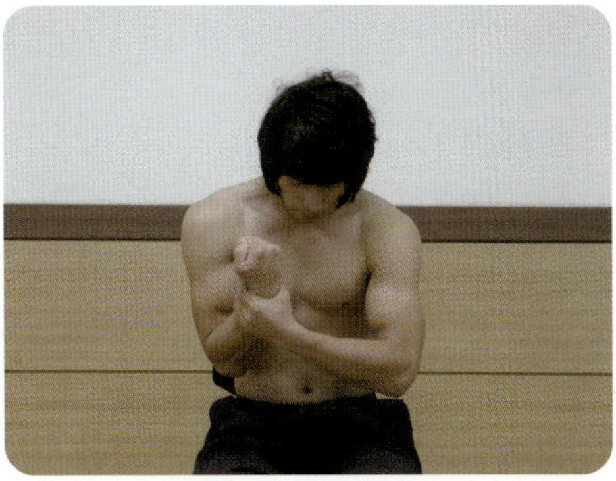
| 그림 8-21 | 대항근 자극

기시이는곳

상완골 외측상과융선 가쪽융기위능선

Lateral supracondylar ridge

외측상과 가쪽위관절융기

Lateral epicondyle of humerus

정지닿는곳

제 2 중수골 저부 손허리뼈 바닥

Base of 2nd metacarpal

작용

손목 신전 Extension of wrist

손목 외전 벌림 **(요골측 편위)**

Abduction of wrist(radial deviation)

신경지배

요골신경 노신경 Radial nerve(C6,7)

촉지

전완 아래팔 Forearm **상부 배면** 몸쪽 손등 Dorsal proximal**에서 상완요골근** 위팔노근 Brachioradialis**의 인접한 곳 건** 힘줄 Tendon**은 제 2 중수골** 허리뼈 Metacarpal bone **의 바닥 등쪽면에서 만져 볼 수 있다.**

이 근육만의 작용은 요골 쪽으로 손목을 신전 **폄** Extension시키는 것이다.

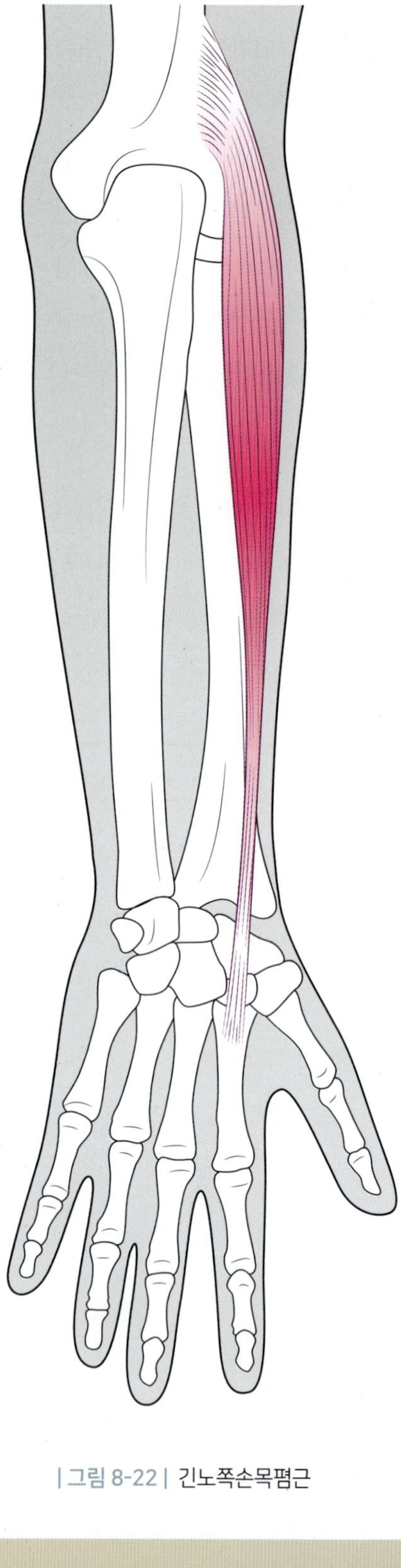

| 그림 8-22 | 긴노쪽손목폄근

5) 긴노쪽손목폄근(장요측수근신근;extensor carpi radialis longus)

(1) 대상근 특성

이는곳: 위팔뼈 가쪽 관절융기 먼쪽 1/3

닿는곳: 두 번째 손허리뼈 바닥 손등쪽

주작용: 팔꿈치관절 굽힘, 아래팔 뒤침, 손목관절 손등쪽, 노쪽 굽힘.

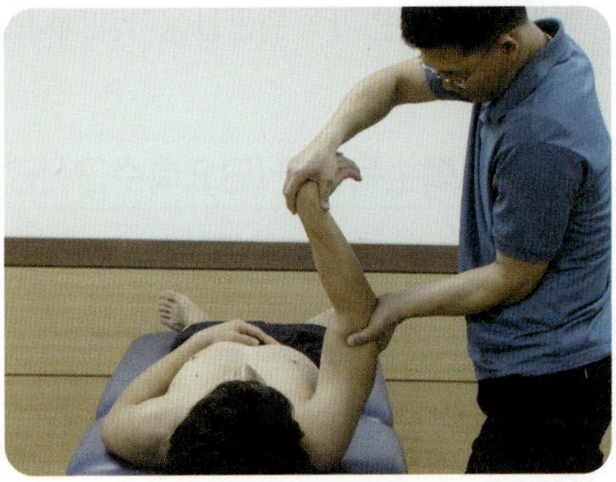

| 그림 8-23 | 시작자세

(2) 시작자세

환자자세: 환자는 바로누운자세에서 실행측 어깨관절을 약 90° 굽히고 완전하게 안쪽으로 돌린다. 팔꿈치관절을 굽히고 아래팔은 완전히 엎친다. 손목관절을 손바닥쪽 및 자쪽으로 굽힌다.

치료사 자세: 치료사는 환자 실행측을 마주보고 선다. 치료사의 고정하는 손은 환자 팔꿈치 바로 위에서 환자의 위팔을 안정시킨다. 치료사의 실행하는 손은 환자의 손과 손목을 손등쪽에서 잡고, 환자의 손목관절이 완전히 손바닥쪽과 자쪽으로 굽혀지고, 아래팔이 완전히 엎친 상태가 되게 하여 안정시킨다.

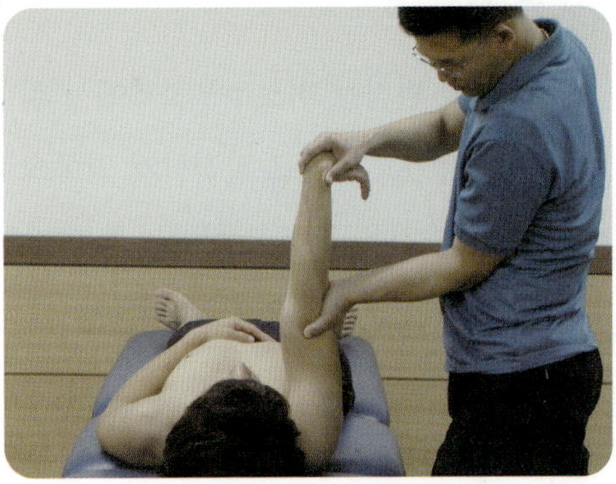

| 그림 8-24 | 실행자세

(3) 정적수축

치료사는 손잡기를 그대로 유지한 채, 실행측 손으로 신장시키려는 방향으로 저항을 가하고 환자는 이 저항에 대항하여 정적인 수축을 5초간 유지한 후, 이완한다.

(4) 실행

이런 상태에서 치료사는 환자의 팔꿈치관절을 서서히 그리고 완전히 펴고 동시에 아래팔을 자쪽 방향으로 끌어당긴다.

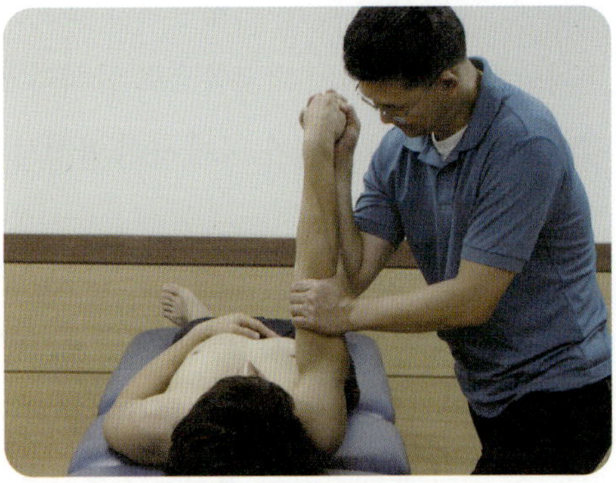

| 그림 8-25 | 대항근 자극

(5) 대항근 자극

치료사는 실행하는 손을 환자의 실행측 손바닥쪽으로 옮기고, 고정하는 손을 환자의 팔꿈치관절 앞쪽으로 옮긴다. 그런 다음 치료사는 환자에게 신장시키는 방향으로 더 움직이라고 하고, 이 동작에 저항을 가해 환자의 대항근을 자극한다.

특징) 이 기법은 가쪽 위관절 융기염(테니스 팔굽;tennis elbow) 치료에 특히 효과가 있다.

6) 짧은노쪽손목폄근 (단요측수근신근;extensor carpi radialis brevis)

(1) 대상근 특성

이는곳: 위팔뼈 가쪽 위관절융기

닿는곳: 세 번째 손허리뼈 바닥 손등쪽면

주작용: 팔꿈치관절 굽힘, 아래팔 뒤침, 손목관절 손등쪽굽힘.

(2) 시작자세

환자자세: 환자는 바로누운자세에서 실행측 어깨관절을 약 90° 굽히고 완전하게 안쪽으로 돌린다. 팔꿈치관절을 굽히고 아래팔은 완전히 엎친다. 손목관절을 손바닥쪽으로 굽힌다.

치료사 자세: 치료사는 환자 실행측을 마주보고 선다. 치료사의 고정하는 손은 환자 팔꿈치 바로 위에서 환자의 위팔을 안정시킨다. 치료사의 실행하는 손은 환자의 손을 손등쪽에서 잡고, 환자의 손목관절이 완전히 손바닥쪽으로 굽혀지고, 아래팔이 완전히 엎친 상태가 되게 하여 안정시킨다.

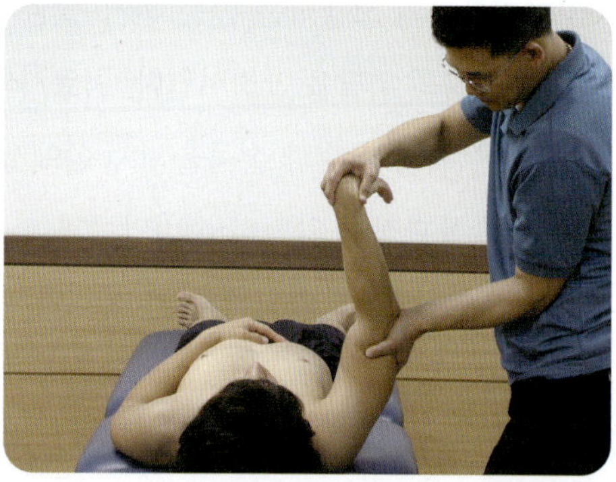

| 그림 8-27 | 시작자세

(3) 정적수축

치료사는 손잡기를 그대로 유지한 채, 실행하는 손으로 신장시키려는 방향으로 저항을 가하고 환자는 이 저항에 대항하여 정적인 수축을 5초간 유

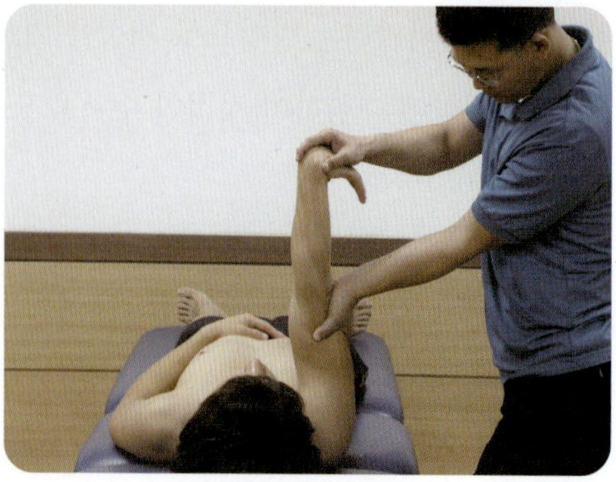

| 그림 8-28 | 실행자세

기시이는곳

상완골 외측상과 가쪽위관절융기 **총신근건** 온폄근힘줄

Lateral epicondyle of humerus(common extensor tendon)

정지닿는곳

제 3 중수골 저부 손허리뼈 바닥

Base of 3rd metacarpal

작용

손목 신전

Extension of wrist

신경지배

요골신경 노신경

Radial nerve(C6,7)

촉지

전완 아래팔 Forearm **배면** 등쪽 Dorsal**에서 장요측수근신근** 긴노쪽손목폄근 Extensor carpi radialis longus**의 원위부 - 구별하기 어렵다.**

건 힘줄 Tendon**은 제 3 중수골** 허리뼈 Metacarpal bone**의 저부** 바닥 Base**에서 촉지되며, 장요측수근신근** 긴노쪽손목폄근 Extensor carpi radialis longus**의 내측** 안쪽**에서 만져 볼 수 있다.**

이 근의 단독 작용은 편위없이 손목을 신전 폄 Extension 시키는 것이다.

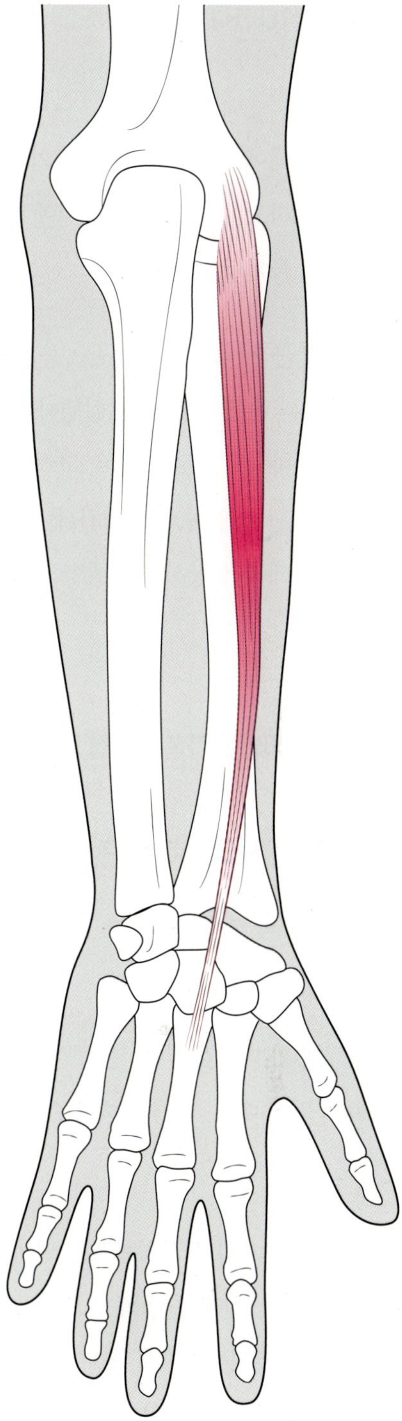

| 그림 8-26 | 짧은노쪽손목폄근

지한 후, 이완한다.

(4) 실행

이런 상태에서 치료사는 환자의 팔꿈치관절을 서서히 그리고 완전히 펴고 동시에 아래팔을 자쪽 방향으로 끌어당긴다.

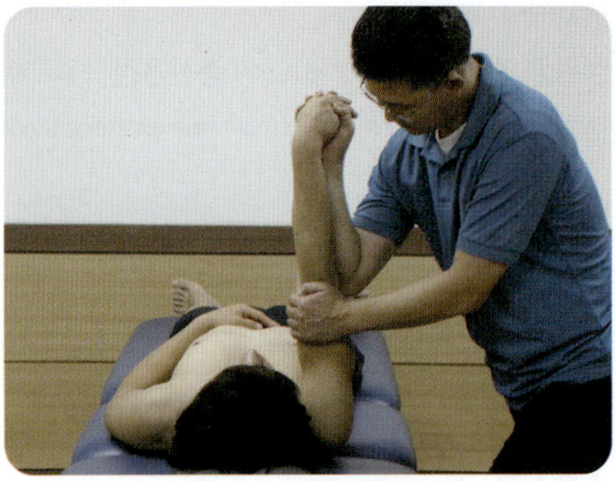

| 그림 8-29 | 대항근 자극

(5) 대항근 자극

치료사는 손잡기를 바꿔 실행하는 손을 환자의 실행측 손바닥쪽으로 옮기고, 고정하는 손을 환자의 팔꿈치관절 앞쪽으로 옮긴다. 그런 다음 치료사는 환자에게 신장시키는 방향으로 더 움직이라고 하고, 이 동작에 저항을 가해 환자의 대항근을 자극한다.

특징: 이 기법은 가쪽 위관절 융기염(테니스 팔굽;tennis elbow) 치료에 특히 효과가 있다.

7) 긴/짧은 노쪽손목폄근, 자쪽손목폄근(척측수근신근;extensor carpi ulnaris) –자가 신장

(1) 시작자세

치료대 가장자리 옆에 선다. 실행측 팔을 최대한 안쪽돌림/엎침되게 하여 실행측 손의 손등을 치료대 위에 대고, 실행 반대쪽 손으로 실행측 손목 바로 위를 잡아 실행측 팔을 안정시킨다.

(2) 신장

a. 실행측 손의 팔꿈치관절을 편 상태에서 체중을 실어, 실행 반대쪽 손으로 보조하면서 아래쪽으로 눌러 손목관절에 손바닥쪽 굽힘이 이루어져 아래팔의 뒷부분과 팔꿈치관절 가쪽에서 신장감이 느껴지도록 한다.

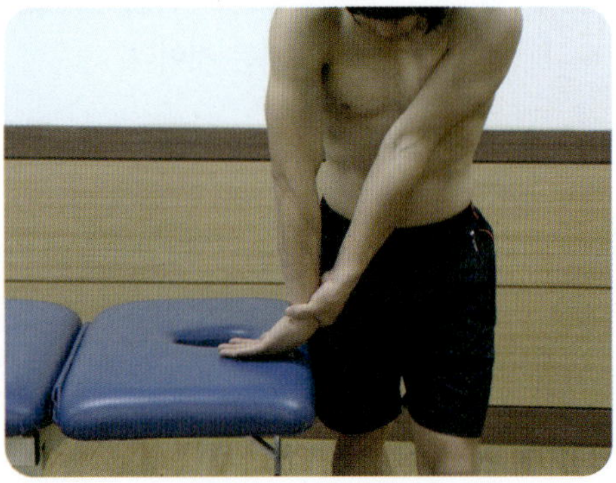

| 그림 8-30 | 시작자세

b. 손목을 펴려고 하는 것처럼 이 근육을 긴장시

켜 5초간 유지하다.

c. 긴장을 풀고 손목관절의 최대 손바닥쪽 굽힘이 이루어지도록 실행 반대쪽 손으로 보조하면서 체중을 실어 아래쪽으로 누른다.

d. 더 이상 신장할 수 없다고 생각되고, 근육이 뻣뻣하다고 느껴질 때까지 반복한다.

e. 이 마지막 상태에서 신장력을 15초~1분 또는 필요하다면 그 이상 유지한다.

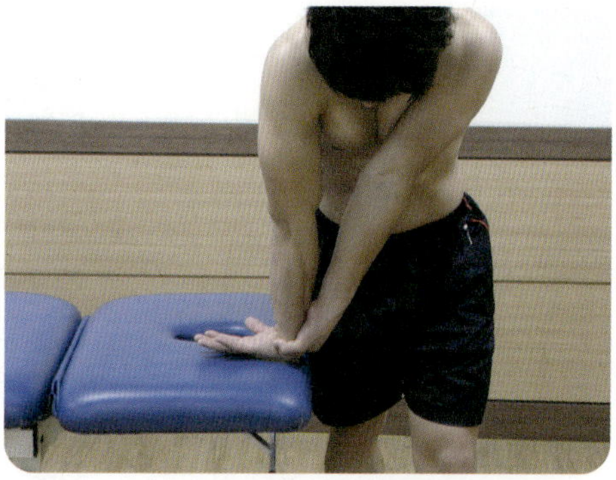

| 그림 8-31 | 실행자세

(3) 대항근 자극

팔꿈치관절을 펴고 손목관절을 최대한 손바닥쪽으로 굽힌다. 실행 반대쪽 손을 실행측 손의 손바닥 아래 대고 손목관절 손바닥쪽 굽힘에 저항한다. 팔꿈치관절 편 상태를 계속 유지하고 이 자세를 몇 초간 유지한다.

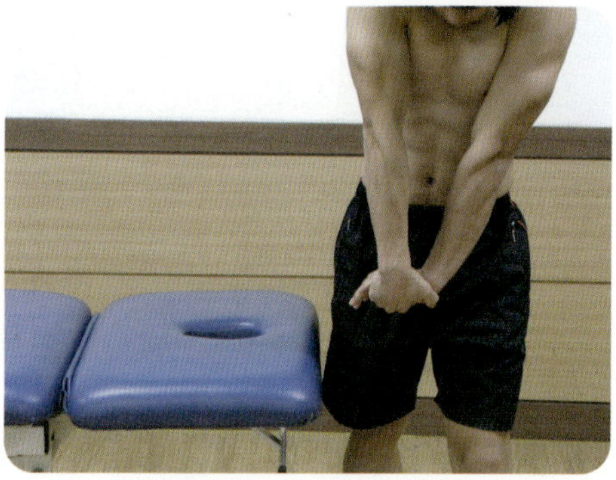

| 그림 8-32 | 대항근 자극

8) 손뒤침근(회외근;supinator)

(1) 대상근 특성

이는곳: 가쪽관절위융기, 팔꿈치관절주머니

닿는곳: 몸쪽 노뼈 가쪽

주작용: 아래팔의 뒤침, 팔꿈치관절 굽힘

(2) 시작자세

환자자세: 환자는 바로누운자세에서 실행측 어깨관절을 약 90° 굽히고 완전하게 안쪽으로 돌린다. 팔꿈치관절을 굽히고 아래팔은 완전히 엎친다.

치료사 자세: 환자의 실행측을 마주보고 선다. 치료사의 고정하는 손은 팔꿈치관절 바로 위에서

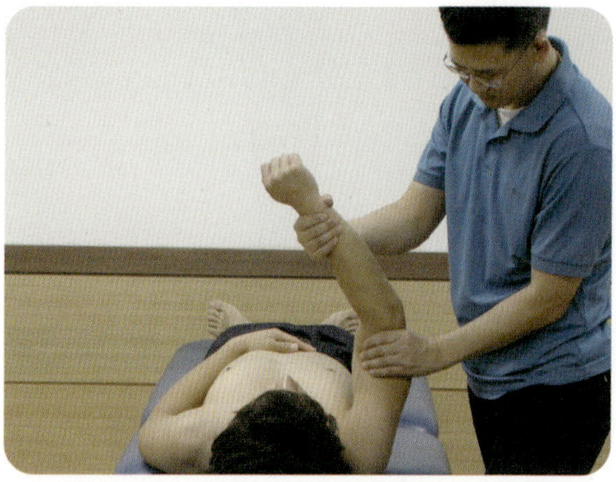

| 그림 8-33 | 시작자세

후면 Posterior

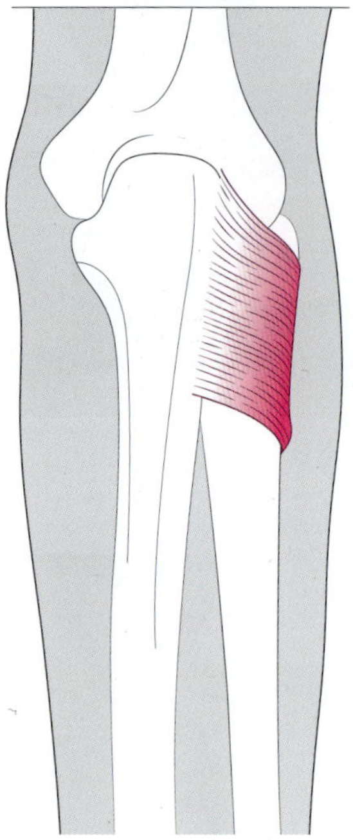

기시이는곳

척골 후면 자뼈뒤쪽 **요골절흔** 노뼈패임 **아래지점과 후관절낭** 뒤쪽관절주머니

Below the radial notch on proximal posterior ulna and posterior capsule

정지닿는곳

몸쪽 요골전면 노뼈앞쪽 **의 앞 · 뒤 사선**

Between anterior and posterior oblique lines of proximal radius on anterior surface

작용

전완 회외 아래팔 뒤침

Supination of forearm

신경지배

요골신경 노신경

Radial nerve(C6)

촉지

만져 볼 수는 없으나, 기능 검사는 할 수 있다.

전면 Anterior

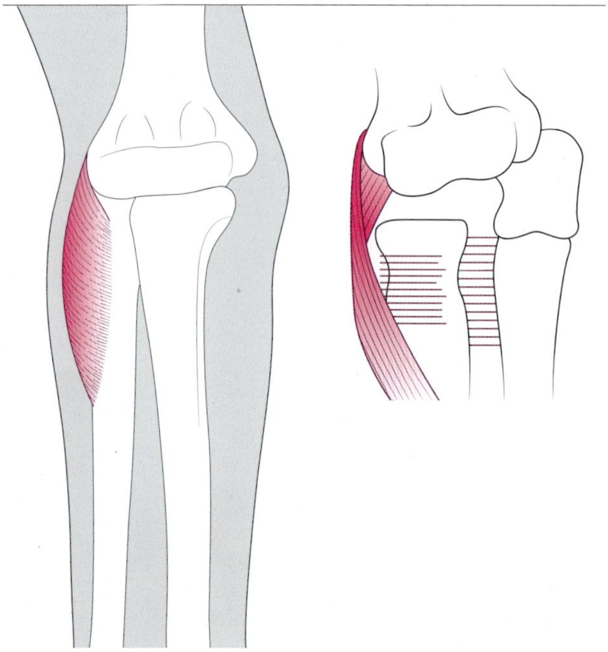

천천히 저항없이 뒤침동작을 하거나 주관절을 신전하여 뒤침동작을 취할 때에는 회외근 뒤침근 Supinator으로 충분하다.
그러나 속도나 힘이 요구될 때는 회외근에 힘이 강하게 들어가고 상완이두근 위팔두갈래근 Biceps brachii이 보강된다.
요골신경은 이 근육의 심부 뒷면을 통과하여 지나간다.

| 그림 8-36 | 손뒤침근

환자의 위팔을 뒤쪽에서 안정시킨다. 치료사의 실행하는 손은 손목관절 바로 위에서 환자의 아래팔 손등쪽을 잡는다.

(3) 정적수축

치료사는 손잡기를 그대로 유지한 채, 실행하는 손으로 신장시키려는 방향으로 저항을 가하고 환자는 이 저항에 대항하여 정적인 수축을 5초간 유지한 후, 이완한다.

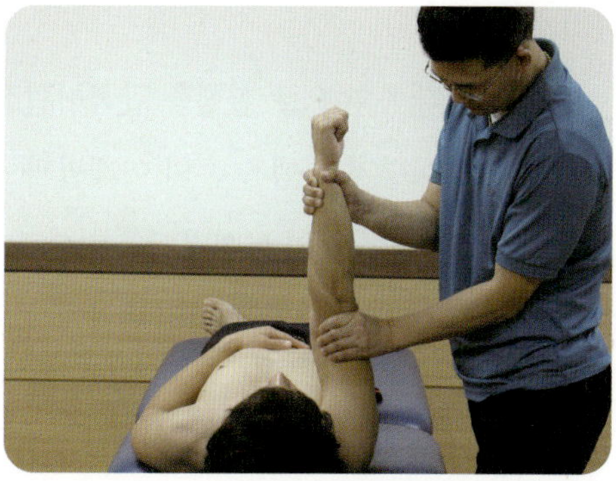

| 그림 8-34 | 실행자세

(4) 실행

이런 상태에서 치료사는 환자의 팔꿈치관절을 서서히 그리고 완전히 펴고 동시에 아래팔을 엎친다.

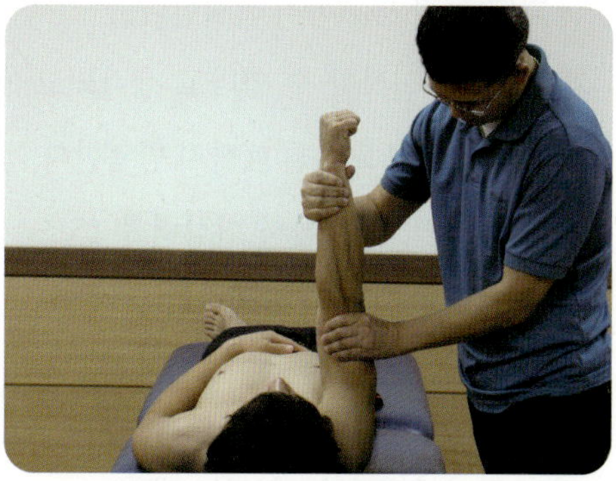

| 그림 8-35 | 대항근 자극

(5) 대항근 자극

치료사는 이 손잡기 자세를 그대로 유지한 채, 환자에게 신장시키는 방향으로 더 움직이라고 하고, 이 동작에 저항을 가해 환자의 대항근을 자극한다.

9) 손뒤침근, 위팔노근(완요골근;brachioradialis), 위팔근(상완근;brachialis) –자가 신장

(1) 시작자세

다리를 벌리고 몸을 앞쪽으로 기우려 앉는다. 실행측 손의 손등과 손목을 반대쪽 넙다리 안쪽에 대고 실행측 팔 전체를 안쪽으로 돌릴 수 있는 데까지 돌린다. 실행 반대쪽 손으로 실행측 팔꿈치관절 뒷부분을 잡는다.

(2) 실행

a. 실행 반대쪽 손으로 실행측 팔꿈치관절 뒷부분을 잡아당겨 실행측 손의 아래팔과 팔꿈치 안쪽에서 신장감이 느껴지도록 한다.

b. 실행측 손을 반대쪽 넙다리부위에서 앞쪽과 가쪽으로 밀고, 이 상태를 5초 동안 유지한다.

c. 긴장을 풀고 실행측 팔꿈치관절을 최대한 편다(가능한 범위까지 실시한다.).

d. 더 이상 신장할 수 없다고 생각되고, 근육이 뻣뻣하다고 느껴질 때까지 반복한다.

e. 이 마지막 상태에서 신장력을 15초~1분 또는 필요하다면 그 이상 유지한다.

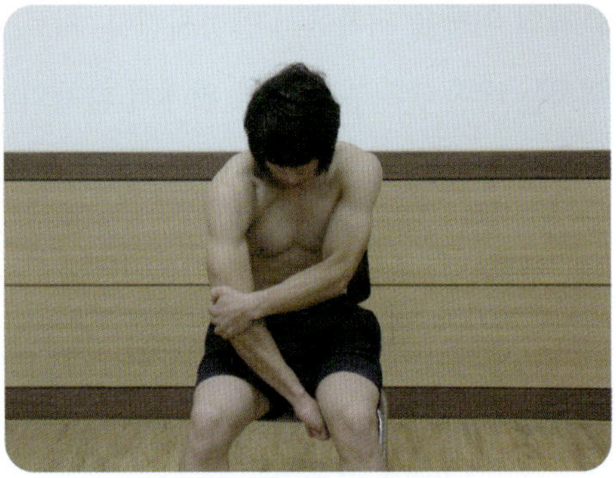

| 그림 8-37 | 시작자세

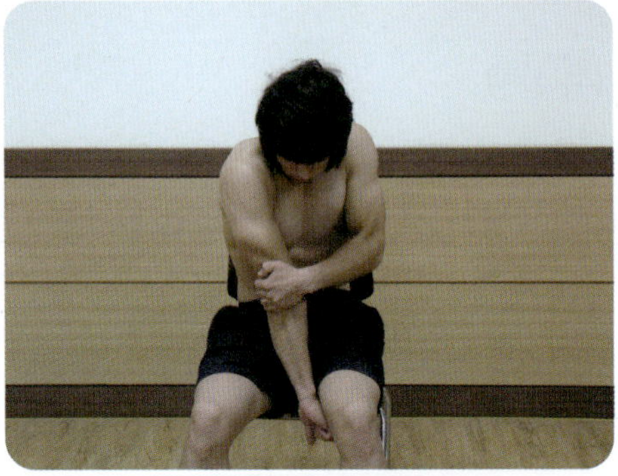

| 그림 8-38 | 실행자세

(3) 대항근 자극

잡고 있던 손을 놓는다.

실행측 손을 실행 반대쪽 넙다리부위에서 뒤쪽과 안쪽으로 밀고, 이 자세에서, 실행 반대쪽 손을 팔꿈치관절에 대고 팔꿈치관절을 굽히는 것처럼 저항할 때 실행측 팔꿈치관절을 편다.

부가적으로 위팔노근, 뒤침근, 위팔근도 신장된다.

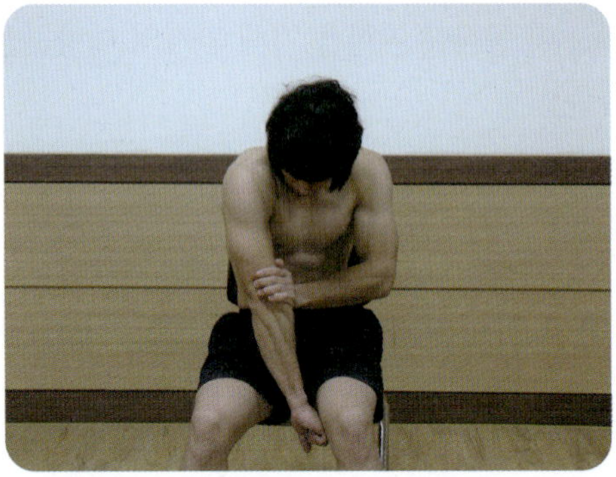

| 그림 8-39 | 대항근 자극

물·렁·조·직·가·동·술

제 09 장

위 팔(전완)
upper arm

01 횡 마사지

1) 위팔두갈래근(상완이두근;bicepsbrachii)–힘줄

(1) 시작 자세

환자 자세: 대상이 되는 팔 위팔을 몸통에 나란히 하고 팔꿈치관절을 굽혀, 등받이가 없는 의자에 앉는다.

치료사 자세: 환자 뒤에 선다.

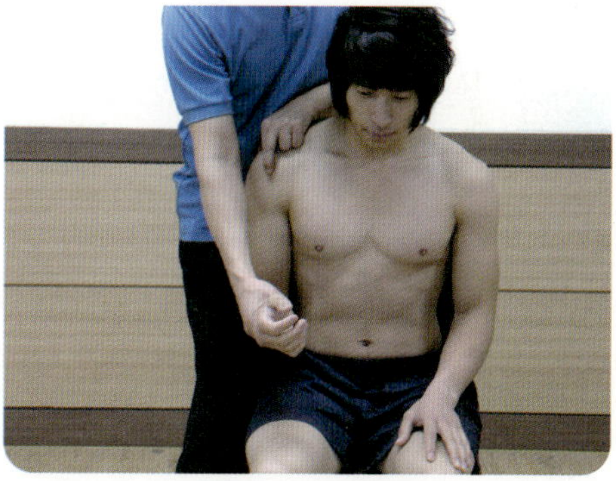

| 그림 9-1 | 시작자세

(2) 고정

치료사 고정하는 손 엄지를 어깨관절 뒤쪽에 접촉하여 안정시키고, 집게손가락를 결절사이고랑에서 위팔두갈래근 긴갈래 힘줄을 촉진하고 그 위에 가운데손가락를 얹어 보조한다.

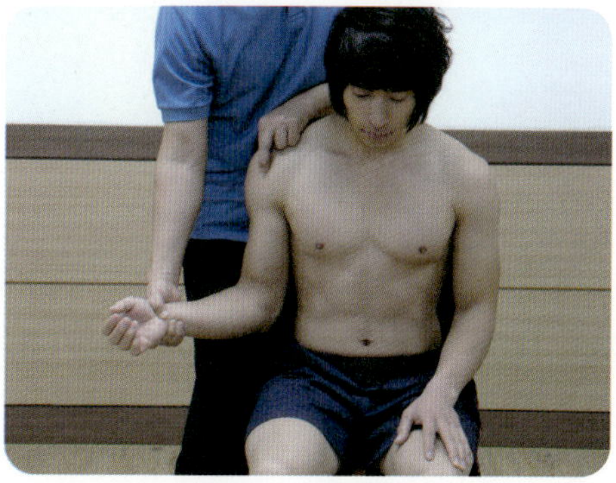

| 그림 9-2 | 실행자세

(3) 실행

치료사 실행하는 손은 환자 아래팔의 먼쪽 손등쪽을 잡고, 환자 어깨관절의 가쪽돌림과 안쪽돌림 동작을 율동적으로 반복한다.

어깨관절 가쪽돌림과 안쪽돌림을 반복하는 동안 고정하는 손으로 위팔두갈래근 긴갈래 힘줄에 압박을 가해 횡–마사지가 이루어지도록 한다.

2) 위팔세갈래근(상완삼두근;tricepsbrachii)-힘줄

(1) 시작 자세

환자 자세: 치료대에 엎드려 누운자세에서 실행측 어깨관절을 90° 벌리고 팔꿈치관절을 굽혀 손바닥으로 치료대 바닥을 지지한다.

치료사 자세: 환자 실행측 팔을 마주보고 앉는다.

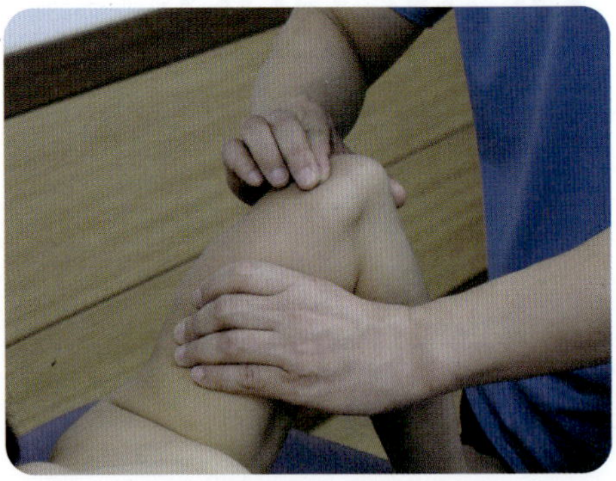

| 그림 9-3 | 시작자세

(2) 고정

치료사 고정하는 손은 환자 위팔의 면쪽을 잡아 안정시킨다.

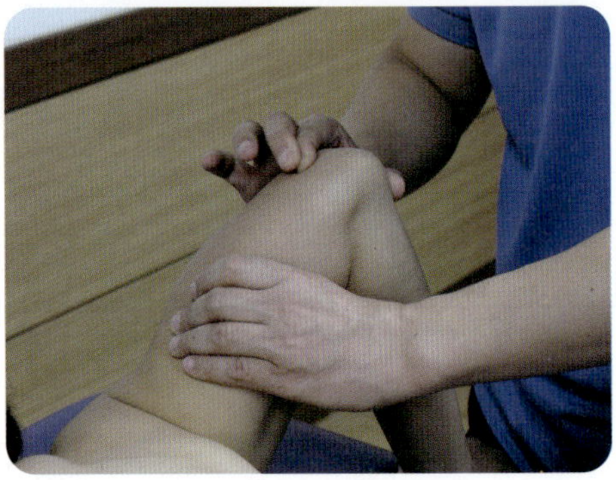

| 그림 9-4 | 실행자세

(3) 실행

치료사 실행하는 손의 집게손가락으로 대상 힘줄을 촉진하고 그 위에 가운데손가락를 얹어 보조한 후 엄지를 축으로 해서 피부가 허락하는 범위까지 당기는 방향으로만 율동적으로 횡 마사지를 시행한다.

02 기능마사지

1) 위팔두갈래근

(1) 시작 자세

환자 자세: 치료대에 바로누운 자세

치료사 자세: 환자 실행측 팔을 마주보고 치료대 가쪽에 선다.

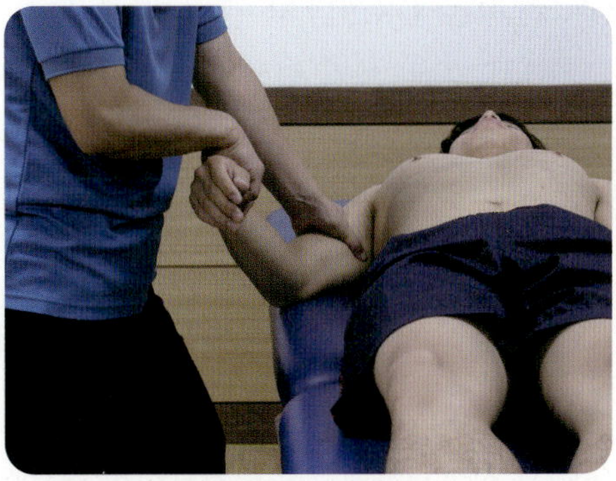

| 그림 9-5 | 시작자세

(2) 고정

실행하는 손으로 환자 팔꿈치관절 굽힘과 아래팔 뒤침 상태에서 아래팔의 먼쪽을 잡는다. 치료사의 고정하는 손은 위팔에서 위팔두갈래근의 힘살부위의 피부를 살짝 당긴 상태에서 근육을 고정한다.

(3) 실행

고정하는 손으로 근육의 고정 상태를 유지한 채, 실행하는 손으로 팔꿈치관절을 펴는 동시에 아래팔을 안쪽으로 돌려(엎침) 근육이 늘어나도록 한다.

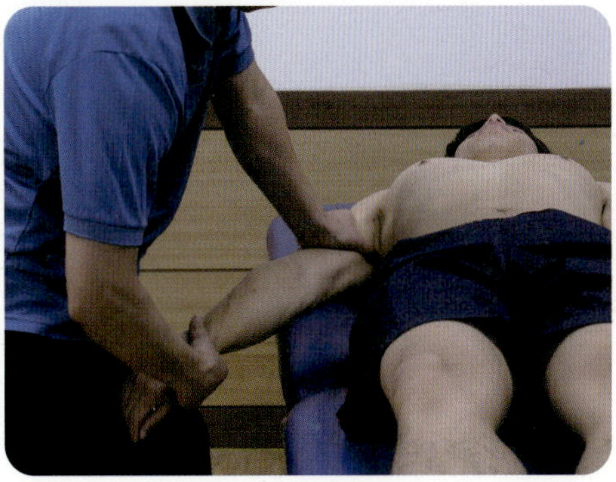

| 그림 9-6 | 실행자세

연이어 근육의 주행방향을 따라 고정하는 손을 이동하면서 고정과 실행 동작을 율동적으로 반복한다.

2) 위팔세갈래근

(1) 시작 자세

환자 자세: 치료대에 엎드려 누운자세에서 실행측 어깨관절을 90° 벌리고, 팔꿈치관절을 굽혀 아래팔이 치료대 모서리 밖으로 나가게 한다.

치료사 자세: 환자 실행측 팔을 마주보고 치료대 가쪽에 선다.

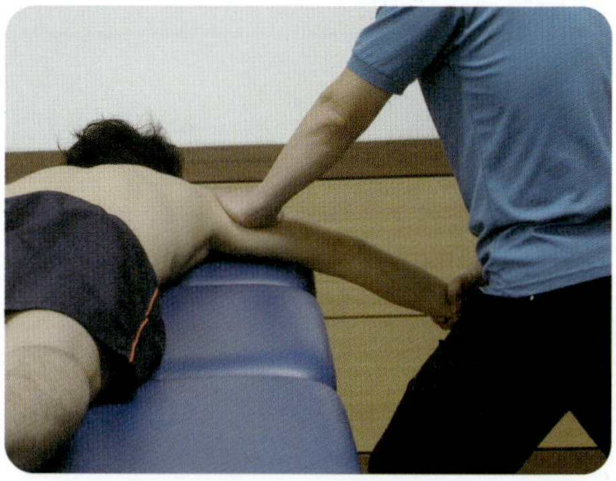

| 그림 9-7 | 시작자세

(2) 고정

실행하는 손으로 팔꿈치관절 편상태에서 아래팔의 먼쪽을 잡는다. 치료사의 고정하는 손은 위팔에서 위팔세갈래근의 힘살부위의 피부를 살짝 당긴 상태로 근육을 고정한다.

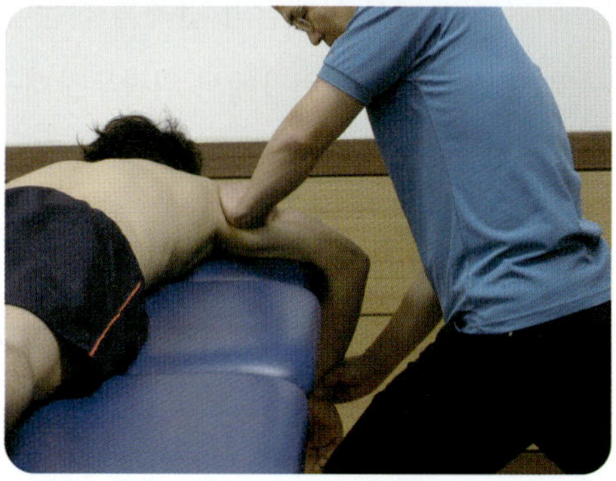

| 그림 9-8 | 실행자세

(3) 실행

고정하는 손으로 근육의 고정 상태를 유지한 채, 실행하는 손으로 팔꿈치관절을 굽혀 근육이 늘어나도록 한다.

연이어 근육의 주행방향을 따라 고정하는 손을 이동하면서 고정과 실행 동작을 율동적으로 반복한다.

03 수축성 구조 신장

1) 위팔두갈래근 긴갈래(장두;long head)

(1) 대상근 특성

이는곳: 어깨뼈(scapula) 관절위 결절

닿는곳: 노뼈결절

주작용: 아래팔의 뒤침, 팔꿈치관절에서 굽힘, 어깨관절에서 벌림 및 안쪽돌림

(2) 시작자세

환자자세: 실행측을 위로하여 옆으로 누운자세, 실행측 팔은 어깨관절을 완전히 폄, 모음 및 가쪽으로 돌려 결절간구가 가쪽으로 돌도록 한다. 팔꿈치관절은 굽힘하고 아래팔은 완전히 엎친다.

치료사 자세: 환자의 뒤에서 치료사 엉덩이로 환자의 허리와 등부위를 안정시킨다. 고정하는 손은 팔꿈치관절 바로 위에서 팔 자세를 유지하면서 환자의 위팔을 안정시킨다. 실행하는 손으로 환자 손목 바로 위에서 엎침 자세를 유지하면서 아래팔을 잡는다.

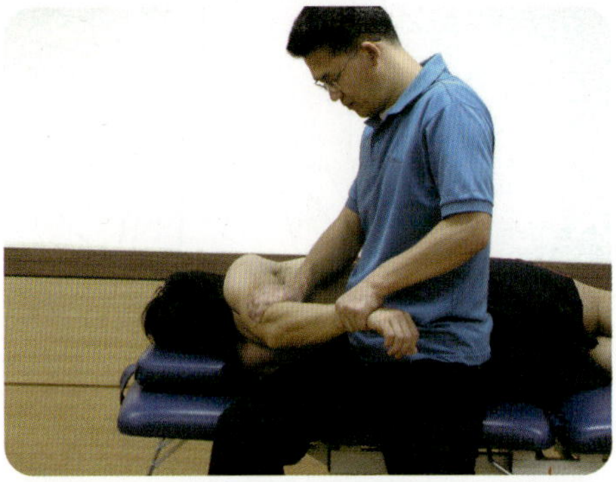

| 그림 9-9 | 시작자세

(3) 정적수축

치료사는 손잡기를 그대로 유지한 채, 실행하는 손으로 신장시키려는 방향으로 저항을 가하고 환자는 이 저항에 대항하여 정적인 수축을 5초간 유지한 후, 이완한다.

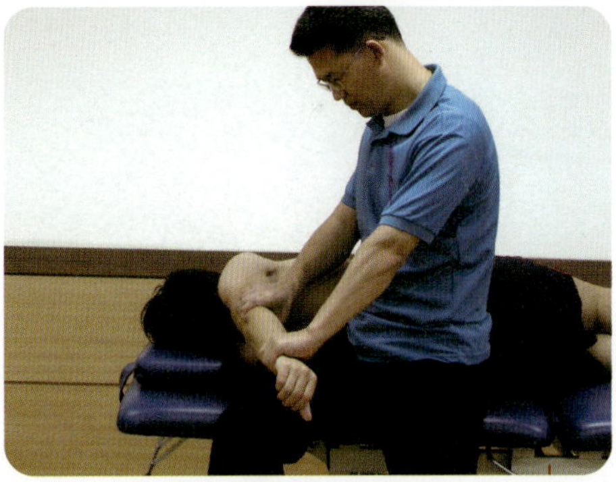

| 그림 9-10 | 실행자세

(4) 실행

이 상태에서 치료사는 환자의 팔꿈치관절을 서서히 그리고 완전히 편다.

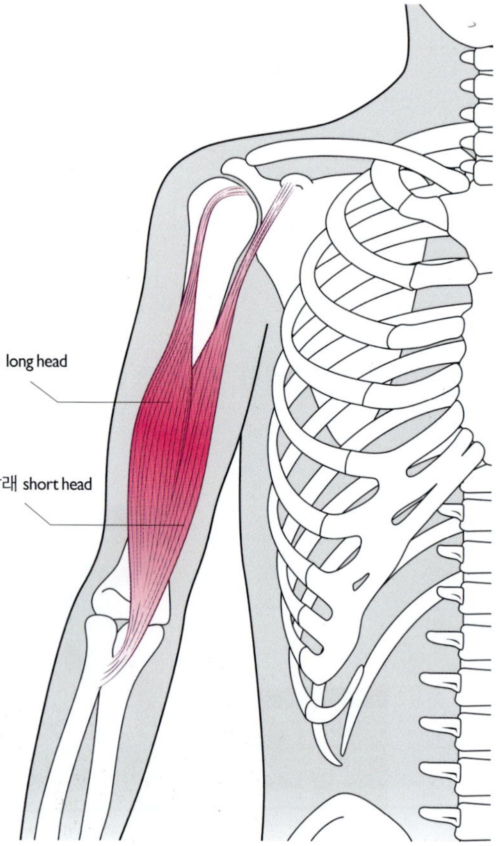

전면 Anterior

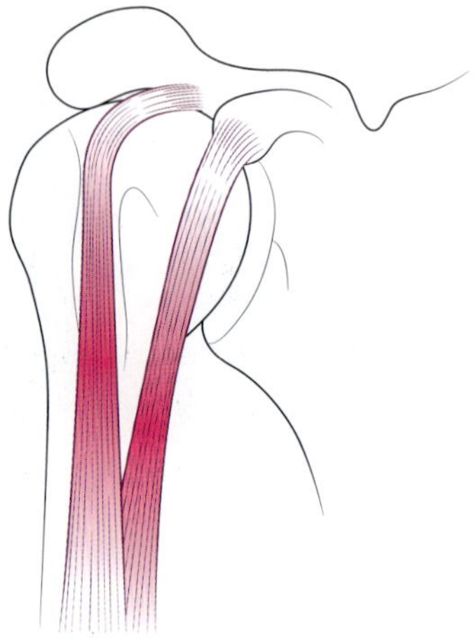

전면 Anterior

기시이는곳

장두 긴갈래 long head - **견갑골의 관절상결절** 어깨뼈 관절위오목결절

Long head : supraglenoid tubercle of scapula

단두 짧은갈래 short head - **견갑골의 오훼돌기** 어깨뼈 부리돌기

Short head : coracoid process of scapula

정지닿는곳

요골 조면 노뼈 거친면 Tuberosity of radius

작용

주관절 굴곡 팔꿉관절 굽힘

Flexion of elbow

전완 회외 아래팔 뒤침

Supination of forearm

단두 - 견관절 굴곡 어깨관절 굽힘

Short head - flexion of shoulder

신경지배

근피신경 근육피부신경

Musculocutaneous nerve(C5,7)

촉지

상완골의 전면 위팔뼈 앞면

Anterior surface of humerus

건 힘줄은 주와 팔꿈치오목 Anticubital fossa에서 만져 볼 수 있다.
이두근 두갈래근은 2개의 머리를 의미하며 상완 위팔 Brachium은 팔을 의미하는 라틴어이다.

| 그림 9-12 | 위팔두갈래근

(5) 대항근 자극

치료사는 이 손잡기 자세를 그대로 유지한 채, 환자에게 신장시키는 방향으로 더 움직이라고 하고, 이 동작에 저항을 가해 환자의 대항근을 자극한다.

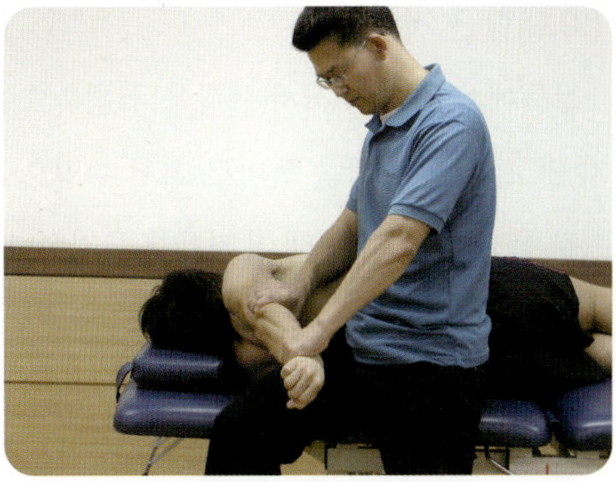

| 그림 9-11 | 대항근 자극

2) 위팔두갈래근-자가 신장

(1) 시작자세

실행측이 문틀을 향하도록 해서 똑바로 선다. 손바닥이 아래로 향하도록 해서 실행측 팔을 옆으로 쭉 뻗는다.

아래팔을 엎치고, 손등, 손목 및 아래팔을 문틀 위에 놓는다.

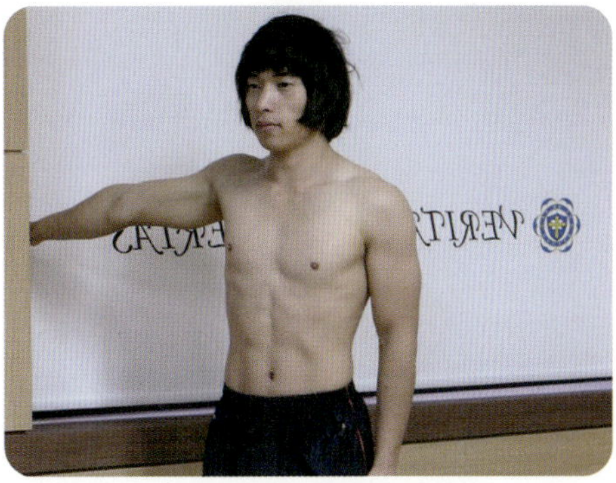

| 그림 9-13 | 시작자세

(2) 실행

a. 몸통을 실행 반대쪽으로 돌려서, 위팔의 앞쪽, 어깨와 가슴에서 신장을 느낄 수 있도록 한다.
b. 팔을 앞쪽으로 움직이듯이 하여 근육을 긴장시키고 5초간 유지한다.
c. 긴장을 풀고 나서 몸통을 실행 반대쪽으로 최대한 돌린다.
d. 근육이 뻣뻣해지고 더 이상 신장할 수 없다고 느껴질 때까지 계속한다.
e. 이 마지막 상태에서 신장력을 15초~1분 또는 필요하다면 그 이상 유지한다.

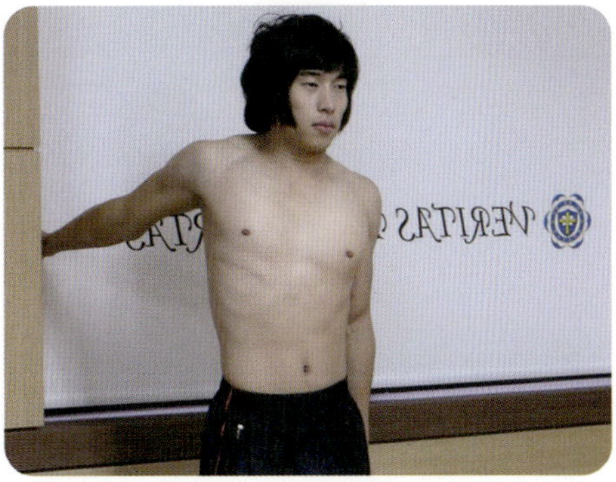

| 그림 9-14 | 실행자세

(3) 대항근 자극

문틀에서 떨어져 서서 몸통을 실행측으로 돌리지 말고, 실행측 팔을 똑바로 펴서 수평으로 뒤쪽으로 움직인다. 수 초간 이 자세를 유지한다.

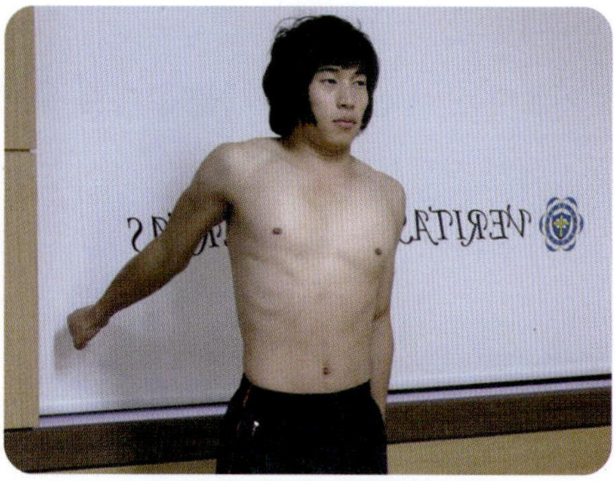

| 그림 9-15 | 대항근 자극

물·렁·조·직·가·동·술

제 10 장

팔이음뼈(견갑대)
shoulder girdle

01 횡 마사지

1) 가시위근(극상근;supraspinatus)

(1) 시작 자세

환자 자세: 정확한 촉진을 위해서는 대상이 되는 팔 어깨관절을 펴하고 안쪽으로 돌린다. 팔꿈치관절을 굽혀, 팔을 등 뒤로 돌려 열중쉬어 자세가 되도록하여 의자에 앉는다.

치료사 자세: 환자 뒤에 선다.

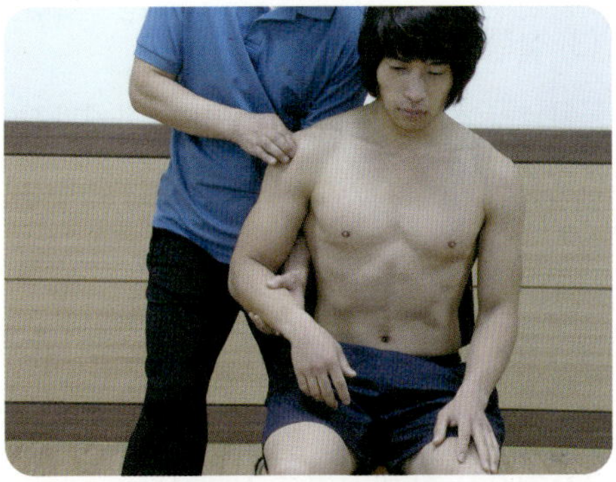

|그림 10-1| 시작자세

(2) 고정

치료사는 고정하는 손으로 환자의 몸통과 위팔 사이에서 환자의 아래팔을 잡아 환자 등 뒤에서 안정시킨다. 이 때, 환자의 실행 측 어깨관절을 펴고, 모으고, 안쪽으로 돌리면 가시위근이 봉우리 앞으로 밀려나와 촉진하기 쉬워진다.

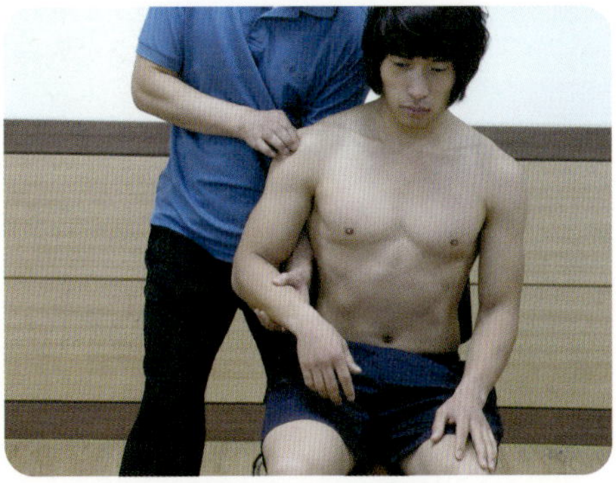

|그림 10-2| 실행자세

(3) 실행

치료사 실행하는 손의 엄지를 어깨관절 뒤쪽에 접촉하여 안정시키고, 집게손가락은 작은 결절부 위에서 가시위근 힘줄을 촉진하고 그 위에 가운데 손가락을 얻어 보조한 후, 엄지를 축으로 하여 해서 피부가 허락하는 범위까지 당기는 방향으로만 율동적으로 횡 마사지를 시행한다.

2) 가시아래근(극하근;infraspinatus)

(1) 시작 자세

환자 자세: 등받이가 없는 의자에 앉는다.

치료사 자세: 환자 뒤에 선다.

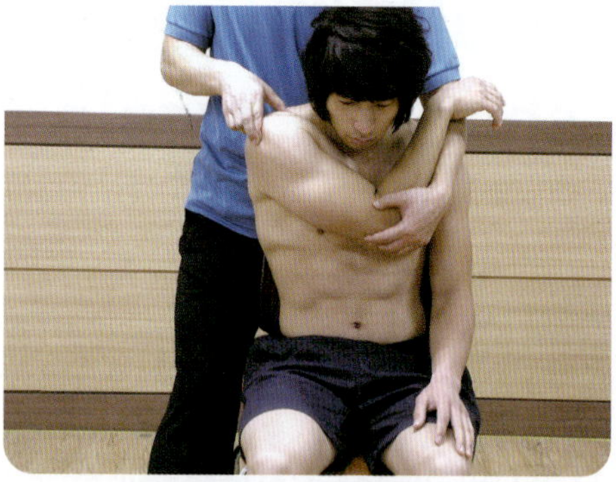

| 그림 10-3 | 시작자세

(2) 고정

치료사의 고정하는 손으로 환자의 실행 측 어깨관절을 90° 굽히면 가시아래근이 봉우리 뒤로 밀려나와 촉진하기 쉬워진다. 환자 팔을 약간 수평 위로 모아 몸통 앞에서 아래팔을 잡아 안정시킨다.

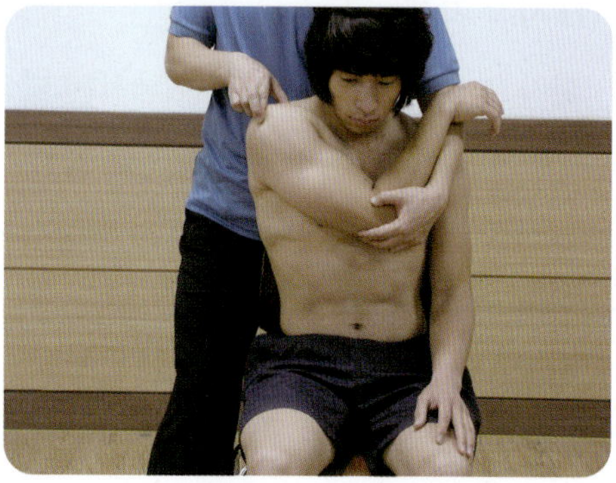

| 그림 10-4 | 실행자세

(3) 실행

치료사 실행하는 손의 엄지를 어깨관절 뒤쪽에 접촉하여 안정시키고, 집게손가락은 큰결절부위에서 가시아래근 힘줄을 촉진하고 그 위에 가운데 손가락를 얹어 보조한 후, 엄지를 축으로 하여 해서 피부가 허락하는 범위까지 당기는 방향으로만 율동적으로 횡 마사지를 시행한다.

3) 어깨밑근(견갑하근;subscapularis)–힘줄

(1) 시작 자세

환자 자세: 대상이 되는 팔 위팔을 몸통에 나란히 하고 팔꿈치관절을 굽혀 등받이가 없는 의자에 앉는다.

치료사 자세: 환자 뒤에 선다.

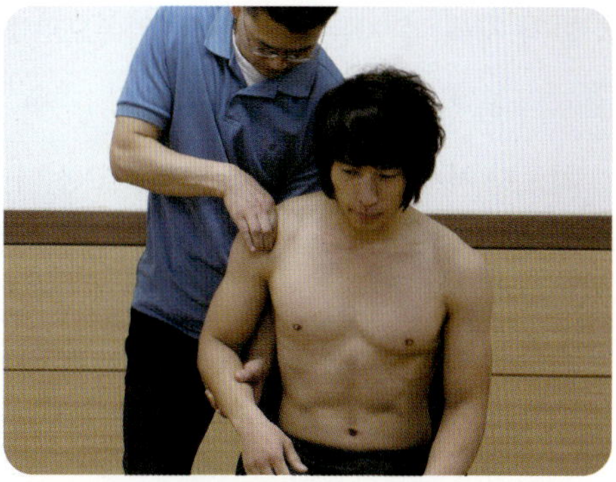

| 그림 10-5 | 시작자세

(2) 고정

치료사는 고정하는 손으로 환자의 몸통과 위팔 사이에서 환자의 아래팔을 잡아 안정시킨다.

(3) 실행

치료사 실행하는 손의 엄지를 어깨관절 뒤쪽에 접촉하여 안정시키고, 집게손가락은 작은결절부위에서 어깨밑근 힘줄을 촉진하고 그 위에 가운데 손가락를 얹어 보조한 후, 엄지를 축으로 하여 해서 피부가 허락하는 범위까지 당기는 방향으로만 율동적으로 횡 마사지를 시행한다.

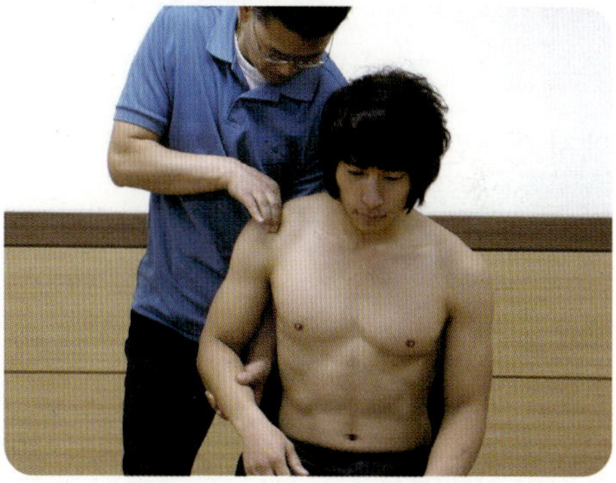

| 그림 10-6 | 실행자세

4) 어깨밑근–힘살

(1) 시작 자세

환자 자세: 환자는 대상 팔을 위쪽으로 해서 옆으로 누운 자세를 취한다.

치료사 자세: 환자 앞쪽에 마주보고 선다.

(2) 고정

치료사의 머리쪽 손으로 어깨 위쪽과 어깨뼈 안쪽을 잡고 압박하여 어깨뼈를 고정하고, 치료사 꼬리쪽 팔의 아래팔을 환자 위팔에 교차하여 대상 팔을 안정시키고 손으로는 어깨뼈 아래쪽과 안쪽을 접촉하고 압박하여 어깨뼈와 가슴우리사이에서 어깨밑근이 견고히 고정되도록 하고, 치료사 가슴을 환자 몸통과 위팔에 밀착 시킨다.

(3) 실행

양손으로 압박을 유지하여 어깨밑근의 고정을 유지한 상태에서 치료사 몸통 움직임을 통해 어깨를 상방과 하방으로 율동적으로 움직이게 하여 간접적으로 어깨밑근의 횡 마사지를 시행한다.

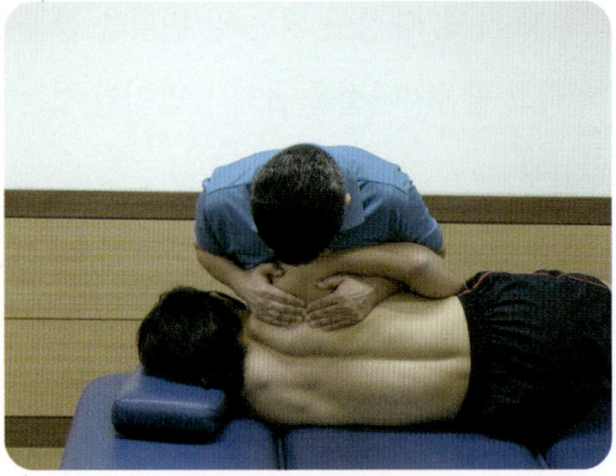

| 그림 10-7 | 시작자세

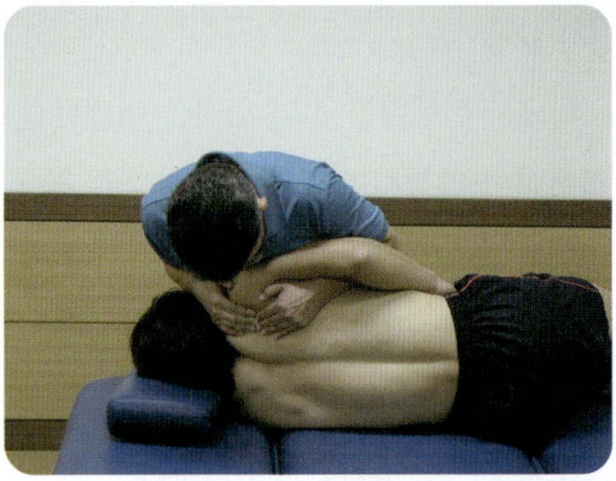

| 그림 10-8 | 실행자세 1

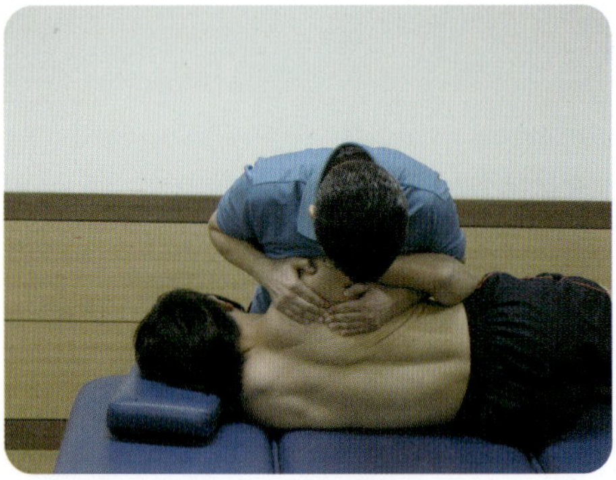

| 그림 10-9 | 실행자세 2

02 기능 마사지

1) 가시위근-힘살

(1) 시작 자세

환자 자세: 환자는 대상 팔을 위쪽으로 해서 옆으로 누운 자세를 취한다.

치료사 자세: 환자 앞쪽에 마주보고 선다.

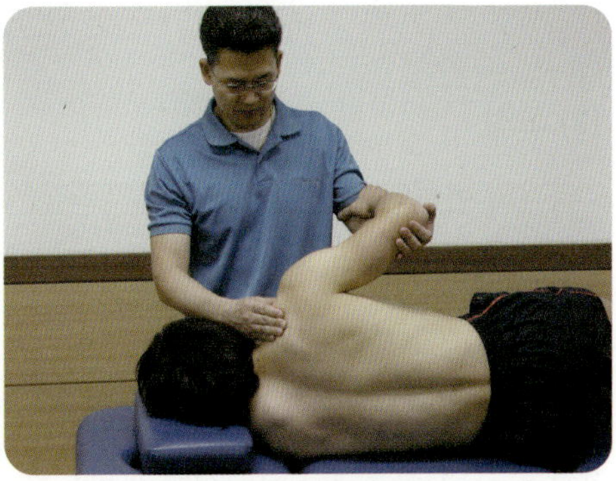

| 그림 10-10 | 시작자세

(2) 고정

환자의 어깨관절을 벌리고 팔꿈치관절을 90° 굽힌 상태로 치료사 실행하는 팔 아래팔 위에 환자의 아래팔을 올려 안정시킨다.

치료사의 고정하는 손은 어깨뼈 위쪽에서 가시위근의 힘살부의 피부를 살짝 당긴 후 근육을 고정한다(근힘살은 엄지두덩을 이용하여 고정할 수도 있다).

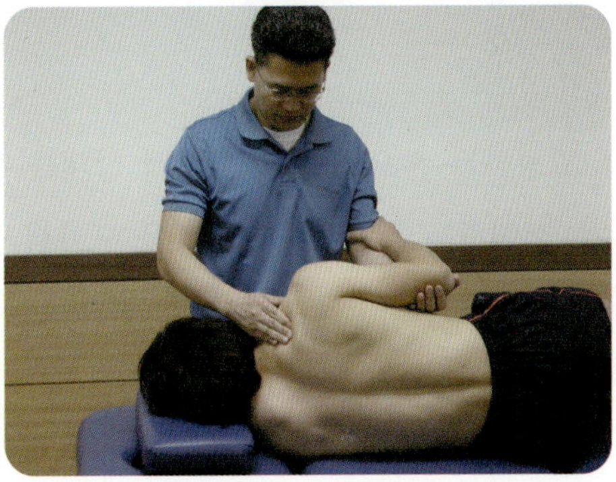

| 그림 10-11 | 실행자세

(3) 실행

고정하는 손으로 근육의 고정 상태를 유지한 채, 실행하는 손으로 어깨관절을 모아서 근육이 늘어나도록 한다.

연이어 근육의 주행방향을 따라 고정하는 손을 이동하면서 고정과 실행 동작을 율동적으로 반복한다.

2) 가시위근-힘줄

(1) 시작 자세

환자 자세: 환자는 대상 팔을 위쪽으로 해서 옆으로 누운 자세를 취한다.

치료사 자세: 환자 앞쪽에 마주보고 선다.

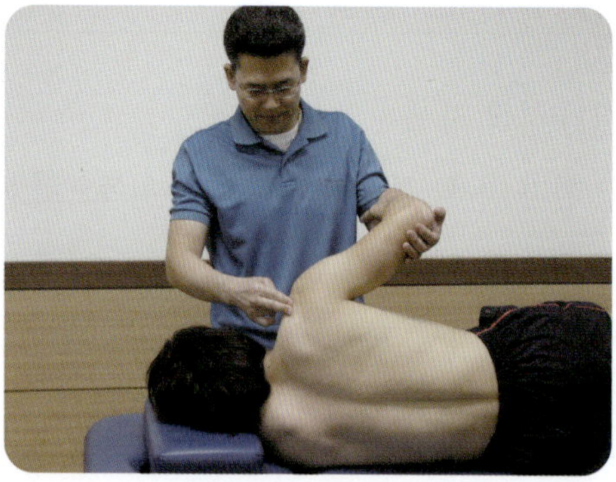

| 그림 10-12 | 시작자세

(2) 고정

환자의 어깨관절을 벌리고 팔꿈치관절은 약 90° 굽힌 상태로 치료사 실행하는 팔 아래팔 위에 환자의 아래팔을 올려 안정시킨다.

치료사 고정하는 손의 집게손가락과 가운데손가락를 어깨 위쪽에서 가시위근의 닿는쪽의 피부를 살짝 당긴 후 근이나 힘줄을 고정한다.

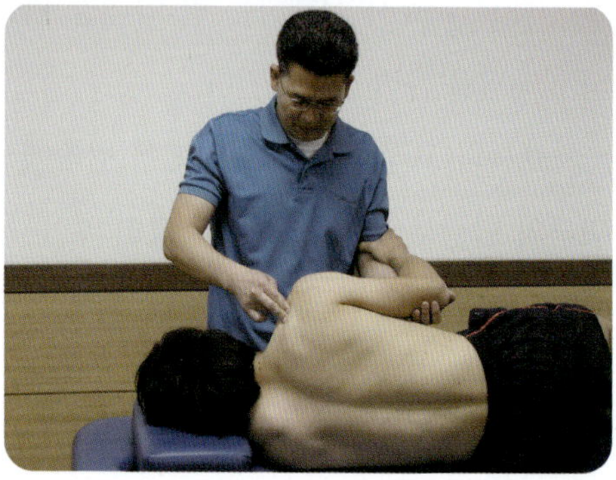

| 그림 10-13 | 실행자세

(3) 실행

고정하는 손으로 근육의 고정 상태를 유지한 채, 실행하는 손으로 어깨관절을 모아서 근육이 늘어나도록 한다.

연이어 근육의 주행방향을 따라 고정하는 손을 이동하면서 고정과 실행 동작을 율동적으로 반복한다.

3) 어깨밑근

(1) 시작 자세

환자 자세: 환자는 대상 팔을 위쪽으로 해서 옆으로 누운 자세를 취한다.

치료사 자세: 환자 앞쪽에 마주보고 선다.

(2) 고정

치료사의 머리쪽 손으로 어깨뼈 위쪽과 안쪽을 잡고 압박하여 어깨뼈를 고정하고, 치료사 꼬리쪽 팔의 아래팔을 환자 위팔에 교차하여 대상 팔을 안정시키고 손으로는 어깨뼈 아래쪽과 안쪽을 접촉하고 압박하여 어깨뼈와 가슴우리사이에서 어깨밑근이 견고히 고정되도록 하고, 치료사 가슴을 환자 몸통과 위팔에 밀착 시킨다.

(3) 실행

양손의 압박으로 어깨밑근의 고정을 유지한 상태에서 치료사 몸통 움직임을 통해 어깨뼈를 가쪽과 안쪽으로 율동적으로 움직이게 하여 간접적으로 어깨밑근의 기능 마사지를 시행할 수 있다.

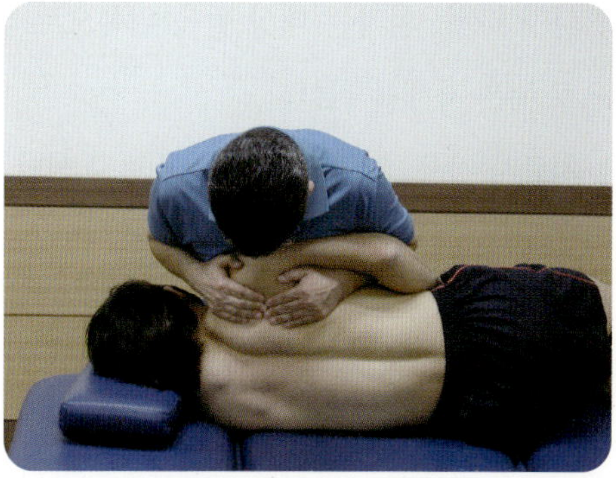
| 그림 10-14 | 시작자세

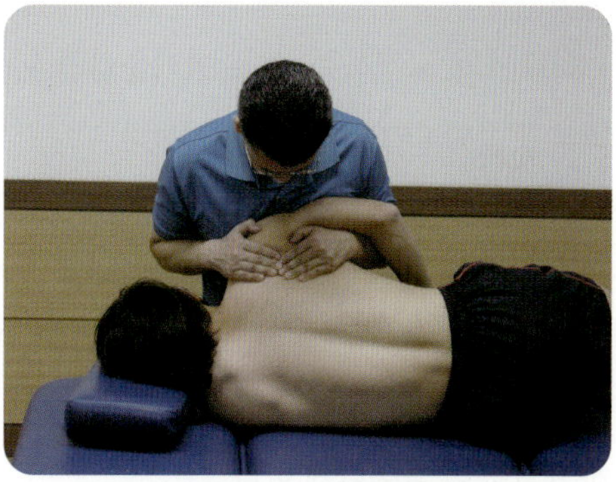
| 그림 10-15 | 실행자세 1

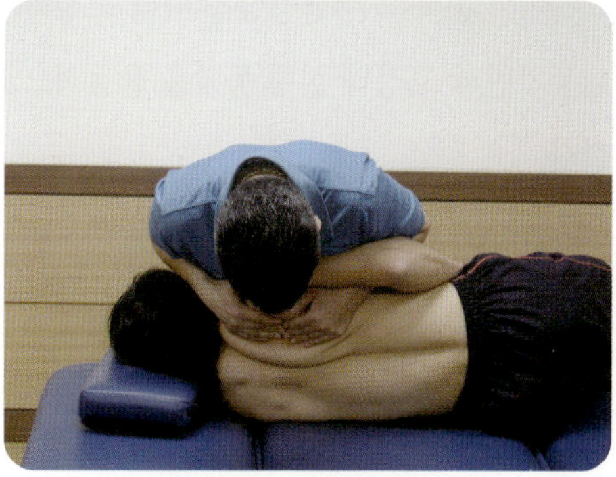
| 그림 10-16 | 실행자세 2

4) 어깨올림근-1

(1) 시작 자세

환자 자세: 환자는 대상 팔을 위쪽으로 해서 옆으로 누운 자세를 취한다.

치료사 자세: 환자 앞쪽에 마주보고 선다.

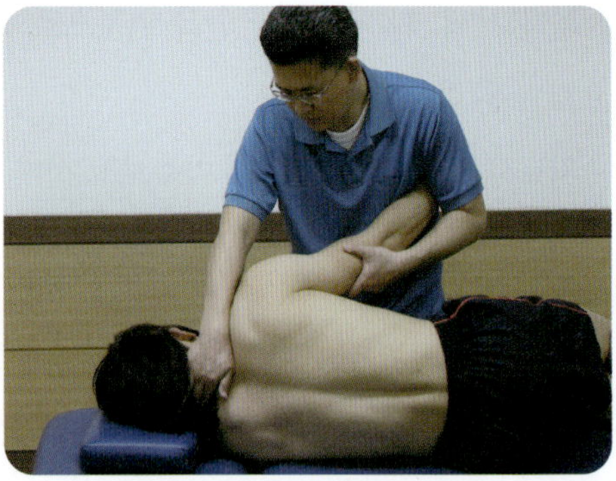

| 그림 10-17 | 시작자세

(2) 고정

치료사 실행하는 팔과 몸통 사이에서 환자 아래팔을 뒤침하고, 팔꿈치관절을 편 상태로 안정시키고, 치료사 손으로 환자 팔꿈치관절 위 위팔을 고정하다.

치료사의 고정하는 손은 어깨올림근 힘살부위 피부를 살짝 당긴 후 근을 고정한다.

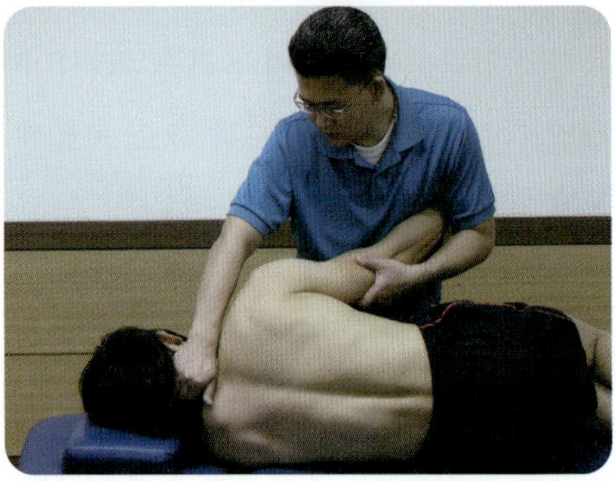

| 그림 10-18 | 실행자세

(3) 실행

고정하는 손으로 근육의 고정 상태를 유지한 채, 실행하는 손으로 어깨뼈 내림이 일어나도록 하여 근육이 늘어나게 한다.

연이어 근육의 주행방향을 따라 고정하는 손을 이동하면서 고정과 실행 동작을 율동적으로 반복한다.

5) 어깨올림근-2

(1) 시작 자세

환자 자세: 환자는 대상 팔을 위쪽으로 해서 옆으로 누운 자세를 취한다.

치료사 자세: 환자 앞쪽에 마주보고 선다.

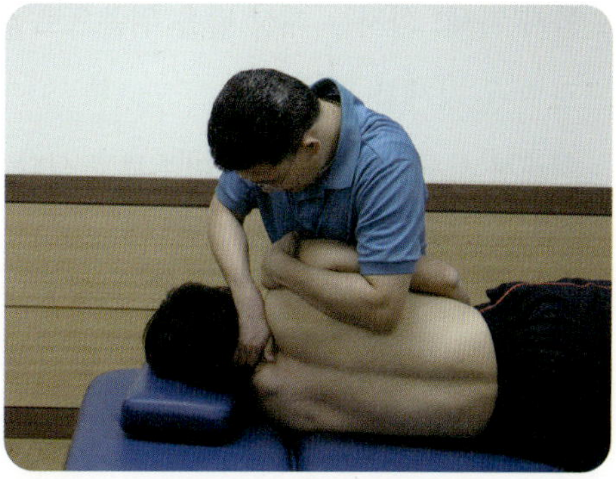

| 그림 10-19 | 시작자세

(2) 고정

치료사 실행하는 손으로 환자 어깨 위쪽을 고정한다.

치료사의 고정하는 손은 어깨올림근 힘살부위 피부를 살짝 당긴 후 근을 고정한다.

(3) 실행

고정하는 손으로 근육의 고정 상태를 유지한 채, 실행하는 손으로 어깨뼈 내림이 일어나도록 하여 근육이 늘어나게 한다.

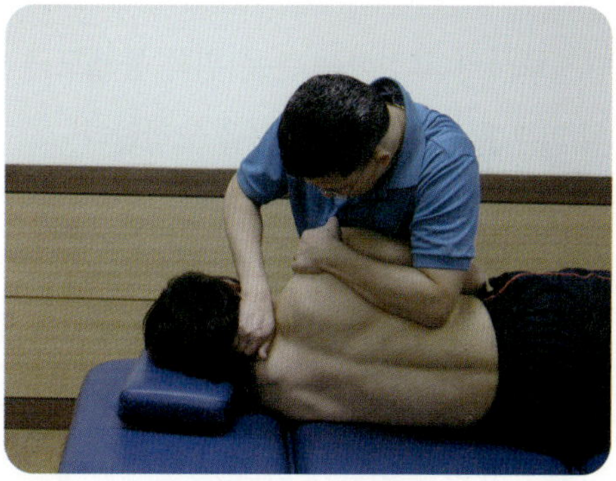

| 그림 10-20 | 실행자세

연이어 근육의 주행방향을 따라 고정하는 손을 이동하면서 고정과 실행 동작을 율동적으로 반복한다.

6) 등세모근(승모근;trapezius)-위쪽(upper)

(1) 시작 자세

환자 자세: 환자는 대상 팔을 위쪽으로 해서 옆으로 누운 자세를 취한다.

치료사 자세: 환자 앞쪽에 마주보고 선다.

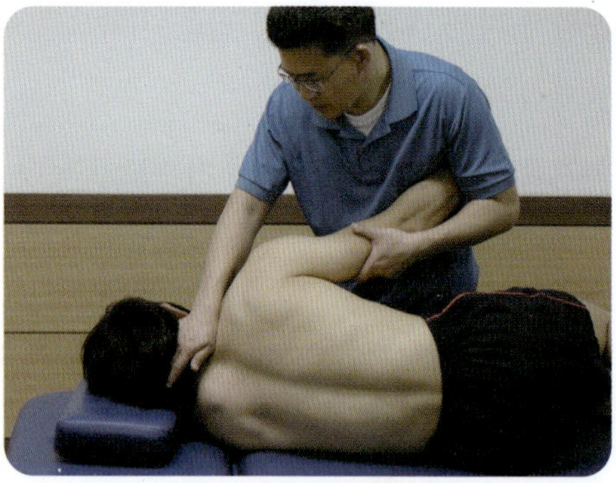

| 그림 10-21 | 시작자세

(2) 고정

치료사 실행하는 팔과 몸통 사이에서 환자 아래팔을 뒤침하고, 팔꿈치관절을 편 상태로 안정시키고, 치료사 손으로 환자 팔꿈치관절 위 위팔을 고정하다.

치료사의 고정하는 손은 위쪽 등세모근 힘살부위 피부를 살짝 당긴 후 근을 고정한다.

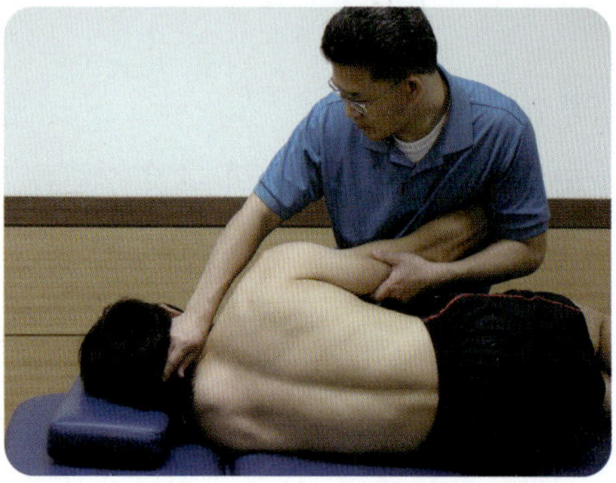

| 그림 10-22 | 실행자세

(3) 실행

고정하는 손으로 근육의 고정 상태를 유지한 채, 실행하는 손으로 어깨뼈 내림이 일어나도록 하여 근육이 늘어나게 한다.

연이어 근육의 주행방향을 따라 고정하는 손을 이동하면서 고정과 실행 동작을 율동적으로 반복한다.

7) 등세모근-중간(middle)

(1) 시작 자세

환자 자세: 환자는 대상 팔을 위쪽으로 해서 옆으로 누운 자세를 취한다.

치료사 자세: 환자 앞쪽에 마주보고 선다.

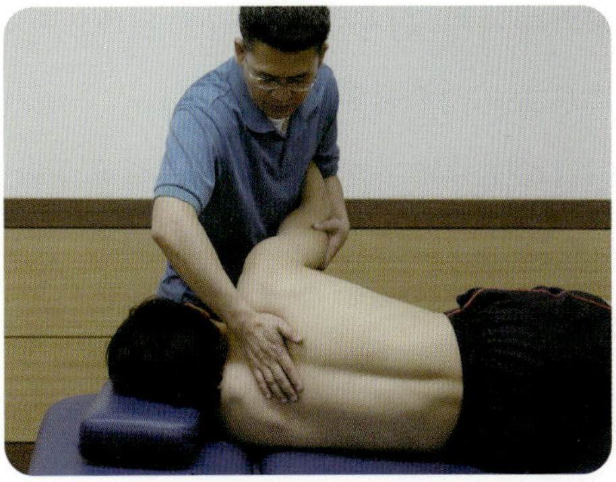

| 그림 10-23 | 시작자세

(2) 고정

치료사 실행하는 팔과 몸통 사이에서 환자 어깨관절을 약 90°정도 굽히고, 아래팔을 뒤침하고, 팔꿈치관절을 편 상태로 안정시키고, 치료사 손으로 환자 팔꿈치관절 위 위팔을 고정하다.

치료사의 고정하는 손은 중간 등세모근 힘살부위 피부를 살짝 당긴 후 근을 고정한다.

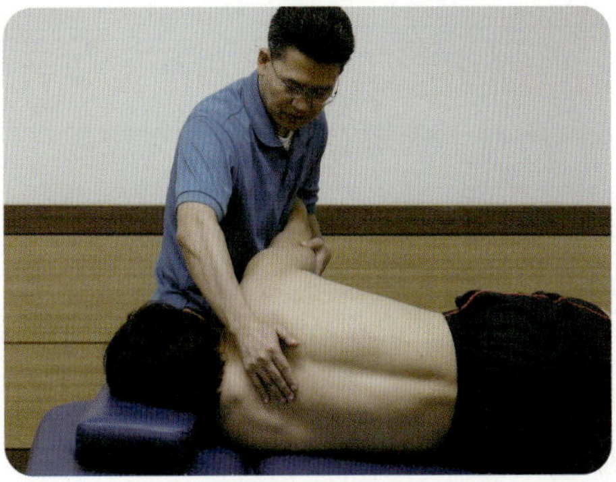

| 그림 10-24 | 실행자세

(3) 실행

고정하는 손으로 근육의 고정 상태를 유지한 채, 실행하는 손으로 어깨뼈 벌림이 일어나도록 하여 근육이 늘어나게 한다.

연이어 근육의 주행방향을 따라 고정하는 손을 이동하면서 고정과 실행 동작을 율동적으로 반복한다.

8) 등세모근-아래쪽(lower)

(1) 시작 자세

환자 자세: 환자는 대상 팔을 위쪽으로 해서 옆으로 누운 자세를 취한다.

치료사 자세: 환자 앞쪽에 마주보고 선다.

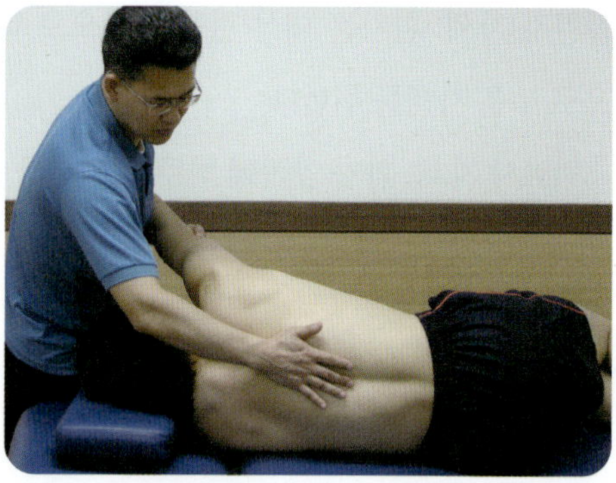

| 그림 10-25 | 시작자세

(2) 고정

치료사 실행하는 팔과 몸통 사이에서 환자 어깨관절을 굽히고, 아래팔을 뒤치고, 팔꿈치관절을 편 상태로 안정시키고, 치료사 손으로 환자 팔꿈치관절 위 위팔을 고정하다.

치료사의 고정하는 손은 아래 등세모근 힘살부위 피부를 살짝 당긴 후 근을 고정한다.

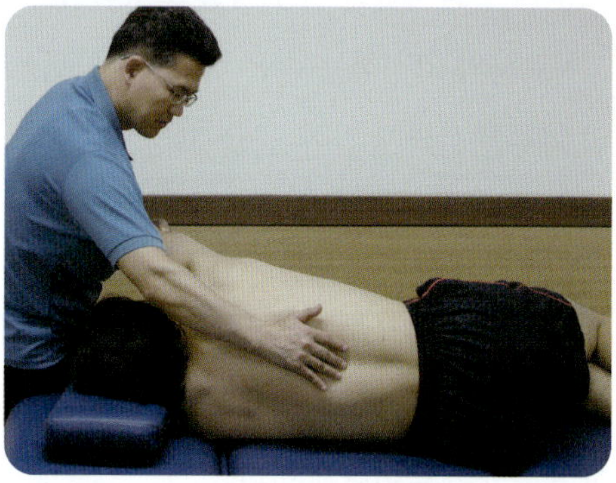

| 그림 10-26 | 실행자세

(3) 실행

고정하는 손으로 근육의 고정 상태를 유지한 채, 실행하는 손으로 어깨뼈 올림이 일어나도록 하여 근육이 늘어나게 한다.

연이어 근육의 주행방향을 따라 고정하는 손을 이동하면서 고정과 실행 동작을 율동적으로 반복한다.

03 수축성 구조 신장

기시이는곳

쇄골두 빗장뼈머리 : **쇄골 내측 1/2**

Clavicular head : medial half of clavicle

흉골두 복장뼈머리 : **흉골, 1-6 늑연골**

Sternal head : sternum, cartilages of upper 6 ribs

정지닿는곳

상완골 이두근구 위팔뼈 두갈래근고랑 **의 외측순** 가쪽입술

Lateral lip bicipital groove of humerus

작용

견관절 내전 모음, **수평내전** 수평모음, **내회전** 어깨관절 안쪽돌림

Adduction, horizontal adduction and medial rotation of shoulder

쇄골두-견관절 굴곡 어깨관절 굽힘

Clavicular head : flexion of shoulder

흉골두-견관절 굴곡자세에서 신전 폄

Sternal head : extension of shoulder from a flexed position

신경지배

쇄골두-외측흉신경 가쪽가슴신경

Clavicular head : lateral pectoral nerve(C5,6,7)

흉골두-내측흉신경 안쪽가슴신경

Sternal head : medial pectoral nerve(C8,T1)

촉지

액와 겨드랑 Axilla **의 앞쪽 가장자리를 따라 만져 볼 수 있다.**

이 근육은 액와의 앞쪽면을 이루고 있다.

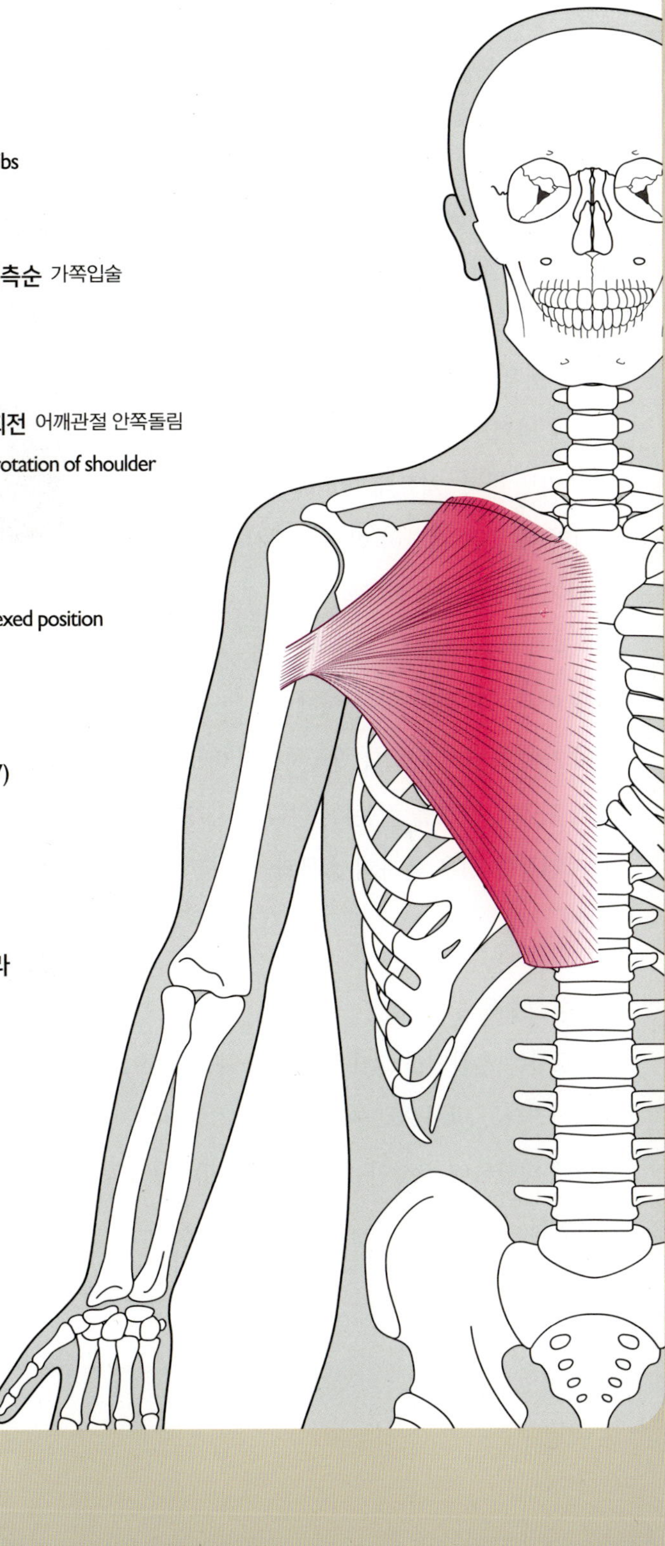

| 그림 10-27 | 큰가슴근

1) 양쪽 큰가슴근(pectoralis major)-배부분(abdominal part)

(1) 대상근 특성

이는곳: 배곧은근집(rectus sheath) 앞층

닿는곳: 위팔뼈 결절사이 고랑 가쪽

주작용: 어깨관절 모음, 안쪽돌림, 수평모음

(2) 시작자세

환자자세: 치료대에 바로누운자세, 무릎관절과 엉덩관절을 굽혀 허리와 가슴을 안정시키는 동시에 허리척주앞굽음을 막는다. 벨트로 가슴우리를 치료대에 안정시킨다. 작고 단단한 쿠션을 어깨뼈 사이에 넣어 어깨관절 운동이 최대가 될 수 있도록 하기도 한다. 치료대 머리쪽 경사판을 낮추고, 머리와 목 밑을 적당히 받쳐 안정시킨다. 턱을 살짝 당겨 경추를 보호한다.

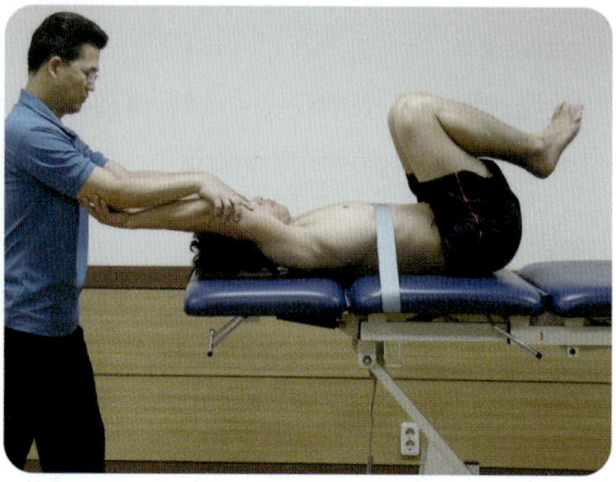

| 그림 10-28 | 시작자세

치료사자세: 치료대 위쪽에 선다. 치료사는 양손을 이용하여 환자 양쪽 어깨관절을 굽히고, 완전히 가쪽 돌림이 되도록 팔꿈치관절 바로 위에서 팔의 뒤쪽과 가쪽을 잡는다. 만약 환자가 덩치가 크고 건장할 경우 환자의 손목관절 바로 위를 잡는다.

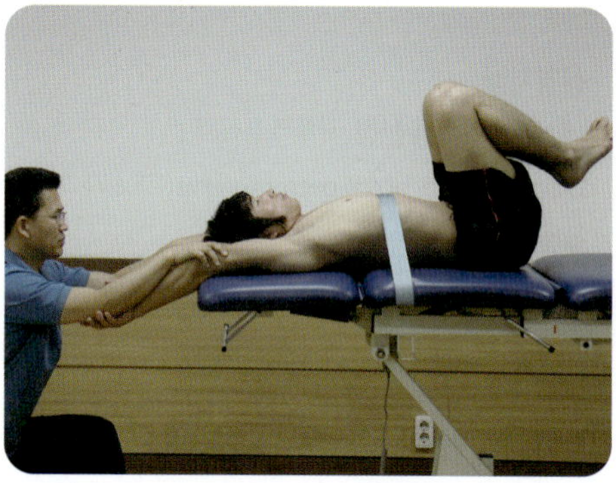

| 그림 10-29 | 실행자세

(3) 정적수축

치료사는 손잡기를 그대로 유지한 채, 양손으로 신장시키려는 방향으로 저항을 가하고 환자는 이 저항에 대항하여 정적인 수축을 5초간 유지한 후, 이완한다.

(4) 실행

이런 상태에서 치료사는 환자의 어깨관절을 서서히 그리고 완전히 굽힌다.

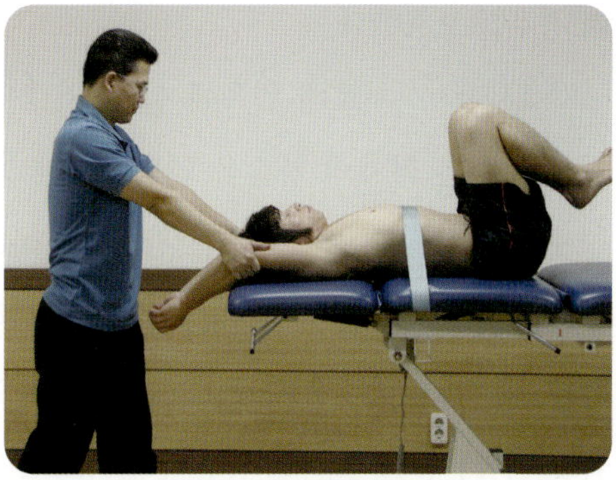
| 그림 10-30 | 대항근 자극

(5) 대항근 자극

치료사는 이 손잡기를 거꾸로 해서 앞쪽과 안쪽에 대고 환자에게 어깨관절을 굽히도록 지시하고 치료사는 이 동작에 저항하여 대항근을 자극한다. (넓은등근(latissimus dorsi), 큰원근(teres major) 그리고 작은가슴근(pectoralis minor)도 이 자세로 신장시킨다.)

주의) 신장은 항상 운동이 가장 제한된 자세로부터 시작해야 한다. 환자의 어깨관절을 굽힐 때 치료사가 환자의 팔을 신연시키면 신장효과가 더욱 커지고 어깨관절도 잘 보호될 수 있다.

2) 한쪽 큰가슴근–배부분

(1) 대상근 특성

주작용: 어깨관절 모음, 안쪽돌림, 수평모음

어깨관절 굽힌 상태–약간의 폄

어깨관절 편 상태–약간의 굽힘

(2) 시작자세

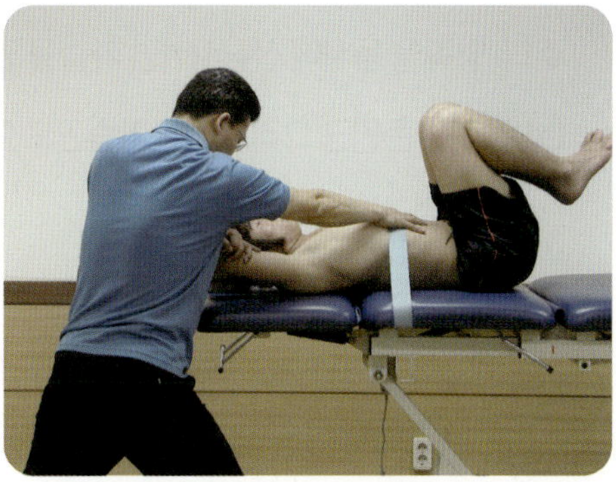
| 그림 10-31 | 시작자세

환자자세: 치료대에 바로누운자세, 무릎관절과 엉덩관절을 굽혀 허리와 가슴을 안정시키는 동시에 허리척주앞굽음을 막는다. 벨트로 가슴우리를 치료대에 안정시킨다. 작고 단단한 쿠션을 어깨뼈 사이에 넣어 어깨관절 운동이 최대가 될 수 있도록 하기도 한다. 치료대 머리쪽 경사판을 낮추고, 머리와 목 밑을 적당히 받쳐 안정시킨다. 턱을 살짝 당

겨 경추를 보호한다.

치료사자세: 치료대 위쪽에 선다. 치료사의 고정하는 손은 환자의 가슴을 안정시킨다. 환자의 실행측 손 아래팔이 치료사 실행하는 손 아래팔의 안쪽을 따라 접촉하도록 하고, 치료사의 실행하는 손은 환자 팔꿈치관절 바로 위에서 위팔의 안쪽을 잡고 어깨관절을 굽히고 완전히 가쪽으로 돌리도록 한다.

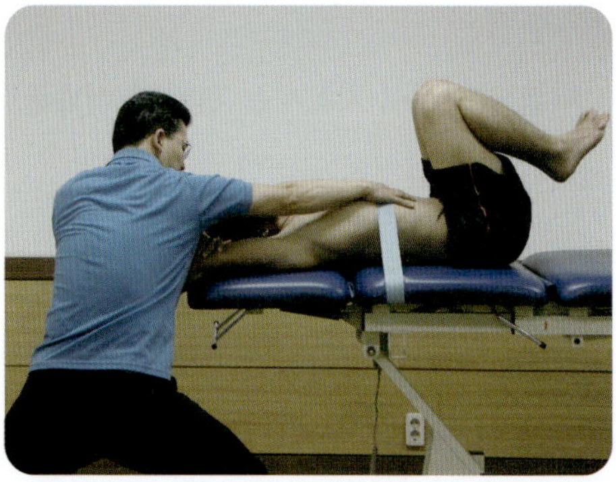

| 그림 10-32 | 실행자세

(3) 정적수축

치료사는 손잡기를 그대로 유지한 채, 실행하는 손으로 신장시키려는 방향으로 저항을 가하고 환자는 이 저항에 대항하여 정적인 수축을 5초간 유지한 후, 이완한다.

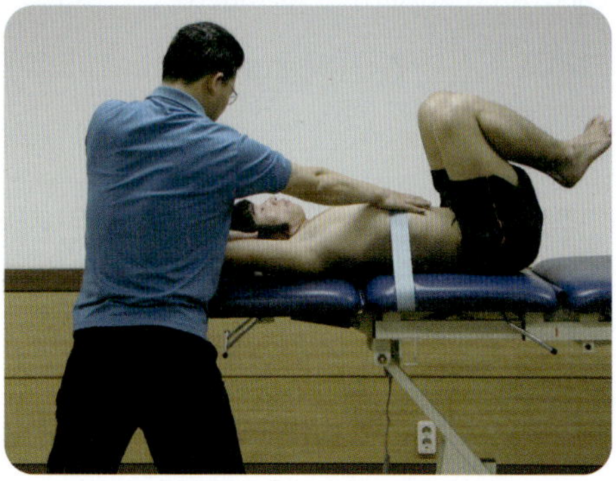

| 그림 10-33 | 대항근 자극

(4) 실행

이런 상태에서 치료사는 환자의 어깨관절을 서서히 그리고 완전히 굽힌다.

(5) 대항근 자극

치료사는 손잡기를 반대로 해 앞쪽과 안쪽에 대고, 환자에게 신장시키는 방향으로 더 움직이도록 하게하고 이 동작에 저항해서 대항근을 자극한다.

주의) 양쪽을 동시에 신장시키면 가슴을 안정시키는 것이 더 쉽다.

(넓은등근, 큰원근 그리고 작은가슴근도 이 자세로 신장시킨다.)

3) 큰가슴근-복장갈비갈래(흉늑골부;sternocostal head)

(1) 대상근 특성

이는곳: 복장뼈 앞쪽, 5~7번째 갈비연골 앞쪽

닿는곳: 위팔뼈 결절사이 고랑 가쪽

(2) 시작자세

환자자세: 치료대에 바로누운자세, 무릎관절과 엉덩관절을 굽혀 허리와 가슴을 안정시키는 동시에 허리척주앞굽음을 막는다. 벨트로 가슴우리를 치료대에 안정시킨다. 작고 단단한 쿠션을 어깨뼈 사이에 넣어 어깨관절 운동이 최대가 될 수 있도록 하기도 한다. 머리와 목 밑을 적당히 받쳐 안정시킨다. 턱을 살짝 당겨 경추를 보호한다. 어깨관절을 머리 위로 굽힌다.

치료사 자세: 치료사 환자 머리쪽에서 실행측을 향해서 선다. 치료사는 실행하는 손으로 환자 팔꿈치관절 바로 위에서 위팔의 안쪽을 잡고 환자의 어깨관절이 90° 벌림과 완전한 굽힘 사이에 가장 크게 운동이 제한되어 있는 위치에서, 환자의 어깨관절이 굽히고 완전한 가쪽 돌림이 일어나도록 한다. 환자의 실행측 팔 아래팔이 치료사 아래팔의 안쪽에 오도록 치료사의 아래팔을 따라 놓는다. 치료사의 고정하는 손은 환자의 복장뼈를 눌러 환자의 가슴을 안정시킨다.

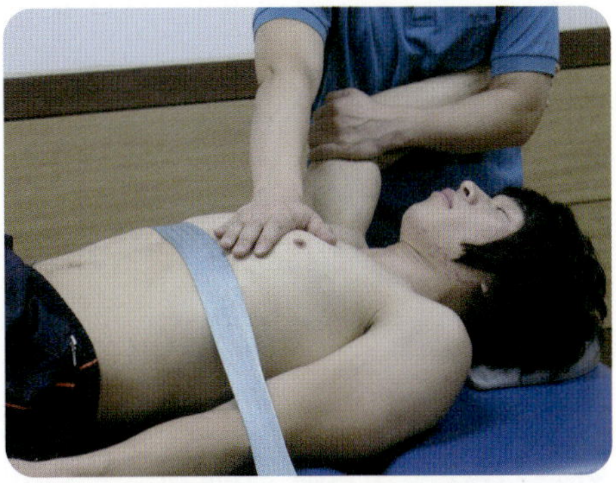

| 그림 10-34 | 시작자세

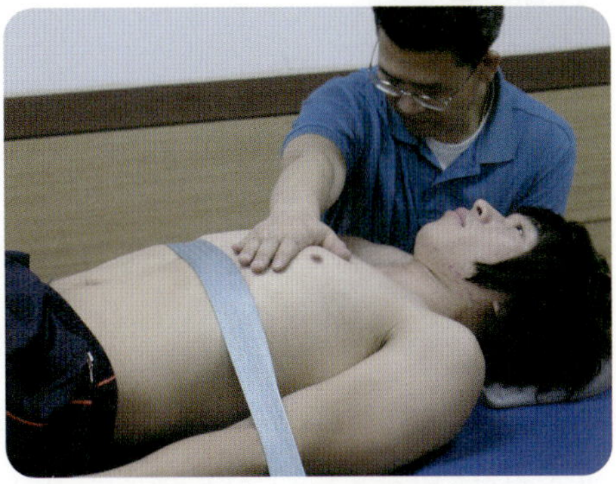

| 그림 10-35 | 실행자세

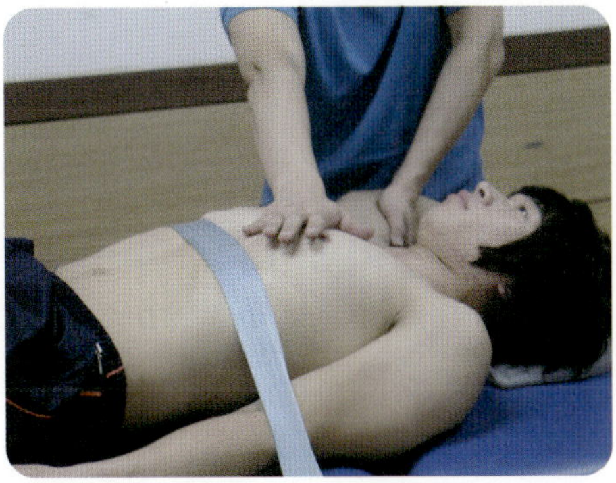

| 그림 10-36 | 대항근 자극

(3) 정적수축

치료사는 손잡기를 그대로 유지한 채, 실행하는 손으로 신장시키려는 방향으로 저항을 가하고 환자는 이 저항에 대항하여 정적인 수축을 5초간 유지한 후, 이완한다.

(4) 실행

이런 상태에서 치료사는 환자의 어깨관절을 서서히 그리고 완전히 굽힌다.

(5) 대항극 자극

치료사는 이 손잡기를 반대로 하여 즉 환자의 팔을 아래쪽에서 잡고, 환자에게 신장시키는 방향으로 더 움직이도록 하게 한 다음, 이 동작에 저항해서 환자의 대항 근육을 자극한다.

주의) 양쪽을 동시에 신장시키면 가슴을 안정시키는 것이 더 쉽다.

4) 큰가슴근–빗장뼈 갈래(쇄골부;clavicular head)

(1) 대상근 특성

이는곳: 빗장뼈 안쪽 2/3

닿는곳: 위팔뼈 결절사이 고랑 가쪽

(2) 시작자세

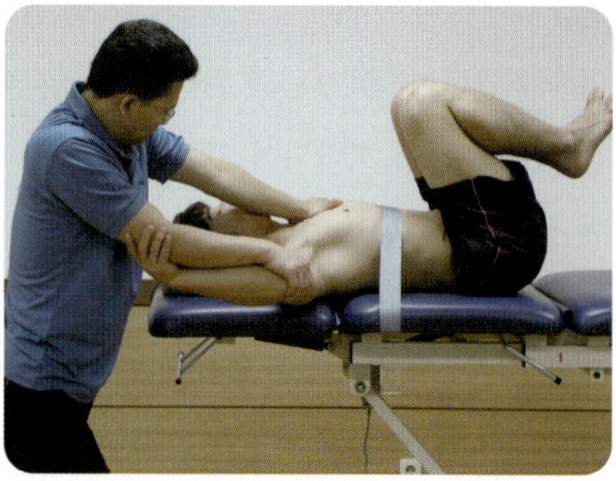

| 그림 10-37 | 시작자세

환자자세: 치료대에 바로누운자세, 무릎관절과 엉덩관절을 굽혀 허리와 가슴을 안정시키는 동시에 허리척주앞굽음을 막는다. 벨트로 가슴우리를 치료대에 안정시킨다. 작고 단단한 쿠션을 어깨뼈 사이에 넣어 어깨관절 운동이 최대가 될 수 있도록 하기도 한다. 머리와 목 밑을 적당히 받쳐 안정시킨다. 턱을 살짝 당겨 경추를 보호한다. 어깨관절을 머리 위로 굽힌다.

치료사의 자세: 환자의 실행측을 마주보고 선다. 치료사는 실행하는 손으로 환자 팔꿈치관절 바로 위에서 위팔의 안쪽을 잡고, 환자의 팔이 가

장 크게 운동이 제한되어 있는 위치에서 90° 미만의 벌림이 되도록 하고 환자 팔꿈치관절을 굽히고 어깨관절이 완전히 가쪽으로 돌아가게 한다. 환자의 실행하는 손의 아래팔은 치료사 아래팔의 안쪽에 오도록 치료사의 아래팔을 따라 놓는다. 치료사 고정하는 손은 환자의 복장뼈자루와 빗장뼈 왼쪽을 눌러 환자의 가슴을 안정시킨다.

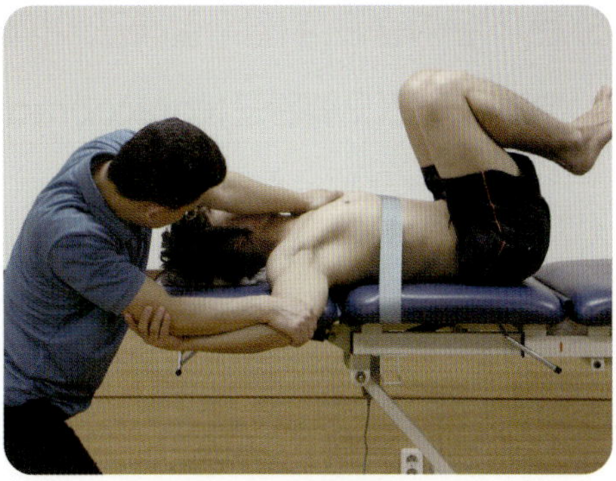

| 그림 10-38 | 실행자세

(3) 정적수축

치료사는 손잡기를 그대로 유지한 채, 실행하는 손으로 신장시키려는 방향으로 저항을 가하고 환자는 이 저항에 대항하여 정적인 수축을 5초간 유지한 후, 이완한다.

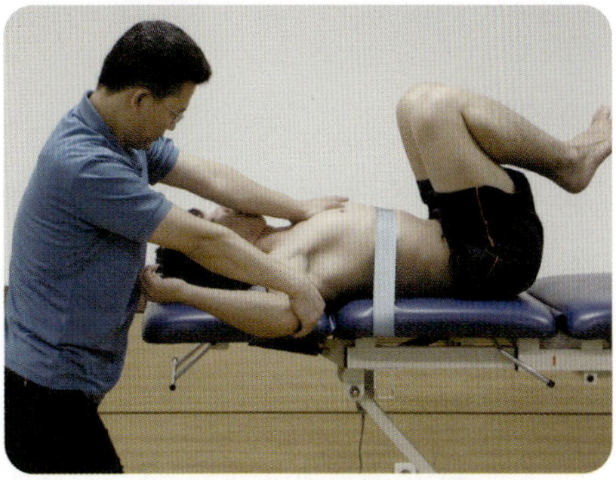

| 그림 10-39 | 대항근 자극

(4) 실행

이런 상태에서 치료사는 환자의 어깨관절을 서서히 그리고 완전히 수평으로 벌린다.

(5) 대항근 자극

치료사는 실행하는 손을 환자의 팔 아래쪽으로 해서 거꾸로 잡고, 환자에게 신장시키는 방향으로 더 움직이게 하게 한 다음. 이 동작에 저항해서 환자의 대항 근육을 자극한다.

주의) 양쪽을 동시에 신장시키면 가슴을 안정시키는 것이 더 쉽다.

(넓은등근, 큰원근 그리고 작은가슴근도 이 자세로 신장시킨다.)

5) 큰/작은가슴근, 위팔두갈래근, 어깨세모근(삼각근;deltoid) 빗장뼈 부위, 부리위팔근(오훼완근;coracobrachialis)–자가 신장

(1) 시작자세

의자에 앉아서 허리를 꼿꼿이 세운 상태에서 상체를 앞으로 기울인다. 턱을 살짝 당기고 머리는 자연스럽게 한다. 팔꿈치를 펴고 손바닥을 앞쪽으로 해서, 팔을 머리 위로 올려 등 뒤로 내릴 수 있을 정도로 손을 충분히 벌려 벨트를 잡는다.

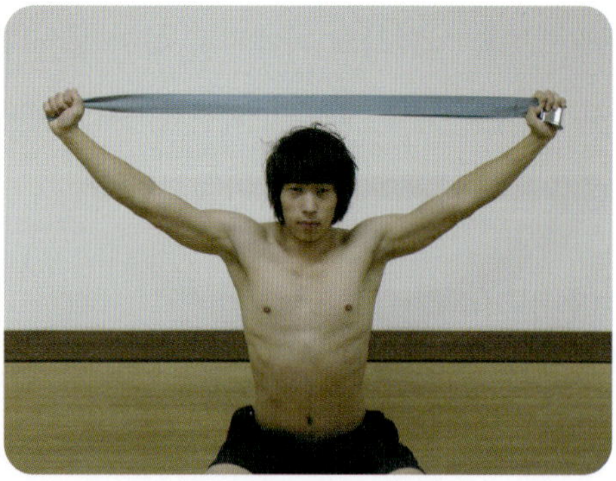
| 그림 10-40 | 시작자세

(2) 신장

a. 팔을 위와 뒤로 돌리면서 가슴과 어깨에서 신장을 느낄 수 있도록 팔을 펴고 안쪽으로 모은다(어깨관절 벌림).

b. 손은 움직이지 않은 상태에서 양손을 바깥쪽으로 당긴다(어깨관절 모음). 이 상태를 5초간 유지한다.

c. 긴장을 풀거나 팔을 좀 더 위와 뒤로 한계 것 움직인다. 가능한 만큼 더 시행한다.

d. 근육이 빳빳해져 더 이상 신장할 수 없고 느낄 때까지 반복한다. 이 마지막 신장은 30초~1분 또는 그 이상까지 지속한다.

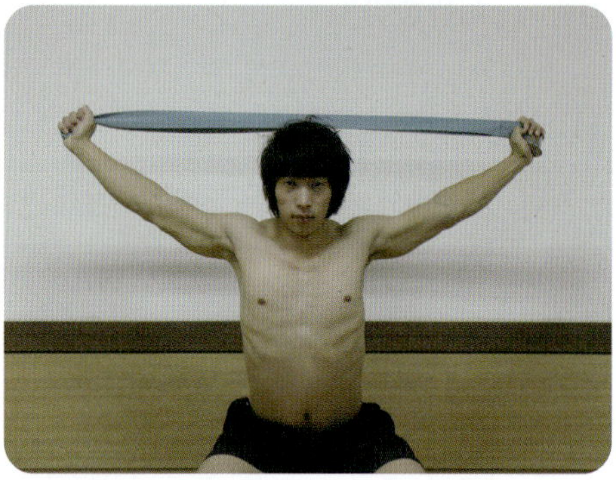
| 그림 10-41 | 실행자세

(3) 자극

손잡기를 계속 유지하되 바깥쪽으로 당기지 않는다. 팔을 몸 뒤에서 뒤쪽과 아래쪽으로 한계 것 내려 누른다.

이 자세를 몇 초 동안 지속한다.

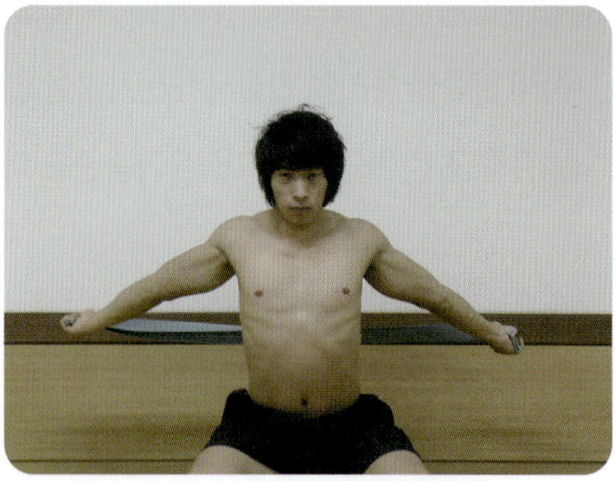
| 그림 10-42 | 대항근 자극

(4) 지도사항

털을 앞쪽으로 내민다. 등을 웅크린다. 팔꿈치를 펴지 않는다.

주의) 벨트 위의 손 사이의 거리에 유념, 각각의 신장 다음에 양손을 더 가까이 한다. 양손이 가까우면 가까울수록 더욱 잘 움직일 수 있다.

6) 넓은등근(광배근;latissimus dorsi)

(1) 대상근 특성

이는곳: 제 5~8 등척추 이하의 가시돌기(spinous process), 엉덩뼈 능선(iliac crest)

닿는곳: 위팔뼈의 결절사이 고랑

주작용: 어깨관절 폄, 모음, 안쪽돌림

(2) 시작자세

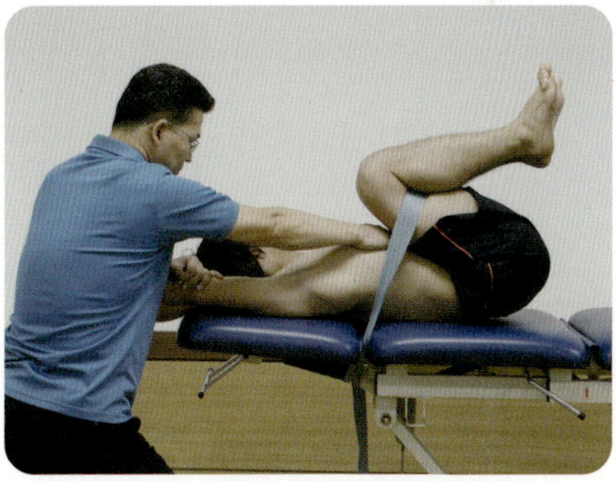

| 그림 10-43 | 실행자세

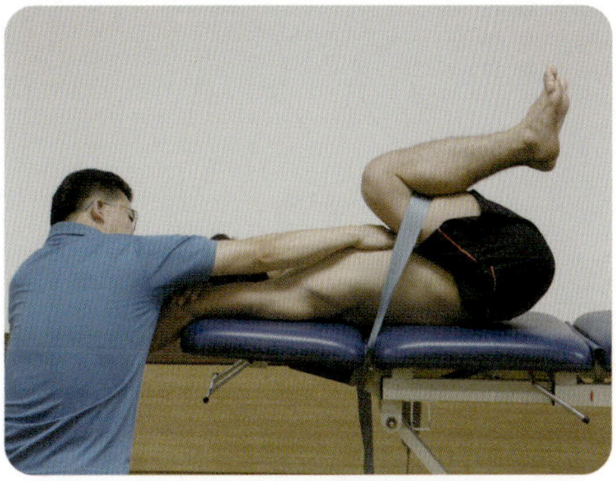

| 그림 10-44 | 실행자세

환자자세: 치료대에 바로누운자세, 무릎관절과 엉덩관절을 굽혀 허리와 가슴을 안정시키는 동시에 허리척주앞굽음을 막는다. 벨트를 이용하여 골반과 가슴우리를 안정시킨다. 작고 단단한 쿠션을 어깨뼈 사이에 넣어 어깨관절 운동이 최대가 될 수 있도록 하기도 한다. 머리와 목 밑을 적당히 받쳐 안정시킨다. 턱을 살짝 당겨 경추를 보호한다. 팔을 머리위로 굽힌다.

치료사 자세: 환자의 실행측을 비스듬히 마주볼 수 있게 치료대 위쪽에 선다. 치료사는 실행하는 손으로 환자 팔꿈치관절 바로 위에서 위팔의 안쪽을 잡아 환자의 어깨관절이 굽혀지고 완전히 가쪽으로 돌아가도록 한다. 환자의 실행측 손 아래팔이 치료사 아래팔의 안쪽에 오도록 치료사의 아래팔을 따라 놓는다. 치료사의 고정하는 손은 환자

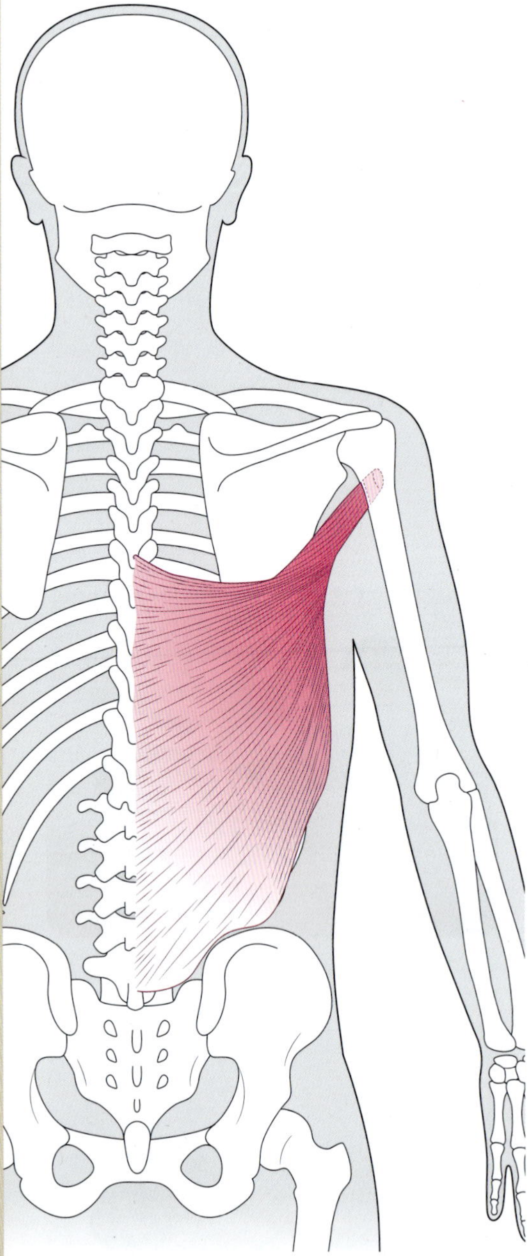

기시이는곳

제 7 흉추 등뼈 **에서 장골능** 엉덩뼈능선 **까지의 흉요건막** 등허리널힘줄

Thoracolumbar aponeurosis from T7 to iliac crest

하부 제 3 또는 4 늑골 갈비뼈 Lower 3 or 4 ribs

견갑골 하각 어깨뼈 아래각 Inferior angle of scapula

정지닿는곳

상완골의 이두근구 위팔뼈 두갈래근고랑

Bicipital groove of humerus

작용

견관절 신전 어깨관절 폄 Shoulder extension

견관절 내전 어깨관절 모음 **과 내회전** 안쪽돌림

Adduction and medial rotation of shoulder

신경지배

흉배신경 가슴등신경 Thoracodorsal nerve(C6,7,8)

촉지

흉곽 가슴우리 Rib cage **후외측연** 뒤가쪽모서리 Posterior lateral side **을 따라 정지부** 닿는곳 Insertion **쪽으로 액와 후연** 겨드랑 뒤모서리 Posterior border of axilla**을 형성한다.**

광배근은 '넓은 등'이라는 의미의 라틴어이다. 이 근육은 도끼질, 수영과 같은 동작을 할 때 굴곡된 팔을 강력하게 신전시키는 근육이다. 또, 견갑대를 아래로 당기는 작용이 있고, 목발을 짚을 때나 양손으로 체중을 들어 이동할 때도 사용된다.

| 그림 10-46 | 넓은등근

가슴의 아래 오른쪽을 안정시킨다. 만약 환자가 덩치가 크고 건장할 경우 치료사의 실행하는 손은 환자의 실행측 손을 잡고 치료사의 고정하는 손은 환자의 팔꿈치관절 바로 위를 잡는다.

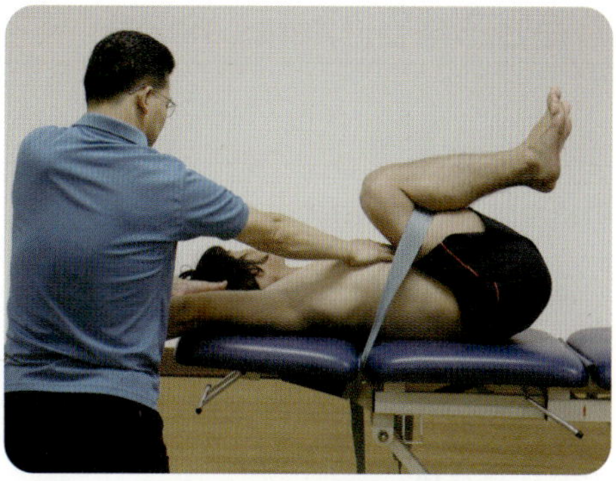
| 그림 10-45 | 대항근 자극

(3) 정적수축

치료사는 손잡기를 그대로 유지한 채, 실행하는 손으로 신장시키려는 방향으로 저항을 가하고 환자는 이 저항에 대항하여 정적인 수축을 5초간 유지한 후, 이완한다.

(4) 실행

이런 상태에서 치료사는 환자의 어깨관절을 서서히 그리고 완전히 굽힘 및 가쪽 돌리고, 동시에 환자의 팔을 손등쪽으로 움직이면서 환자의 팔을 신연시킨다.

(5) 대항극 자극

치료사의 실행하는 손 손잡기를 환자의 팔 밑으로 내려 거꾸로 하고, 환자에게 신장시키는 방향으로 더 움직이도록 한 다음. 이 동작에 저항해서 환자의 대항근육을 자극한다.

주의) 양쪽을 동시에 신장시키면 가슴을 안정시키는 것이 더 쉽다. 반대쪽 골반 밑에 쿠션을 넣어 골반이 경사지게 한다(몸통의 돌림과 가쪽 굽힘을 유도할 수 있다).

7) 큰원근(대원근;teres major)

(1) 대상근 특성

이는곳: 어깨뼈 아래각

닿는곳: 위팔뼈 결절사이 고랑

주작용: 어깨관절 폄, 모음, 안쪽돌림

(2) 시작자세

환자자세: 치료대에 바로누운자세, 무릎관절과 엉덩관절을 굽혀 허리와 가슴을 안정시키는 동시에 허리척주앞굽음을 막는다. 벨트를 이용하여 골반과 가슴우리를 안정시킨다. 작고 단단한 쿠션을 어깨뼈 사이에 넣어 어깨관절 운동이 최대가 될 수 있도록 하기도 한다. 머리와 목 밑을 적당히 받쳐 안정시킨다. 턱을 살짝 당겨 경추를 보호한다. 팔을 머리위로 굽힌다.

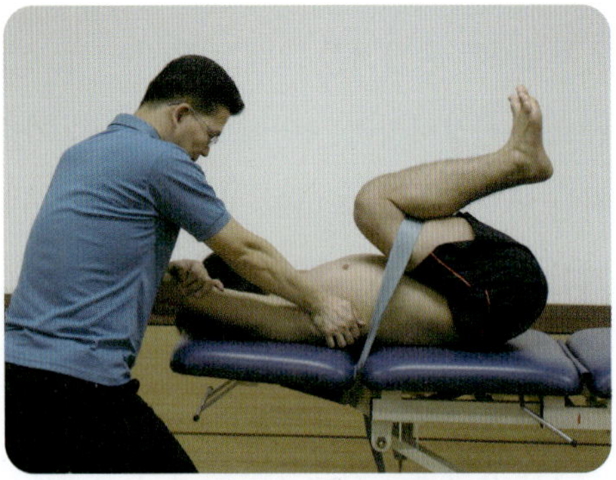

| 그림 10-47 | 시작자세

치료사 자세: 환자의 실행측을 비스듬히 마주보고 치료대 위쪽에 선다. 치료사는 실행하는 손으로 환자 팔꿈치관절 바로 위에서 위팔의 안쪽을 잡아 환자의 어깨관절이 굽혀지고 완전히 가쪽으로 돌아가도록 한다. 환자의 실행측 팔의 아래팔이 치료사 위팔의 안쪽에 오도록 치료사의 아래팔을 따라 놓는다. 치료사는 고정하는 손으로 환자 어깨뼈의 가쪽모서리를 안정시킨다.

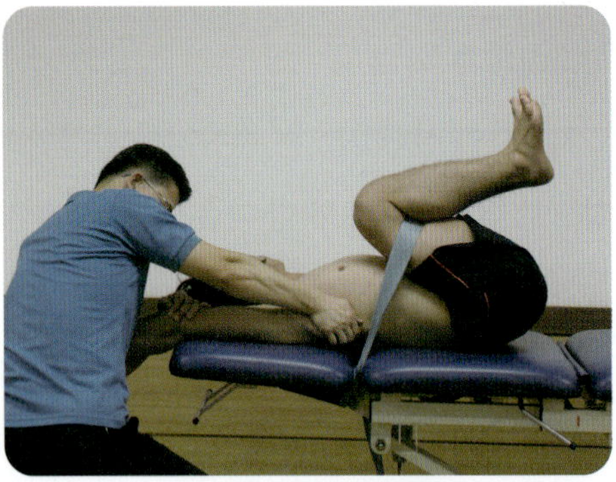

| 그림 10-48 | 실행자세

(3) 정적수축

치료사는 손잡기를 그대로 유지한 채, 실행하는 손으로 신장시키려는 방향으로 저항을 가하고 환자는 이 저항에 대항하여 정적인 수축을 5초간 유지한 후, 이완한다.

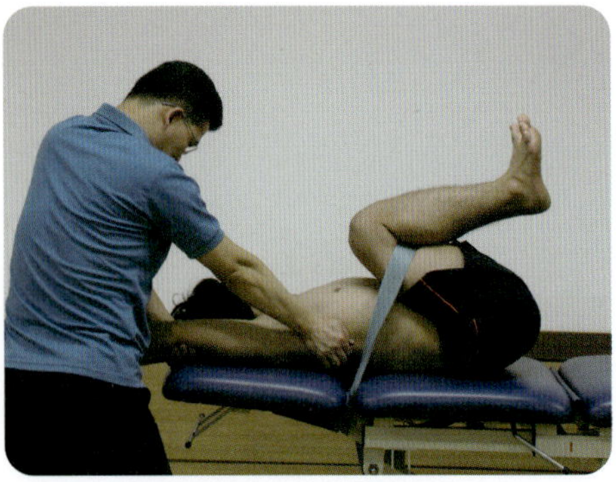

| 그림 10-49 | 대항근 자극

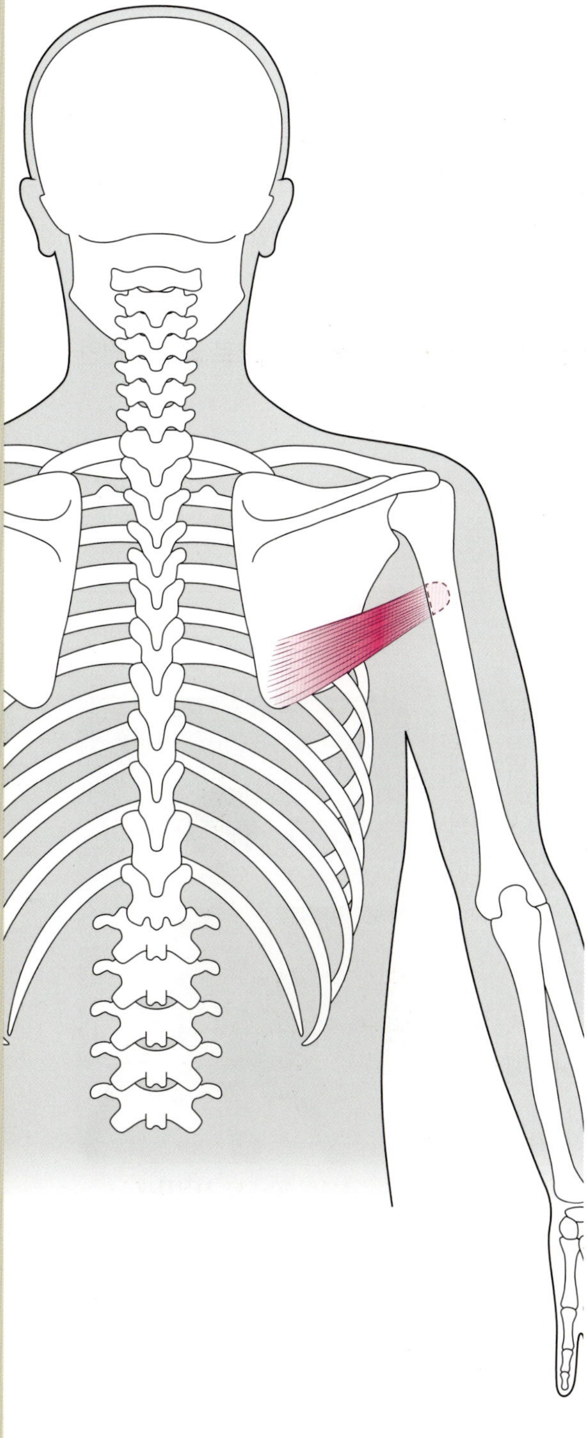

기시[이는곳]

견갑골 하각 어깨뼈 아래각

Inferior angle of scapula

정지[닿는곳]

상완골 이두근구 위팔뼈 두갈래근고랑 **의 내측순** 안쪽입술모서리

Medial lip of bicipital groove of humerus

작용

견관절 신전 어깨관절 폄, **내회전** 안쪽돌림, **내전** 모음

Extension, medial rotation and adduction of shoulder

신경지배

견갑하신경 어깨밑신경

Subscapular nerve(C5,6)

촉지

견갑골 하각 어깨뼈 아래각**에서부터 상방으로 비스듬하게 광배근 정지부** 넓은등근 닿는곳**의 바로 위까지 만져 볼 수 있다.**
광배근과 같이 액와 후연 겨드랑 뒤모서리**을 형성한다.**

이 근육은 광배근 넓은등근 Latissimus dorsi에 가깝게 위치하며 작용도 동일하다. 견관절을 외전 벌림 할 때 상완골두 위팔뼈 머리의 고정을 돕기 위해 상완골두를 하방으로 당기는 작용이 있는데 극하근 가시아래근 Infraspinatus, 소원근 작은원근 Teres minor과 같이 작용한다.

| 그림 10-50 | 큰원근

(4) 실행

이런 상태에서 치료사는 환자의 어깨관절을 서서히 그리고 완전히 굽힘 및 가쪽으로 돌린다.

(5) 대항근 자극

치료사의 실행하는 손의 손잡기를 환자의 팔 밑으로 해서 거꾸로 하고, 환자에게 신장시키는 방향으로 더 움직이도록 한 다음. 이 동작에 저항해서 환자의 대항근육을 자극한다.

주의) 신장에 넓은등근과 큰가슴근을 포함시키지 않으려면 환자의 팔을 부분적으로 굽힐 때 견인을 가하지 않으면 된다.

8) 넓은등근, 큰원근-자가 신장

(1) 시작자세

벽을 향해 앞굽이 자세를 하고 선다. 목을 앞으로 기울이고 턱을 뒤로 당긴다. 팔을 어깨넓이로 벌려 손바닥을 벽에 대고, 손가락이 위쪽과 바깥쪽을 향하도록 한다. 팔은 반드시 편다. 상체를 앞으로 숙이고 두덩부를 배꼽쪽으로 끌어올려 골반이 뒤쪽으로 돌게(뒤쪽기울임) 한다.

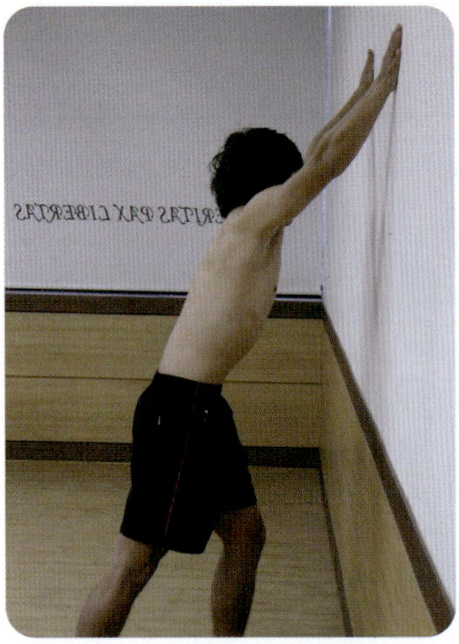

| 그림 10-51 | 시작자세

(2) 신장

a. 가슴과 어깨를 벽쪽으로 움직여서 바깥쪽 어깨에서 신장을 느낄 수 있도록 한다.
   손을 벽쪽과 아래쪽으로 밀고 이 상태를 5초간 유지한다.
b. 긴장을 풀고 가슴과 어깨를 가능한 한 벽 가까이 움직인다.
c. 더 이상 신장할 수 없고 근육이 빳빳하다고 느낄 때까지 반복한다.
d. 이 마지막 신장은 30초~1분 또는 그 이상까지 지속한다.

(3) 자극

손바닥을 밖으로 돌리고, 팔을 위 뒤쪽으로 한계 것 들어 올려 이 자세를 수 초간 지속한다.

(4) 지도사항

턱을 앞쪽으로 내민다. 등을 웅크린다. 아래팔을 바깥쪽으로 향하지 않는다. 팔꿈치를 굽힌다.

주의) 엉덩관절(고관절;hip joint)은 굽힐 수도 있지만 평행은 계속 유지하여야 한다.

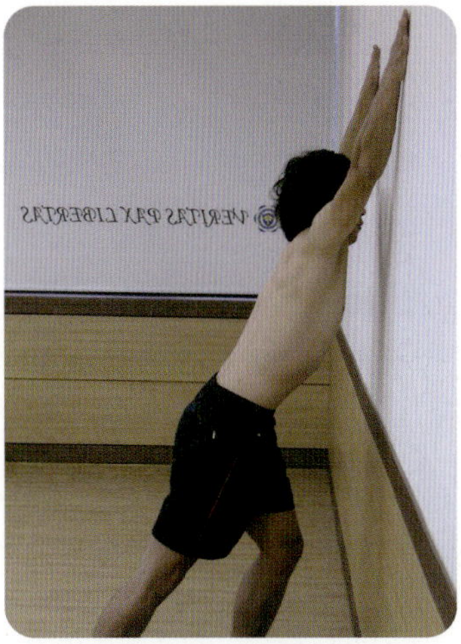

| 그림 10-52 | 실행자세

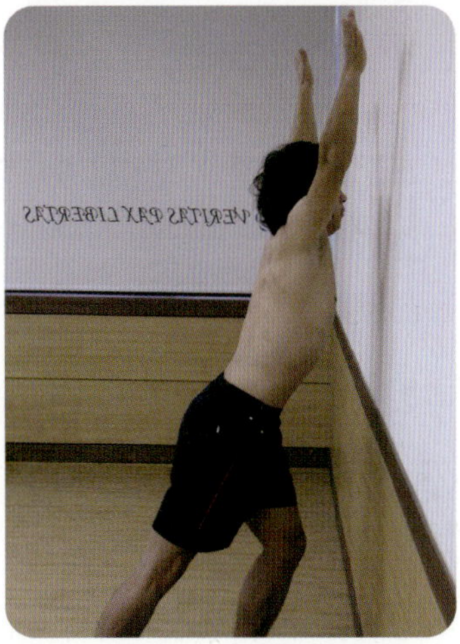

| 그림 10-53 | 대항근 자극

1. 작은가슴근(소원근;pectoralis minor)

기시이는곳

제 3-5 늑골 전면 갈비뼈 앞쪽면 Anterior 3,4,5 ribs

정지닿는곳

견갑골 어깨뼈 **의 오훼돌기** 부리돌기

Coracoid process of scapula

작용

견갑골 전인 어깨뼈 내밈 **, 하강** 내림 **, 하방회전** 아래쪽돌림

Protraction, depression, downward rotation of scapula

신경지배

내측흉신경 안쪽가슴신경 Medial pectoral nerve(C8,T1)

촉지

만져 보기 어렵다.

소흉근은 상지의 혈관들과 상완신경총 Brachial plexus이 지나가는 다리 역할을 한다.

2. 빗장뼈 아래근(쇄골하근;subclavius)

기시이는곳

제 1 늑골 1st rib

정지닿는곳

쇄골체 빗장뼈몸통 **하부** Inferior shaft of clavicle

작용

쇄골 고정 Stabilizes clavicle

신경지배

쇄골하신경 빗장밑신경 Subclavius nerve(C5,6)

촉지

만져 보기 어렵다.

쇄골하근은 쇄골의 과격한 거상과 전인을 방지한다.

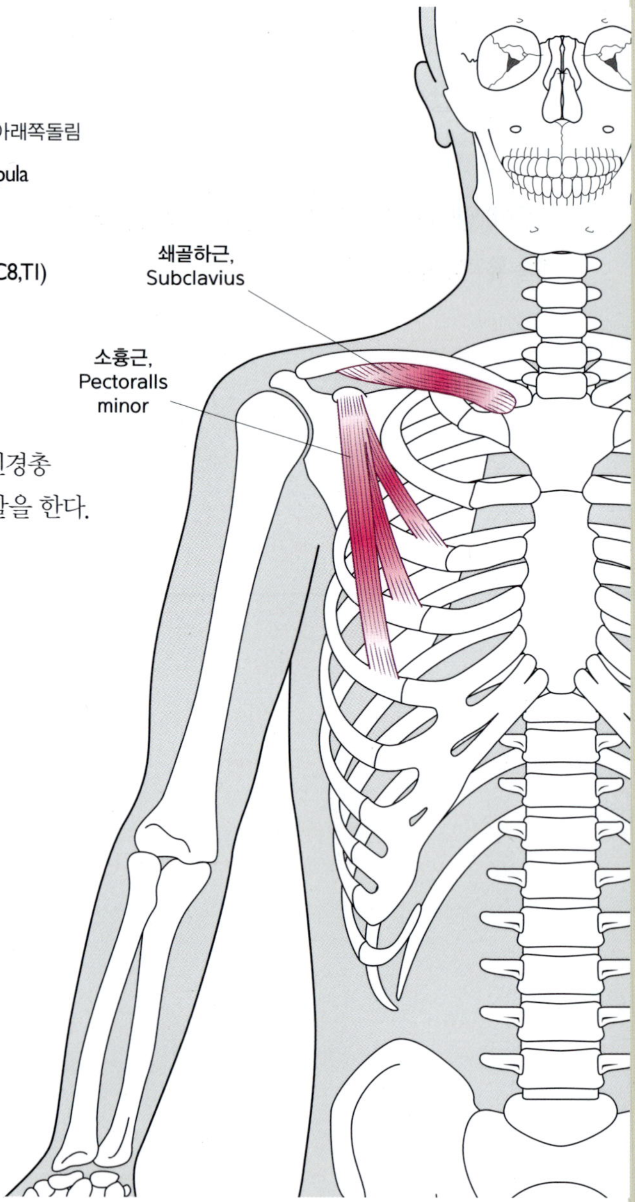

| 그림 10-54 |
빗장뼈 아래근 · 작은가슴근

9) 작은가슴근(소원근;pectoralis minor)

(1) 대상근 특성

이는곳: 어깨뼈 부리돌기(coracoid process)

닿는곳: 제 3~5 갈비뼈

주작용: 올림된 어깨뼈 압박. 어깨뼈를 앞쪽과 꼬리쪽으로 당김, 어깨뼈가 안정되었을 때 갈비뼈를 위로 당겨 올리는 것을 돕는다.

(2) 시작자세

환자자세: 치료대에 바로누운자세, 어깨뼈가 치료대 밖으로 나오게 한다. 팔은 어깨관절이 가쪽돌림, 모음 그리고 90° 이하의 굽힘이 되도록 한다. 팔꿈치관절은 굽힌다.

치료사자세: 환자의 머리를 마주보고 환자의 실행측에 선다. 치료사 고정하는 손으로 환자 실행측 어깨관절 부위를 잡아 보호한다. 치료사의 실행하는 손은 환자의 손목 위쪽을 잡고 환자 팔꿈치를 치료사 가슴으로 지지한다.

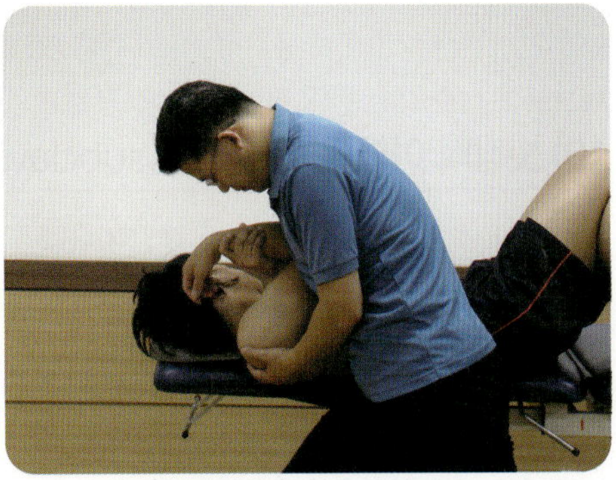

| 그림 10-55 | 시작자세

(3) 정적수축

치료사는 손잡기를 그대로 유지한 채, 실행하는 손과 어깨로 신장시키려는 방향으로 저항을 가하고 환자는 이 저항에 대항하여 정적인 수축을 5초간 유지한 후, 이완한다.

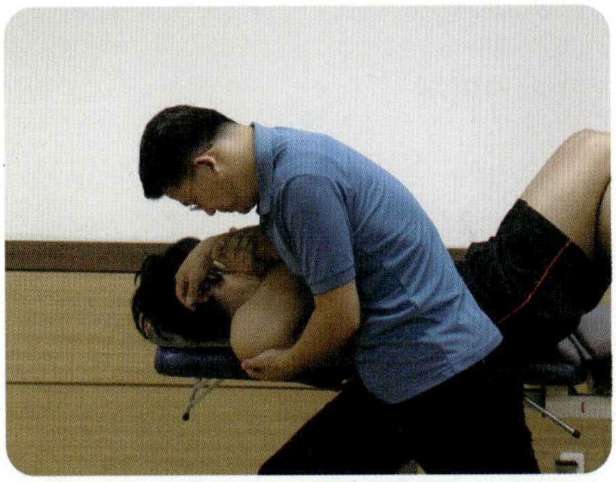

| 그림 10-56 | 실행자세

(4) 실행

이런 상태에서 치료사는 환자 아래팔과 팔꿈치를 위팔의 장축을 따라 뒤쪽으로 누르면서 환자의 어깨가 머리쪽과 가쪽으로 서서히 그리고 최대한으로 움직이게 한다.

(5) 대항근 자극

치료사는 손잡기를 그대로 유지한 채, 환자에게 신장시키는 방향으로 더 움직이도록 한 다음, 이 동작에 저항해서 환자의 대항 근육을 자극한다.

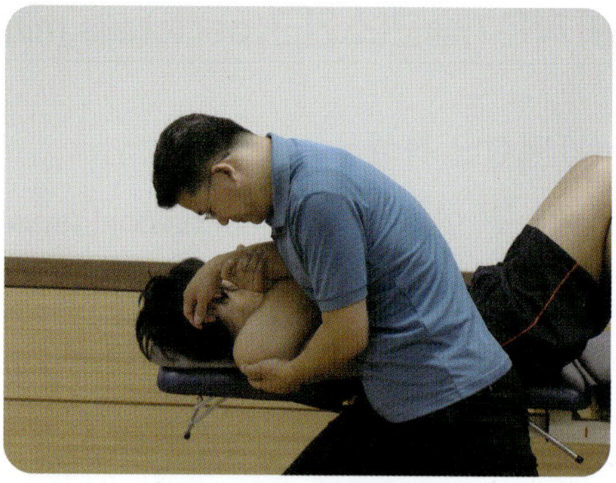

| 그림 10-57 | 대항근 자극

적응증: 유방절개술 후, 위팔뼈 골절 후 또는 충돌 증후군(impingement syndrome)에 시행할 수 있다.

10) 빗장뼈 아래근(쇄골하근; subclavius)

(1) 대상근 특성

이는곳: 빗장뼈

닿는곳: 첫 번째 갈비뼈

주작용: 어깨관절이 움직일 때 빗장뼈를 억제하고 고정시킴

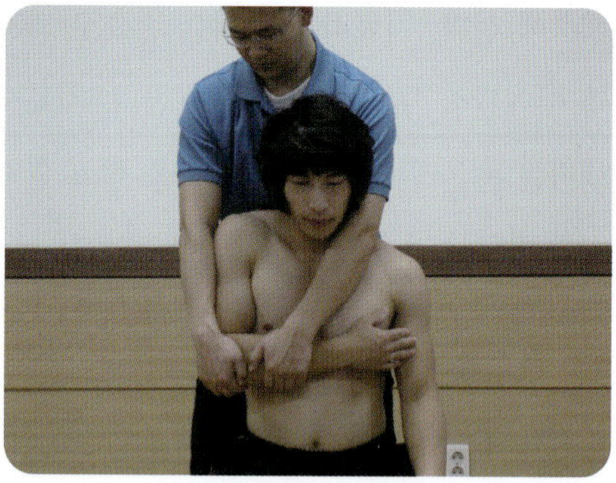

| 그림 10-58 | 시작자세

(2) 시작자세

환자자세: 등받이가 없는 의자에 앉는다. 팔꿈치관절을 굽히고, 아래팔을 가슴우리쪽에 오게 한다.

치료사자세: 환자의 뒤에 서서 치료사의 몸통으로 환자 등을 안정시키고, 양팔로 환자를 감싸, 환자의 실행측 팔꿈치관절과 아래팔 몸쪽부를 잡는다.

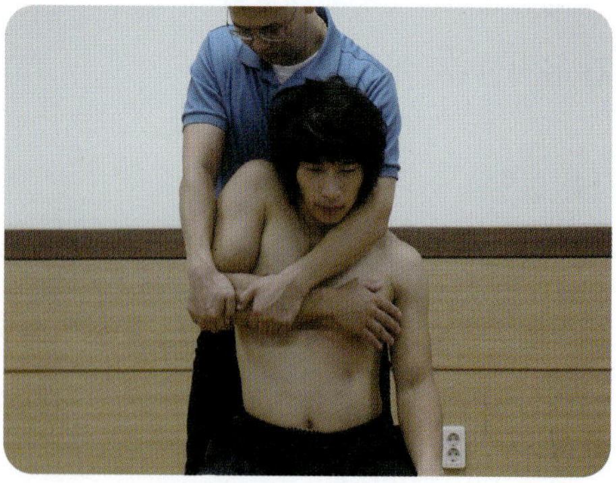

| 그림 10-59 | 실행자세

(3) 정적수축

치료사는 손잡기를 그대로 유지한 채, 양손으로 신장시키려는 방향으로 저항을 가하고 환자는 이

저항에 대항하여 정적인 수축을 5초간 유지한 후, 이완한다.

(4) 실행

이런 상태에서 치료사는 환자 팔꿈치관절 부위를 머리쪽으로 잡아당겨 환자의 어깨를 서서히 그리고 최대한으로 올림 시킨다.

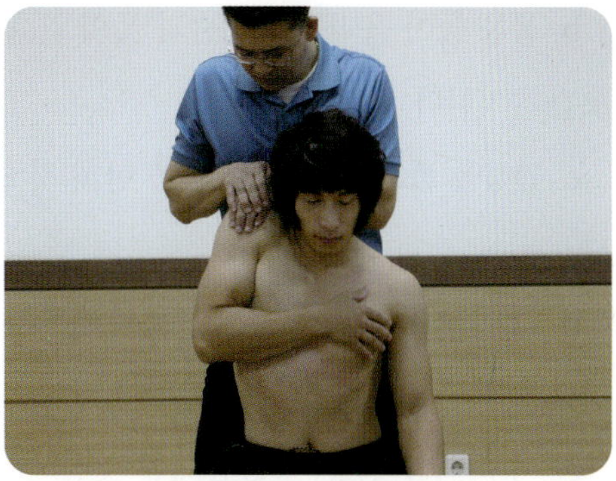

| 그림 10-60 | 대항근 자극

(5) 대항근 자극

치료사는 양손을 환자의 어깨관절 부위로 옮긴다. 그런 다음 치료사는 환자에게 신장시키는 방향으로 더 움직이도록 하게하고, 이 동작에 저항해서 환자의 대항 근육을 자극한다.

주의) 치료하는 동안에, 어깨관절을 머리쪽으로 잡아당길 때 환자는 숨을 내쉬어야 한다. 그러면 첫 번째 갈비뼈를 꼬리쪽으로 움직이게 된다. 치료사가 충분히 힘이 세면 실행하는 손으로 환자의 팔꿈치관절을 잡고 고정하는 손으로 환자의 어깨관절을 잡는다. 어깨세모근의 봉우리 부위와 가시위근도 이 기법으로 신장된다(이 근육들의 신장을 피하려면 신장시키는 동안에 환자의 오른팔을 벌림 위치에 있게 한다).

11) 큰/작은가슴근, 빗장뼈 아래근, 넓은등근, 큰원근-자가 신장

(1) 시작자세

턱을 뒤로 당기고 머리를 자연스럽게 한다. 팔을 머리 위로 하고, 문 가장자리에 매달리도록 한다. 발바닥은 바닥에 닿게 하고 다리를 앞으로 기대거나 무릎을 굽혀 등에 통증이 오는 것을 방지해 준다.

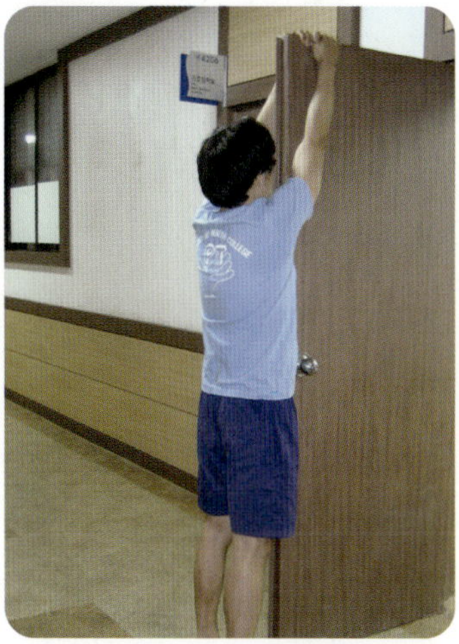

| 그림 10-61 | 시작자세

(2) 신장

a. 무릎을 굽혀 팔을 신장되게 하고, 어깨를 귀쪽으로 끌어 올린다. 빗장뼈 밑과 가슴을 지나는 근육이 뻣뻣해지는 것을 느끼게 된다.

b. 몸을 들어 올리듯이 가슴과 등의 근육을 긴장시킨다-5초간 유지한다.

c. 긴장을 풀고 등을 펴서 몸을 한계 것 또는 조금 더 낮춘다.

d. 더 이상 신장할 수 없고 근육이 빳빳하다고 느낄 때까지 반복한다.

e. 이 마지막 신장은 30초~1분 또는 그 이상까지 지속한다.

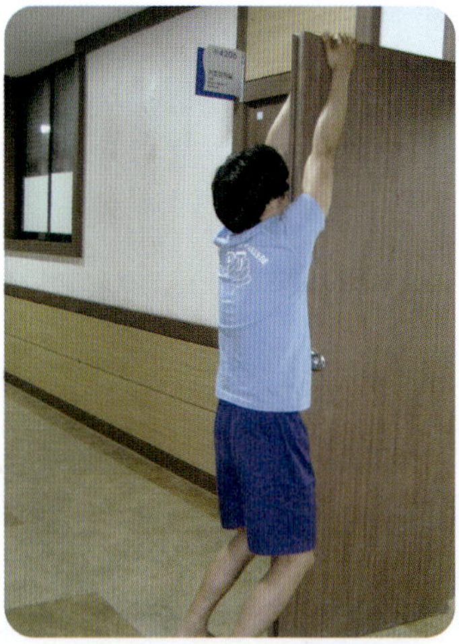

| 그림 10-62 | 실행자세

(3) 자극

잡았던 것을 놓고 똑바로 선다. 손바닥을 뒤로하고 팔을 위와 뒤로 될 수 있는 한 최대로 신장하고 수초 동안 이 자세를 지속한다.

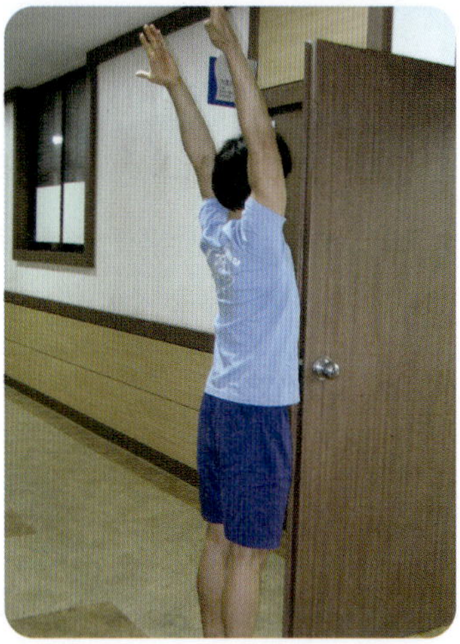

| 그림 10-63 | 대항근 자극

(4) 지도사항

턱을 앞으로 내민다. 등을 웅크린다.

주의) 문은 체중을 견딜 만큼 강하지 않으므로 조심해야 하며 문이 고정 될 수 있도록 바닥에 쐐기를 넣어 하단을 받쳐주어야 한다.

기시 이는곳

견갑골의 액와연 어깨뼈 겨드랑모서리 **상부**

Upper axillary border of scapula

정지 닿는곳

상완골의 대결절 위팔뼈 큰결절

Greater tubercle of humerus(inferior facet)

작용

견관절 신전 어깨관절 폄 Extension of shoulder

외회전 가쪽돌림 Lateral rotation

신경지배

액와신경 겨드랑신경(회선신경)

Axillary nerve(circumflex nerve)(C5,6)

촉지

견갑골 어깨뼈 Scapula **과 액와연** 겨드랑모서리 Axillary border **후부 사이에서 극하근** 가시아래근 Infraspinatus **아래 대원근** 큰원근 Teres major **상부에 위치한다.**

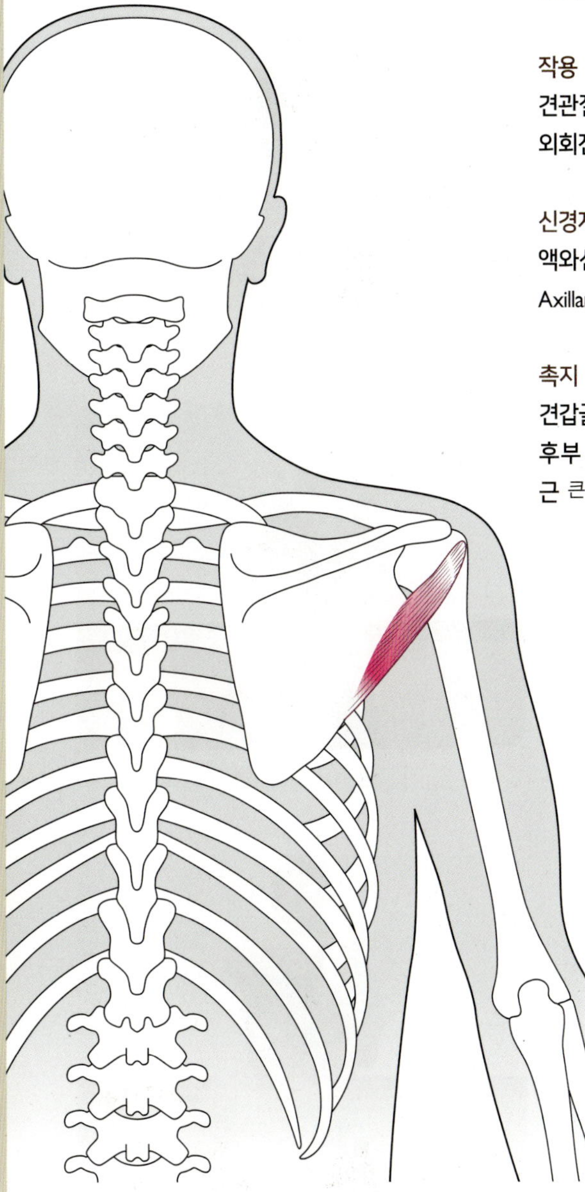

SIT근육 중 T에 해당하는 소원근은 견관절낭 어깨관절주머니 을 보강하는 회전근덮개 Rotator cuff 근육 중의 하나이다.
또한 극하근, 대원근과 함께 외전을 하는 동안 상완골두 위팔뼈머리 를 고정하는 작용이 있다.

| 그림 10-64 | 작은원근

12) 작은원근(소원근;teres minor)

(1) 대상근 특성

이는곳: 어깨뼈 가쪽모서리 위 2/3

닿는곳: 위팔뼈 큰결절 아래부분

주작용: 어깨관절 폄

어깨관절 90° 이하 굽힘상태-가쪽돌림

어깨관절 90° 이상 굽힘상태-안쪽돌림

(2) 시작자세

환자자세: 등받이 없는 의자에 앉은 자세에서 실행측 어깨관절을 완전히 굽히고, 벌린다. 팔꿈치관절은 약 90°로 굽힌다.

치료사자세: 환자의 뒤에 선다. 치료사는 실행하는 손으로 환자 손목 바로 위에서 아래팔을 잡는다. 치료사의 고정하는 손으로는 환자의 팔꿈치관절 바로 위에서 위팔을 잡는다.

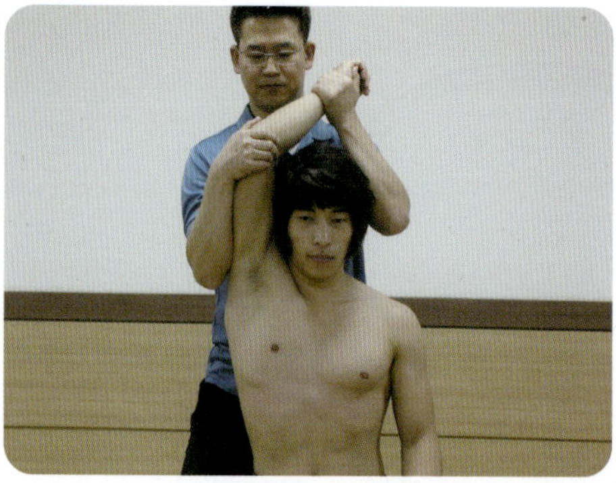

| 그림 10-65 | 시작자세

(3) 정적수축

치료사는 손잡기를 그대로 유지한 채, 실행하는 손으로 신장시키려는 방향으로 저항을 가하고 환자는 이 저항에 대항하여 정적인 수축을 5초간 유지한 후, 이완한다.

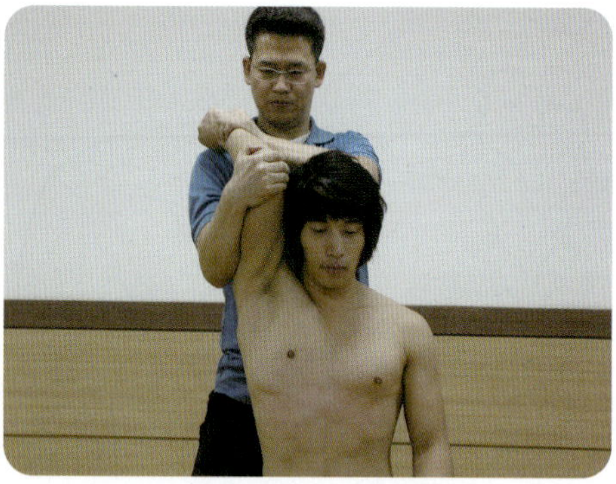

| 그림 10-66 | 실행자세

(4) 실행

이 상태에서 치료사는 환자의 어깨관절을 완전한 가쪽돌림이 얻어질 때까지 환자의 팔을 서서히 회전시킨다.

(5) 대항근 자극

치료사는 실행하는 손의 손잡기를 바꿔 아래팔

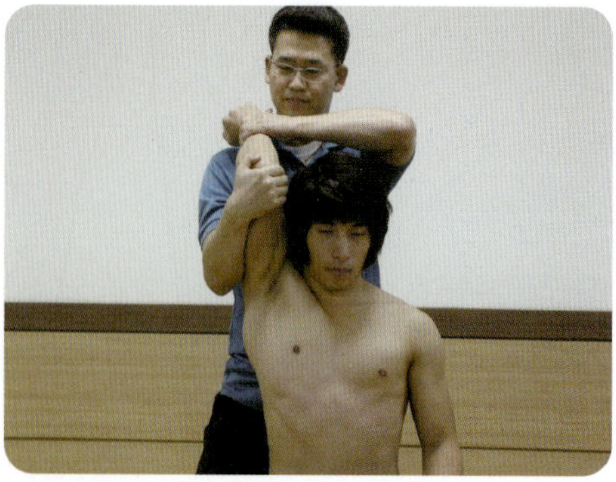

| 그림 10-67 | 대항근 자극

의 다른 쪽으로 옮긴다. 그리고 나서 치료사는 환자에게 신장시키는 방향으로 더 움직이도록 하고 이 동작에 저항해서 환자의 대항 근육을 자극한다.

(어깨관절 90°이상 벌림에서는 큰원근이 안쪽돌림근으로 작용한다. 90° 이하 벌림에서는 가쪽돌림근으로 작용한다.)

주의) 어깨세모근 이는곳와 가시아래근도 이 기법으로 신장된다.

13) 작은원근, 가시아래근, 어깨세모근-자가 신장

(1) 시작자세

양 팔을 머리 위와 뒤로 가능한 한 최대한 들어올린다. 실행측 위팔이 귀에 닿게 한다. 실행 반대쪽 손으로 실행측 손의 손목의 손바닥쪽을 잡는다. 실행측 위팔과 몸통을 문틀에 지지한다. 실행측 팔꿈치를 앞으로 하고 실행측 아래팔이 뒤쪽과 반대쪽을 가리키게 한다.

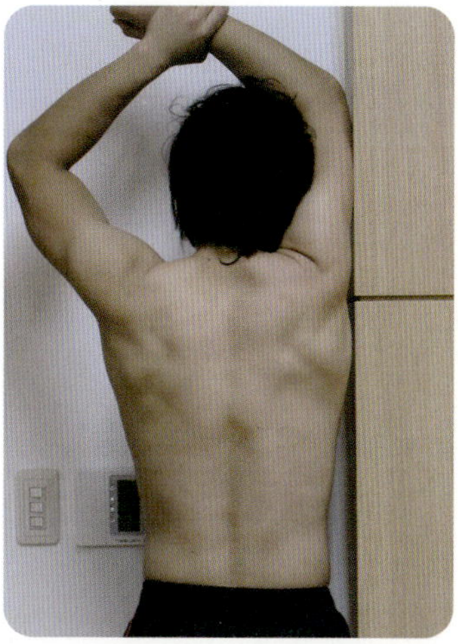
| 그림 10-68 | 시작자세

(2) 신장

a. 실행 반대쪽 손으로 실행측 아래팔을 뒤쪽과 실행측으로 밀어 오른쪽 어깨 뒤에서 신장을 느끼도록 한다.
b. 손목을 잡고 위팔을 앞쪽으로 하여 실행측 아래팔을 뒤쪽으로 미는 것에 저항하여 5초간 유지한다.
c. 긴장을 풀고 실행 반대쪽 손으로 실행측 아래팔을 뒤쪽으로 한계 것 또는 조금 더 민다.
d. 근육이 빳빳해져 더 이상 신장할 수 없고 느낄 때까지 반복한다.
e. 이 마지막 신장은 30초~1분 또는 그 이상까지 지속한다.

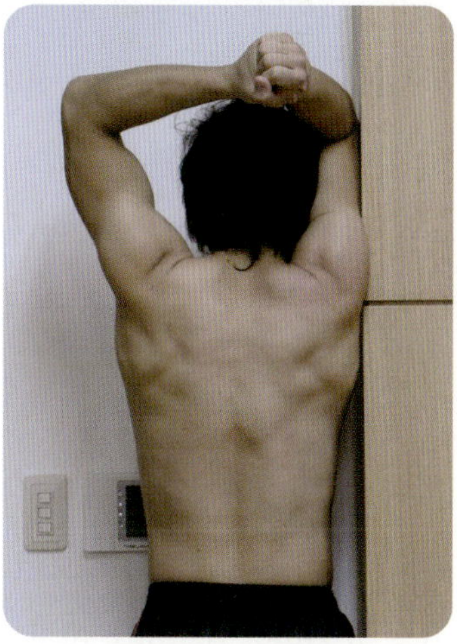
| 그림 10-69 | 실행자세

(3) 자극

실행 반대쪽 손으로 실행측 손목을 손등쪽에서 잡는다. 아래팔을 뒤쪽으로 한계 것 돌린다. 이 때 실행 반대쪽 손으로 저항하며 이 자세를 수 초간 지속한다. 실행측 팔을 벽에서 띠고 시행하면 더 효과적이다.

주의) 이 신장을 서서 할 수도 있고, 바닥에 앉아서 할 수도 있다.

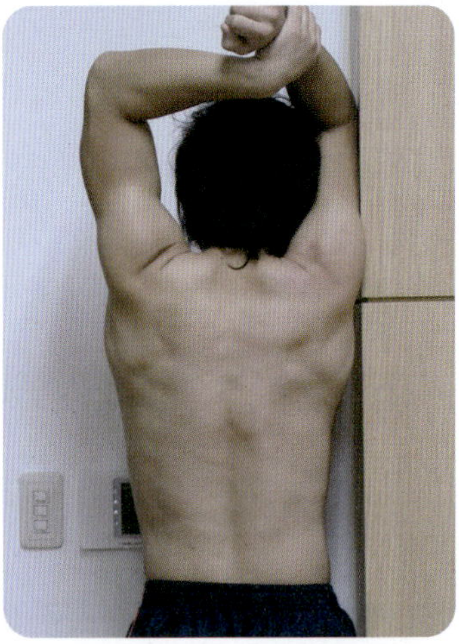

| 그림 10-70 | 대항근 자극

14) 가시위근(극상근;supraspinatus)

(1) 대상근 특성

이는곳: 가시위오목(supraspinatus fossa) 안쪽 2/3

닿는곳: 위팔뼈 큰결절 윗부분

주작용: 어깨관절 벌림

어깨관절 위치에 따라 안쪽돌림. 가쪽돌림

(2) 시작자세

환자자세: 치료대에 실행측을 위로 하여 옆으로 누운자세, 실행측 어깨관절이 가쪽이나 안쪽돌림이 일어나지 않게 하고, 약간 벌려서 편다.

치료사자세: 환자의 뒤에 선다. 치료사는 실행하는 손으로 환자 팔꿈치관절을 잠근 상태에서 팔꿈치관절 바로 위에서 위팔을 잡는다. 치료사의 고정하는 손 아래팔의 먼쪽이나 혹은 괜찮다면 단단하고 둥근 쿠션을 환자의 겨드랑이에 넣는다.

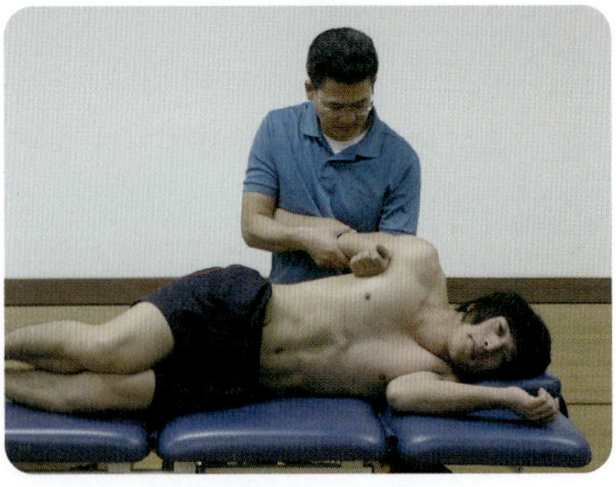

| 그림 10-72 | 시작자세

(3) 정적수축

치료사는 손잡기를 그대로 유지한 채, 실행하는 손으로 신장시키려는 방향으로 저항을 가하고 환자는 이 저항에 대항하여 정적인 수축을 5초간 유

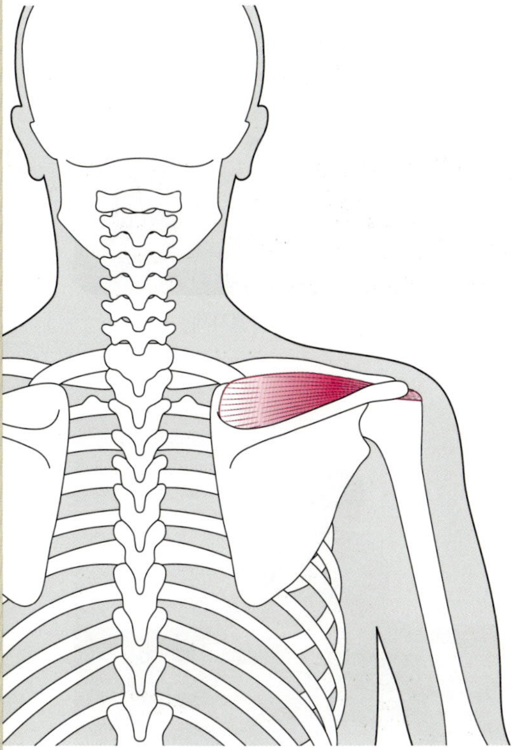

기시이는곳

견갑골의 극상와 어깨뼈 가시위오목

Supraspinous fossa of scapula

정지닿는곳

상완골의 대결절 위팔뼈 큰결절

Greater tubercle of humerus(superior facet)

작용

견관절 외전 벌림 **운동이 시작되면 상완골두** 위팔뼈머리 **를 고정한다.**

Stabilize head of humerus to initiate abduction

신경지배

견갑상신경 어깨위신경 (C5,6)

Suprascapular nerve(C5,6)

촉지

견갑극 어깨뼈가시 Scapular spine **을 따라 부착되어 있는 승모근** 등세모근 Trapezius **은 귀 쪽으로 어깨를 으쓱 올리는 동작을 할 때 이 근육을 만져 볼 수 있다.**

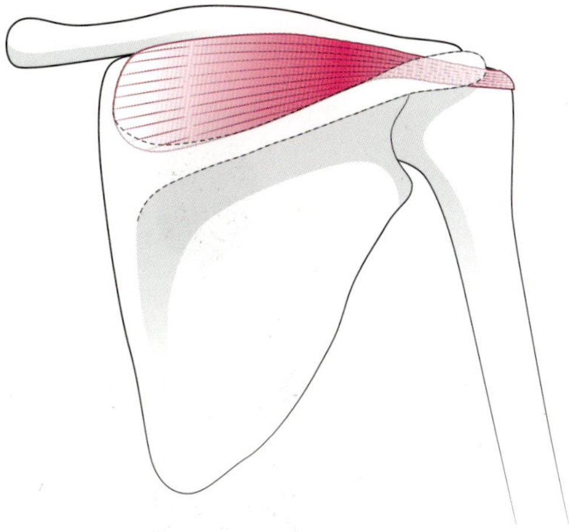

| 그림 10-71 | 가시위근

극상근 가시위근 Supraspinatus, 극하근 가시아래근 Infraspinatus, 소원근 작은원근 Teres minor은 각각 상완골 대결절 위팔뼈큰결절에 차례대로 정지한다. 따라서 이들 근육의 알파벳 머리글자를 따서 SIT근육이라고 부른다. 극상근은 SIT근육의 S에 해당한다. 극상근이 수축하여 회전운동 돌림운동 을 시작하면 상완골두를 관절와 관절오목 쪽으로 당기게 되는데 이것은 삼각근이 최소의 힘으로 작용할 수 있도록 당겨지는 각도를 제공하게 된다. 또한 이 근육은 견관절낭 어깨관절주머니 을 보강하는 회전근덮개 Rotator cuff 근육 중의 하나이다.

지한 후, 이완한다.

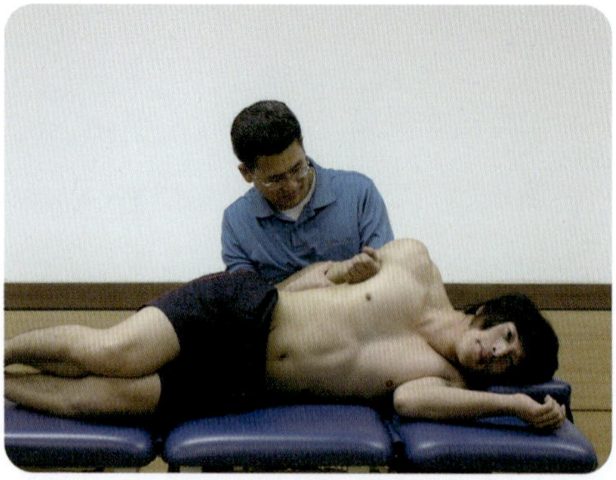

| 그림 10-73 | 실행자세

(4) 실행

이 상태에서 치료사는 환자의 겨드랑이를 기준으로 지렛대 작용을 이용하여 축 회전을 시키면서 팔을 등 뒤로 서서히 그리고 완전한 모음이 일어나게 한다. 이때, 압박성 통증을 예방하기 위해 환자의 어깨관절에 약간의 신연을 가하면서 실시 할 수 있다.

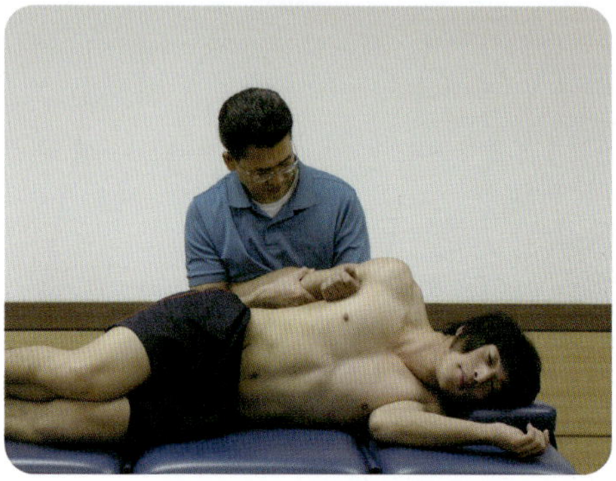

| 그림 10-74 | 대항근 자극

(5) 대항근 자극

치료사는 손잡기를 그대로 유지한 채 환자에게 신장시키는 방향으로 더 움직이도록 하게하고 이 동작에 저항해서 환자의 대항 근육을 자극한다.

주의) 어깨세모근의 봉우리(acromion)부위도 이 기법으로 신장된다. 어깨뼈를 올림시켜 Clavicle-Scapular Vertical angle을 감소시켜야 최대 모음이 이루어 질 수 있다(등세모근 위쪽의 긴장을 줄일 수 있다.)

15) 가시위근, 어깨세모근 봉우리부위, 빗장뼈 아래근, 작은가슴근, 등세모근 위쪽 –자가 신장

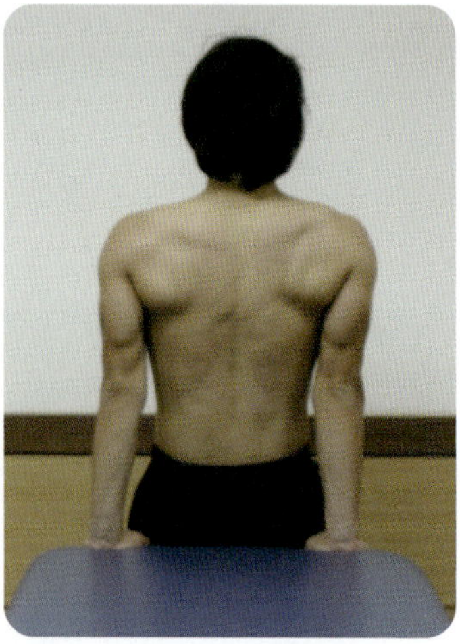

| 그림 10-75 | 시작자세

(1) 시작자세

등이 의자/치료대를 향하게 해서 선다. 목을 길게 뻗고 턱을 뒤쪽으로 끌어당긴다. 팔을 똑바로 펴서, 어깨 넓이로 벌리고 손으로 의자의 팔걸이나 치료대를 잡는다. 발은 치료대에서 약 45cm 떨어지게 한다.

(2) 신장

a. 몸을 낮춤으로써 팔에 체중이 실리게 하여, 어깨 위쪽에서 신장이 느껴지도록 한다.

b. 몸을 끌어 올리는 것처럼 어깨 근육을 긴장시켜 5초 동안 유지한다.

c. 긴장을 풀고 양 어깨 사이에서 한계 것 몸을 낮춘다. 낮추는 것이 가능하다면 좀 더 낮춰도 좋다

d. 근육이 뻣뻣해져 더 이상 신장할 수 없다고 느낄 때까지 반복한다.

e. 이 마지막 신장은 30초~1분 또는 그 이상까지 지속한다.

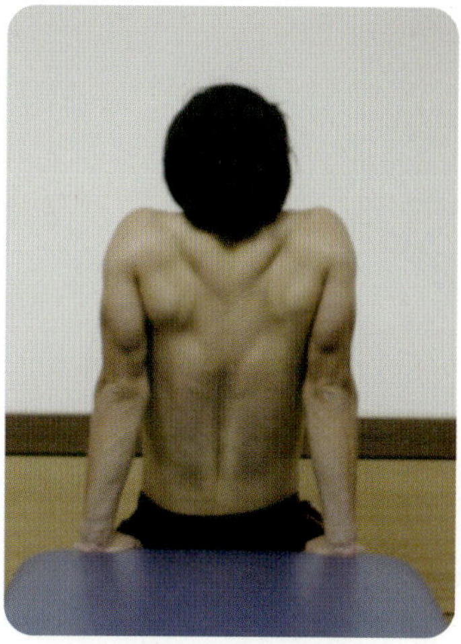

|그림 10-76| 실행자세

(3) 자극

자유롭게 서서, 목을 길게 뻗고 턱을 안으로 끌어 들인다. 어깨를 귀쪽으로 가능한 한 가깝게 끌어 올리고 이 자세를 수초간 유지한다.

(4) 지도사항

팔꿈치를 굽힌다. 등을 펴지 않는다. 머리를 앞쪽으로 내민다. 턱을 앞으로 내민다.

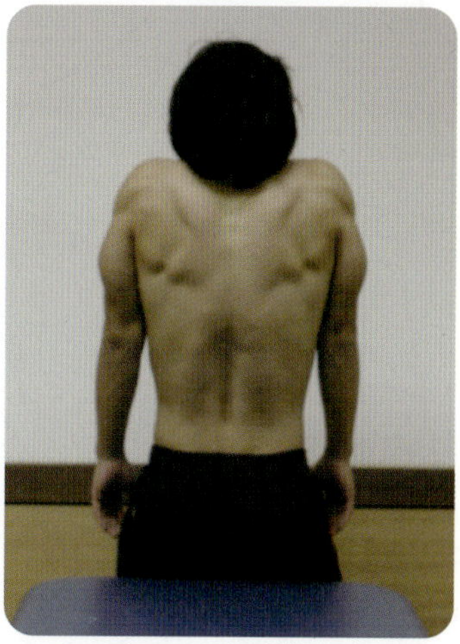

|그림 10-77| 대항근 자극

16) 가시아래근(극하근;infraspintus)

(1) 대상근 특성

이는곳: 가시아래오목(infraspinatus fossa) 안쪽 2/3

닿는곳: 위팔뼈 큰결절 중간부분

주작용: 어깨관절 가쪽돌림

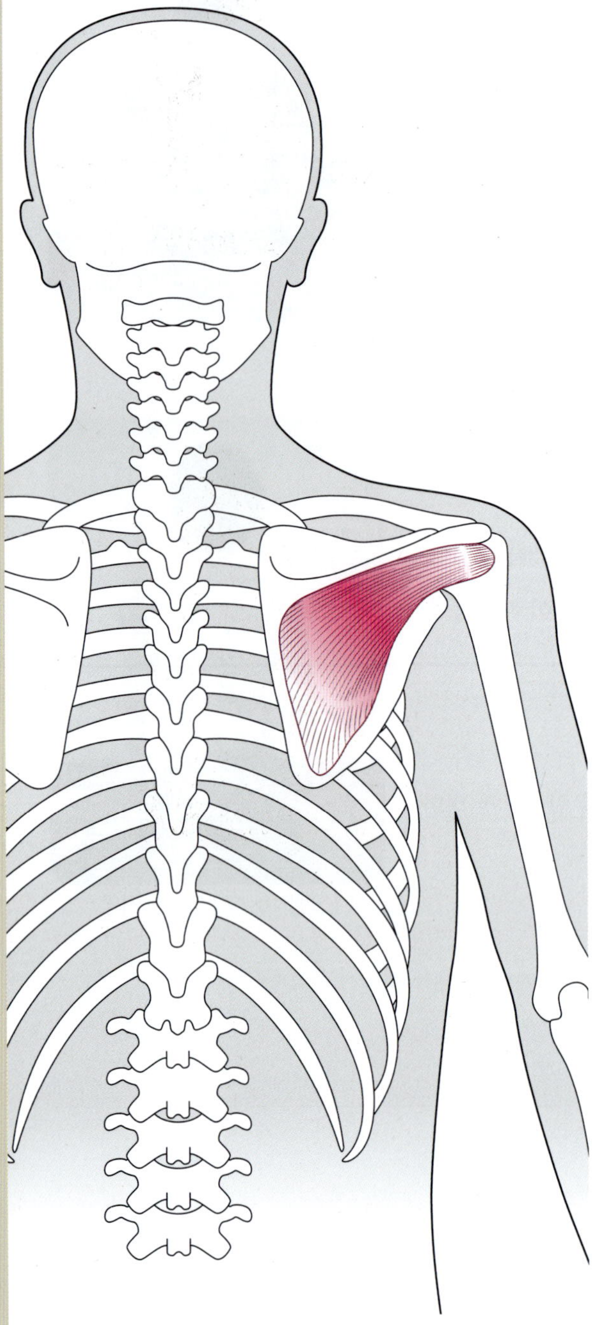

| 그림 10-78 | 가시아래근

기시이는곳

견갑골의 극하와 어깨뼈 가시아래오목

Infraspinous fossa of scapula

정지닿는곳

상완골의 대결절 위팔뼈 큰결절

Greater tubercle of humerus

작용

견관절 외회전 어깨관절 가쪽돌림 ,
신전 폄 **위팔뼈**

Lateral rotation, extension of shoulder

신경지배

견갑상신경 어깨위신경(C5,6)

Suprascapular nerve(C5,6)

촉지

견갑극 어깨뼈가시 **아래**

Below spine of scapula

SIT근육 중의 하나인 극하근은 견관절낭 어깨관절주머니 을 보강하는 회전근덥개 Rotator cuff 근육 중의 하나이다(극상근 가시위근 , 소원근 작은원근 참조).

이 근육은 견관절 외전 어깨관절 벌림 을 하는 동안 소원근, 대원근 큰원근 과 함께 상완골두 위팔뼈머리 를 고정하는 작용을 돕는다.

(2) 시작자세

환자자세: 치료대에 바로누운자세, 어깨관절을 90°로 벌리고 팔꿈치를 90°로 굽힌다.

치료사자세: 치료대 위쪽에 선다. 치료사는 실행하는 손으로 환자의 손목 바로 위에서 아래팔을 잡는다. 고정하는 손으로는 환자의 어깨관절을 앞쪽에서 고정시킨다.

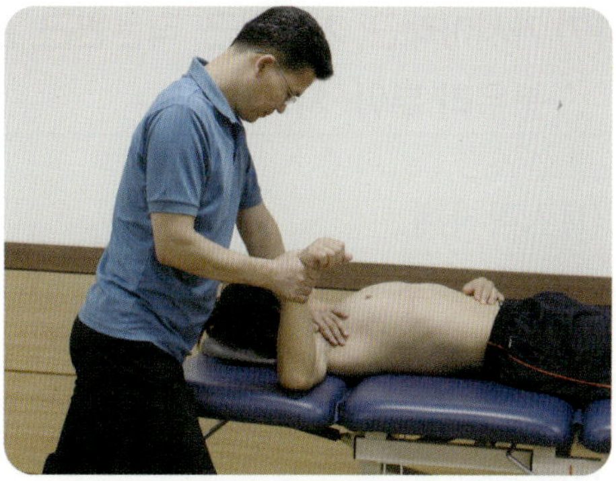
| 그림 10-79 | 시작자세

(3) 정적수축

치료사는 손잡기를 그대로 유지한 채, 실행하는 손으로 신장시키려는 방향으로 저항을 가하고 환자는 이 저항에 대항하여 정적인 수축을 5초간 유지한 후, 이완한다.

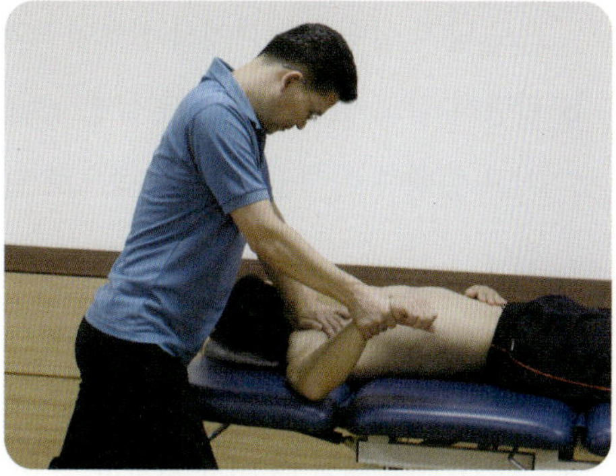
| 그림 10-80 | 실행자세

(4) 실행

이 상태에서 치료사는 환자의 어깨관절에 완전한 안쪽돌림이 이루어질 때까지 환자의 팔을 서서히 돌린다.

(5) 대항근 자극

이 손잡기를 유지한 채 치료사는 환자에게 신장시키는 방향으로 더 움직이도록 하게하고 이 동작에 저항해서 환자의 대항근을 자극한다.

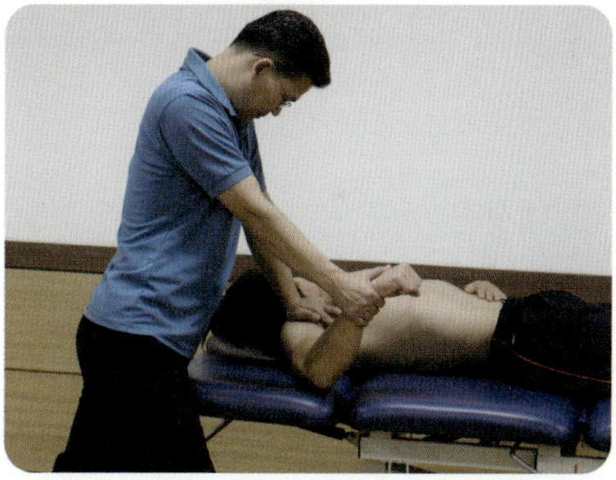
| 그림 10-81 | 대항근 자극

17) 가시아래근, 가시위근, 작은원근, 큰가슴근, 어깨세모근 빗장뼈 부위, 봉우리 부위-자가 신장

(1) 시작자세

양팔을 등 뒤로 해서, 실행 반대쪽 손으로 실행측 손목을 잡고 앉거나 선다.

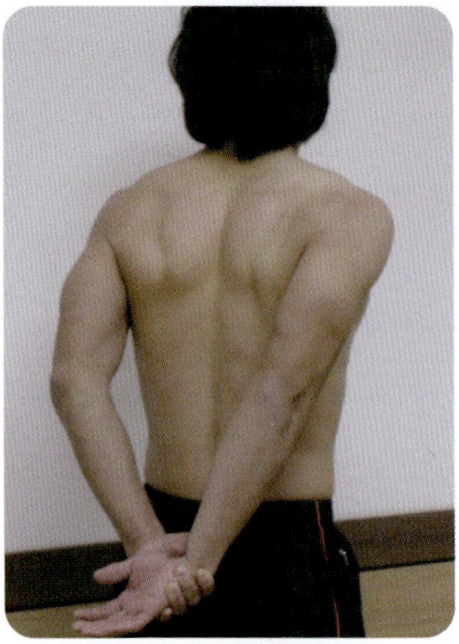

| 그림 10-82 | 시작자세

(2) 신장

a. 실행 반대쪽 손을 이용하여 실행측 팔을 뒤쪽과 반대쪽으로 당겨 실행측 어깨에서 신장이 느껴지도록 한다.
b. 단단히 잡고 있는 상태에서 실행측 위팔을 뒤쪽으로 당기고 실행측 아래팔을 몸(앞)쪽으로 밀고 5초 동안 유지한다.
c. 긴장을 푼다. 실행 반대쪽 손으로 실행측 팔을 반대쪽과 뒤쪽으로 한계 것 더 당긴다.
d. 근육이 빳빳해져 더 이상 신장할 수 없고 느낄 때까지 반복한다.
e. 이 마지막 신장은 30초~1분 또는 그 이상까지 지속한다.

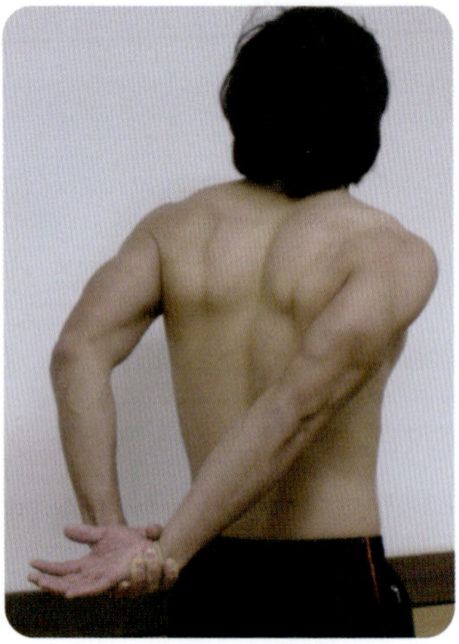

| 그림 10-83 | 실행자세

(3) 대항근 자극

손잡기를 그대로 유지하지만 실행 반대쪽 손으로 밀지는 않는다. 실행측 손을 반대쪽으로 움직이고 가능한 한 최대한 뒤쪽으로 움직인다. 이 때 실행 반대쪽 손으로 저항하며 이 자세를 수 초간 유지한다.

(4) 지도사항

몸을 옆으로 구부린다. 팔꿈치를 똑바로 편다.

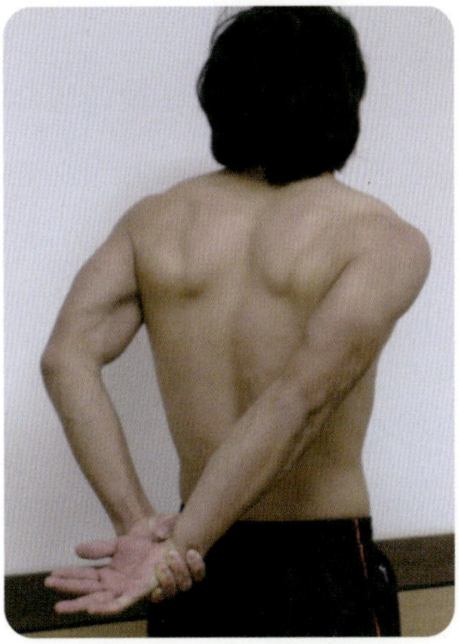

| 그림 10-84 | 대항근 자극

18) 어깨밑근(견갑하근; subscapularis)

(1) 대상근 특성

이는곳: 어깨밑 오목(subscapular fossa)

닿는곳: 위팔뼈 작은결절

주작용: 어깨관절 모음

어깨관절 위치에 따라 안쪽돌림, 가쪽돌림

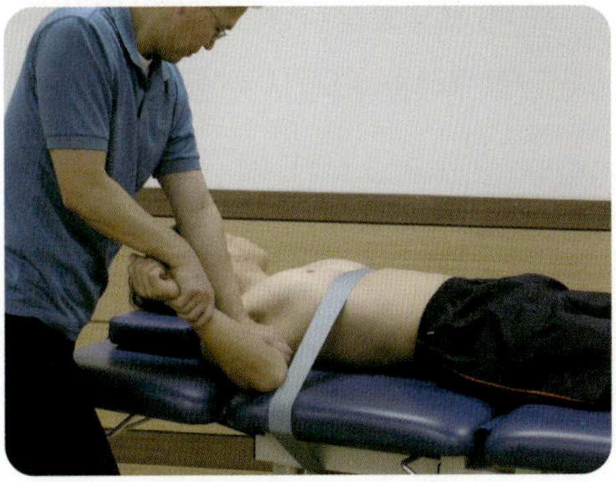

| 그림 10-85 | 시작자세

(2) 시작자세

환자자세: 치료대에 바로누운자세, 위팔을 침대에 대고 팔꿈치관절을 90° 굽힌다. 아래팔은 치료대 모서리 밖으로 나온다. 벨트로 가슴우리를 치료대에 안정시키기도 한다.

치료사 자세: 치료사의 고정하는 손은 환자의 위팔을 치료대에 안정시킨다. 치료사의 실행하는 손은 손목관절 바로 위에서 환자의 아래팔 안쪽을 잡는다.

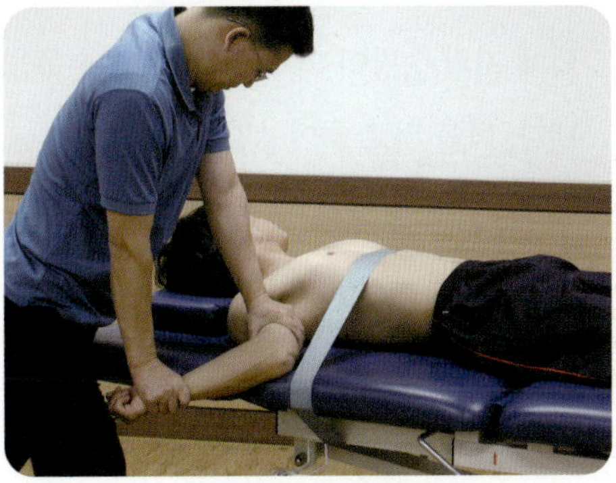

| 그림 10-86 | 실행자세

(3) 정적수축

치료사는 손잡기를 그대로 유지한 채, 실행하는 손으로 신장시키려는 방향으로 저항을 가하고 환자는 이 저항에 대항하여 정적인 수축을 5초간 유지한 후, 이완한다.

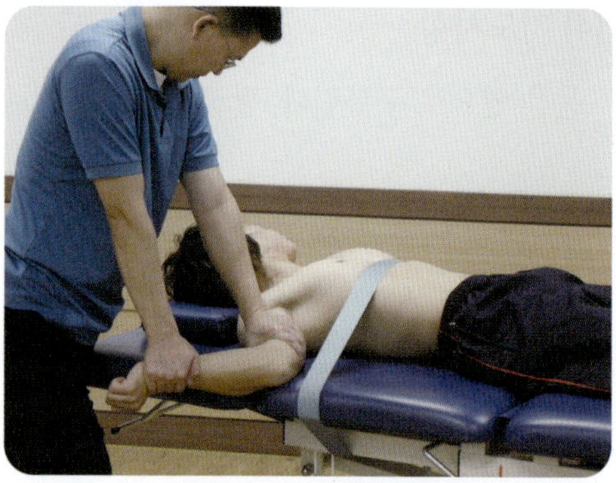

| 그림 10-87 | 대항근 자극

(4) 실행

이런 상태에서 치료사는 환자의 어깨관절에 완전한 가쪽 돌림을 얻을 때 까지 서서히 돌린다.

(5) 대항근 자극

치료사는 이 손잡기를 그대로 유지하고, 환자에게 신장시키는 방향으로 더 움직이도록 한 다음, 이 동작에 저항해서 환자의 대항 근육을 자극하다.

주의) 환자 팔을 다양한 위치의 벌림 상태에서 잡고 신장 시킬 수 있다. 환자의 실행측 어깨뼈 밑에 단단한 쿠션을 넣으면 어깨를 앞쪽으로 밀게 되어 큰가슴근의 불필요한 긴장을 막을 수 있다.

19) 어깨밑근-자가 신장

(1) 시작자세

문틀을 마주보고 선다. 실행측 위팔을 몸에 가까이 대고 팔꿈치를 엉덩관절 앞에 둔다. 팔꿈치관절을 굽혀 아래팔이 바닥에 거의 수평이 되게 한다. 손과 손목을 문틀의 가장자리에 댄다. 턱을 뒤로 끌어당긴다.

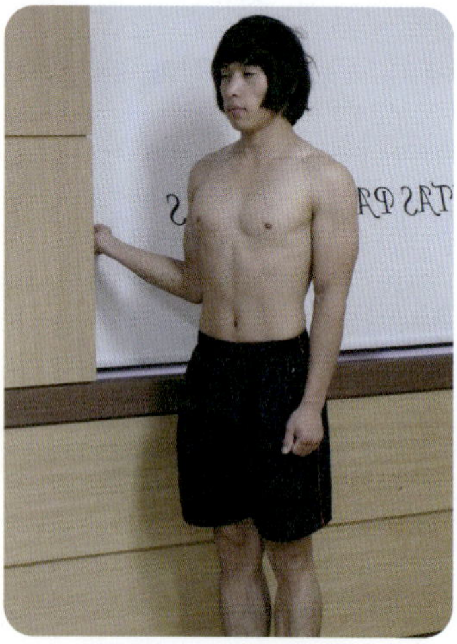

| 그림 10-89 | 시작자세

(2) 신장

a. 몸을 문틀에 대해서 몸통을 반대쪽으로 돌려서 어깨뼈 밑에서 신장을 느끼도록 한다.

기시이는곳

견갑골의 견갑하와 어깨뼈밑오목

Subscapular fossa of scapula

정지닿는곳

상완골의 소결절 위팔뼈 작은결절

Lesser tubercle of humerus

작용

견관절 내회전 어깨관절 안쪽돌림

Medial rotation of shoulder

신경지배

상·하 견갑하신경 어깨밑신경

Upper and lower subscapular nerve(C5,6)

촉지

근복 힘살 Belly**은 촉지하기가 어렵다.**
건 힘줄 Tendon**은 액와** 겨드랑 Axilla **중간 심부에서 만져 볼 수 있다.**

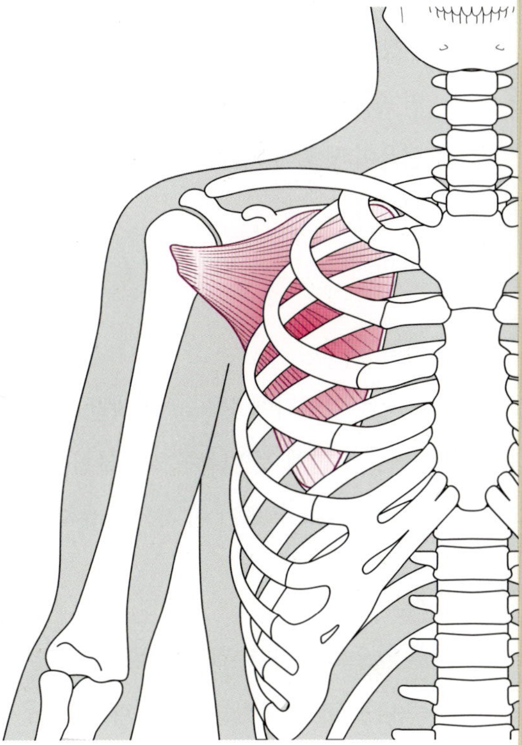

견갑하근 어깨밑근, 극상근 가시위근, 극하근 가시아래근, 소원근 작은원근은 견관절 어깨관절을 보호하는 회전근덮개 Rotator cuff를 이루고 있다. SIT근육인 극상근, 극하근, 소원근은 대결절 큰결절 Greater tubercle에 정지하는 반면 견갑하근은 소결절 작은결절 Lesser tubercle에 정지한다.

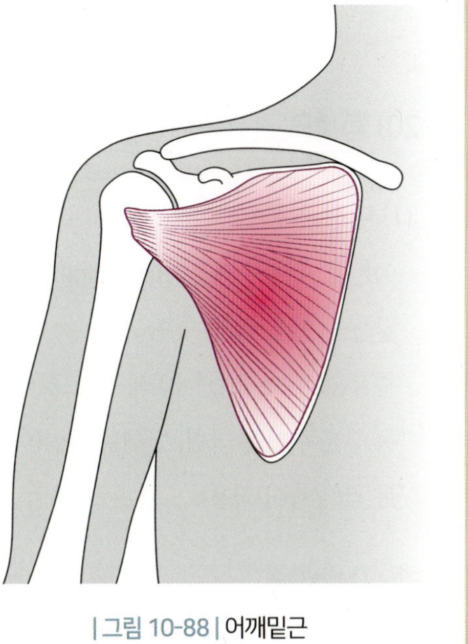

| 그림 10-88 | 어깨밑근

b. 위팔을 안쪽으로 돌리는 것처럼 근육을 긴장시키고 5초 동안 유지한다.

c. 긴장을 풀고 몸을 반대쪽으로 한계 것 돌린다. 가능하다면 좀 더 돌려도 좋다

d. 근육이 빳빳해져 더 이상 신장할 수 없고 느낄 때까지 반복한다.

e. 이 마지막 신장은 30초~1분 또는 그 이상까지 지속한다.

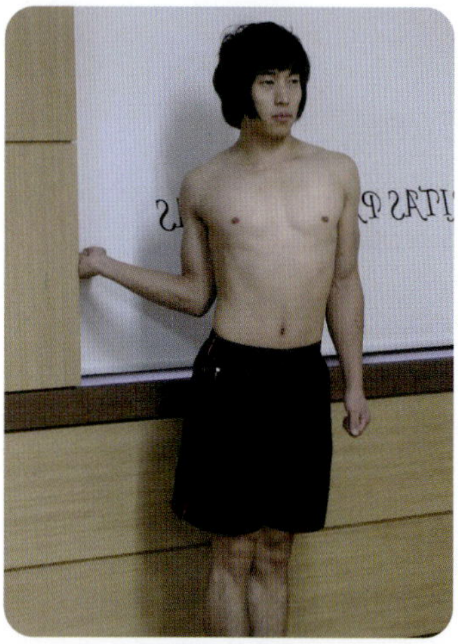

| 그림 10-90 | 실행자세

(3) 자극

팔꿈치를 옆구리에 붙이고 아래팔을 바닥에 수평으로 해서, 아래팔을 한계 것 바깥쪽으로 돌린다. 이 때 실행 반대쪽 손으로 저항하며 수 초간 이 자세를 유지한다.

(4) 지도사항

턱을 앞으로 내민다. 위팔을 옆구리에 붙이지 않는다. 팔꿈치를 똑바로 편다. 허리를 웅크린다. 몸을 구부린다.

주의) 이 운동을 앉아서 탁자 모서리에 팔을 대고 할 수도 있다.

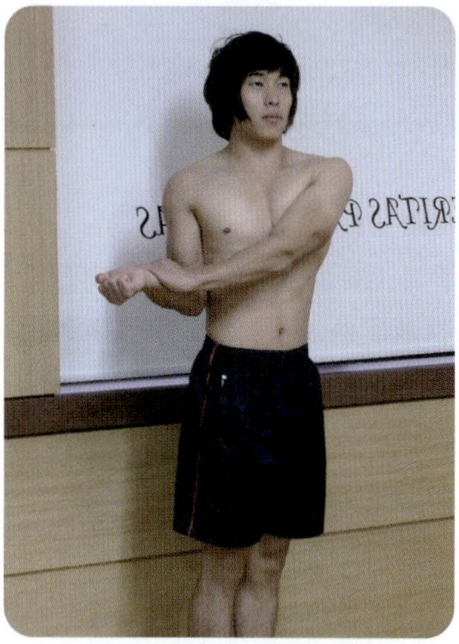

| 그림 10-91 | 대항근 자극

20) 등세모근(위쪽)

(1) 대상근 특성

이는곳: 뒤통수뼈융기(occipital protuberance). 위목덜미선(superior nuchal line)

닿는곳: 빗장뼈의 가쪽

주작용: 어깨 올림(머리와 목 고정)

목 같은쪽 가쪽 굽힘, 반대쪽 돌림(어깨 고정)

목 폄(양측이 작용)

(2) 시작자세

환자자세: 양 어깨가 치료대 위쪽 가장자리에 오도록 하여 머리와 목이 치료대 밖으로 나가게

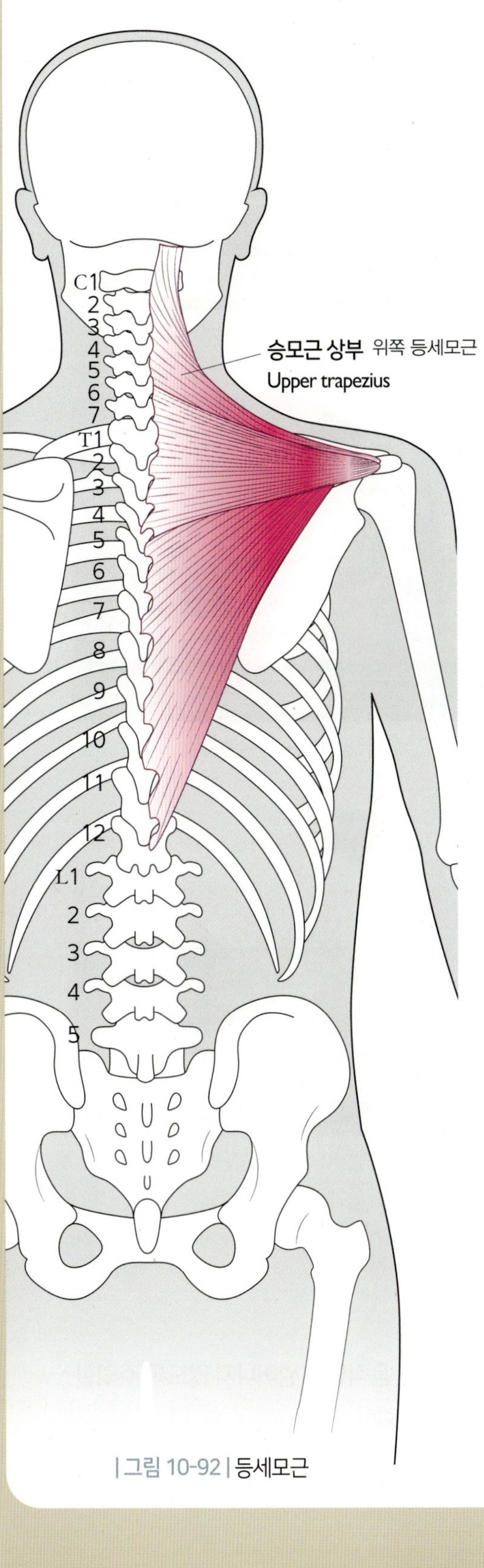

| 그림 10-92 | 등세모근

기시

후두골 뒤통수뼈 Occiput
항인대 목덜미인대 Ligamentum nuchae
제 7 경추 목뼈 **와 제 1 - 12 흉추** 등뼈 **의 극돌기** 가시돌기
Spinous processes of C7 - T12

정지

상부 - 쇄골 외측 빗장뼈 가쪽, **견봉** 어깨봉우리
Upper : lateral clavicle, acromion
중부 - 견갑극 어깨뼈가시 Middle : spine of scapula
하부 - 견갑극근 어깨뼈가시뿌리
Lower : root of spine of scapula

작용

상부 - 견갑골 거상 어깨뼈 올림, **상방회전** 위쪽돌림
Upper : elevation, upward rotation of scapula
중부 - 견갑골 내전 어깨뼈 모음, **상방회전** 위쪽돌림
Middle : adduction, upward rotation of scapula
하부 - 견갑골 하강 어깨뼈 내림, **상방회전** 위쪽돌림
Lower : depression, upward rotation of scapula

신경지배

부신경 더부신경 **(제 11 뇌신경)**
Accessory nerve(cranial nerve XI)
제 3, 4 경신경 목신경 **의 가지** Branches of C3,4

촉지

상부 - 두개골 저부 머리뼈 바닥 **와 쇄골 외측** 빗장뼈 가쪽 **1/3 사이** Upper : between base of skull and lateral third of clavicle
중부 - 제 1 - 5 흉추 극돌기 등뼈 가시돌기 **와 견갑골의 척추연 어깨뼈** 척추모서리 **사이**
Middle : between spinous processes of T1 - T5 and vertebral border of scapula
하부 - 제 8 - 12 흉추 극돌기 등뼈 가시돌기 **와 견갑극근** 어깨뼈가시뿌리 **사이**
Lower : between spinous processes of T8 - T12 and root of spine

이 근육은 삼각형 모양이다.
한 쌍일 때는 사다리꼴 모양이다.

하여 바로누운자세, 머리와 목을 완전히 앞쪽으로 굽히고, 대상근의 반대쪽으로 가쪽 굽힘 시키고 같은쪽으로 돌린다.

치료사자세: 치료사 고정하는 손쪽 옆구리로 환자의 머리를 받치고 치료대 위쪽에 선다. 치료사의 고정하는 손은 환자의 목(두 번째 목뼈)의 뒤쪽을 잡는다. 환자의 머리와 목은 치료사의 고정하는쪽 위팔과 가슴 사이에 안정시킨다. 치료사의 실행하는 손은 환자의 실행측 어깨를 감싼다.

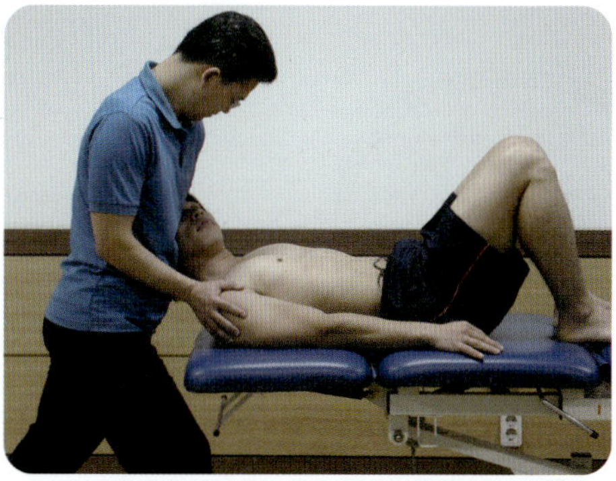

| 그림 10-93 | 시작자세

(3) 정적수축

치료사는 손잡기를 그대로 유지한 채, 실행하는 손으로 신장시키려는 방향으로 저항을 가하고 환자는 이 저항에 대항하여 정적인 수축을 5초간 유지한 후, 이완한다.

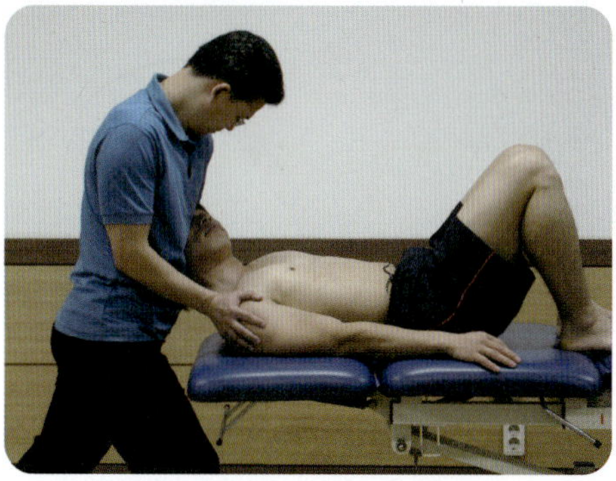

| 그림 10-94 | 실행자세

(4) 실행

이런 상태에서 치료사는 환자의 어깨관절을 서서히 그리고 최대한으로 꼬리쪽과 뒤쪽 방향으로 밀면서 환자의 어깨 근육에 신장력을 가한다.

(5) 대항근 자극

치료사는 실행하는 손을 옮겨 환자의 실행측 팔꿈치관절을 손바닥으로 감싼다. 그리고 나서 치료사는 환자에게 신장시키는 방향으로 더 움직이도록 하게 한 다음, 이 동작에 저항해서 환자의 대항근육을 자극한다.

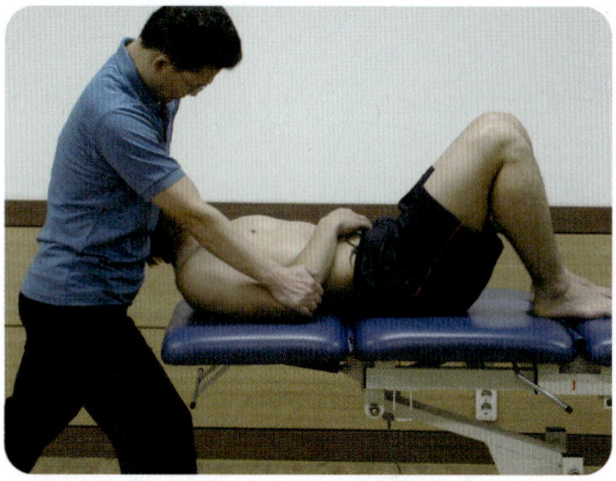

| 그림 10-95 | 대항근 자극

주의) 신연을 가하는 것 이외에는 환자의 머리와 목에서 어떠한 움직임도 일어나지 않도록 주의한다. 두 번째 목뼈를 고정하지 않으면 목의 과도한 돌림을 유발하게 된다.

21) 등세모근 위쪽, 앞/중간목갈비근(사각근;scalane), 목빗근(흉쇄유돌근;SCM) -자가 신장

(1) 시작자세

등을 펴고 앉아 머리를 높이 든다. 머리/목을 반대쪽 한계까지 기울이고 머리를 약간 같은쪽으로 돌려 앞으로 숙인다. 실행 반대쪽 손을 머리 실행측 귀에 위에 대고 머리와 목을 안정시킨다. 실행측 손으로 실행측 엉덩이쪽 의자 가쪽 밑을 잡는다.

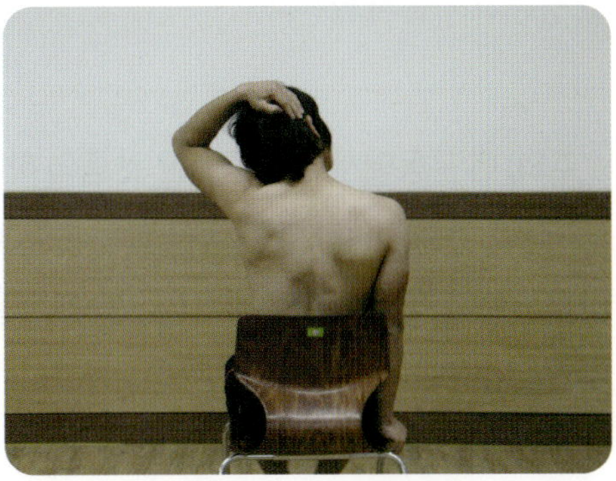

| 그림 10-96 | 시작자세

(2) 신장

a. 몸통을 펴고 반대쪽으로 기울여서, 상대적으로 실행측 어깨가 아래로 당겨지게 하고, 실행측 목에서 신장이 느껴지게 한다.
b. 손잡기를 그대로 유지하고 실행측 어깨를 위로 들려고 하는 것처럼 근육을 긴장시키고 5초 동안 유지한다.
c. 긴장을 풀고 반대쪽으로 한계까지 기울인다. 가능하다면 조금 더 기울여도 된다.
d. 근육이 빳빳해져 더 이상 신장할 수 없고 느낄 때까지 반복한다.
e. 이 마지막 신장은 30초~1분 또는 그 이상까지 지속한다.

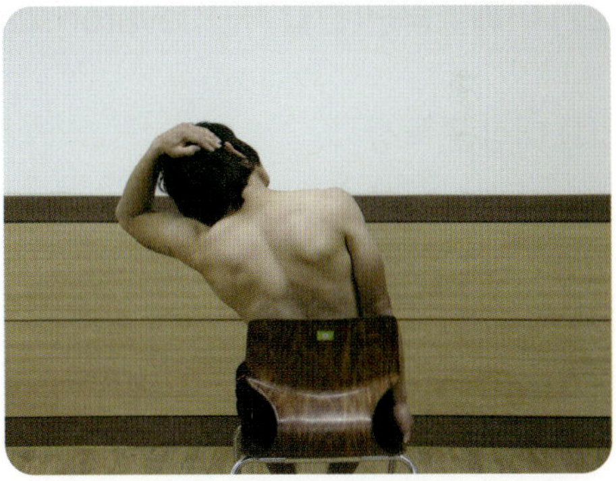

| 그림 10-97 | 실행자세

(3) 자극

머리 자세를 유지하고 의자를 잡고 있던 손을 뗀다. 머리/목을 반대쪽으로 기울이고, 실행 반대쪽 손으로 반대쪽 관자놀이쪽에 저항을 가한다. 몸은 실행측으로 숙이지 말고, 실행측 어깨와 팔

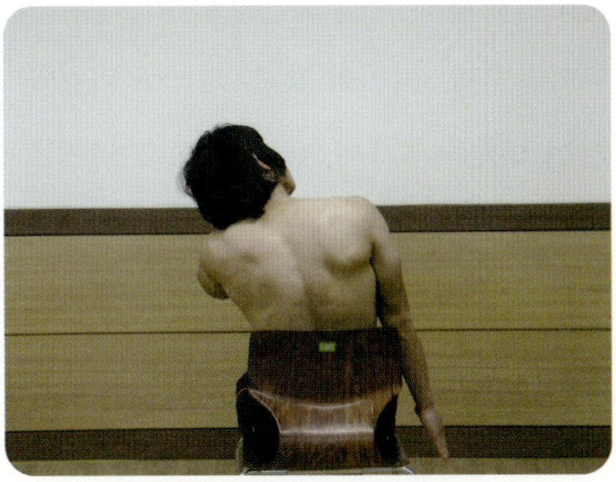

| 그림 10-98 | 대항근 자극

을 가능한 한계까지 아래쪽으로 움직이고, 수초 동안 이 자세를 유지한다.

(4) 지도사항

올바르지 않게 돌린다던가, 옆으로 기울인다. 실행측 손을 느슨하게 잡는다. 몸통을 반대쪽으로 충분히 기울지 않는다.

주의) 이 운동에서 가장 중요한 것 중의 하나는 자신이 최대라고 느끼는데 까지 몸을 기울여서 시행해야 한다는 것이다. 이 운동을 하는 도중에 머리와 목을 가볍게 뒤로 젖히면, 더 많은 근육들이 영향을 받는다. 이 운동으로 통증이 있다거나, 운동 후에 마비가 느껴지면, 정확하게 동작을 하고 있는지 신장 전문가에게 검사를 받는다.

22) 어깨올림근(견갑거근;levator scapular)-1

(1) 대상근 특성

이는곳: C1~2 가로돌기, C3~4

닿는곳: 어깨뼈 안쪽모서리 위쪽

주작용: 어깨뼈 올림(머리와 목 고정)

목 같은쪽 가쪽굽힘, 같은쪽 돌림(어깨 고정)

목 폄(양측 작용)

(2) 시작자세

환자자세: 머리와 목을 치료대 밖으로 나가게 하여 바로누운자세, 머리와 목을 완전히 앞으로 굽히고, 실행 반대쪽으로 가쪽 굽힘을 실시하고 실행 반대쪽으로 돌린다. 양쪽 어깨가 치료대 가장자리 밖으로 나가지 않도록 한다. 실행측 팔 어깨관절을 증상이 없는 범위까지 벌림 및 완전히 가쪽돌림 상태에서 위팔을 치료대 위에 자연스럽게 놓는다. 아래팔은 굽혀서 치료대 모서리 밖으

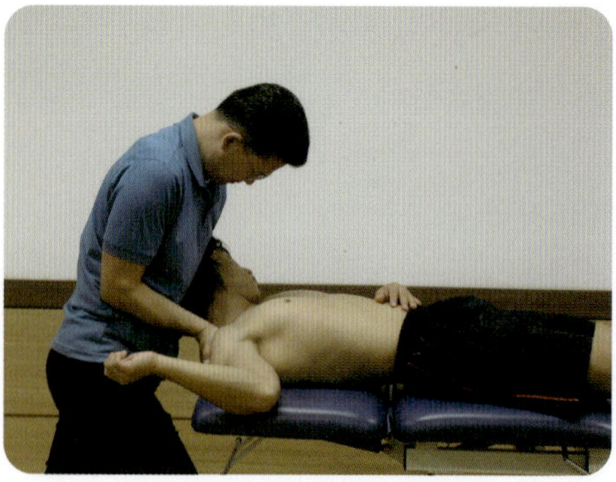

| 그림 10-100 | 시작자세

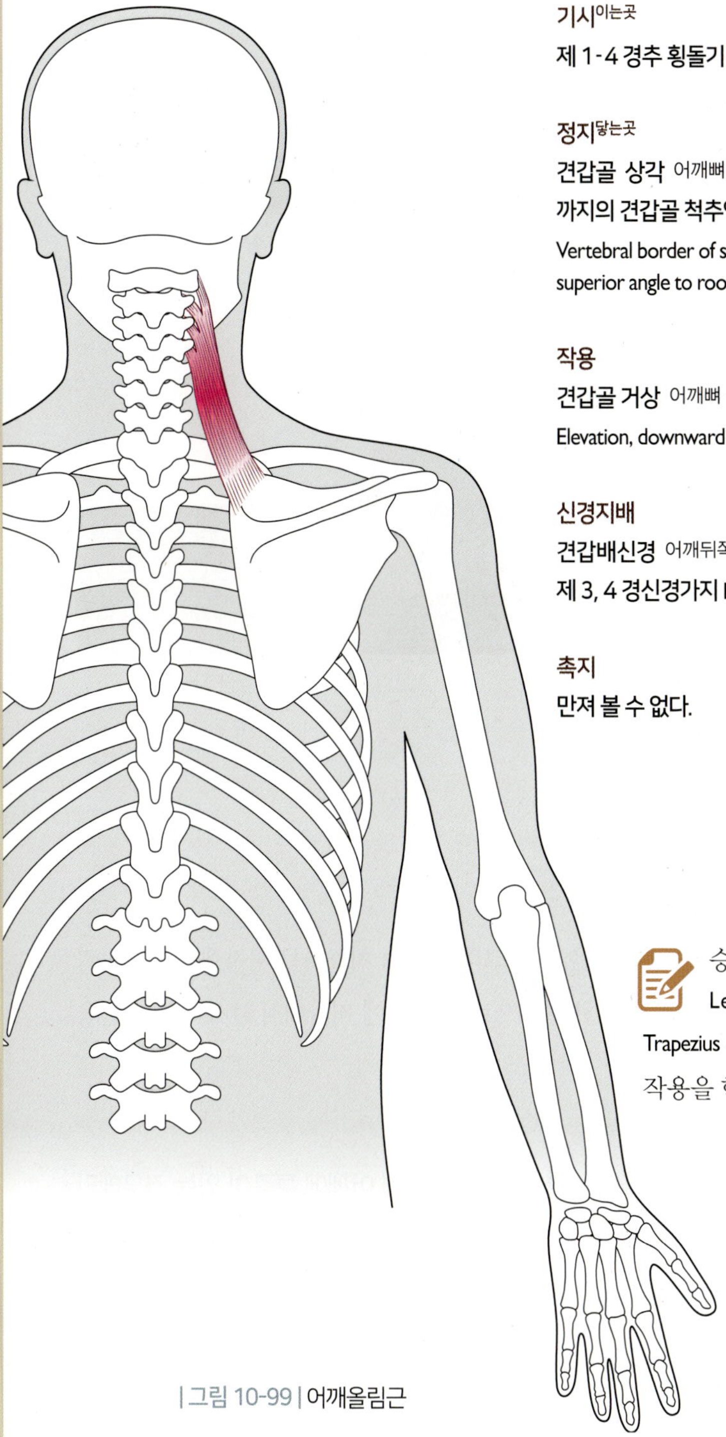

기시이는곳

제 1-4 경추 횡돌기 가로돌기 C1-4(transverse processes)

정지닿는곳

견갑골 상각 어깨뼈 위각 **에서 견갑극근** 어깨뼈가시뿌리 **까지의 견갑골 척추연** 척추모서리

Vertebral border of scapula from superior angle to root of spine

작용

견갑골 거상 어깨뼈 올림 **과 하방회전** 아래쪽돌림

Elevation, downward rotation of scapula

신경지배

견갑배신경 어깨뒤쪽신경 Dorsal scapular nerve(C5)

제 3, 4 경신경가지 Branches of C3,4

촉지

만져 볼 수 없다.

승강기의 역할을 하는 견갑거근 Levator scapula 은 승모근 등세모근 Trapezius 상부와 함께 어깨를 으쓱 올리는 작용을 한다.

| 그림 10-99 | 어깨올림근

로 나오게 한다.

치료사 자세: 치료사는 치료대 위쪽에 서서 옆구리로 환자의 머리를 받친다. 치료사의 고정하는 손은 환자의 목 뒤쪽을 잡는다. 환자의 머리와 목은 치료사의 고정하는 팔의 아래팔과 위팔 사이에 안정시킨다. 치료사의 실행하는 손은 환자의 어깨뼈 뒤쪽에 대고 엄지두덩이 가시위오목에 가게 한다.

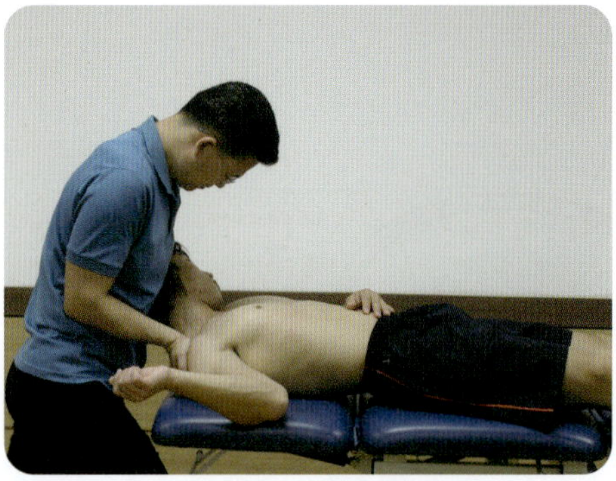

| 그림 10-101 | 실행자세

(3) 정적수축

치료사는 손잡기를 그대로 유지한 채, 실행하는 손으로 신장시키려는 방향으로 저항을 가하고 환자는 이 저항에 대항하여 정적인 수축을 5초간 유지한 후, 이완한다.

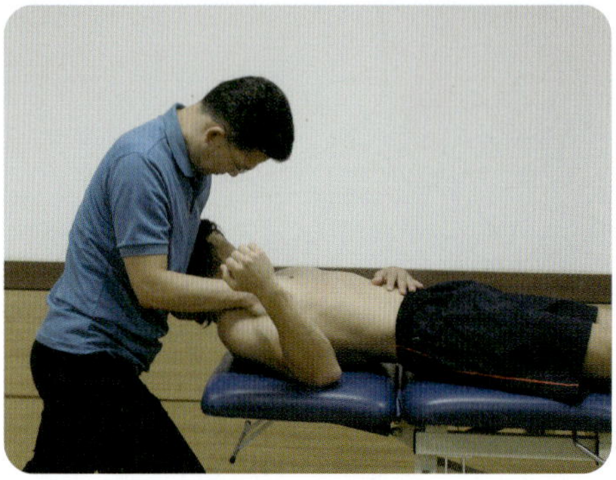

| 그림 10-102 | 대항근 자극

(4) 실행

이런 상태에서 치료사는 환자의 어깨뼈를 서서히 그리고 최대한으로 꼬리쪽과 뒤쪽 방향으로 밀면서 목에 신연을 가한다.

(5) 대항근 자극

치료사는 실행하는 손을 환자의 겨드랑이로 옮긴다. 그러고 나서 치료사는 환자에게 신장시키는 방향으로 더 움직이도록 하게 한 다음, 실행하는 손으로 이 동작에 저항해서 환자의 대항 근육을 자극한다.

주의) 이 기법은 환자의 어깨관절 굽힘이 잘 안되거나, 신장시킬 때 어깨에 통증이 있는 경우에만 사용해야 한다. 처방된 신연을 가하는 이외에는 환자의 머리와 목에 어떠한 움직임도 피해야 한다.

23) 어깨올림근-2

(1) 시작자세

환자자세: 머리와 목을 치료대 밖으로 나가게 하여 바로누운자세, 머리와 목을 완전히 앞으로 굽히고, 실행 반대쪽으로 가쪽 굽힘을 실시하고 실행 반대쪽으로 돌린다. 양 어깨가 치료대 위쪽 가장자리에 오도록 한다. 실행측 팔을 머리 위로 완전히 굽히고 머리쪽으로 벌린다. 팔꿈치관절은 약 90°로 굽힌다.

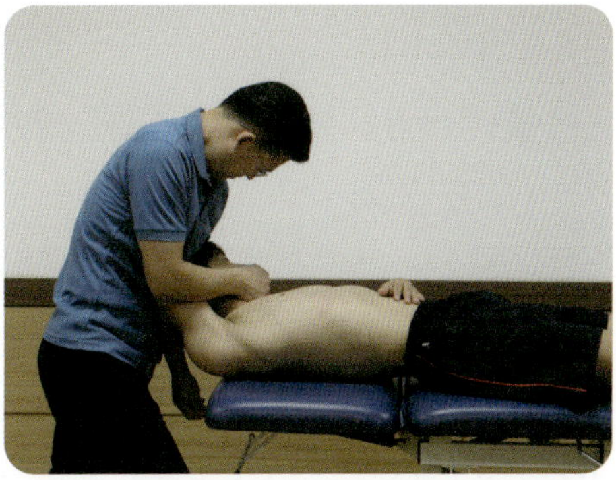

| 그림 10-103 | 시작자세

치료사 자세: 치료사는 치료대 위쪽에 서서 옆구리로 환자의 머리를 받친다. 치료사의 고정하는 손은 환자의 목 뒤쪽을 잡아 목뼈가 움직이지 않도록 한다. 환자의 머리와 목은 치료사의 위팔과 아래팔 사이에 안정시킨다. 치료사의 실행하는 손은 환자의 턱을 안정시킨다. 환자의 실행측 팔꿈치관절은 치료사의 배에 가도록 한다. 치료사 실행하는 손 아래팔은 환자의 위팔에 댄다.

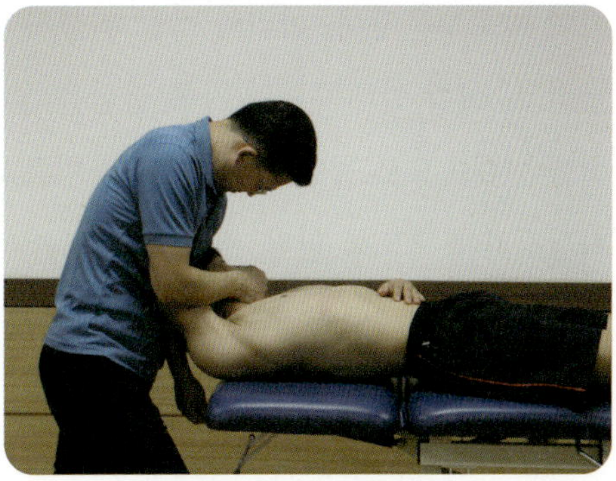

| 그림 10-104 | 실행자세

(2) 정적수축

치료사는 손잡기를 그대로 유지한 채, 양손으로 신장시키려는 방향으로 저항을 가하고 환자는 이 저항에 대항하여 정적인 수축을 5초간 유지한 후, 이완한다.

(3) 실행

이런 상태에서 치료사는 배를 환자의 팔꿈치쪽으로 기대어 환자 어깨를 서서히 그리고 최대한으로 꼬리쪽과 뒤쪽으로 밀면서 목에 견인을 가한다.

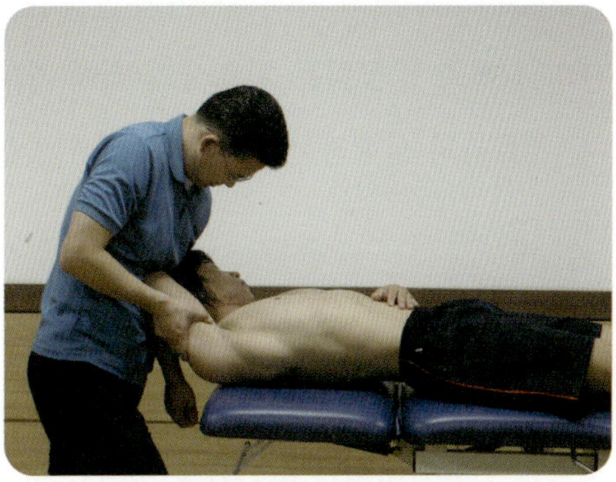

| 그림 10-105 | 대항근 자극

(4) 대항근 자극

치료사는 실행하는 손을 환자의 실행측 위팔쪽으로 옮긴다. 그러고 나서 치료사는 환자에게 신장시키는 방향으로 더 움직이도록 한 다음, 실행하는 손으로 이 동작에 저항해서 환자의 대항 근육을 자극한다.

어깨관절이 잠긴 위치이어서 위팔을 밀면 어깨뼈가 같이 밀려간다.

24) 어깨올림근-3

(1) 시작자세

환자자세: 머리와 목을 치료대 밖으로 나가게 하여 바로누운자세, 머리와 목을 완전히 앞으로 굽히고, 실행 반대쪽으로 가쪽 굽힘을 실시하고 실행 반대쪽으로 돌린다. 양 어깨가 치료대 위쪽 가장자리에 오도록 한다. 실행측 팔을 머리 위로 완전히 굽히고 머리쪽으로 벌린다. 팔꿈치관절은 약 90°로 굽힌다.

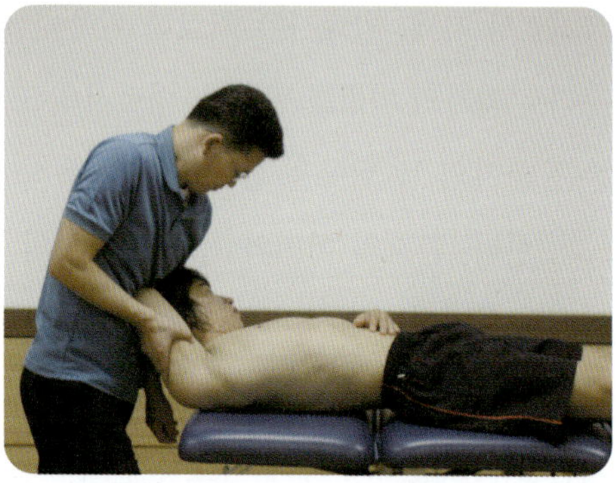

| 그림 10-106 | 시작자세

치료사 자세: 치료사는 치료대 위쪽에 서서 옆구리로 환자의 머리를 받친다. 환자의 머리와 목은 치료사의 위팔과 아래팔사이에 안정시킨다. 환자의 실행측 팔꿈치는 치료사의 배에 가도록 한다. 치료사의 실행하는 손은 환자의 위팔을 잡는다.

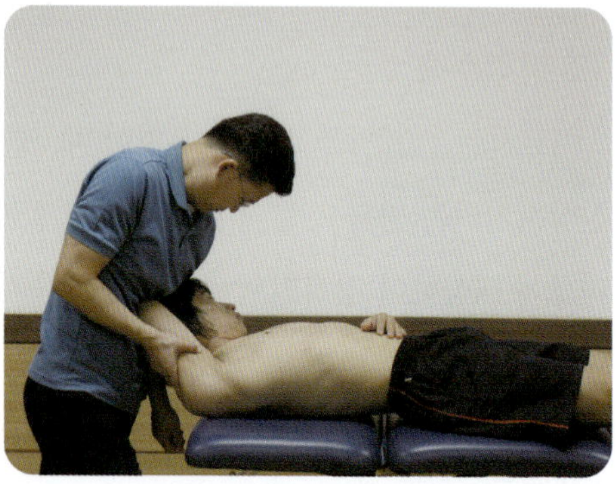

| 그림 10-107 | 실행자세

(2) 정적수축

치료사는 손잡기를 그대로 유지한 채, 실행하는 손으로 신장시키려는 방향으로 저항을 가하고 환자는 이 저항에 대항하여 정적인 수축을 5초간 유지한 후, 이완한다.

(3) 실행

치료사는 실행하는 손으로 환자의 어깨를 서서히 그리고 최대한으로 꼬리쪽과 뒤쪽으로 움직인다. (치료사 실행하는 손으로 환자 팔꿈치관절을 꼬리쪽으로 밀수도 있다.)

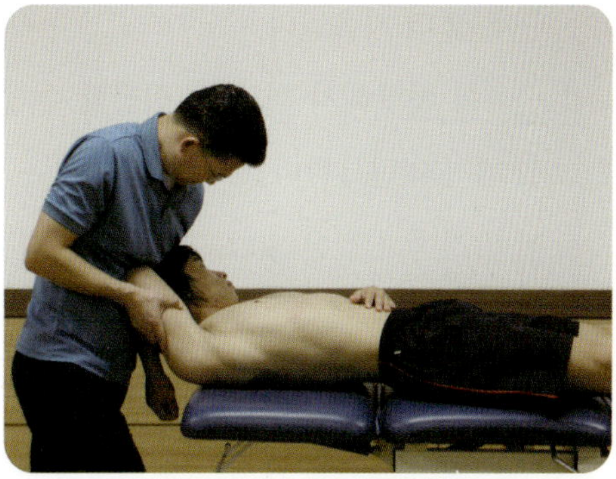

| 그림 10-108 | 대항근 자극

(4) 대항근 자극

이 손잡기를 유지한 채 치료사는 환자에게 신장시키는 방향으로 더 움직이도록 한 다음, 실행하는 손으로 이 동작에 저항해서 환자의 대항 근육을 자극한다.

25) 어깨올림근-자가 신장

(1) 시작자세

등을 펴고 머리를 높이 들고 앉는다. 머리를 앞으로 숙이고 실행 반대쪽으로 최대한 돌린다. 실행 반대쪽 손으로 정수리를 잡아 머리와 목을 안정시킨다. 실행측 손은 실행측 엉덩이 뒤쪽 의자 밑을 잡는다.

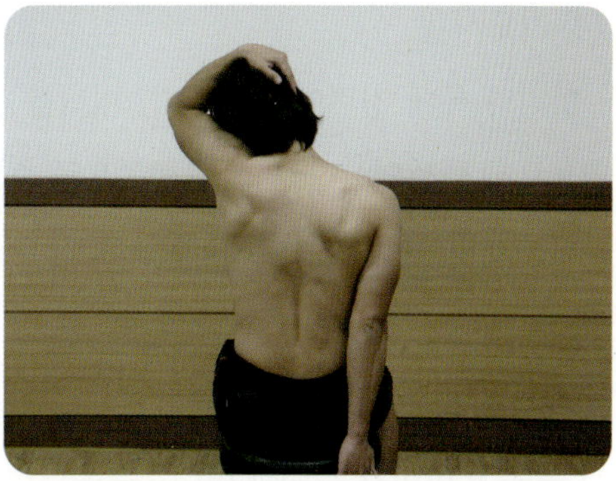

| 그림 10-109 | 시작자세

(2) 신장

a. 상체를 실행 반대쪽과 약간 앞쪽으로 기울여 실행측 목에서 아래 어깨까지의 근육이 긴장할 수 있도록 한다.

b. 실행측 어깨를 위쪽으로 들려고 하는 것처럼 하여 그 자세를 유지하고 근육을 긴장시켜 5초 동안 유지한다.

c. 긴장을 풀고 상체를 실행 반대쪽과 앞쪽으로

한계 것 더 기울인다.

d. 근육이 빳빳해져 더 이상 신장할 수 없고 느낄 때까지 반복한다.

e. 이 마지막 신장은 30초~1분 또는 그 이상까지 지속한다.

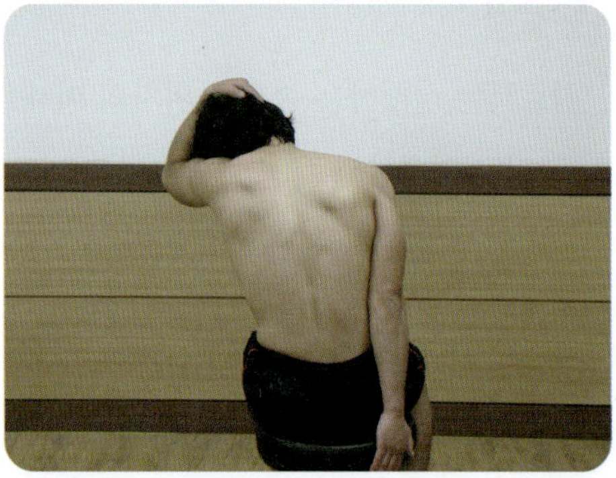

| 그림 10-110 | 실행자세

(3) 자극

머리 자세는 그대로 유지하고, 잡고 있던 실행측 손을 놓는다.

머리를 앞으로 숙이고 실행 반대쪽으로 돌린다. 실행 반대쪽 손으로 관자놀이 위에서 저항을 가한다.

몸을 실행측으로 구부리지 않고, 실행측 어깨와 팔을 아래쪽과 뒤쪽으로 최대한 민다.

이 자세를 몇 초간 유지한다.

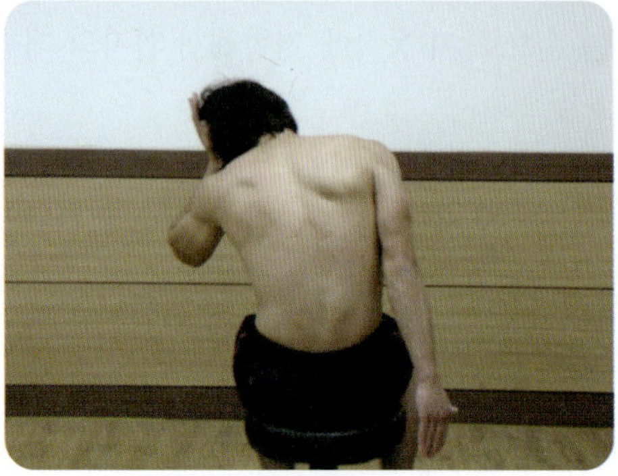

| 그림 10-111 | 대항근 자극

(4) 지도사항

머리와 목에 경련이 일어난다. 머리를 충분히 옆으로 굽히지 않는다. 머리를 앞쪽으로 충분히 숙이지 않는다. 실행측 손으로 의자를 헐겁게 잡는다든가 앞쪽으로 너무 멀리 잡는다. 등을 똑바로 펴지 않는다.

주의) 이 방법은 가장 중요한 자가 신장운동 중의 하나이다. 이 운동으로 인해 통증이 나타난다든지, 운동 후 마비가 발생했다면, 이 운동을 정확하게 하고 있는지 신장 전문가에게 검사를 받는 것이 좋다.

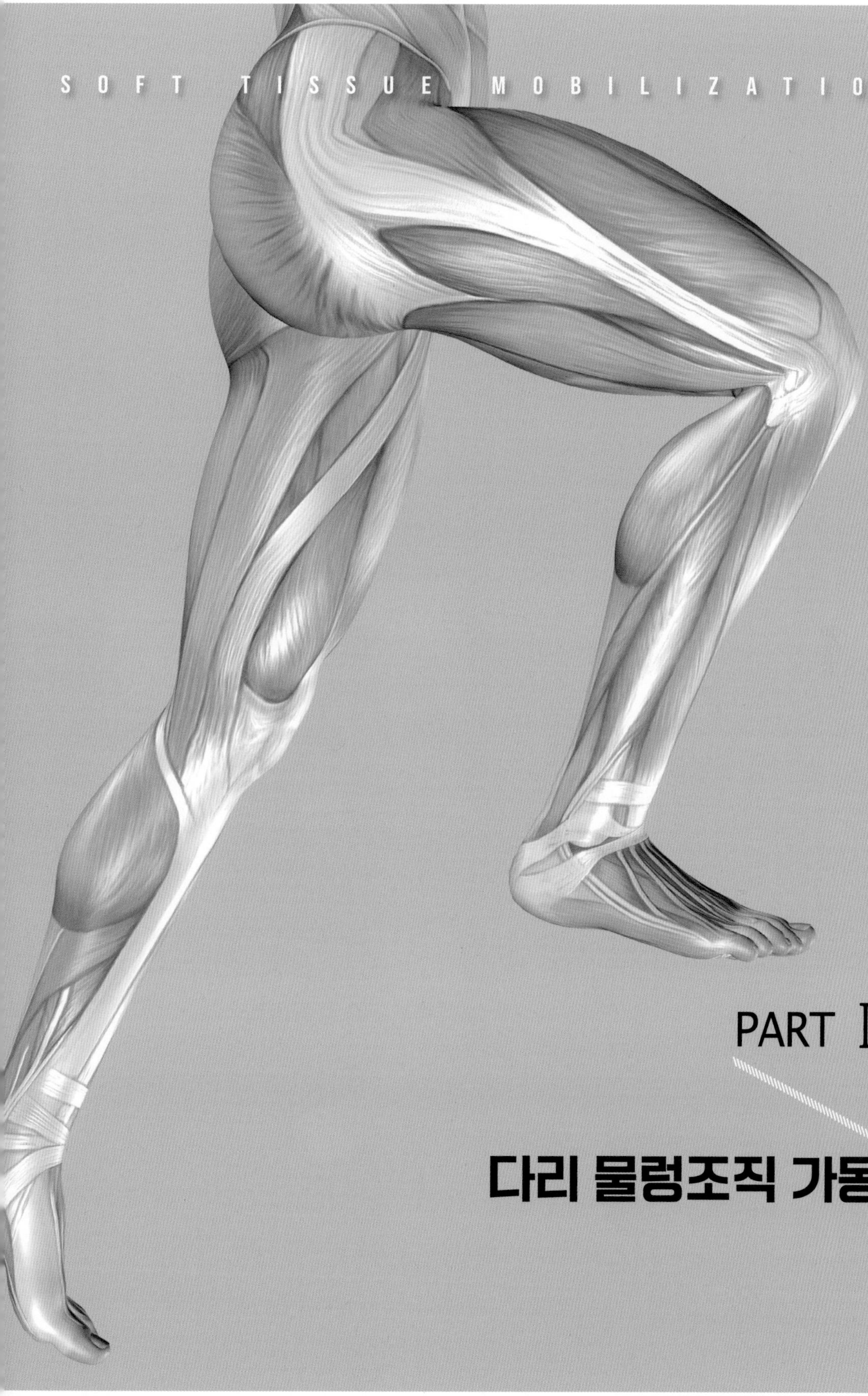

PART Ⅲ

다리 물렁조직 가동

다리의 신경 가동

01 궁둥신경(좌골신경;sciatic nerve)

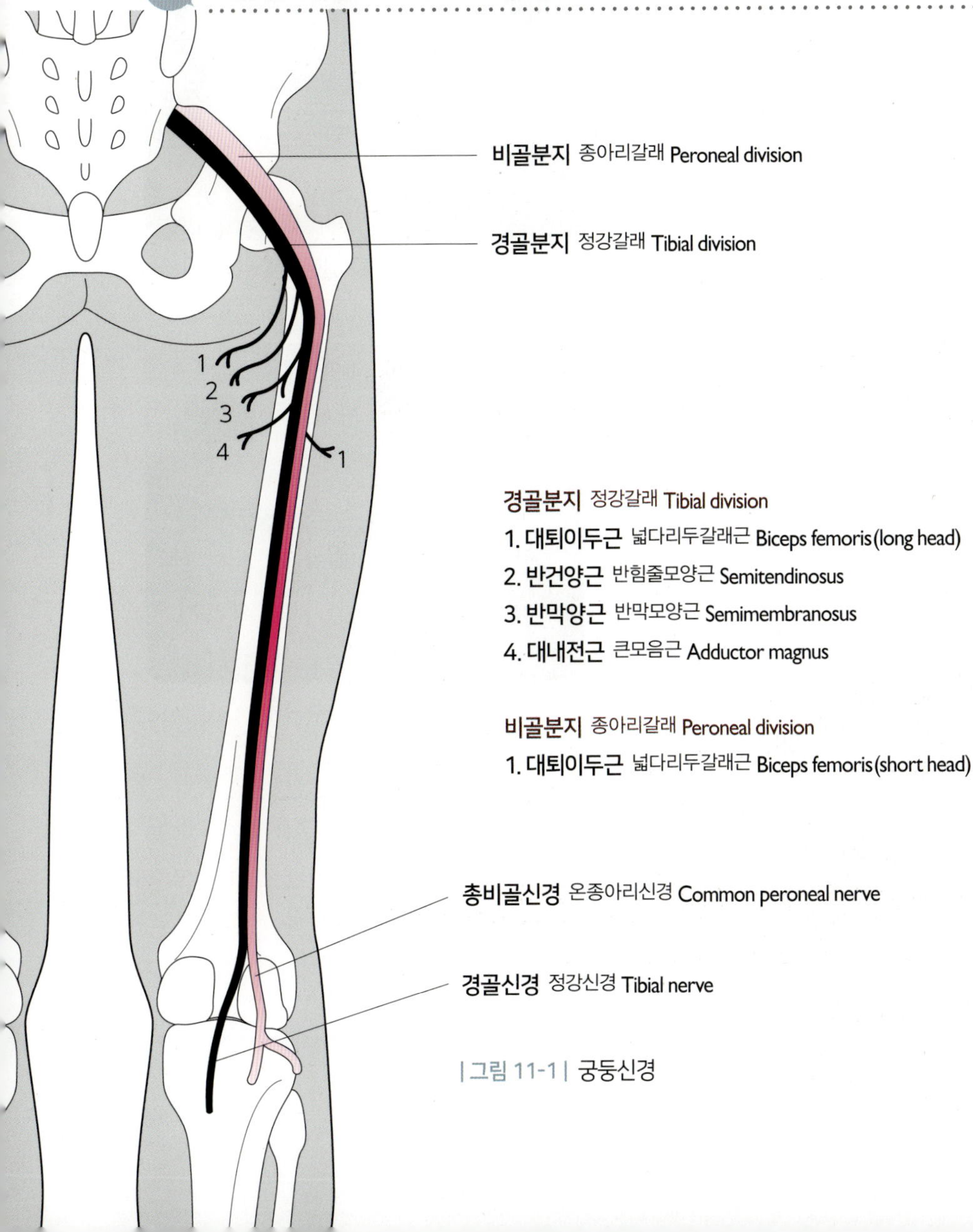

| 그림 11-1 | 궁둥신경

1) 궁둥신경 가동–선 자세

(1) 목적

궁둥신경의 가동성이 조직과 연관되어 제한되는지 여부를 결정하고, 증상을 국소화 한다. 우선은 선 자세를 이용한다. 또는 앉거나 누웠을 때 보다 선 자세에서 증상을 더 심하게 호소할 때 적용한다.

(2) 시작자세

- 환자는 안정성을 확보하기 위해 치료대나 벽을 기대고 선다.
- 치료사는 환자를 마주보고 앉는다.

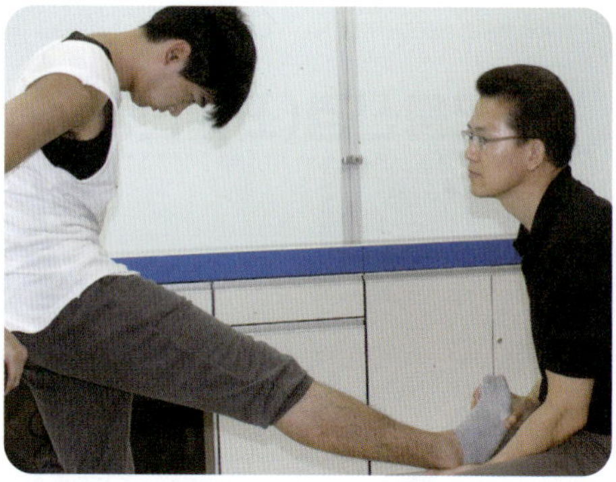

| 그림 11-2 | 실행자세

(3) 실행

- 발목관절 발등쪽 굽힘, 무릎관절 폄, 엉덩관절 굽힘 그리고 척추를 굽히는 것으로 궁둥신경과 연계된 말초신경 가지, 줄기, 뿌리 및 척수까지 신경 전체를 최대한 늘릴 수 있다. 치료사는 환자의 발목 움직임을 보조한다.
- 움직임의 멈춤이나 증상이 유발 될 때 까지 (수동 뻗은다리올림으로) 환자의 다리 들어올림을 평가한다. 만약 움직임이 단축이나 또는 뒤넙다리근(hamstring) 증상으로 제한된다면 그리고 저항성 수축(등척성 수축 후–이완 기법)으로 움직임 범위가 증가한다면, 근육구조물에 대한 적절한 신장 또는 이완 기법을 적용한다.
- 저항성 수축으로 증상이 제거되지 않거나, 엉덩관절 굽힘 범위가 증가하지 않는다면, 궁둥신경 흥분을 의심해 볼 수 있다. 이런 결과를 확인하기 위해, 엉덩관절 굽힘을 감소시켜 증

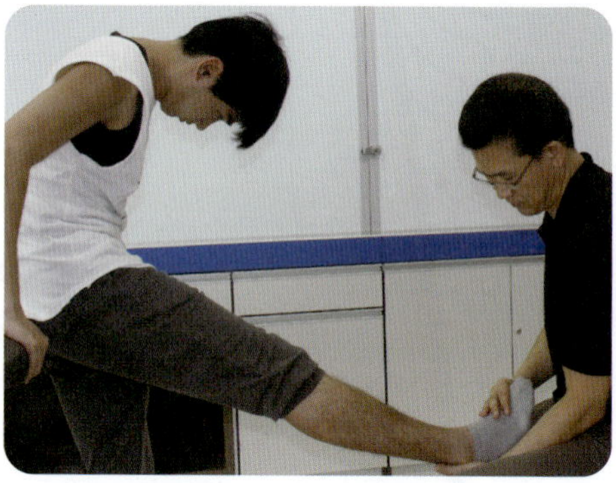

| 그림 11-3 | 몸쪽 가동

상이 없는 위치에 있게 하고, 이 위치에서 환자의 발목관절을 발등쪽으로 굽히거나 또는 목을 굽힌다. 만약 같은 증상이 재현되거나 심해진다면, 궁둥신경과 관련이 있는 것으로 볼 수 있다.

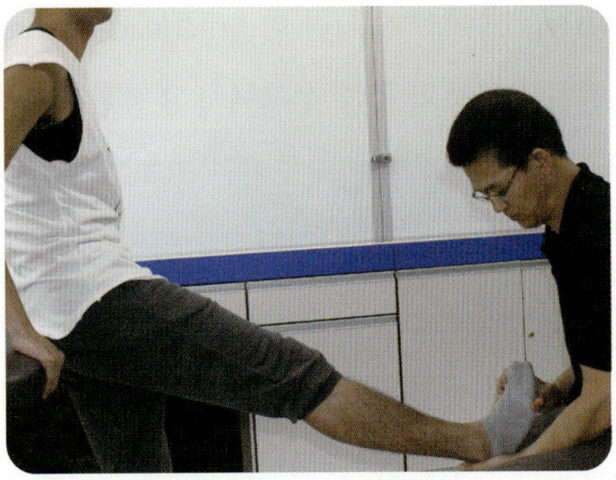

| 그림 11-4 | 먼쪽 가동

2) 궁둥신경 국소부위 촉진

(1) 국소 촉진

신경 흥분이 존재한다면, 신경에 가한 국소 압력에 대한 환자의 반응은 더 민감해질 것이다. 다음 위치를 따라가며 큰궁둥구멍(대좌골공;great ischial foramen)과 다리오금(슬와;popliteal

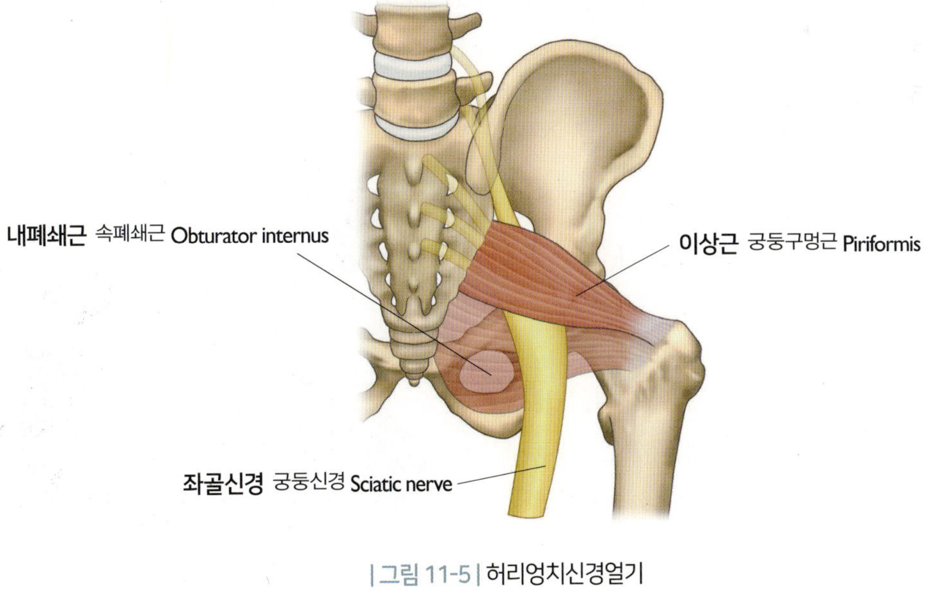

| 그림 11-5 | 허리엉치신경얼기

fossa), 종아리뼈 머리(비골두;head of the fibula)의 뒤쪽에서 궁둥신경을 촉진한다. 먼저 궁둥신경은 궁둥이 주름 부위에서 횡방향으로 움직이면서 촉진해 볼 수 있다. 다음은 오금 위쪽에서 반힘줄모양근 및 반막모양근 그리고 넙다리두갈래근 사이에서 촉진된다. 정강신경은 오금 중간에 촉진된다. 특히 엉덩관절은 굽히고, 무릎관절을 편 상태에서 촉진이 용의하며, 발을 추가적으로 발등쪽으로 굽힐 때 더 명확해 진다. 마지막으로 정강신경은 안쪽 복사뼈 뒤에서도 촉진된다. 온종아리 신경은 손가락을 이용하여 종아리뼈 머리를 뒤쪽에서 가쪽 앞으로 횡으로 움직일 때 촉진된다. 얕은종아리신경은 목말뼈 바로 앞에서 안쪽발등피부신경이 얕은종아리신경의 가지로 촉진된다.

(2) 주의

신경 긴장증상유발 검사나 신경 가동성 검사를 하기 전에, 검사하는 동한 움직여지는 모든 관절에 대한 증상과 가동성 평가가 먼저 이루어져야만 한다. 관절 검사 시, 근육이나 신경이 신장되는 위치에 놓이게 되어 검사결과를 영향을 주지 않도록 하여야 한다.

3) 궁둥신경 가동–앉은 자세

(1) 목적

궁둥신경의 가동성이 조직과 연관되어 제한되는지 여부를 결정하고, 증상을 국소화 한다. 환자가 서거나 눕는 것 보다 앉은 자세에서 증상이 더 심해진다고 할 경우, 궁둥신경 검사를 위해 앉은 자세를 이용한다.

(2) 시작자세

- 환자는 치료대나 의자에 앉는다.
- 치료사는 환자 앞에 마주보고 선다.

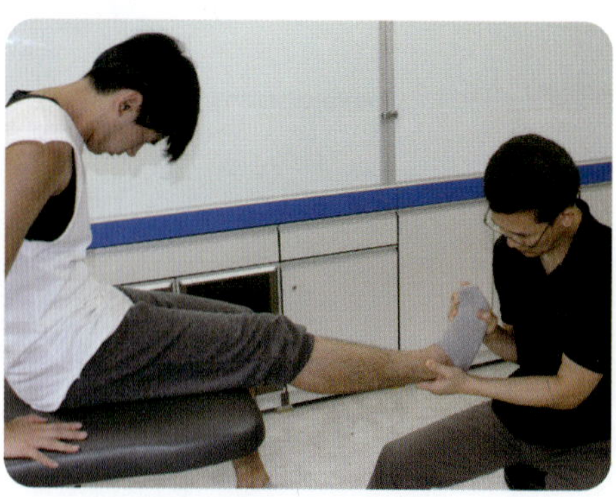

| 그림 11-6 | 실행자세

(3) 실행

- 발목관절 발등쪽 굽힘, 무릎관절 폄, 엉덩관절 굽힘 그리고 척추를 굽히는 것으로 궁둥신경과 연계된 말초신경 가지, 줄기, 뿌리 및 척

수까지 신경 전체를 최대한 늘릴 수 있다. 치료사가 환자의 발목관절 움직임을 보조한다.

- 저항성 수축으로 증상이 제거되지 않거나, 엉덩관절 굽힘 범위가 증가하지 않는다면, 궁둥신경 흥분을 의심해 볼 수 있다.
- 궁둥신경의 흥분성을 확인하기 위해, 엉덩관절 굽힘을 감소시켜 증상이 없는 위치에 있게 하고, 이 위치에서 환자의 발목관절을 발등쪽으로 굽히거나 또는 목을 굽힌다. 만약 같은 증상이 재현되거나 심해진다면, 궁둥신경과 관련이 있는 것으로 볼 수 있다.

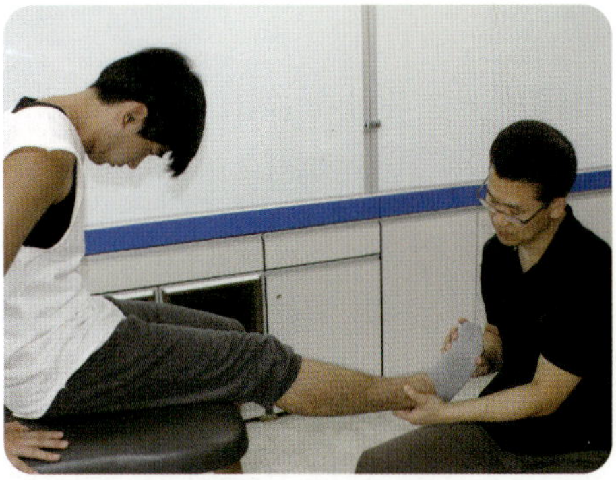
| 그림 11-7 | 몸쪽 가동

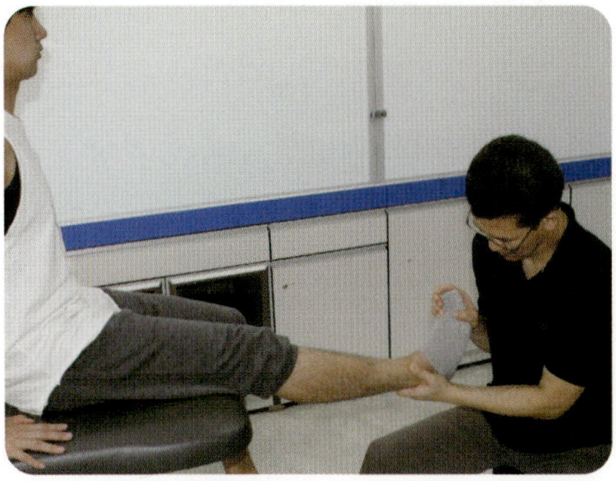
| 그림 11-8 | 먼쪽 가동

4) 궁둥신경 가동-바로 누운 자세

(1) 목적

궁둥신경의 가동성이 조직과 연관되어 제한되는지 여부를 결정하고, 증상을 국소화 한다. 체중이 지지 되지 않는 궁둥신경 검사는 체중이 지지되는 검사보다 결과 도출이 어려울 수 있다(예, 서기나 앉기).

(2) 시작자세

- 환자는 편안 자세로 바로 눕는다.
- 치료사는 환자를 마주보고 치료대 꼬리쪽에 선다.

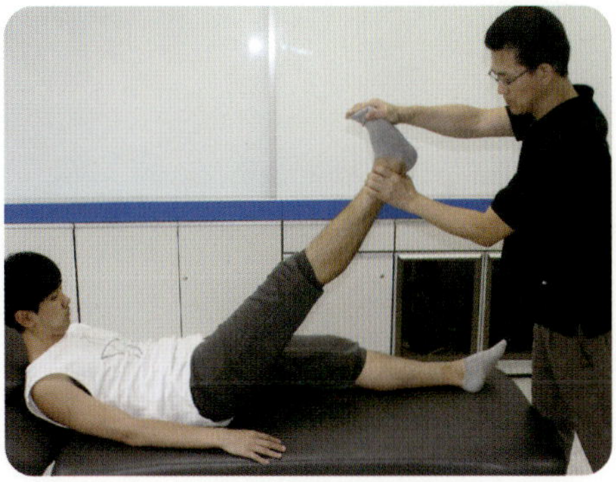
| 그림 11-9 | 실행자세

(3) 실행

- 발목관절 발등쪽 굽힘, 무릎관절 폄, 엉덩관절 굽힘 그리고 목척추를 굽히는 것으로 궁둥신경과 연계된 말초신경 가지, 줄기, 뿌리 및 척수까지 신경 전체를 최대한 늘릴 수 있다.
- 움직임의 멈춤이나 증상이 유발 될 때 까지(수동 뻗은다리올림으로) 환자의 다리 들어올림을 평가한다. 이 검사에 대한 움직임의 평균 범위는 약 70~75° 이다. 만약 움직임이 단축이나 또는 뒤넙다리근 증상으로 제한된다면 그리고 저항성 수축(등척성 수축 후-이완 기법)으로 움직임 범위가 증가한다면, 근육구조물에 대한 적절한 신장 또는 이완 기법을 적용한다.
- 궁둥신경 흥분 확인하기 위해, 엉덩관절 굽힘을 감소시켜 증상이 없는 위치에 있게 하고, 이 위치에서 환자의 발목관절을 더 발등쪽으로 굽히거나 또는 목을 굽힌다. 만약 같은 증상이 재현되거나 심해진다면, 궁둥신경과 관련이 있는 것으로 볼 수 있다. 환자의 목척추 굽힘을 도와줄 보조자가 필요할 수도 있다.

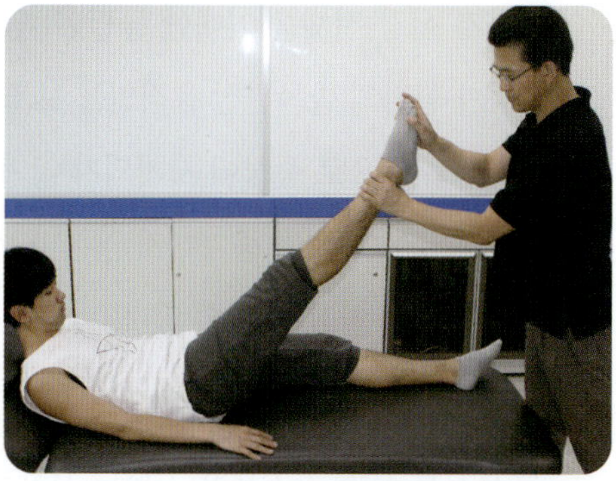

| 그림 11-10 | 몸쪽 가동

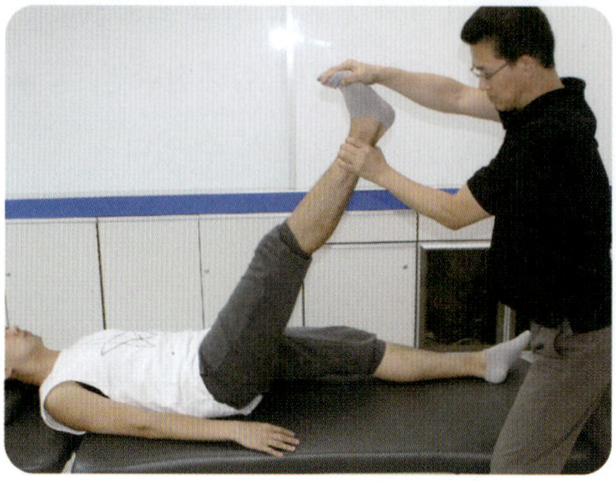

| 그림 11-11 | 먼쪽 가동

5) 활시위 검사(bowstring test)

(1) 목적

뻗은다리올림검사(SLR)에서 양성반응이 나왔을 때 부가적으로 시행한다.

(2) 시작자세

- 환자는 바로 누워 엉덩관절과 무릎관절을 구부린다.
- 치료사는 환자를 마주보고 다리 쪽에 서서 환자 다리를 안정시킨다.

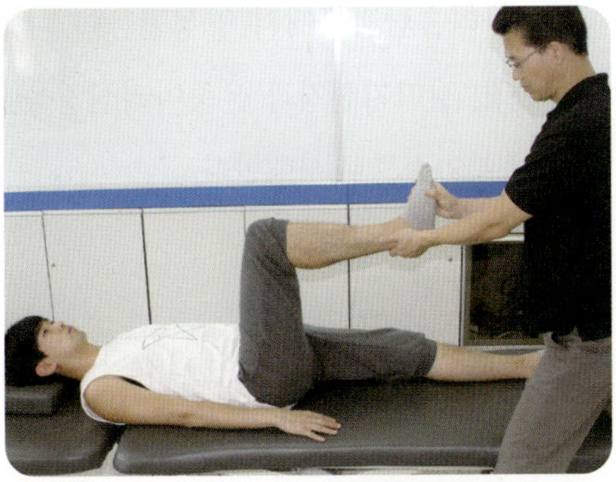

|그림 11-12| 시작자세

(3) 실행

치료사는 환자 다리를 자신의 어깨위에 올려 안정시키고 허리를 세워 환자 무릎관절을 수동적으로 들어 올리고, 고정하는 손으로 환자 발 앞쪽을 잡아 발목관절을 발등쪽으로 굽혀 엉덩신경 최대 신장 자세를 만든다.

환자 다리를 수직으로 들어 올리고 발목관절을 발등쪽으로 굽힘에 따라 증상의 변화를 확인한다.

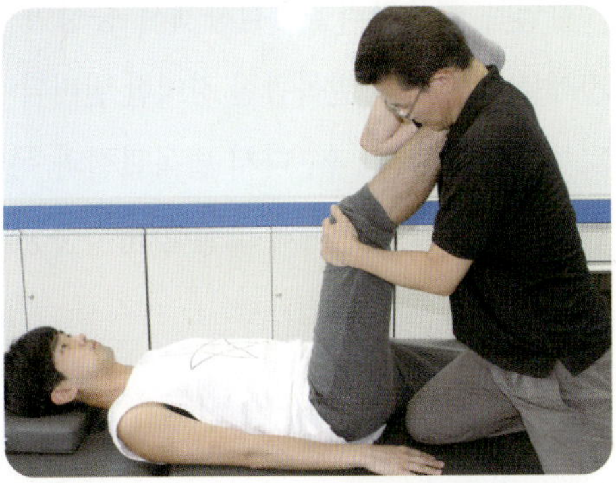

|그림 11-13| 실행자세

(4) 증상확인

만약 환자가 방사통을 호소하면 통증을 경감시키기 위해 엉덩관절의 각도는 그대로 유지한 채, 무릎관절을 20° 가량 굽혀 증상을 완화시킨다. 방사통 증상을 재현하기 위해 실행하는 손 엄지손가락으로 다리오금 부위에서 정강신경을 압박하여 궁둥신경의 증상변화를 살펴본다. 만약 뻗은다리올림검사 때와 같은 증상이 재현되거나 심해진다면, 궁둥신경과 관련이 있는 것으로 볼 수 있다.

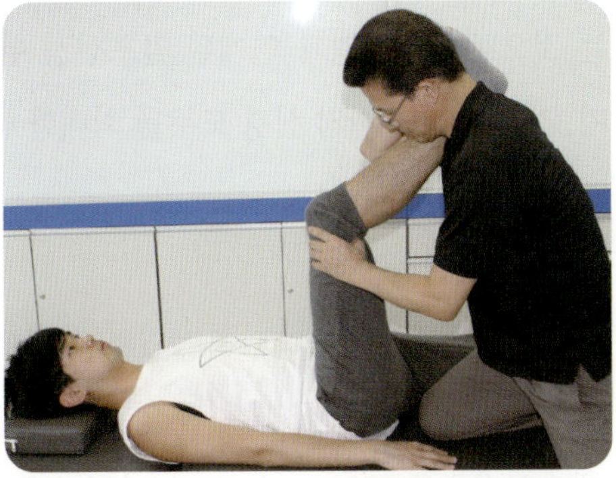

|그림 11-14| 증상유발

6) 정강(tibial), 장딴지(sural)와 온종아리(common peronial)신경 증상감별

(1) 목적

뻗은다리올림검사에서 양성반응이 나왔을 때 정강신경, 장딴지신경과 온종아리신경을 감별하기 위해 부가적으로 시행한다.

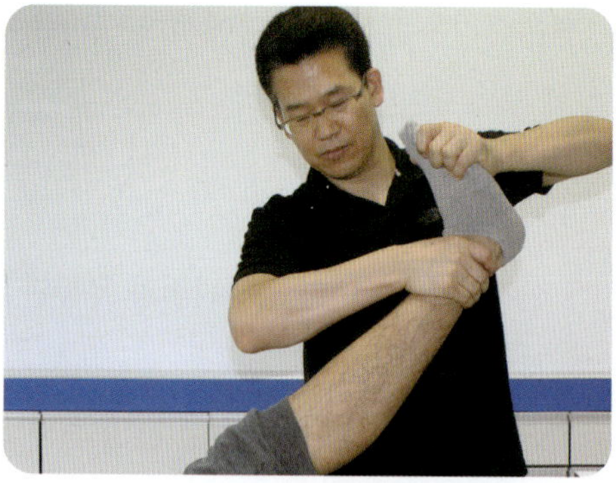

| 그림 11-16 | 정강신경

(2) 시작자세

- 환자는 편안 자세로 바로 눕는다.
- 치료사는 환자 다리 쪽에 선다.

(3) 실행

감별은 뻗은다리올림검사에서 증상이 발현된 자세를 유지하고, 발목관절 경미한 발바닥 굽힘으로 증상을 제거한 후, 다시 발목관절과 목말밑관절의 움직임을 미세하게 조절하면서 증상의 변화를 관찰하여 감별한다.

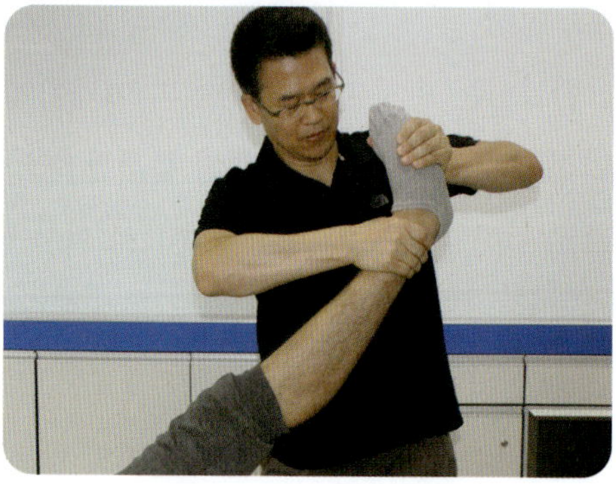

| 그림 11-17 | 장딴지 신경

- 정강신경

발목관절 발등쪽 굽힘, 목말밑관절(거골하 관절;subtalar joint) 바깥쪽 번짐(외번;eversion),무릎관절 폄, 엉덩관절 굽힘 그리고 목척추를 굽히는 것으로 정강신경과 연계된 말초신경 뿌리, 줄기, 가지 및 척수까지 신경 모두를 최대한 늘릴 수 있다.

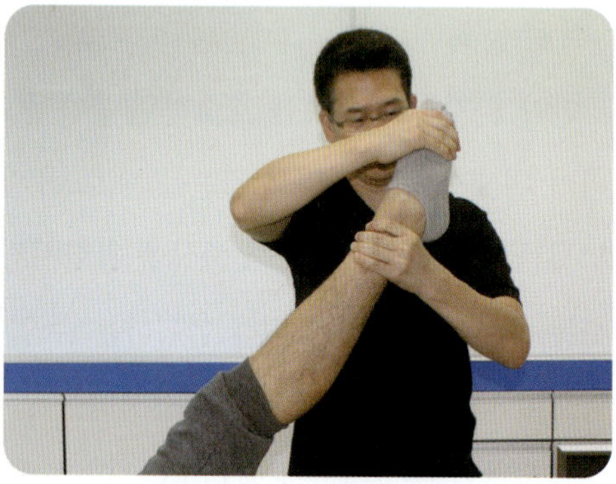

| 그림 11-18 | 온종아리신경

- 장딴지신경

발목관절 발등쪽 굽힘, 목말밑관절 안쪽 번짐(내번;inversion), 무릎관절 폄 엉덩관절 굽힘 그리고 목척추을 굽히는 것으로 정강신경과 연계된 말초신경 뿌리, 줄기, 가지 및 척수까지 신경 모두를 최대한 늘릴 수 있다.

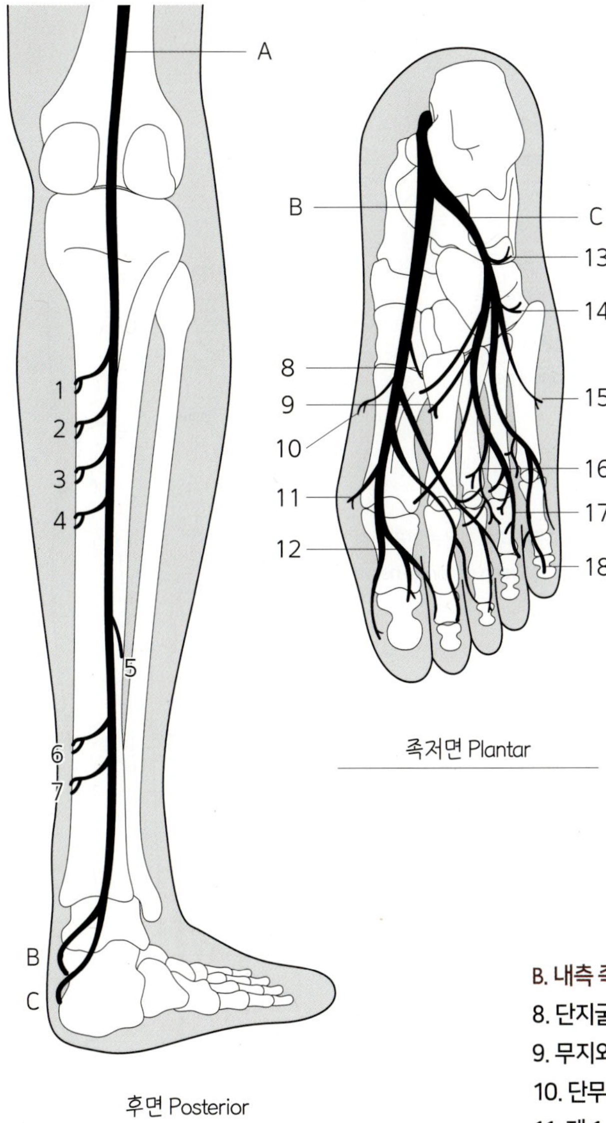

경골신경 정강신경 은 발바닥에 이르면 내측 안쪽 및 외측 가쪽 족저신경 발바닥신경 으로 구분된다.
슬관절 무릎관절 아래 후면의 모든 근육은 경골신경지배를 받는다.

A. 경골신경 정강신경 Tibial nerve
1. **족척근** 장딴지빗근 Plantaris
2. **슬와근** 오금근 Popliteus
3. **비복근** 장딴지근 Gastrocnemius
4. **넙치근** 가자미근 Soleus
5. **장지굴근** 긴발가락굽힘근 Flexor digitorum longus
6. **장무지굴근** 긴엄지굽힘근 Flexor hallucis longus
7. **후경근** 뒤정강근 Tibialis posterior

B. 내측 족저신경 안쪽발바닥신경 Medial plantar nerve
8. **단지굴근** 짧은발가락굽힘근 Flexor digitorum brevis
9. **무지외전근** 엄지벌림근 Abductor hallucis
10. **단무지굴근** 짧은엄지굽힘근 Flexor hallucis brevis
11. **제 1 충양근** 첫째벌레근 1st lumbricals

C. 외측족저신경 가쪽발바닥신경 Lateral plantar nerve
12. **무지내전근** 엄지모음근 Adductor hallucis
13. **족저방형근** 발바닥네모근 Quadratus plantae
14. **소지외전근** 새끼벌림근 Abductor digiti minimi
15. **소지굴근** 새끼굽힘근 Flexor digiti minimi
16. **척측골간근** 발바닥뼈사이근 Plantar interosseous
17. **배측골간근** 등쪽뼈사이근 Dorsal interosseous
18. **충양근** 벌레근 Lumbricals(lateral 3)

| 그림 11-15 | 정강신경

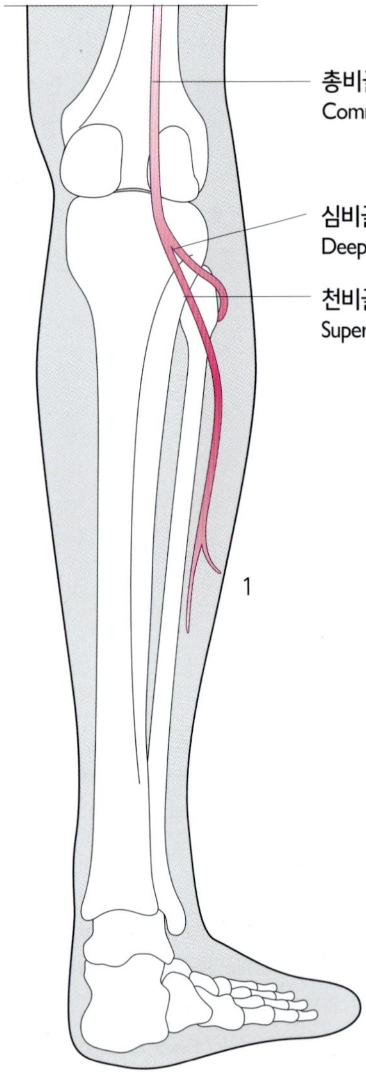

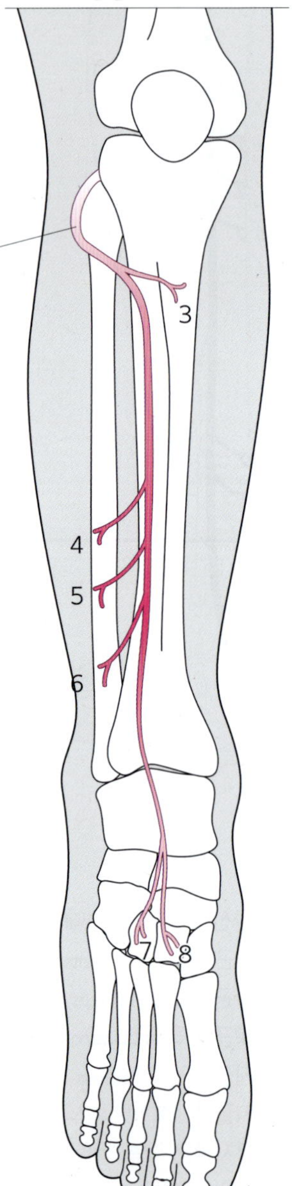

천비골신경 얕은종아리신경 Superficial peroneal nerve

1. **장비골근** 긴종아리근 Peroneus longus
2. **단비골근** 짧은종아리근 Peroneus brevis

심비골신경 깊은종아리신경 Deep peroneal nerve

3. **전경근** 앞정강근 Tibialis anterior
4. **장지신근** 긴발가락폄근 Extensor digitorum longus
5. **장무지신근** 긴엄지폄근 Extensor hallucis longus
6. **제 3 비골근** 셋째종아리근 Peroneus tertius
7. **단무지신근** 짧은엄지폄근 Extensor hallucis brevis
8. **단지신근** 짧은발가락폄근 Extensor digitorum brevis

| 그림 11-19 | 온종아리 신경

- 온종아리신경

발목관절 발바닥쪽 굽힘, 목말밑관절 안쪽번짐, 무릎관절 폄, 엉덩관절 굽힘 그리고 목척추를 굽히는 것으로 정강신경과 연계된 말초신경 뿌리, 줄기, 가지 및 척수까지 신경 모두를 최대한 늘릴 수 있다.

7) 궁둥신경 가동-옆으로 누운 자세

(1) 목적

궁둥신경의 가동성이 조직과 연관되어 제한되는지 여부를 결정하고, 증상을 국소화 한다. 옆으로 누운 자세에서는 치료사 단독으로 보조자 없이 검사를 보다 쉽게 실시 할 수 있다.

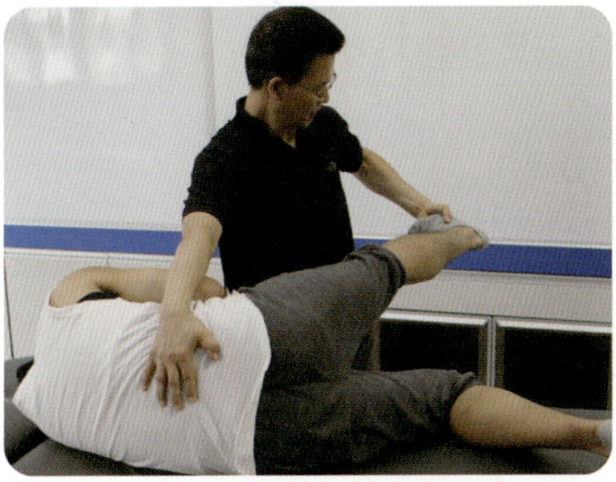

| 그림 11-20 | 실행자세

(2) 시작자세

-환자는 옆으로 눕는다.

-치료사는 환자를 마주보고 선다.

(3) 실행

- 발목관절(족관절;ankle joint) 발등쪽 굽힘, 무릎관절(슬관절;knee joint) 폄, 엉덩관절(고관절;hip joint) 굽힘 그리고 목척추(경추;cervical spine)을 굽히는 것으로 궁둥신경과 연계된 말초신경 가지, 줄기, 뿌리 및 척수까지 신경 전체를 최대한 늘릴 수 있다.
- 만약 검사를 실시하는 동안 나타나는 허리척추 굽힘으로 국소증상이 유발될 경우, 치료사는 환자의 허리척추 굽힘을 완화시킴과 동시에 증상이 사라질 때까지 다리의 굽힘 각도를 감소시키는 방향으로 이동 시킨다. 또한 치료

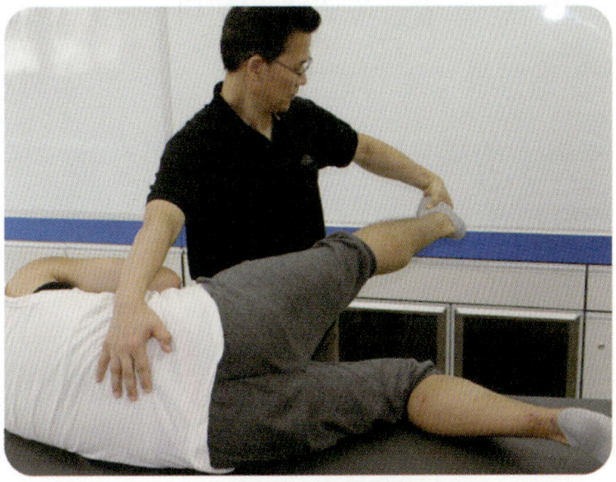

| 그림 11-21 | 몸쪽 가동

사는 검사를 실시하는 동안 자신의 오른손으로 환자의 허리척추를 고정시켜 준다.

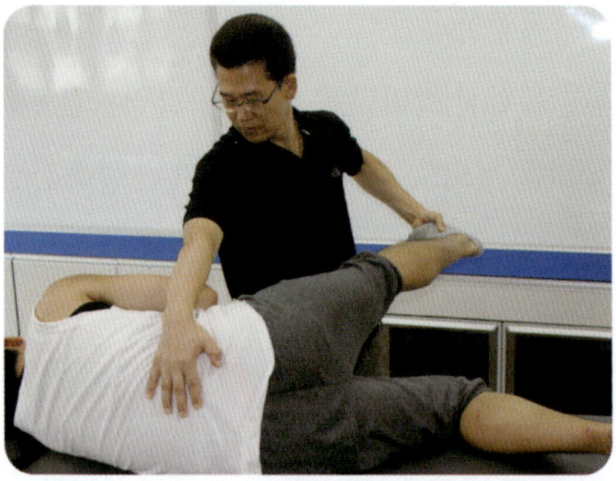

| 그림 11-22 | 먼쪽 가동

8) 궁둥신경 자가 가동

(1) 목적

궁둥신경의 가동

(2) 시작자세

환자는 편안 자세로 바로 눕는다.

(3) 실행

발목관절 발등쪽으로 굽힌다. 무릎관절을 굽힌다. 엉덩관절을 굽힌다. 양쪽 손을 깍지 껴서 오금부위를 감싸 잡고 다리를 안정시킨다. 치료대 머리부위를 들어 목척추 굽힘을 보조한다.

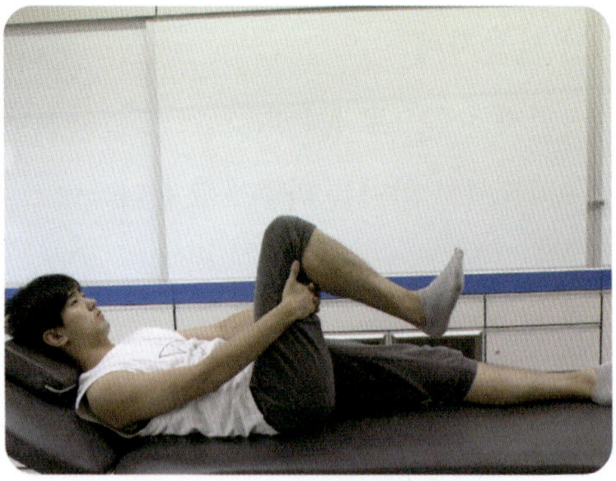

| 그림 11-23 | 시작자세

- 아주 조심스럽게 천천히 무릎관절을 편다.
- 다시 조심스럽게 천천히 편안위치로 되돌아온다.
- 이 동작을 천천히 율동적으로 반복한다.

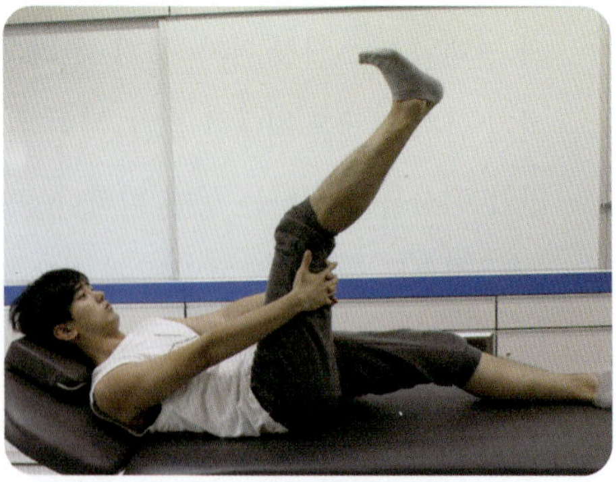

| 그림 11-24 | 먼쪽 가동

(4) 다른 실행

발목관절 발등쪽 굽힘을 유도하기 위해 벽면에 쐐기를 세우고 발바닥를 접촉하여 무릎관절을 피고 앉는다. 반대쪽 엉덩관절과 무릎관절을 굽히고 양손으로 무릎부위를 잡아 다리를 안정시킨다. (목)척추를 아주 조심스럽게 천천히 율동적으로 움직여 신경을 가동시킬 수 있다.

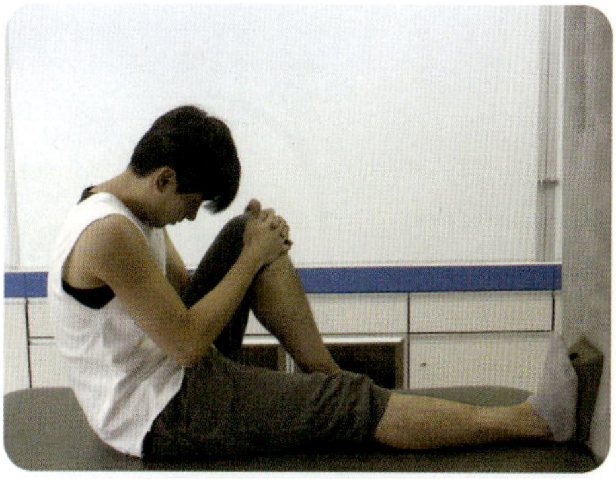

| 그림 11-25 | 몸쪽 가동

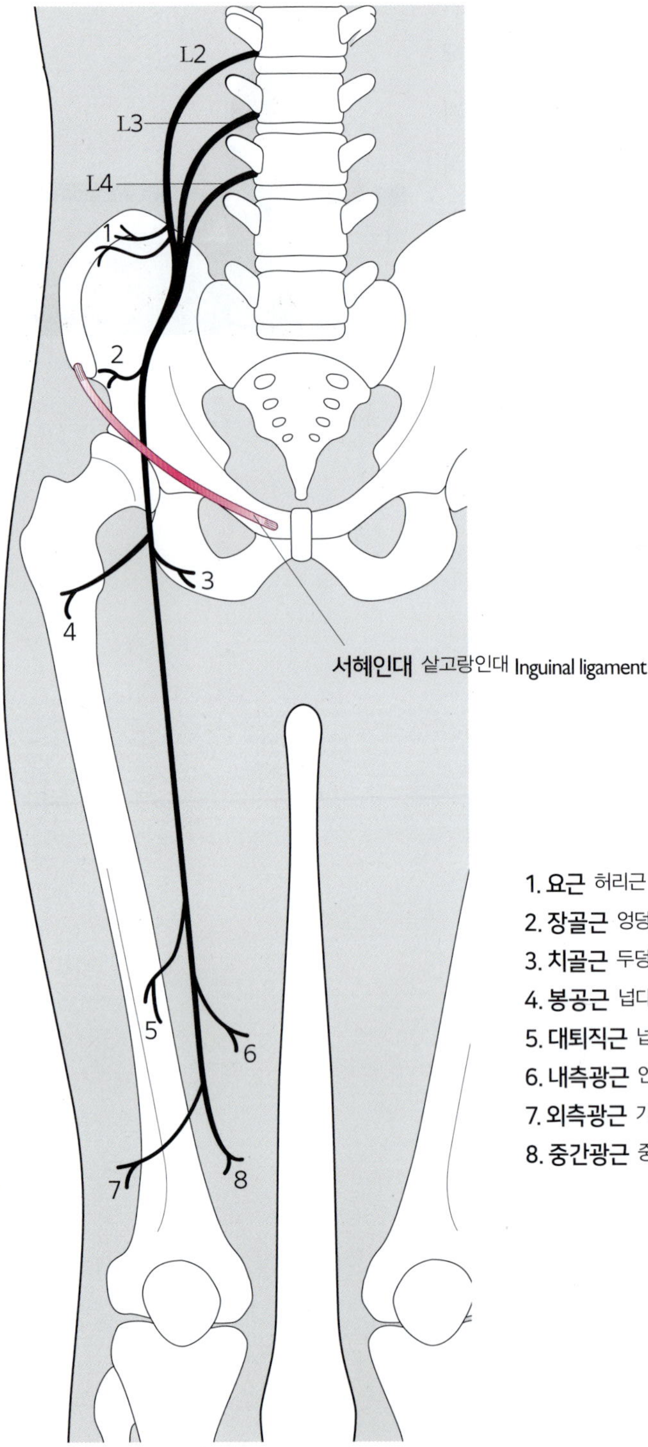

1. **요근** 허리근 Psoas
2. **장골근** 엉덩근 Iliacus
3. **치골근** 두덩근 Pectineus
4. **봉공근** 넙다리빗근 Sartorius
5. **대퇴직근** 넙다리곧은근 Rectus femoris
6. **내측광근** 안쪽넓은근 Vastus medialis
7. **외측광근** 가쪽넓은근 Vastus lateralis
8. **중간광근** 중간넓은근 Vastus intermedius

| 그림 11-26 | 넙다리신경

02 넙다리 신경(대퇴신경;femoral nerve)

1) 넙다리신경 가동-선 자세

(1) 목적

넙다리신경의 가동성이 조직과 연관되어 제한되는지 여부를 결정하고, 증상을 국소화 한다. 엎드려 눕거나 옆으로 누웠을 때 보다 선 자세에서 더 심한 증상을 호소할 때 검사를 위해 선 자세를 이용한다.

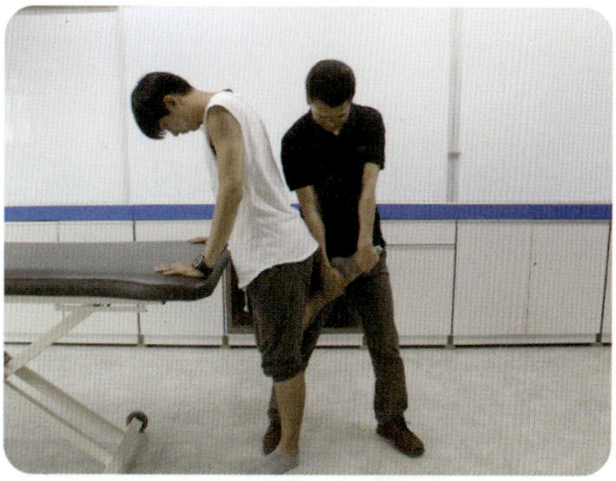

| 그림 11-27 | 실행자세

(2) 시작자세

- 환자는 안정성을 확보하기 위해 치료대에 체중을 지지하지 않은 상태에서 잡고 왼쪽 다리로 선다.

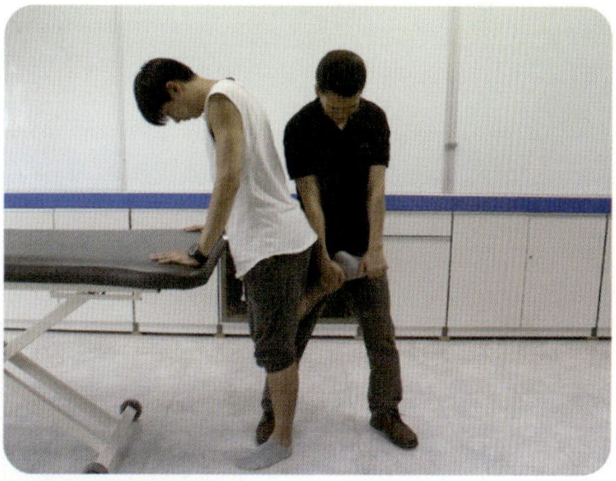

| 그림 11-28 | 몸쪽 가동

(3) 실행

- 발목관절 발바닥쪽 굽힘, 무릎관절 굽힘, 엉덩관절 폄 그리고 목척추를 굽히는 것으로 넙다리신경과 연계된 말초신경 가지, 줄기, 뿌리 및 척수까지 신경 전체를 최대한 늘릴 수 있다.
- 움직임의 멈춤이나 증상이 유발 될 때 까지, 치료사는 환자의 엉덩관절은 편 상태에서 오른쪽 무릎관절을 굽힌다. 만약 움직임이 넙다리네갈래근 단축이나 증상으로 제한된다면 그리고 저항성 수축(등척성 수축 후-이완 기법)으로 움직임 범위가 증가한다면, 근육구조물에 대한 적절한 신장 또는 이완 기법을 적용한다.

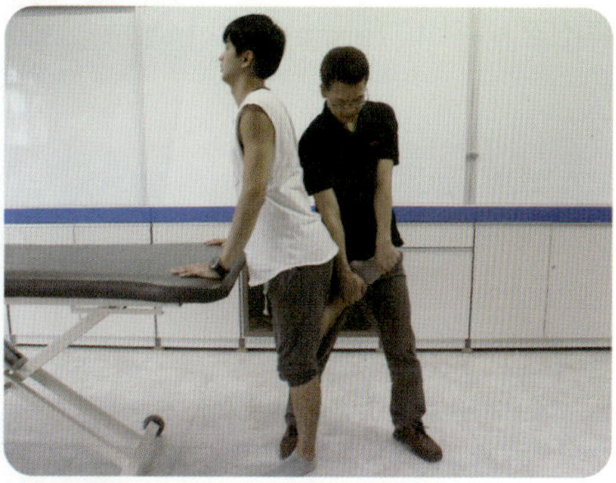

| 그림 11-29 | 먼쪽 가동

– 저항성 수축으로 증상이 제거되지 않거나 무릎관절 굽힘 범위가 증가하지 않는다면, 넙다리 신경 흥분을 의심해 볼 수 있다. 이런 결과를 확인하기 위해, 엉덩관절 폄을 감소시켜 증상이 없는 위치에 있게 하고, 이 위치에서 환자의 발목관절을 더 발바닥쪽으로 굽히거나 또는 목을 굽힌다. 만약 같은 증상이 재현되거나 심해진다면, 넙다리 신경근과 관련이 있는 것으로 볼 수 있다.

2) 넙다리신경 국소부위 촉진

(1) 국소 촉진

신경 흥분이 존재한다면, 신경에 가한 국소 압력에 대한 환자의 반응은 더 민감해질 것이다. 샅고랑인대(서혜인대;inguinal ligament) 밑에 있는 넙다리 삼각(대퇴삼각;femoral triangle) 부위에서 넙다리신경을 촉진한다.

넙다리신경은 샅고랑인대 중간 아래에서 넙다리동맥의 맥박을 먼저 찾고, 넙다리동맥의 가쪽

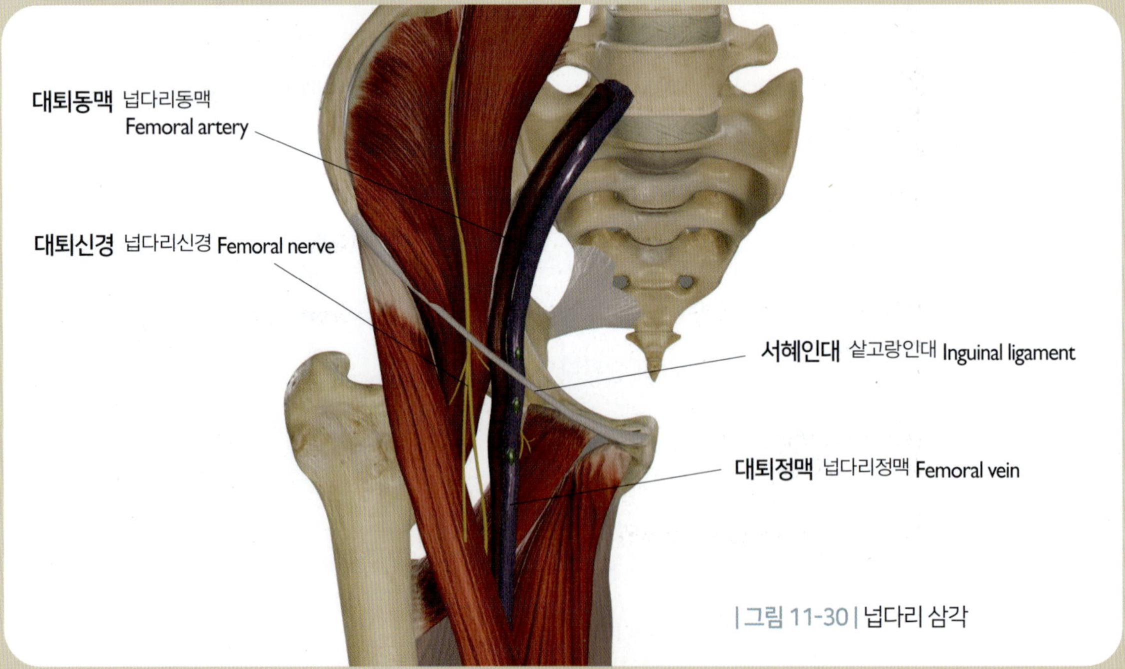

| 그림 11-30 | 넙다리 삼각

에서 확인해 볼 수 있다. 두렁신경의 슬개아래가지는 정강이뼈 머리 부위에서 앞뒤로 횡으로 움직이면서 촉진해 볼 수 있다. 하지만 그 위치가 사람마다 매우 다양해 촉진이 그리 용의하지는 않다.

(2) 주의

신경 긴장증상유발 검사나 신경 가동성 검사를 하기 전에, 검사하는 동한 움직여지는 모든 관절에 대한 증상과 가동성 평가가 먼저 개별적으로 이루어져야만 한다. 관절 검사 시, 근육이나 신경이 신장되는 위치에 놓이게 되면 검사결과를 혼란스럽게 할 수 있음으로 되도록 이면 피한다.

3) 넙다리신경 가동-엎드려 누운 자세

(1) 목적

넙다리 신경의 가동성이 조직과 연관되어 제한되는지 여부를 결정하고, 증상을 국소화 한다. 엎드려 누운 상태에서는 환자의 척추를 더욱 굽힐 수 있다.

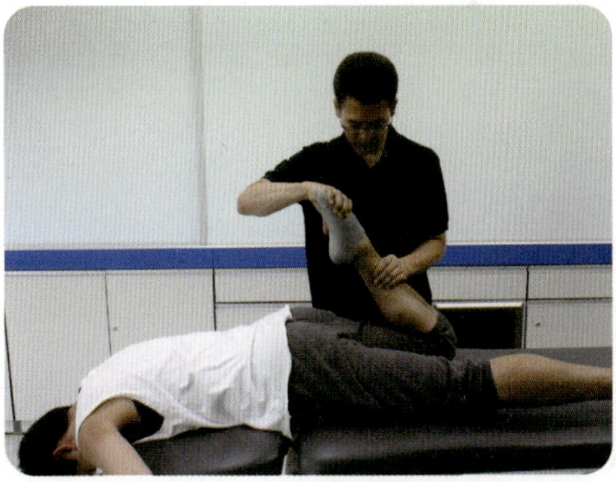

| 그림 11-31 | 실행자세

(2) 시작자세

-환자는 엎드려 눕는다. 환자 머리와 목척추는 치료대의 가장자리를 밖에서 아래로 숙인다.

(3) 실행

- 발목관절 발바닥쪽 굽힘, 무릎관절 굽힘, 엉덩관절 폄 그리고 (치료대 경사판을 조절하여) 목척추를 굽히는 것으로 넙다리신경과 연계된 말초신경 뿌리, 줄기, 가 및 척수까지 신경 모두를 최대한 늘릴 수 있다.
- 넙다리네갈래근 저항성 수축으로 증상이 제거되지 않거나 무릎관절 굽힘 범위가 증가하

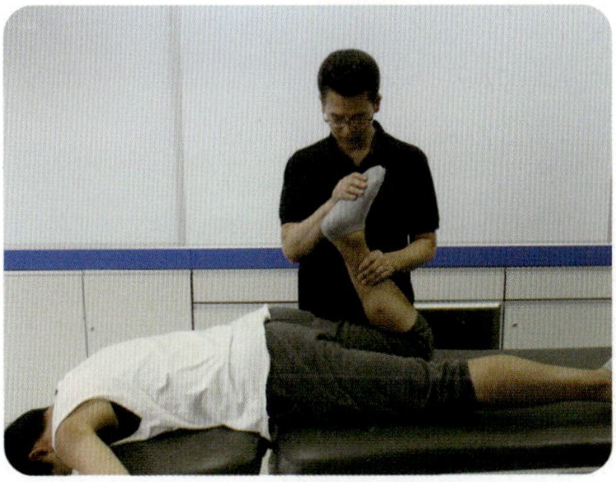

| 그림 11-32 | 몸쪽 가동

지 않는다면, 넙다리신경 흥분을 의심해 볼 수 있다. 이런 결과를 확인하기 위해, 무릎관절 굽힘을 감소시켜 증상이 없는 위치에 있게 하고, 이 위치에서 환자의 발목관절을 더 발바닥쪽으로 굽히거나 또는 목을 굽힌다. 만약 같은 증상이 재현되거나 심해진다면, 넙다리신경근과 관련이 있는 것으로 볼 수 있다.

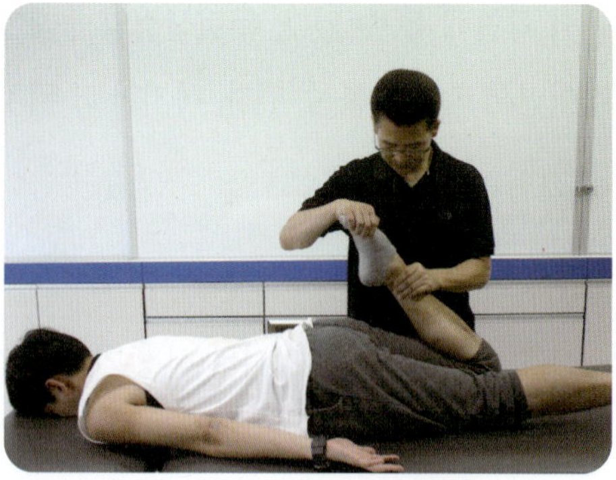

| 그림 11-33 | 먼쪽 가동

4) 넙다리신경 가동–옆으로 누운 자세

(1) 목적

넙다리 신경의 가동성이 조직과 연관되어 제한되는지 여부를 결정하고, 증상을 국소화 한다. 옆으로 누운 상태에서는 환자의 척추를 더욱 굽힐 수 있다.

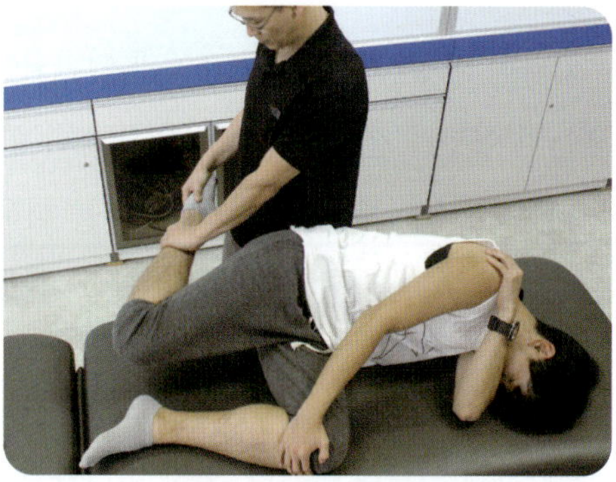

| 그림 11-34 | 실행자세

(2) 시작자세

- 환자는 옆으로 눕는다. 환자는 허리를 보호하기 위해 아래쪽 다리 엉덩관절과 무릎관절을 굽힌 상태에서 위쪽에 있는 손으로 무릎을 잡아 허리척추에 증상이 없는 최대 굽힘과 고정을 유지하도록 한다.
- 치료사는 환자 뒤에 선다.

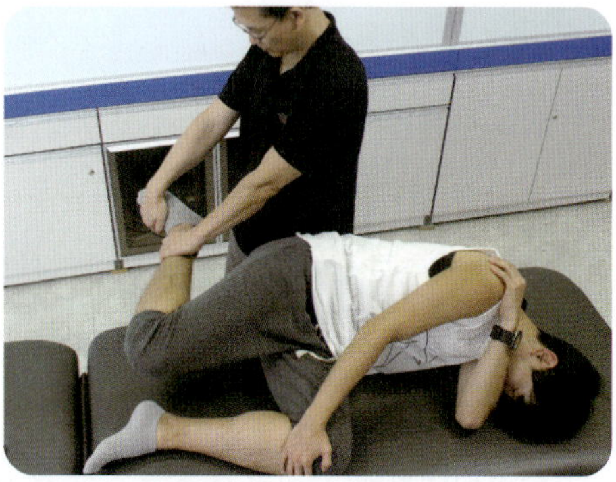

| 그림 11-35 | 몸쪽 가동

(3) 실행

- 발목관절 발바닥쪽 굽힘, 무릎관절 굽힘, 엉덩관절 폄 그리고 목척추를 굽히는 것으로 넙다리신경과 연계된 말초신경 가지, 줄기, 뿌

리 및 척수까지 신경 모두를 최대한 늘릴 수 있다.

- 넙다리네갈래근 저항성 수축으로 증상이 제거되지 않거나 무릎관절 굽힘 범위가 증가하지 않는다면, 넙다리신경 흥분을 의심해 볼 수 있다. 이런 결과를 확인하기 위해, 무릎 관절 굽힘을 감소시켜 증상이 없는 위치에 있게 하고, 이 위치에서 환자의 발목관절을 더 발바닥쪽으로 굽히거나 또는 목을 굽힌다. 만약 같은 증상이 재현되거나 심해진다면, 넙다리신경근과 관련이 있는 것으로 볼 수 있다.

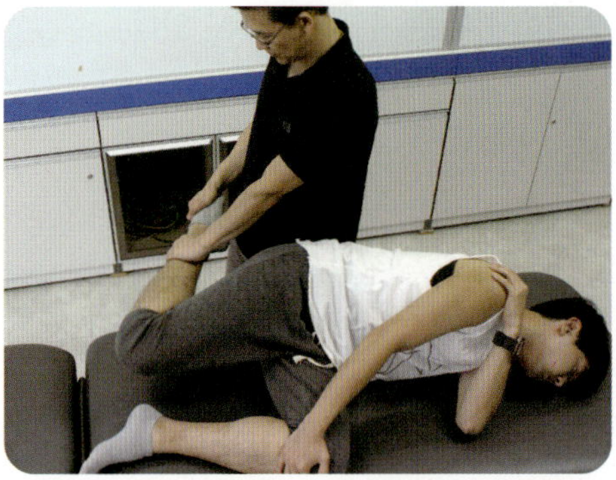
| 그림 11-36 | 먼쪽 가동

5) 넙다리신경–자가 가동

(1) 목적

넙다리신경의 가동

(2) 시작자세

똑바로 선 자세에서 환자 왼손은 벽이나 치료대를 가볍게 지지하여 안정성을 확보한다.

(3) 실행

발목관절은 오른손으로 보조하여 발바닥쪽으로 굽힌다. 무릎관절을 굽힌다. 엉덩관절을 편다. 목척추를 굽힌다.

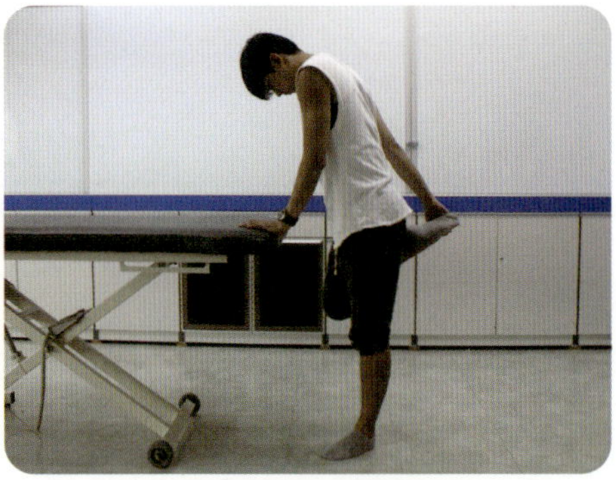
| 그림 11-37 | 실행자세

(4) 몸쪽 가동

위 자세로 오른손으로 다리의 먼쪽을 잡아 발목관절을 중립위치로 하고 다리를 안정시킨 상태에서 목척추를 아주 조심스럽게 천천히 율동적으로 움직여 신경을 가동시킬 수도 있다.

(5) 가쪽 가동

- 위 시작자세에서 머리를 중립위치로 유지하고 오른손으로 다리의 먼쪽을 잡아 다리를 안정시킨다.
- 아주 조심스럽게 천천히 발목관절을 발바닥쪽으로 굽힌다.
- 다시 조심스럽게 천천히 편안위치로 되돌아온다.
- 이 동작을 천천히 율동적으로 반복한다.

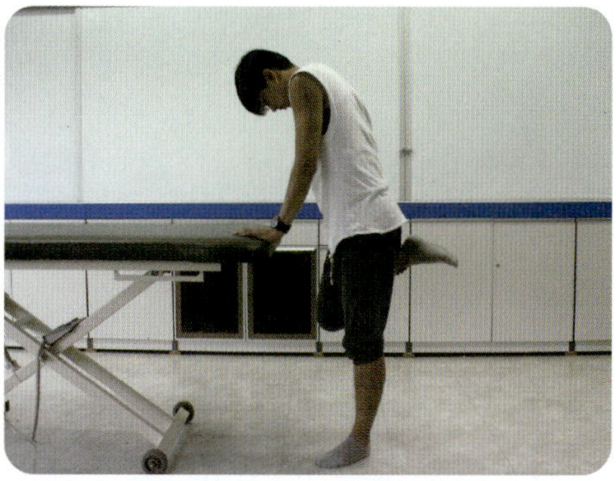

| 그림 11-38 | 몸쪽 가동

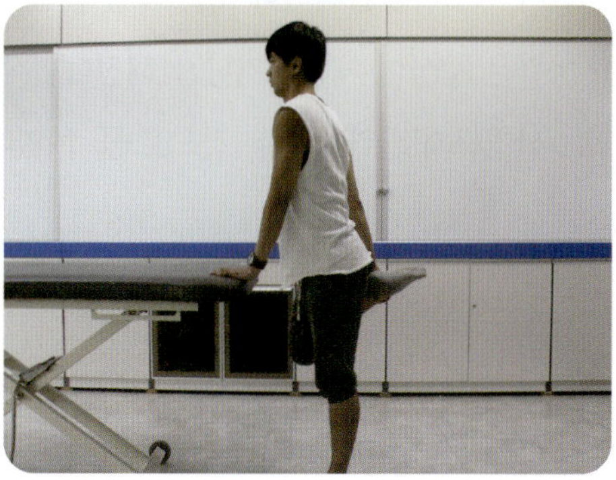

| 그림 11-39 | 먼쪽가동

발가락(toe)

01 수축성 구조 신장

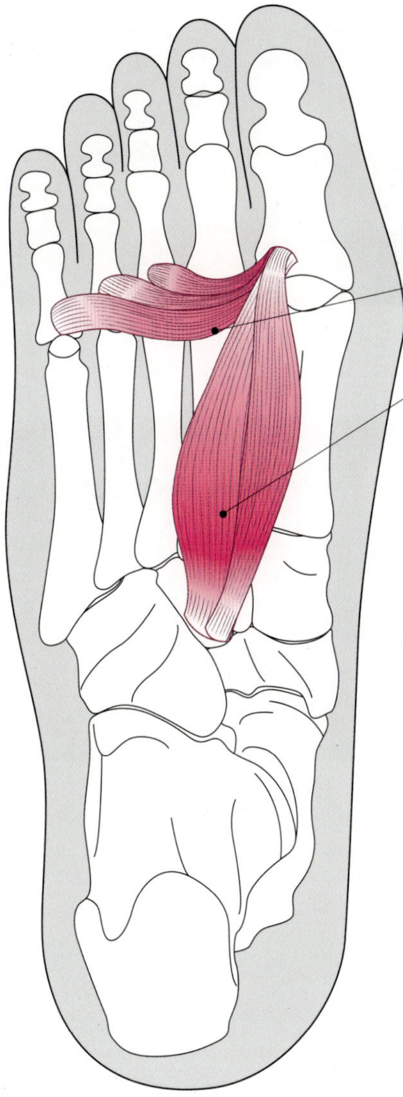

기시이는곳

횡두 가로갈래 Transverse - **제 3-5 중족지절관절낭** 제 3~5 발허리발가락관절주머니 3rd, 4th, 5th MP joint capsules

사두 빗갈래 Oblique - **제 2,3 중족골 저부** 제 2,3 발허리뼈 바닥 Base of 2nd, 3rd metatarsals

정지닿는곳

무지 근위지절골 저부 엄지발가락 첫 마디뼈 바닥 Base of proximal phalanx of great toe

작용

무지 내전, 굴곡 엄지발가락 모음 및 굽힘 Adduction, flexion of great toe

신경지배

외측족저신경 가쪽발바닥신경 (제 1,2 엉치신경) Lateral plantar nerve (S1,2)

손의 무지내전근 Adductor pollicis 과 비교

| 그림 12-1 | 엄지모음근

1) 엄지모음근(무지내전근;adductor hallucis)

(1) 대상근 특성

이는곳: 빗갈래(사두)–제 2~4 발허리뼈(metatarsal bone) 바닥, 가로갈래(횡두)–제 3~5 발허리발가락관절(MTP joint) 가쪽

닿는곳: 엄지의 첫 마디뼈 종자뼈(sesamoid bone)

주작용: 엄지 발허리발가락관절에서 모음 및 굽힘

(2) 시작자세

환자자세: 치료대에 바로누운 자세, 발을 중립위로 한다,

치료사자세: 환자의 발 안쪽을 마주보고 선다. 치료사는 실행하는 손으로 환자의 엄지발가락을 발허리발가락관절 부근에서 잡는다. 치료사의 고정하는 손은 환자의 엄지발가락 발허리발가락관절 부근에서 발의 뒤쪽과 안쪽을 잡아 안정시킨다.

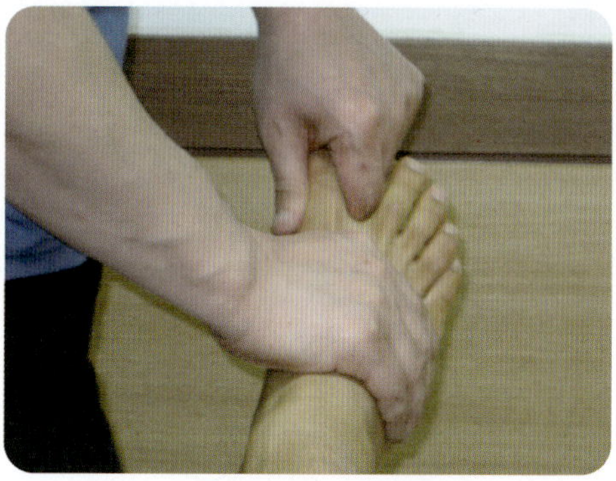

| 그림 12-2 | 시작자세

(3) 정적수축

치료사는 손잡기를 그대로 유지한 채, 실행하는 손으로 신장시키려는 방향으로 엄지발가락에 저항을 가하고 환자는 이 저항에 대항하여 정적인 수축을 5초간 유지한 후, 이완한다.

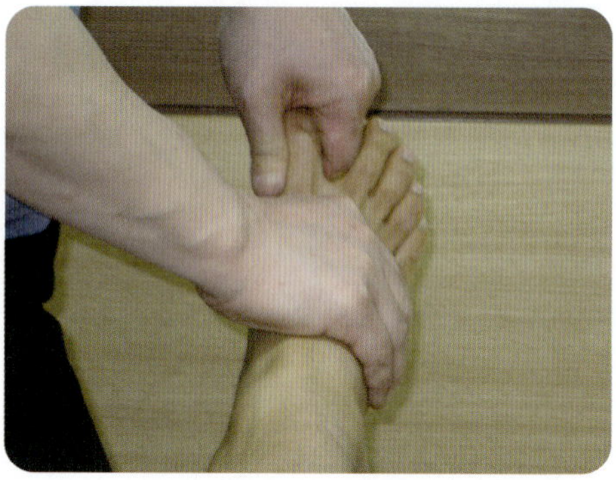

| 그림 12-3 | 실행자세

(4) 실행

이런 상태에서 치료사는 환자의 엄지발가락을 서서히 그리고 엄지발가락을 뒤쪽 정강이뼈 방향으로 움직여 완전히 벌림, 폄 및 가쪽으로 돌리면서 발허리발가락관절에 견인을 가한다.

(5) 대항근 자극

치료사는 이 손잡기를 유지한 채 환자에게 신장

시키는 방향으로 더 움직이도록 하게 한 다음, 이 동작에 저항해서 환자의 대항근을 자극한다.

주의) 치료하는 동안에 발허리발가락관절의 적절한 미끄러짐을 계속 체크한다. 이 기법은 엄지발가락가쪽휨증(무지외반;hallux valgus)을 치료하는 데 쓰이기도 한다.

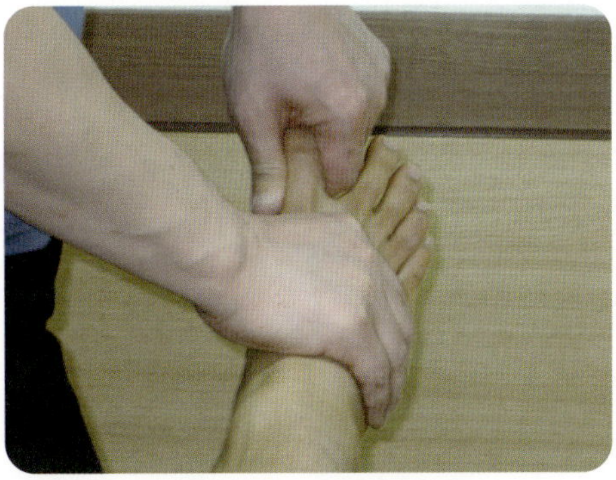

| 그림 12-4 | 대항근 자극

2) 엄지모음근, 짧은엄지굽힘근(단무지굴근;flexor hallucis brevis)–자가 신장

(1) 시작자세

의자에 앉아서, 실행측 발을 실행 반대측 무릎관절 위에 얻는다. 실행측 발은 실행측 손으로, 실행측 엄지발가락은 실행 반대측 손으로 잡는다.

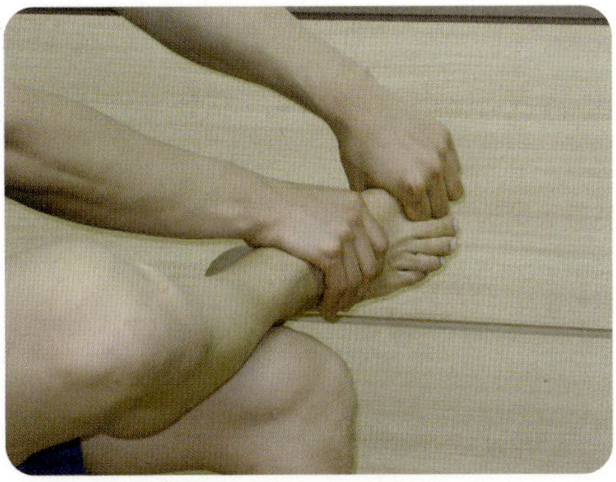

| 그림 12-5 | 시작자세

(2) 신장

a. 실행측 손으로 실행측 발을 잡아 안정시킨다. 실행 반대측 손으로 엄지발가락을 발등쪽과 엄지 벌림 방향으로 잡아당겨, 발가락과 발밑에 신장이 느껴지게 한다.
b. 엄지발가락을 다른 발가락쪽으로 누른다. 실행하는 손으로 5초 동안 저항한다.
c. 긴장을 풀고, 엄지발가락을 앞과 바깥쪽으로 최대한 당긴다.
d. 더 이상 신장할 수 없다고 생각되고, 근육이 빳빳하다고 느껴질 때까지 반복한다.
e. 이 마지막 신장을 15초에서 1분 또는 그 이상을 유지한다.

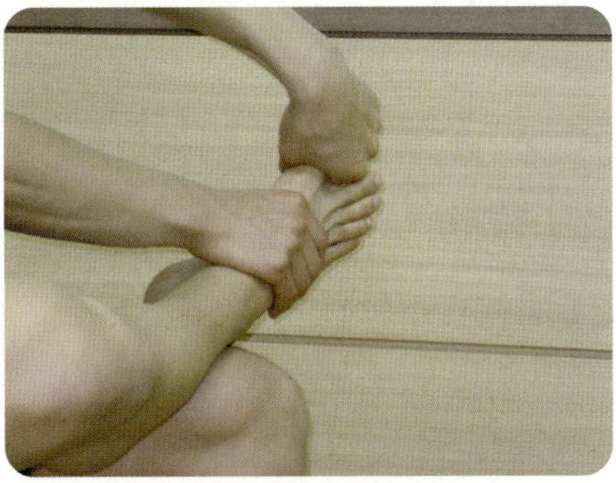

| 그림 12-6 | 실행자세

(3) 자극

손잡기를 유지하고 엄지발가락을 가쪽으로 최대한 움직인다. 실행 반대측 손으로 가볍게 저항하고 몇 초간 이 자세를 유지한다.

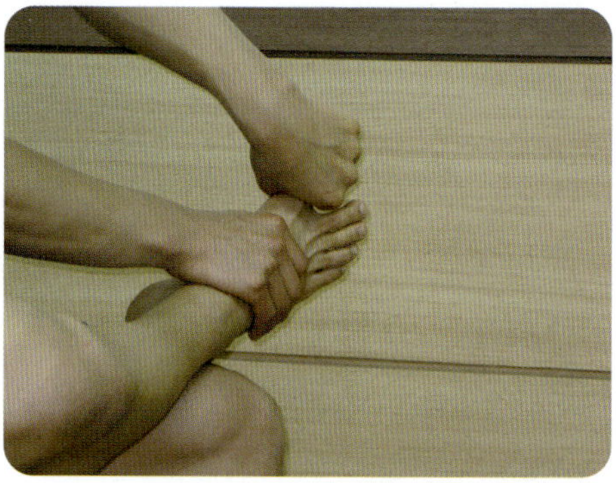

| 그림 12-7 | 대항근 자극

(4) 지도사항

엄지발가락의 불충분한 앞쪽 당기기는 관절에 너무 많은 긴장을 준다.

실행측 손으로 발을 안정되게 잡지 않는다.

주의) 이 신장기법은 적절하지 않은 신발을 신은 대부분의 현대인에게서 매우 중요하다. 이 신장기법은 발가락을 여러 각도로 굽혀 실시하기도 한다. 드물게 엄지발가락이 다른 발가락과 다른 방향을 가리키는 수도 있다. 이때는 실행하는 손 엄지발가락을 앞쪽과 다른 발가락 가까이로 당기는 것 외에는 똑같이 신장한다. 이렇게 하면 짧은엄지굽힘근의 정강이측이 신장된다.

3) 짧은엄지굽힘근(단무지굴근;flexor hallucis brevis)

(1) 대상근 특성

이는곳: 입방뼈(cuboid bone), 제 3 쐐기뼈(cuneiforn bone)

닿는곳: 엄지의 첫 마디뼈 종자뼈

주작용: 종아리뼈(tibia)측 모음과 발허리발가락관절에서 굽힘, 정강이뼈(fibula)측 벌림과 엄지발허리발가락관절에서 굽힘

(2) 시작자세

환자자세: 치료대에 엎드린 자세, 무릎을 약 90° 굽힌다. 발목관절을 발바닥쪽으로 굽혀서 긴엄지굽힘근으로부터의 방해를 방지한다.

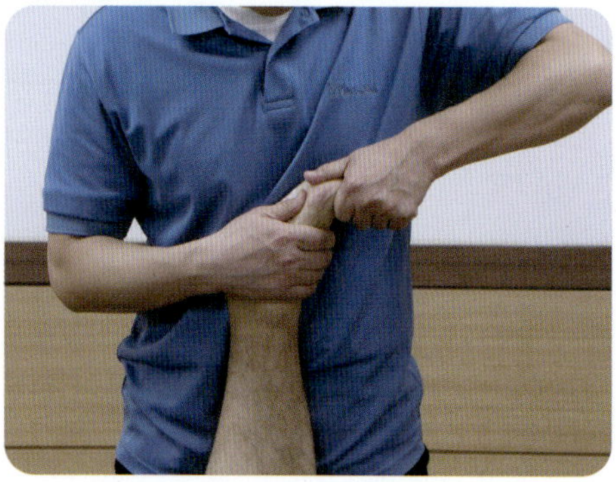

| 그림 12-9 | 시작자세

치료사: 환자의 발 가쪽을 마주보고 선다. 치료

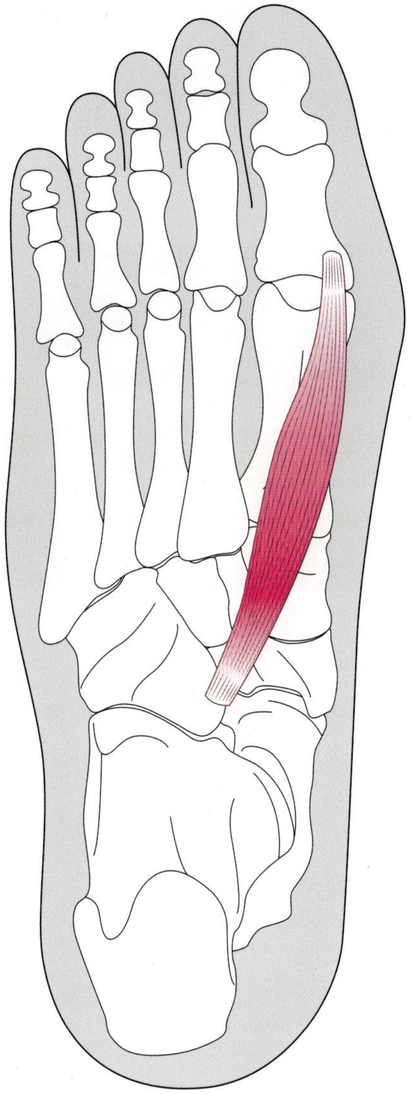

기시[이는곳]

무지 중족골 기저 엄지발허리뼈바닥 Base of metatarsal of great toe

정지[닿는곳]

무지 기절골 기저 엄지첫마디뼈바닥 Base of proximal phalanx of great toe

작용

무지의 중족지절관절 굴곡 엄지발가락 발허리발가락 관절의 굽힘 Flexion of MP joint (great toe)

신경지배

내측족저신경 안쪽발바닥신경 (제 4,5 허리신경, 제 1 엉치신경) Medial plantar nerve(L4,5,S1)

이 근육은 2개의 머리를 가지고 있다. 손의 단무지굴근과 비교

| 그림 12-8 | 짧은엄지굽힘근

사는 실행하는 손으로 엄지발가락 발허리발가락관절 부근을 잡는다. 치료사의 고정하는 손은 환자의 발바닥측, 안쪽을 발허리발가락관절 부근에서 잡아 안정시킨다. 안정성을 높이기 위해 환자의 발을 치료사의 배나 가슴에 지지하기도 한다.

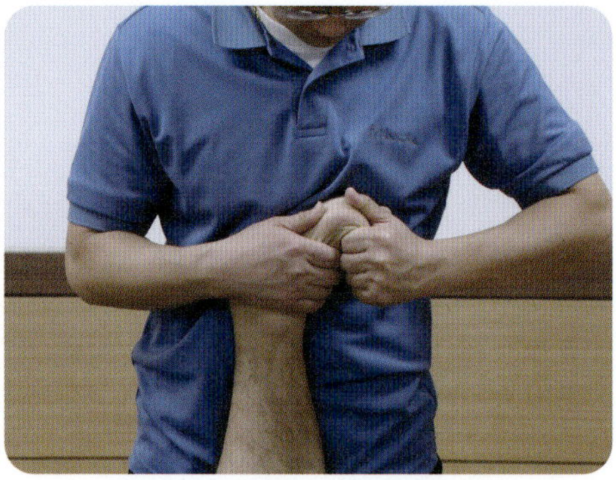

| 그림 12-10 | 실행자세

(3) 정적수축

치료사는 손잡기를 그대로 유지한 채, 실행하는 손으로 신장시키려는 방향으로 엄지발가락에 저항을 가하고 환자는 이 저항에 대항하여 정적인 수축을 5초간 유지한 후, 이완한다.

(4) 실행

이런 상태에서 치료사는 환자의 엄지발가락 발허리발가락관절에서 서서히 그리고 완전히 펴면서 견인을 가한다.

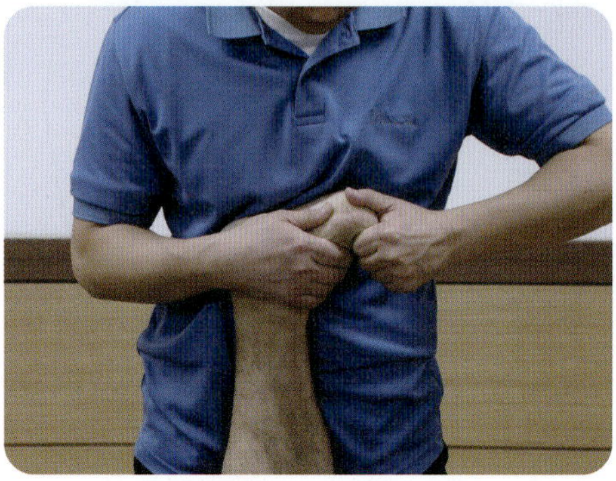

| 그림 12-11 | 대항근 자극

(5) 대항근 자극

치료사는 이 손잡기를 그대로 유지한 채, 환자에게 신장시키는 방향으로 더 움직이도록 하게 한 다음, 이 동작에 저항해서 환자의 대항 근육을 자극한다.

주의) 치료하는 동안에 정상 발허리발가락관절의 미끄러짐을 계속 점검한다.

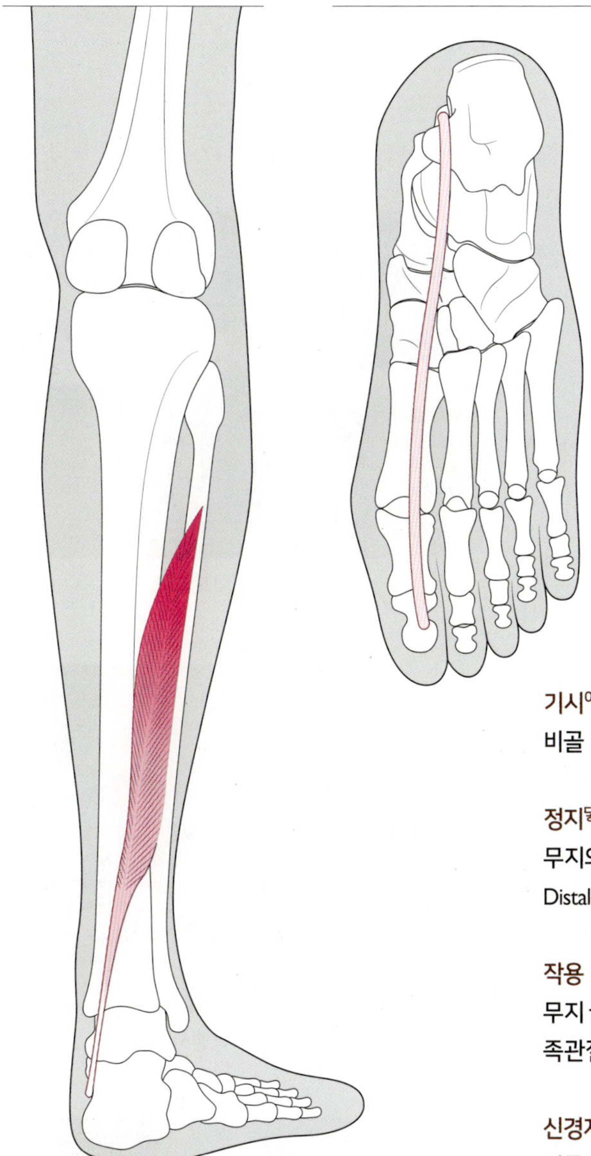

기시이는곳

비골 종아리뼈 후면 Posterior fibula

정지닿는곳

무지의 원위지절골 먼쪽발가락뼈 (저측면)

Distal phalanx of great toe(plantar surface)

작용

무지 굴곡 Flexion of great toes

족관절 저측굴곡 보조 Assists plantar flexion of ankle

신경지배

경골신경 정강신경 Tibial nerve: L5, S1,2

촉지

장지굴근 긴발가락굽힘근 Flexor digitorum longus 과 건 힘줄 Tendon 을 구별하기는 쉽지 않지만 장지굴근 건은 아킬레스건 발꿈치힘줄 Achilles tendon 의 바로 내측 약간 깊은 곳에서 만져 볼 수 있다.

장무지굴근 긴엄지굽힘근 Flexor hallucis longus은 TOM, Dick and Harry에서 Harry에 해당된다(후경골근 뒤정강근 Tibialis posterior, 장지굴근 긴발가락굽힘근 Flexor digitorum longus 참조).

| 그림 12-12 | 긴엄지굽힘근

4) 긴엄지굽힘근(장무지굴근;flexor hallucis longus)

(1) 대상근 특성

이는곳: 종아리뼈의 뒤쪽

닿는곳: 엄지발가락 끝마디 발가락뼈 바닥

주작용: 엄지발가락 발허리발가락관절과 발가락뼈사이관절에서 굽힘, 발목관절 발바닥쪽 굽힘, 발의 안쪽번짐

(2) 시작자세

환자자세: 치료대에 엎드린 자세, 무릎을 약 90° 굽힌다. 발목을 발바닥쪽으로 굽힌다.

치료사: 환자의 발 가쪽을 마주보고 선다. 치료사는 실행하는 손으로 엄지발가락 발허리발가락관절 부근을 안정시키고, 발가락뼈사이관절과 발허리발가락관절을 완전히 편다. 치료사의 고정하는 손은 환자발의 바닥측, 안쪽을 안정시킨다. 안정성을 높이기 위해 환자의 발을 치료사이 배나 가슴에 지지하기도 한다.

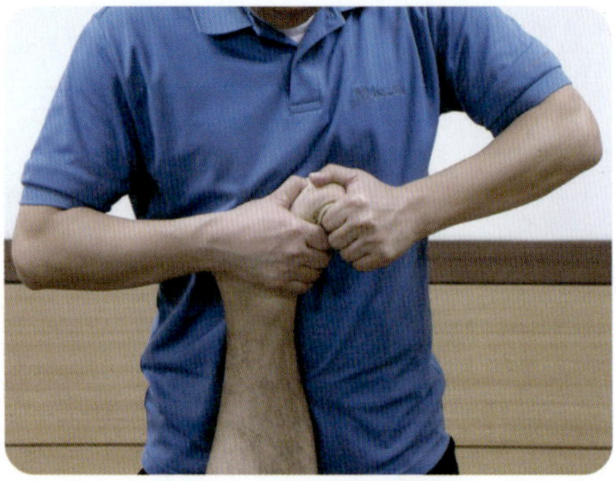

| 그림 12-13 | 시작자세

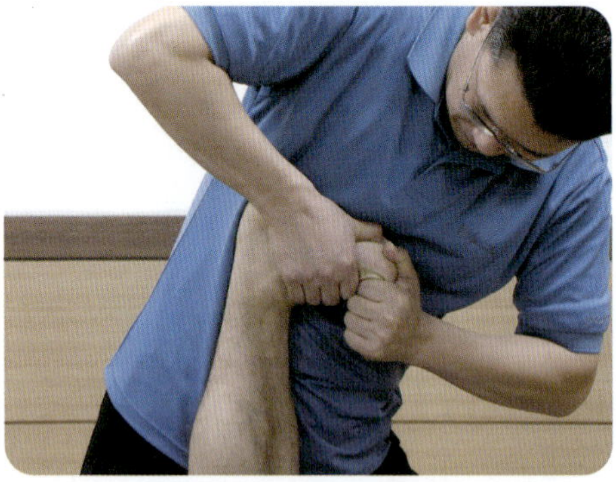

| 그림 12-14 | 실행자세

(3) 정적수축

치료사는 손잡기를 그대로 유지한 채, 실행하는 손으로 엄지발가락을 신장시키려는 방향으로 저항을 가하고 환자는 이 저항에 대항하여 정적인 수축을 5초간 유지한 후, 이완한다.

(4) 실행

이런 상태에서 치료사는 환자의 발목관절을 서서히 그리고 완전히 발등쪽으로 굽힌다.

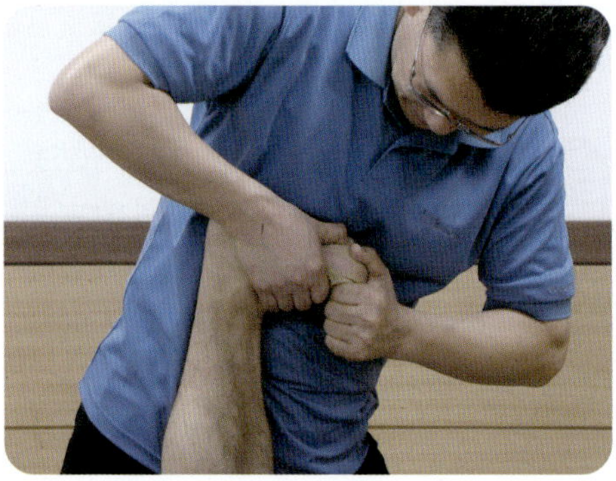

| 그림 12-15 | 대항근 자극

(5) 대항근 자극

치료사는 이 손잡기를 그대로 유지한 채, 환자에게 신장시키는 방향으로 더 움직이도록 하게 한 다음, 이 동작에 저항해서 환자의 대항 근육을 자극한다.

주의) 이 신장은 무용수, 달리기 선수, 뜀뛰기 선수와 같이 발을 많이 쓰는 사람들이나, 장딴지근(gastrocnemius)이나 발에 경련이 일어나는 사람들에게 극히 유용하다.

5) 짧은/긴엄지굽힘근, 짧은/긴발가락굽힘근, 벌레근 (충양근;lumbrical muscle) –자가 신장

(1) 시작자세

의자 등받이나 벽에 손을 대고 몸통을 안정시킨다. 실행측 발을 바닥에 대고 발가락을 발판이나, 서랍의 수직면쪽에 접촉하여 최대한 발등쪽으로 굽힘이 일어나도록 한다. 실행측 발뒤꿈치를 반대 발로 받쳐준다.

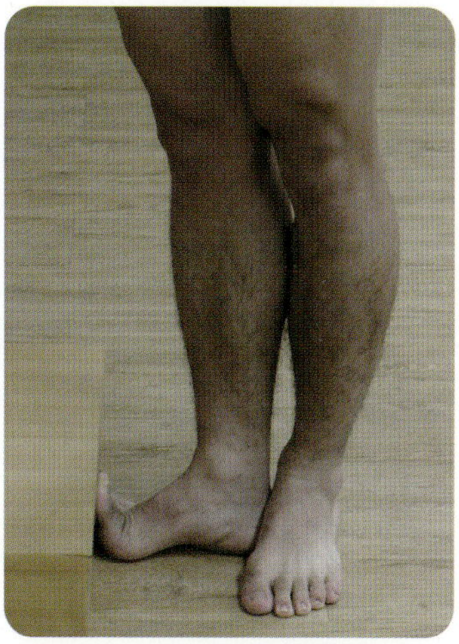

| 그림 12-16 | 시작자세

(2) 신장

a. 실행측 무릎관절을 앞으로 밀어서 발바닥과 종아리 안쪽 깊은 곳에서 신장이 느껴지도록 한다.
b. 수직면쪽으로 발가락을 5초 동안 누른다.
c. 긴장을 풀고, 실행측 무릎관절을 굽혀 앞쪽으로 최대한 민다. 발뒤꿈치가 바닥에서 들려지지 않게 한다.
d. 더 이상 신장할 수 없다고 생각되고, 근육이 빳빳하다고 느껴질 때까지 반복한다.
e. 이 마지막 신장을 15초에서 1분 또는 그 이상을 유지한다.

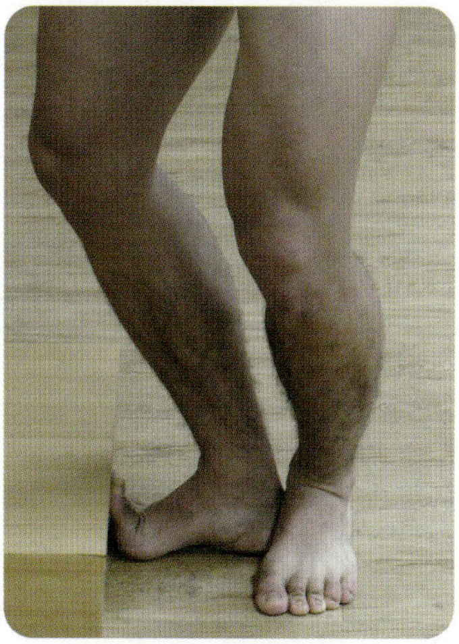

| 그림 12-17 | 실행자세

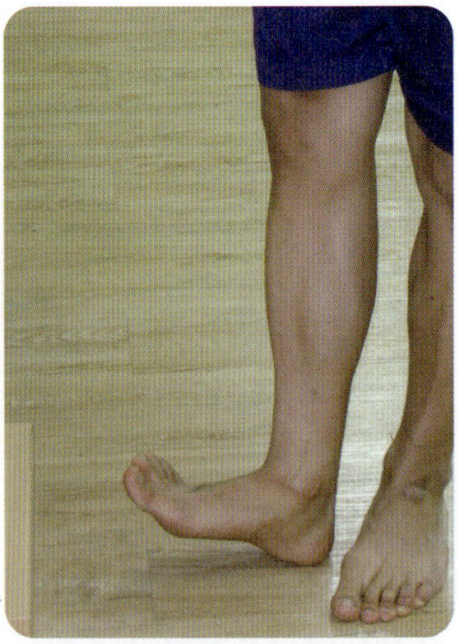

| 그림 12-18 | 대항근 자극

(3) 자극

발가락과 발목을 최대한 발등쪽으로 굽히고 몇 초간 이 자세를 유지한다.

(4) 지도사항

수직면이 너무 높을 경우 무릎관절 굽힘을 방해 할 수 있다.

발뒤꿈치나 발바닥을 바닥에서 들어 올릴 수 있다.

실행측 발가락을 충분하게 발등쪽으로 굽히지 않는다.

제 13 장

발목관절과 다리

01 횡 마사지

1) 앞정강이근(전경근;tibialis anterior)–힘줄

(1) 시작 자세

환자 자세: 바로누운자세, 발목이 치료대 가장 자리 밖으로 나오게 한다.

치료사 자세: 환자의 발 가쪽에 선다.

(2) 고정

치료사는 고정하는 손으로 환자 발의 안쪽에서 발허리부를 고정한다.

(3) 실행

치료사는 실행하는 손의 집게손가락으로 대상 힘줄을 촉진하고 그 위에 가운데손가락을 올려 보조한 후 엄지를 축으로 해서 피부가 허락하는 범위까지 당기는 방향으로만 율동적으로 횡 마사지를 시행한다.

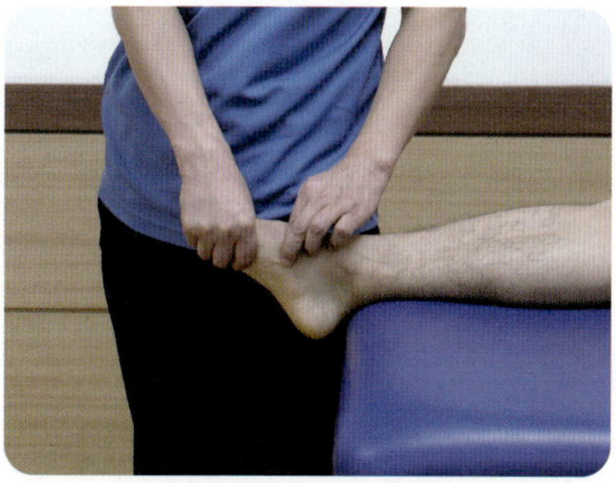

| 그림 13-1 | 시작자세

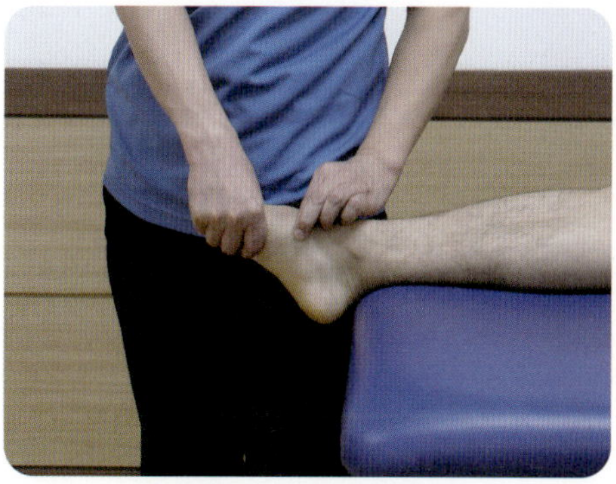

| 그림 13-2 | 실행자세

2) 앞정강이근-힘살

(1) 시작 자세

환자 자세: 바로누운자세에서 무릎아래 쿠션을 넣어 무릎을 안정시키고, 발목이 치료대 가장자리 밖으로 나오게 한다.

치료사 자세: 환자의 실행측 다리 반대측에서 실행측 다리를 마주보고 선다.

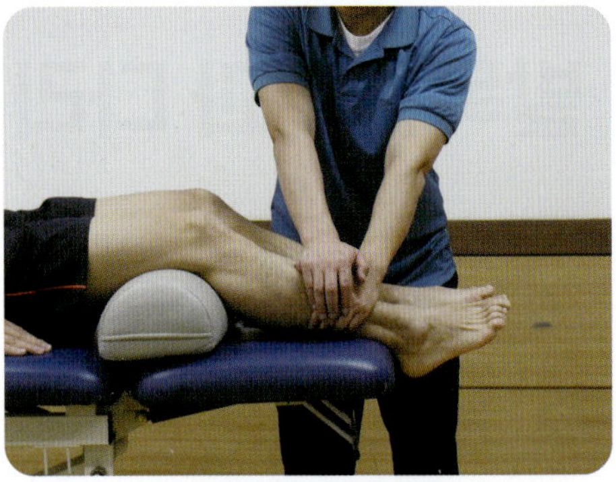

| 그림 13-3 | 시작자세

(2) 고정

치료사는 고정하는 손의 엄지가 머리쪽으로 향하도록 하여 앞정강이근이의 힘살부위에 놓고, 그 위에 실행하는 손의 자뼈측을 올려 보조한다.

(3) 실행

고정하는 손과 실행하는 손의 손잡기를 유지한 채, 피부가 허락하는 범위까지 약간에 압박을 가하면서 가쪽으로 미는 방향으로만 율동적으로 횡마사지를 시행한다.

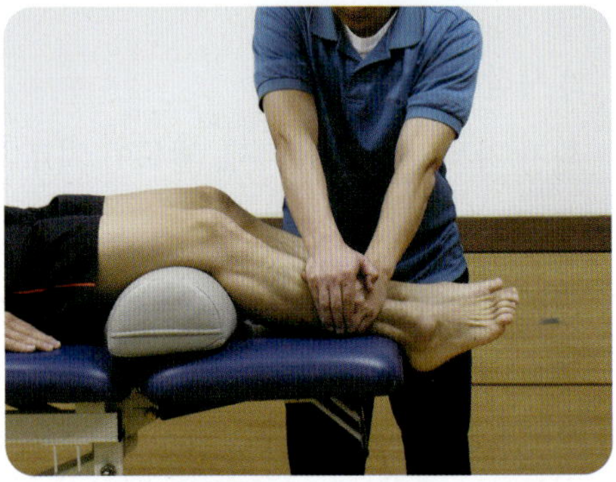

| 그림 13-4 | 실행자세

연이어 힘살을 따라 이동하면서 반복적으로 시행할 수 있다.

02 기능 마사지

1) 앞정강이근

(1) 시작 자세

환자 자세: 바로누운자세에서 무릎아래 쿠션을 넣어 무릎을 안정시키고, 발목이 치료대 가장자리 밖으로 나오게 한다.

치료사 자세: 환자의 발을 마주보고 선다.

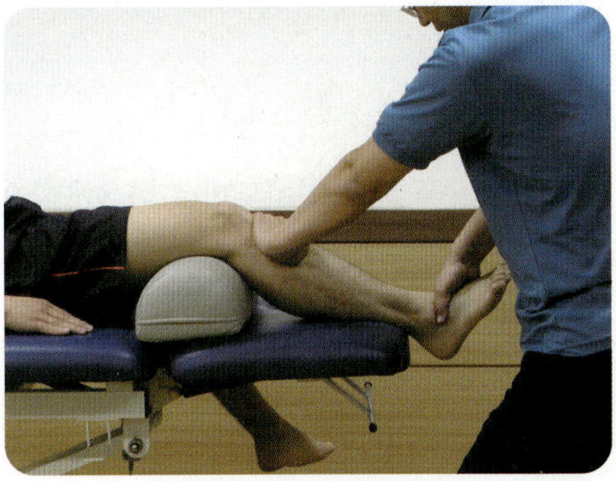

| 그림 13-5 | 시작자세

(2) 고정

치료사는 실행하는 손으로 환자의 발목관절을 발등쪽 굽힘, 안쪽번짐 상태로 하여 잡는다. 치료사의 고정하는 손은 앞정강이근의 이는곳에서 피부를 살짝 먼쪽으로 당겨서 근육을 고정한다.

(3) 실행

고정하는 손으로 근육의 고정 상태를 유지한 채, 실행하는 손으로 발목관절을 발바닥쪽 굽힘과 가쪽번짐을 시켜 근육이 늘어나도록 한다.

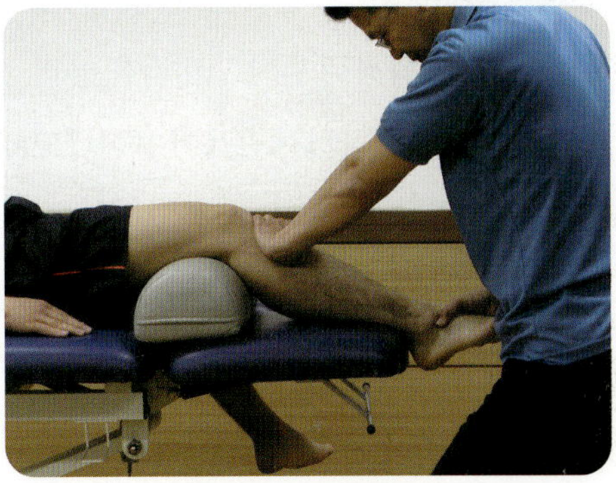

| 그림 13-6 | 실행자세

연이어 근육의 주행방향을 따라 고정하는 손을 이동하면서 고정과 실행 동작을 율동적으로 반복한다.

2) 장딴지근(비복근;gastrocnemius)-힘살

(1) 시작 자세

환자 자세: 엎드려누운자세, 발목이 치료대 가장자리 밖으로 나오게 한다.

치료사 자세: 환자 발을 마주보고 선다.

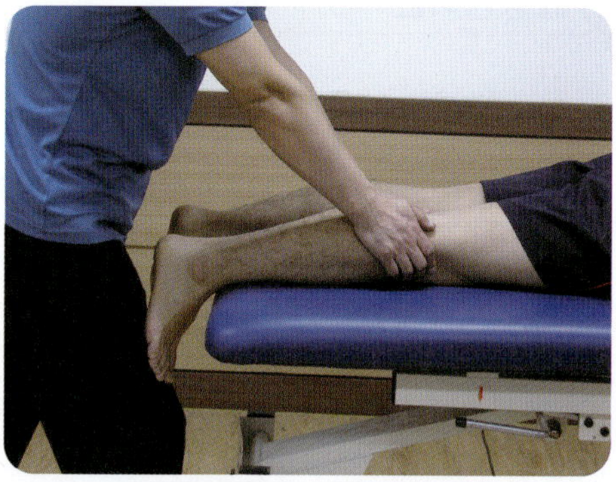

| 그림 13-7 | 시작자세

(2) 고정

치료사 양쪽 손의 엄지두덩을 이용하여 양쪽 장딴지근의 이는곳에서 피부를 살짝 먼쪽으로 당겨서 근육을 고정한다. 치료사 넙다리를 발바닥쪽 굽힘 된 환자 발에 밀착시키다.

(3) 실행

양손 엄지두덩으로 근육의 고정 상태를 유지한 채, 치료사 넙다리로 환자 발바닥을 눌러, 발목관절을 발등쪽으로 굽혀서 근육이 늘어나도록 한다.

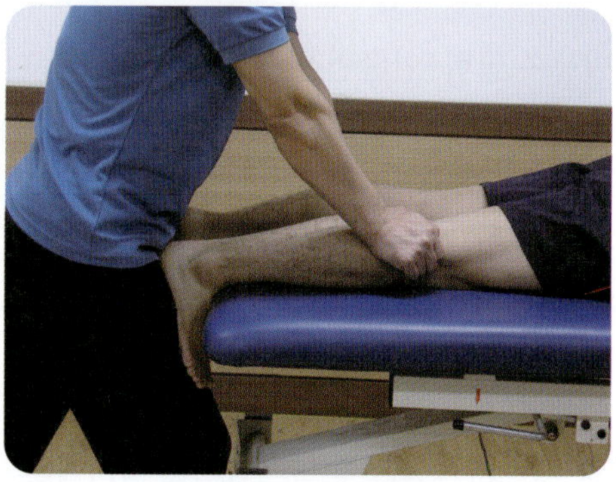

| 그림 13-8 | 실행자세

연이어 근육의 주행방향을 따라 고정하는 손을 이동하면서 고정과 실행 동작을 율동적으로 반복한다.

3) 장딴지근–힘줄

(1) 시작 자세

환자 자세: 엎드려 누운자세에서 무릎관절을 90° 굽힌다.

치료사 자세: 환자의 실행측 다리 반대측에서 실행측 다리를 마주보고 선다.

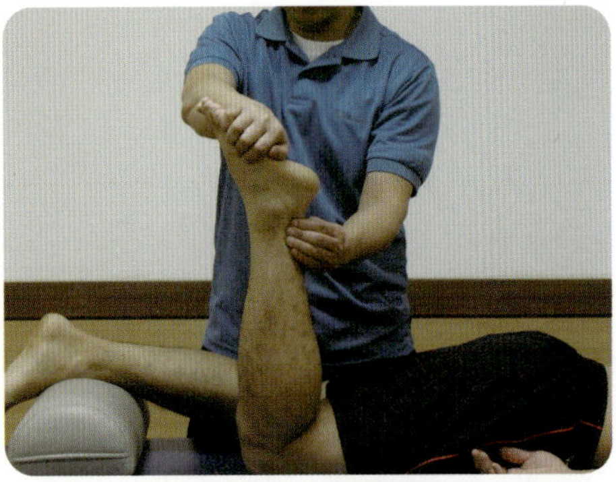

| 그림 13-9 | 시작자세

(2) 고정

치료사는 실행하는 손으로 환자 발허리부를 발바닥 방향에서 잡고 발목관절을 발바닥쪽으로 굽힌다. 고정하는 손의 엄지와 집게손가락을 이용하여 장딴지근힘줄 접합부에서 피부를 살짝 먼쪽으로 당겨서 힘줄을 고정한다.

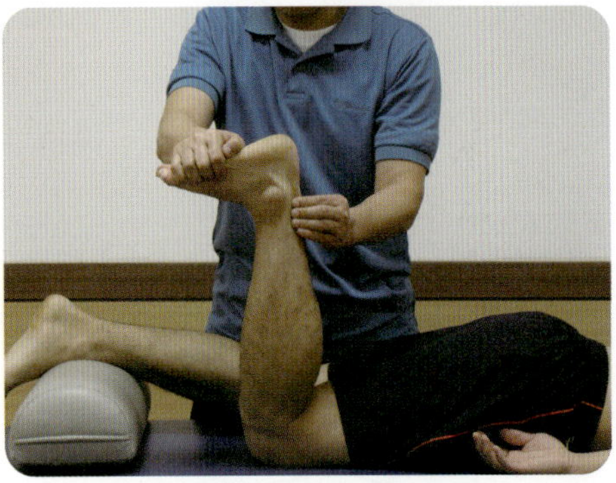

| 그림 13-10 | 실행자세

(3) 실행

고정하는 손으로 힘줄의 고정 상태를 유지한 채, 실행하는 손으로 발목관절을 발등쪽으로 굽혀서 힘줄이 늘어나도록 한다.

연이어 힘줄의 주행방향을 따라 고정하는 손을 이동하면서 고정과 실행 동작을 율동적으로 반복한다.

02 수축성 구조 신장

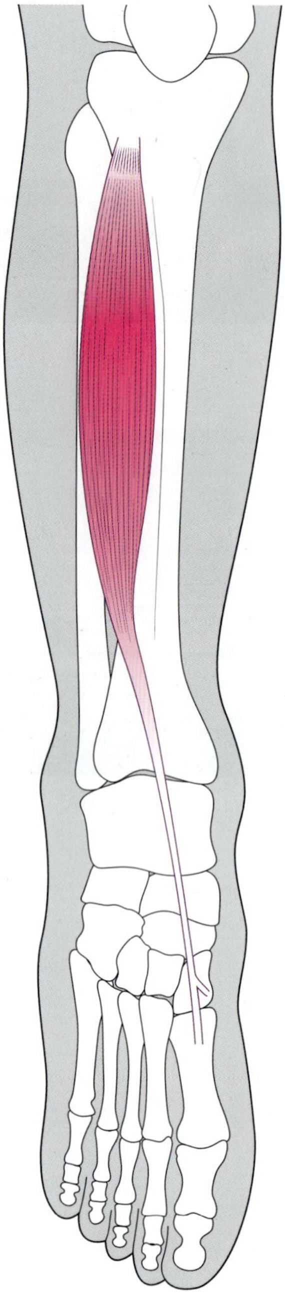

기시이는곳

경골 정강뼈의 외측 Lateral shaft of tibia

골간막 뼈사이막 Interosseous membrane

정지닿는곳

제 1 중족골 발허리뼈의 저부 Base of 1st metatarsal

제 1 설상골 쐐기뼈 First(medial)cuneiform

작용

족관절 배측굴곡 발목관절 발등굽힘 Dorsiflexion of ankle

족부 내번 발 안쪽번짐 Inversion of foot

신경지배

심비골신경 깊은종아리신경 Deep peroneal nerve(L4,5,S1)

촉지

근은 경골 정강뼈 Tibia의 전외측면 앞가쪽면에서 만져 볼 수 있다.

건 힘줄 Tendon은 발목의 전내측면 앞안쪽면 위에서 만져 볼 수 있다.

이 근육이 마비되면 하수족 발처짐 Foot drop을 초래한다.

| 그림 13-11 | 앞정강이근

1) 앞정강이근

(1) 대상근의 특성

이는곳: 정강뼈(tibia)의 가쪽, 뼈사이막(interosseous membrane)

닿는곳: 엄지발가락의 발허리뼈, 제 1 쐐기뼈

주작용: 발목관절 발등쪽으로 굽힘, 목말밑관절 안쪽번짐

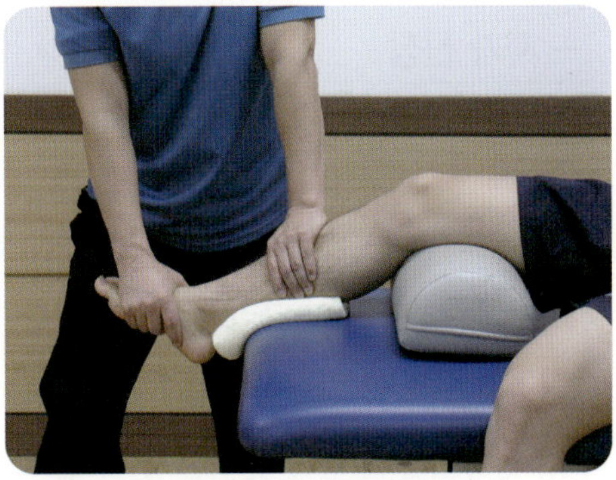

| 그림 13-12 | 시작자세

(2) 시작자세

환자자세: 치료대에 바로 누운 자세, 무릎아래 쿠션을 넣어 무릎을 안정시키고, 발목을 치료대 가장자리에 걸친다. 발은 가쪽번짐 위치에 있게 한다.

치료사자세: 환자의 다리 가쪽을 마주보고 선다. 치료사는 실행하는 손으로 환자의 쐐기뼈 이하에서 발가락까지의 발바닥 안쪽을 잡고, 손가락을 굽혀 발바닥 안쪽에 접촉되게 하여 발허리부를 최대한 엎침위치로 한다. 치료사의 고정하는 손은 환자의 다리를 무릎관절 바로 아래서 안정시킨다.

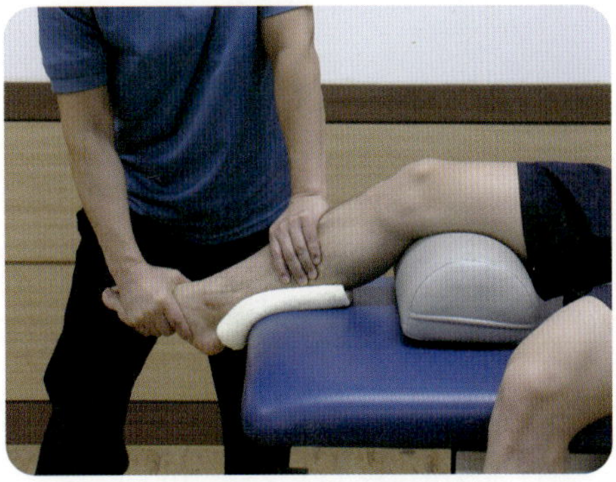

| 그림 13-13 | 실행자세

(3) 정적수축

치료사는 손잡기를 그대로 유지한 채, 실행하는 손으로 환자 발등쪽에서 신장시키려는 방향으로 저항을 가하고, 환자는 이 저항에 대항하여 정적인 수축을 5초간 유지한 후, 이완한다.

(4) 실행

이런 상태에서 치료사는 환자의 발목을 서서히 그리고 완전히 발바닥쪽으로 굽힌다.

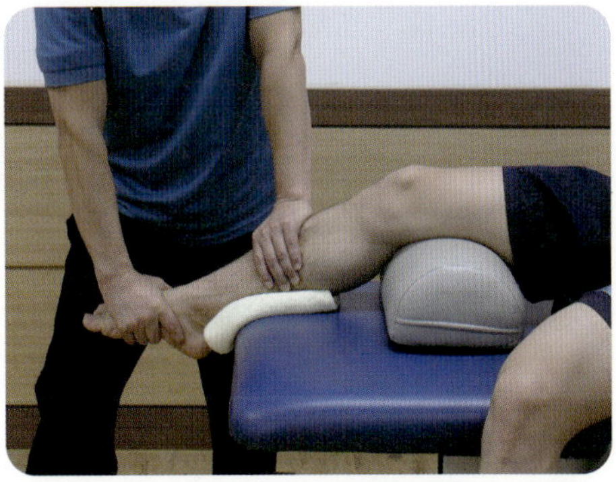

| 그림 13-14 | 대항근 자극

(5) 대항근 자극

치료사는 이 손잡기를 그대로 유지하고, 환자에게 신장시키는 방향으로 더 움직이도록 하게 한 다음, 이 동작에 저항해서 환자의 대항근을 자극한다.

2) 앞정강이근, 긴발가락폄근, 긴엄지폄근, 심하게 짧아진 짧은발가락폄근 – 자가 신장

(1) 시작자세

실행 반대측 무릎을 세워 발을 바닥에 대고, 실행측 무릎관절과 다리 그리고 발의 앞면을 쿠션위에 접촉시키고, 발뒤꿈치가 똑바로 위로 향하도록 하여, 엉덩이가 실행측 발뒤꿈치 위에 오도록 한다. 양쪽 팔을 교차하여 실행 반대측 무릎관절 위에 올려놓고 몸을 지탱하다.

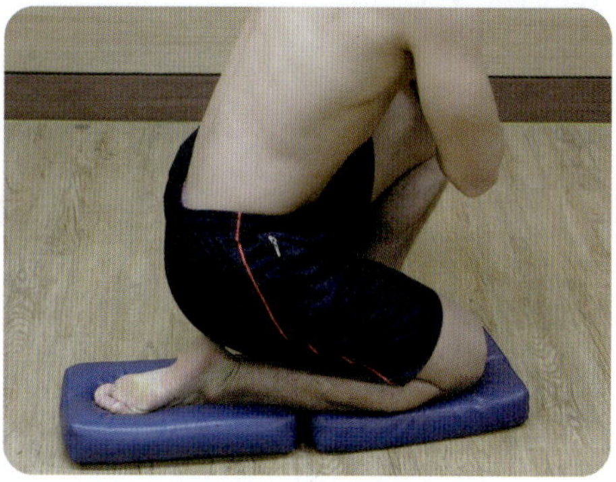

| 그림 13-15 | 시작자세

(2) 신장

a. 실행측 엉덩이로 실행측 발뒤꿈치를 아래로 눌러 실행측 발 발목관절을 펴서 실행측 다리의 앞쪽에 신장감이 느껴지게 한다.(최대 효과를 얻기 위해서 엉덩이와 발뒤꿈치사이에 모래주머니를 넣을 수도 있다.)
b. 실행측 발로 쿠션을 5초 동안 아래로 누른다.
c. 긴장을 풀고 엉덩이로 발뒤꿈치를 최대한 누른다.
d. 더 이상 신장할 수 없다고 생각되고, 근육이 빳빳하다고 느껴질 때까지 반복한다.
e. 이 마지막 신장을 15초에서 1분 또는 그 이상을 유지한다.

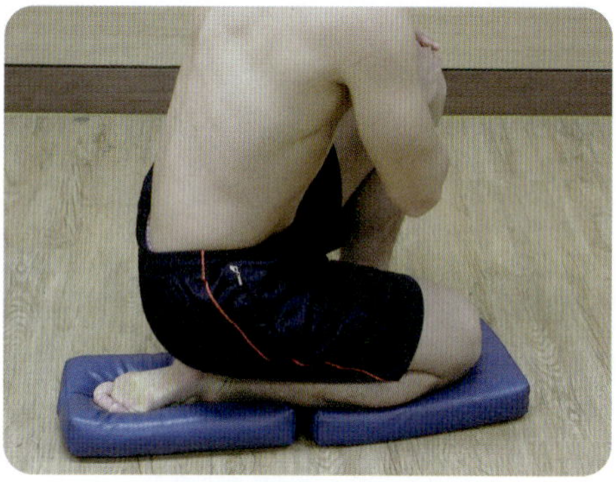

| 그림 13-16 | 실행자세

(3) 대항근 자극

이 자세를 유지하고 실행측 발목관절을 최대한 펴고 몇 초간 이 자세를 유지한다.

(4) 지도사항

엉덩이나 모래주머니가 발뒤꿈치에서 미끄러져 나간다.

발뒤꿈치를 가쪽으로 돌린다.

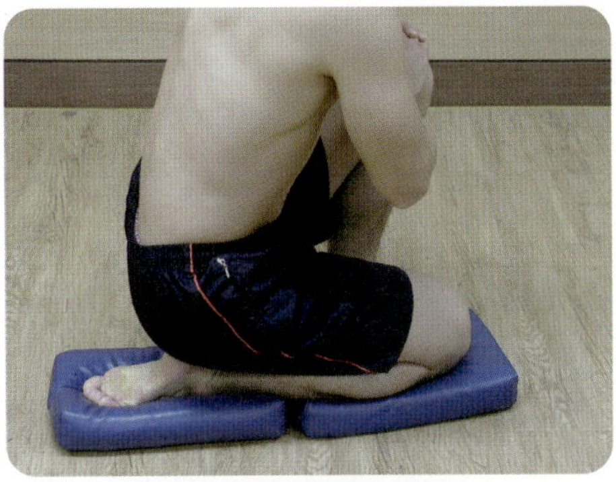

| 그림 13-17 | 대항근 자극

주의) 이 신장을 진행하는 동안 무릎관절에서 통증이 느껴지면 엉덩이와 발뒤꿈치 사이에 모래주머니를 세로로 세워서 넣는다. 체조선수, 다이빙선수, 무용가나 그 외 이 동작의 효과를 보다 증가시키고자 하는 사람은 견고한 쿠션을 발아래에 발가락쪽으로 넣고, 두 손으로 실행측 무릎관절과 다리를 들어 올린다.

3) 긴엄지발가락폄근(장무지신근;extensor hallucis longus)

(1) 대상근 특성

이는곳: 종아리뼈와 뼈사이막

닿는곳: 엄지발가락의 끝마디 발가락뼈

주작용: 발목관절 발등쪽으로 굽힘, 첫 번째 먼쪽·몸쪽 발가락사이관절 및 발허리발가락관절에서 폄

(2) 시작자세

환자자세: 치료대에 바로 누운 자세, 무릎아래 쿠션을 넣어 무릎을 안정시키고, 발목을 발등쪽으로 굽혀서 치료대 가장자리에 걸친다. 다리를 벨트로 고정시킨다.

치료사자세: 환자의 실행측 발 가쪽에 선다. 치료사는 실행하는 손으로 환자의 발허리 부위를 안

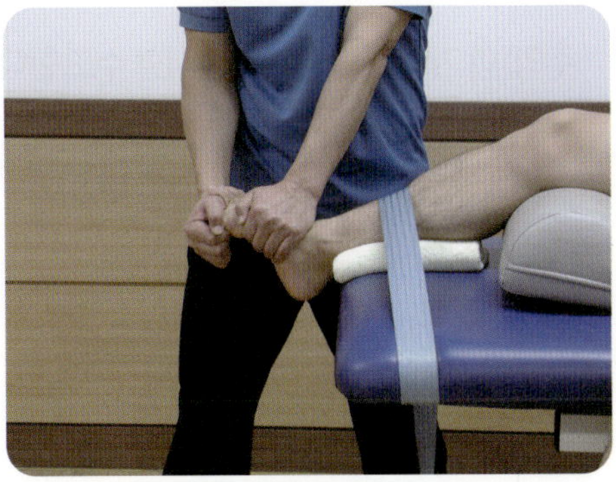

| 그림 13-18 | 시작자세

쪽에서 잡고, 손가락으로 발허리발가락관절의 발바닥쪽을 감싼다. 치료사의 고정하는 손은 엄지발가락의 끝마디 발가락뼈를 잡고 발가락사이관절과 발허리발가락관절을 완전히 굽혀서 안정시킨다.

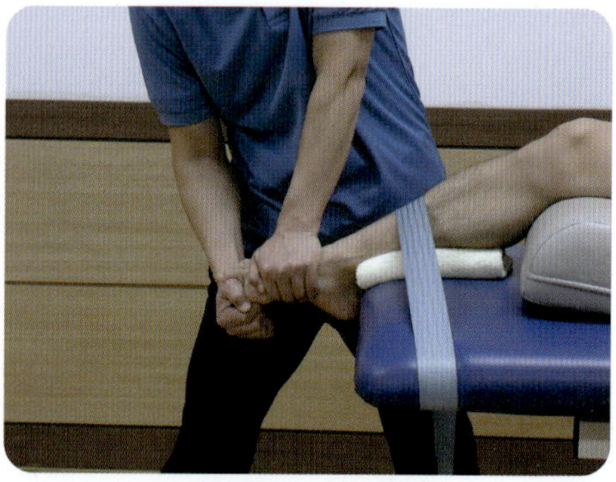

| 그림 13-19 | 실행자세

(3) 정적수축

치료사는 손잡기를 그대로 유지한 채, 양손으로 신장시키려는 방향으로 저항을 가하고, 환자는 이 저항에 대항하여 정적인 수축을 5초간 유지한 후, 이완한다.

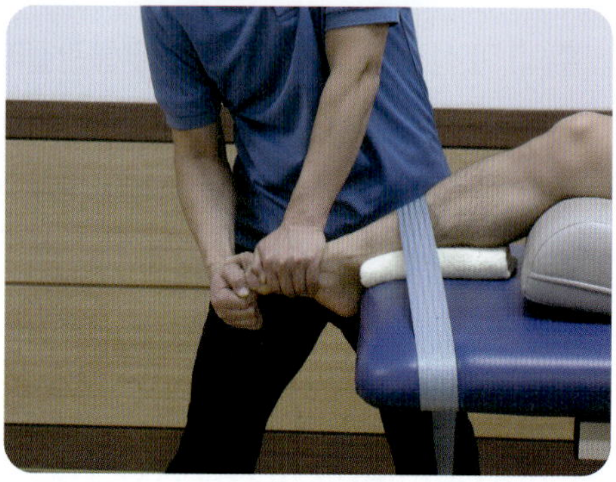

| 그림 13-20 | 대항근 자극

(4) 실행

이런 상태에서 치료사는 환자의 발을 가쪽번짐시키면서 환자의 발목을 서서히 그리고 완전히 발바닥쪽으로 굽힌다.

(5) 대항근 자극

치료사는 이 손잡기를 그대로 유지하고, 환자에게 신장시키는 방향으로 더 움직이도록 하게 한 다음, 이 동작에 저항해서 환자의 대항근을 자극한다.

주의) 이 기법은 한손으로 실시할 수도 한다.

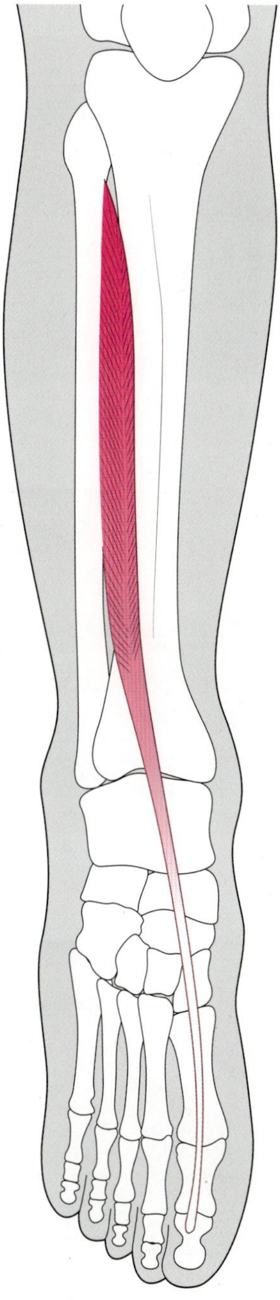

기시이는곳

비골체 전면 종아리뼈몸체 앞면

Anterior shaft of fibula

골간막 뼈사이막

Interosseous membrane

정지닿는곳

무지 원위지절골 저부 먼쪽발가락뼈 바닥

Base of distal phalanx of the great toe

작용

무지 신전 엄지발가락 폄

Extension of greater toe

족관절 배측굴곡 보조 발목관절 발등굽힘 보조

Assists dorsiflexion of ankle

신경

심비골신경 깊은종아리신경

Deep peroneal nerve(L4,5,S1)

촉지

건 힘줄 Tendon **은 발목 전면의 전경근** 앞정강근 Tibialis anterior **외측부에서 만져 볼 수 있으며, 엄지발가락에 인접한 발등에서도 만져 볼 수 있다.**

이 근육은 손의 장무지신근 긴엄지폄근 Extensor pollicis longus과 비교되는 근육이다.

| 그림 13-21 | 긴엄지발가락폄근

4) 긴엄지발가락폄근-자가 신장

(1) 시작자세

실행 반대측 무릎을 세워 발을 바닥에 대고, 실행측 무릎관절과 다리 그리고 발의 앞쪽을 쿠션위에 접촉시키고 발뒤꿈치가 똑바로 위로 향하도록 하고, 엉덩이가 실행측발 뒤꿈치 위에 오도록 한다. 실행하는 손으로 실행측 발 엄지발가락을 잡고, 실행 반대측 팔을 실행 반대측 무릎위에 대고 몸을 지탱한다.

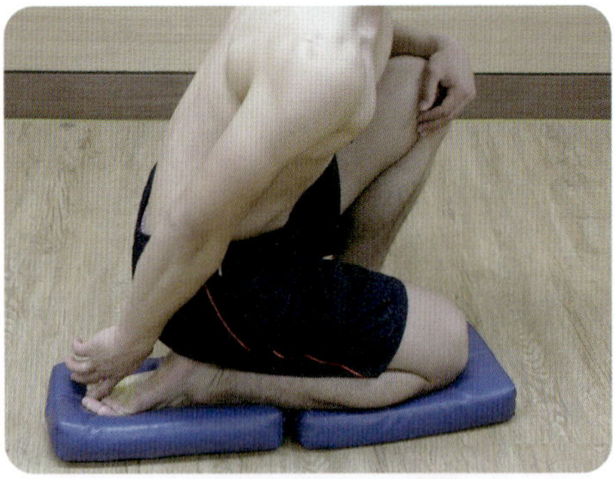

| 그림 13-22 | 시작자세

(2) 신장

a. 엄지발가락을 굽힘방향으로 잡아당겨 실행측 다리와 발 앞쪽에 신장감이 느껴지도록 한다.
b. 엄지발가락을 바닥쪽으로 누르고 5초간 유지한다.
c. 긴장을 풀고 엄지발가락을 굽힘방향으로 최대한 굽힌다.
d. 더 이상 신장할 수 없다고 생각이 되고, 근육이 빳빳하다고 느껴질 때까지 반복한다.
e. 이 마지막 신장을 15초에서 1분 또는 그 이상을 유지한다.

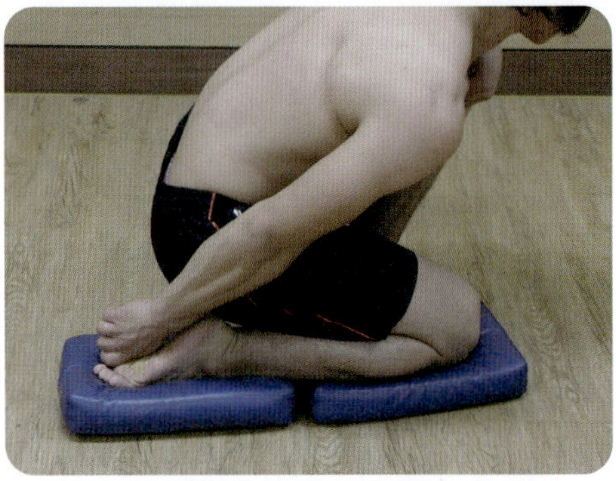

| 그림 13-23 | 실행자세

(3) 대항근 자극

손잡기를 유지하고 엄지발가락을 최대한 굽히고 이에 엄지손으로 저항하여 이 자세를 몇 초간 유지한다.

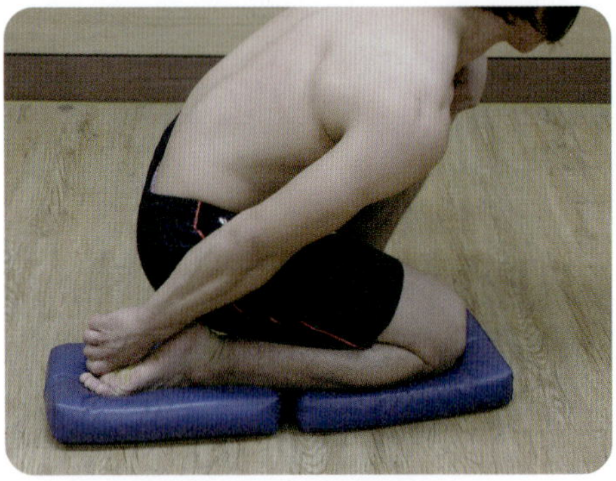

| 그림 13-24 | 대항근 자극

(4) 지도사항

발뒤꿈치를 가쪽으로 돌린다.

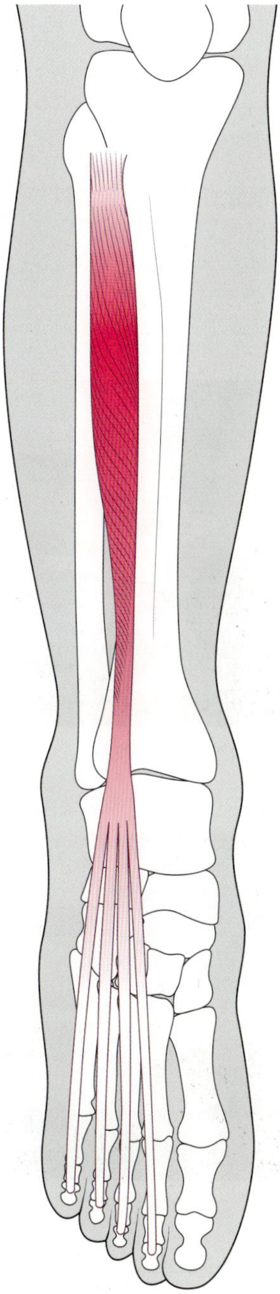

기시이는곳

경골 정강뼈 **의 외측과** 가쪽 관절융기

Lateral condyle of tibia

비골 종아리뼈 **의 근위(몸쪽) 2/3**

Proximal 2/3 of anterior shaft of fibula

정지닿는곳

제 2-5 지의 중위지절골 가운데발가락뼈

2-5 Toe middle phalanges

제 2-5 지의 원위지절골 먼쪽발가락뼈

2-5 Toe distal phalanges

작용

제 2-5 지 신전 폄

2-5 Toe extension

족관절 배측굴곡 발목발등굽힘 **보조**

Assists dorsiflexion of ankle

신경지배

심비골신경 깊은종아리신경

Deep peroneal nerve(L4,5,S1)

촉지

공통건 온힘줄 Common tendon**은 발목 앞쪽에서 만져 볼 수 있으며, 장무지신근건** 긴엄지폄근힘줄 Extensor hallucis longus tendon**의 외측에 위치한다.**

개별적인 건은 발등에서 만져 볼 수 있다.

발가락의 신전근은 손의 총지신근 Extensor digitorum communis과 비교되는 근육이다.

| 그림 13-25 | 긴발가락폄근

5) 긴발가락폄근(장지신근;extensor digitorum longus)

(1) 대상근 특성

이는곳: 종아리뼈와 정강이뼈, 뼈사이막

닿는곳: 끝마디 발가락뼈

주작용: 발목관절 발등쪽 굽힘, 먼쪽·몸쪽 발가락사이관절(IP joint) 및 발허리발가락관절에서 폄

(2) 시작자세

환자자세: 치료대에 바로 누운 자세, 무릎아래 쿠션을 넣어 무릎을 안정시키고, 발목을 발등쪽으로 굽혀서 치료대 가장자리에 걸친다. 다리를 벨트로 고정시킨다.

치료사자세: 환자의 실행측 발 가쪽에 선다. 치료사는 실행하는 손으로 환자의 발허리를 안쪽에서 잡고, 손가락으로 발허리발가락관절을 발바닥쪽에서 감싼다. 치료사의 고정하는 손은 둘째부터 다섯째 발가락의 끝마디 발가락뼈를 잡고 발가락사이관절과 발허리발가락관절을 완전히 굽혀서 안정시킨다.

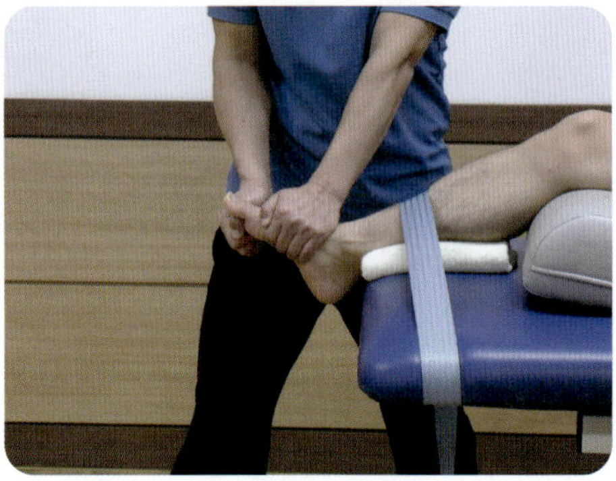
| 그림 13-26 | 시작자세

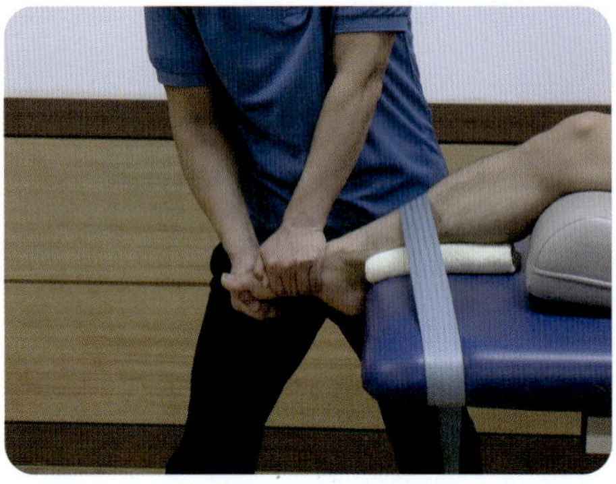
| 그림 13-27 | 실행자세

(3) 정적수축

치료사는 손잡기를 그대로 유지한 채, 양손으로 신장시키려는 방향으로 저항을 가하고 환자는 이 저항에 대항하여 정적인 수축을 5초간 유지한 후, 이완한다.

(4) 실행

환자의 발목을 서서히 그리고 완전히 발바닥쪽으로 굽힌다.

(5) 대항근 자극

치료사는 이 손잡기를 그대로 유지하고, 환자에게 신장시키는 방향으로 더 움직이도록 하게 한 다음, 이 동작에 저항해서 환자의 대항근을 자극한다.

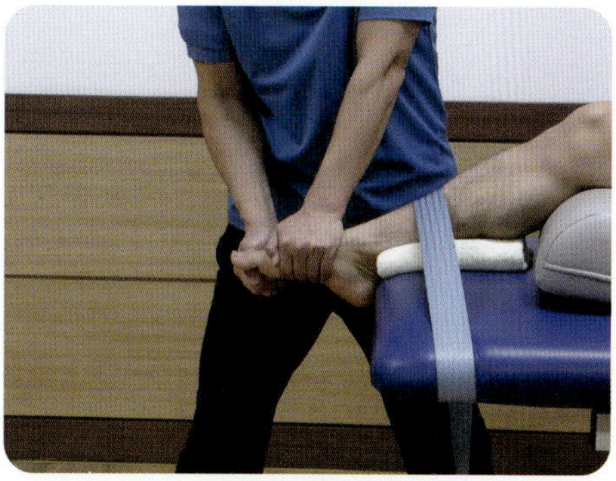

| 그림 13-28 | 대항근 자극

6) 장딴지근, 장딴지빗근(plantaris), 가자미근(soleus)

(1) 대상근 특성

이는곳: 넙다리뼈(femur)의 안쪽관절융기, 가쪽관절융기

닿는곳: 발뒤꿈치뼈(calaneus) 뒤쪽

주작용: 무릎관절 굽힘, 발목관절 발바닥쪽 굽힘

(2) 시작자세

환자자세: 치료대나 벽에 손을 지지하여 앞쪽으로 기대어 선다. 실행 반대측 발을 앞으로 내고 엉덩관절과 무릎관절을 굽힌다. 실행측 발은 뒤로 펴서, 발가락과 발허리부를 바닥에 댄다.

치료사자세: 환자의 실행측 발 뒤에 옆으로 선다. 치료사는 고정하는 손으로 환자의 무릎관절을 앞쪽·안쪽에서 잡고, 치료사의 실행하는 손은 환자의 다리 먼쪽 뒤쪽을 잡는다.

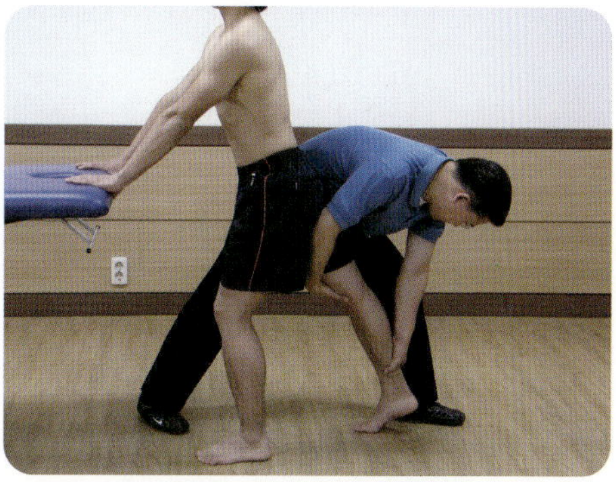

| 그림 13-29 | 시작자세

(3) 정적수축

환자는 실행측 발로 바닥을 눌러 정적인 수축을 5초간 유지한 후, 이완한다.

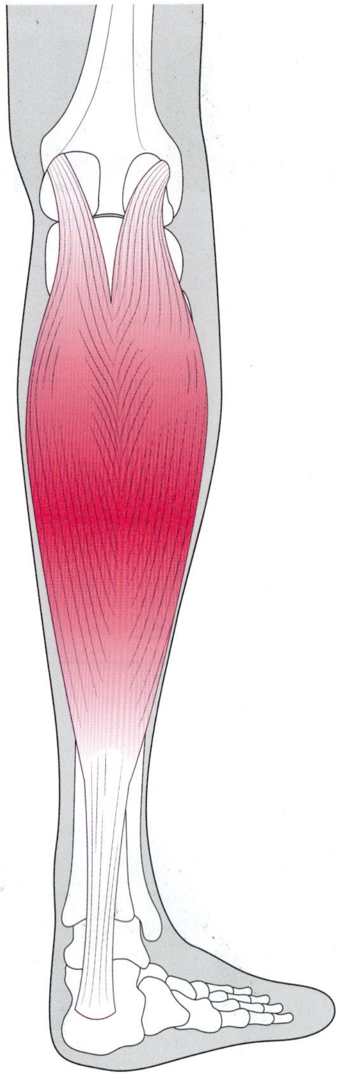

기시[이는곳]

내측두 안쪽머리 - **대퇴골 내측상과** 넙다리뼈 안쪽위관절융기

Medial head - medial epicondyle of femur

외측두 가쪽머리 - **대퇴골 외측상과** 가쪽위관절융기

Lateral head - lateral epicondyle of femur

정지[닿는곳]

아킬레스건으로 되어 종골에 부착

Calcaneus via tendo Achilles

작용

족관절 저측굴곡 발목관절 발바닥굽힘

Plantar flexion of ankle

슬관절 굴곡 보조 무릎관절 굽힘 보조

Assists flexion of knee

신경지배

1/2 경골신경 정강신경 (S1,2)

1/2 Tibial nerve(S1,2)

촉지

종아리 후상부 1/2

건은 아킬레스건의 일부로서 만져 볼 수 있다.

비복근은 복부 배를 뜻하는 그리스어로서 슬관절 무릎관절이나 족관절 발목관절에 개별적으로 작용할 수 있으나 동시에 작용할 수는 없다.

| 그림 13-32 | 장딴지근

(4) 실행

이런 상태에서 치료사는 환자의 협조 하에 환자의 발뒤꿈치를 바닥쪽으로 천천히 눌러 발목관절에서 서서히 그리고 완전한 발등쪽 굽힘이 일어나도록 한다.

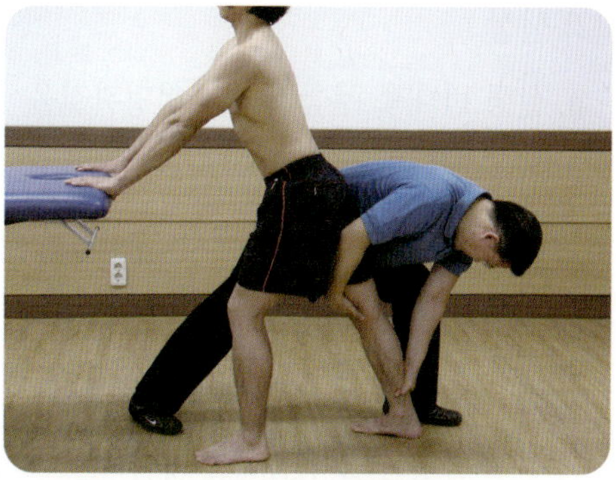

| 그림 13-30 | 실행자세

(5) 대항근 자극

환자는 실행측 발뒤꿈치를 바닥에 대고 발의 발등쪽 굽힘 유지한 채로 발허리부를 들어 올려 바닥에 뜨게 한다. 치료사는 고정하던 손을 옮겨 환자의 발등쪽을 접촉하고 환자가 신장시키는 방향으로 더 움직이도록 하게 한 다음, 이 동작에 저항해서 환자의 대항 근육을 자극한다. 이 동작은 환자가 똑바로 선 자세에서도 실시할 수 있다.

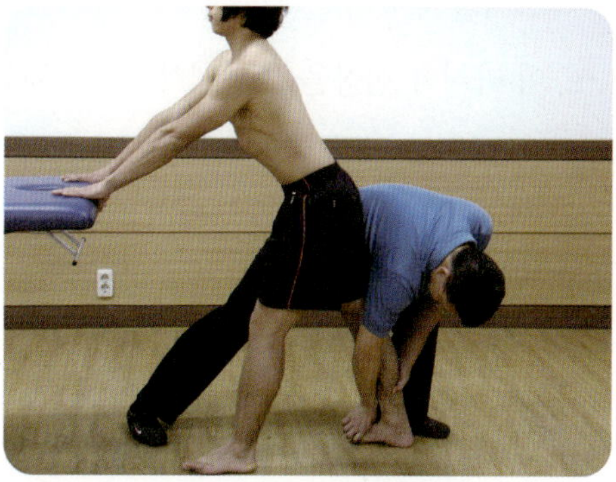

| 그림 13-31 | 대항근 자극

주의) 발목관절의 발등쪽 굽힘을 더 증가시키기 위해서는 환자의 발을 좀 더 뒤로 뺀다. 환자가 평발이거나 아치가 무너진 경우, 발아치를 보호하기 위해 반드시 운동화를 신고 신장 동작을 실시한다.

7) 장딴지근, 가자미근, 장딴지빗근, 뒤정강이근(후경골근;tibialis posterior) – 자가 신장

(1) 시작자세

치료대 앞에서 손으로 치료대를 지지하고 몸을 앞쪽으로 기대고 선다. 실행 반대측 무릎관절과 엉덩관절을 굽힌다. 실행측 무릎관절과 엉덩관절을 펴고, 실행측 발뒤꿈치를 눌러 바닥에 닿지 않을 때까지 실행측 다리를 몸통과 같은 선상에서 뒤쪽으로 움직인다.

(2) 신장

a. 실행 반대측 무릎관절과 엉덩관절을 굽히고 양 손으로 치료대를 밀어 실행측 발 뒤꿈치를 바닥 쪽으로 눌러서, 다리와 무릎관절 뒤쪽에서 신장이 느껴지도록 한다.

b. 실행측 발 발허리부를 아래로 5초 동안 누른다.

c. 긴장을 풀고, 실행 반대측 무릎관절과 엉덩관절을 더 굽히고 실행측 발 뒤꿈치를 바닥쪽으로 누른다.

d. 더 이상 신장할 수 없다고 생각되고, 근육이 뻣뻣하다고 느껴질 때까지 반복한다.

e. 이 마지막 신장을 15초에서 1분 또는 그 이상을 유지한다.

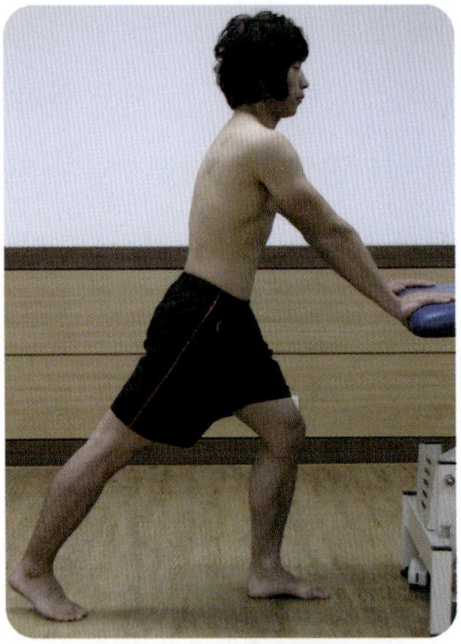

| 그림 13-33 | 시작자세

(3) 자극

이 자세를 유지하고, 실행측 무릎관절을 펴고, 발목관절을 최대한 발등쪽으로 굽혀 이 자세를 몇 초간 유지한다.

(4) 지도사항

허리를 구부린다.

턱을 앞쪽으로 내린다.

실행측 무릎관절 또는 엉덩관절을 굽힌다.

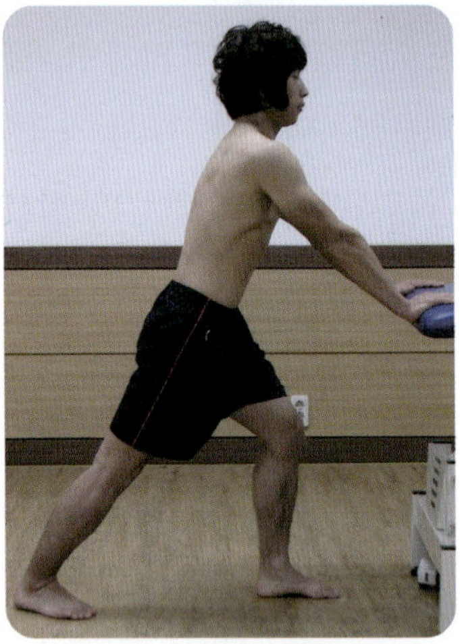

| 그림 13-34 | 실행자세

주의) 다리와 무릎관절 뒤쪽에서만 신장이 느껴져야 한다. 발목이나 발 앞쪽에서 뻣뻣함이 느껴지는 것은 발목 관절을 최대한으로 움직였다는 것을 의미한다. 이 운동은 장딴지근 경련으로 자주 고생하는 사람들에게 중요하다. 최상의 효과를 위해서는 신장이 진행됨에 따라 실행측 발을 점차로 뒤쪽으로 움직여야한다. 환자가 평발이거나 아치가 무너진 경우, 발아치를 보호하기 위해 반드시 운동화를 신고 신장 동작을 실시한다.

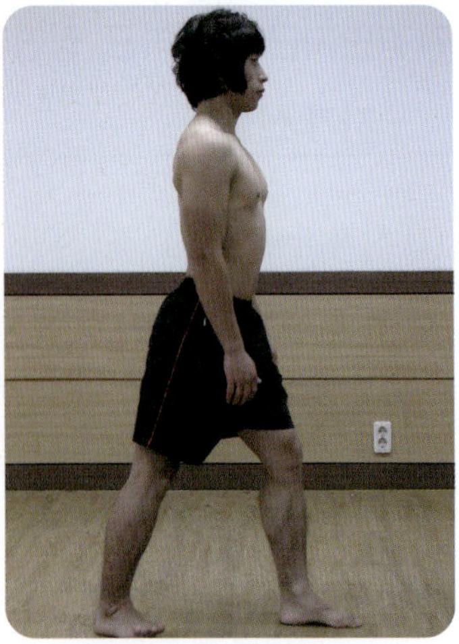

| 그림 13-35 | 대항근 자극

8) 장딴지근 가쪽갈래(외측두;lateral head)

(1) 대상근 특성

이는곳: 넙다리뼈의 가쪽관절융기

닿는곳: 발뒤꿈치뼈 뒤쪽

주작용: 무릎관절 굽힘, 발목관절 발바닥쪽 굽힘, 가쪽번짐

(2) 시작자세

환자자세: 손으로 벽을 지지하고 앞쪽으로 비스듬히 기대어 선다. 실행 반대측 발을 앞으로 내고 무릎관절을 약간 굽힌다. 실행측 발은 펴서 뒤로 뻗고, 발가락과 발허리부를 바닥위에 대고, 발뒤꿈치와 발바닥 안쪽을 쐐기위에 올려 발을 안쪽번짐시킨다.

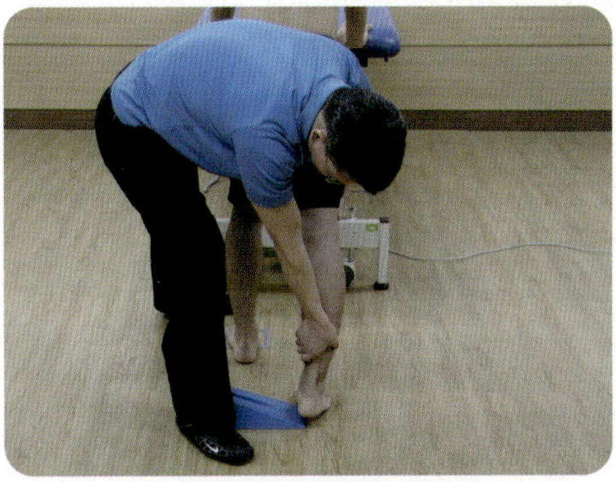

| 그림 13-36 | 시작자세

치료사자세: 환자의 다리 뒤쪽 안쪽을 마주보고 환자의 뒤에 선다. 치료사는 고정하는 손으로 환자의 무릎관절 앞쪽을 가쪽에서 잡아 안정시킨다. 치료사의 실행하는 손은 환자의 무릎관절 아래 다리 먼쪽 뒤쪽 안쪽을 잡는다.

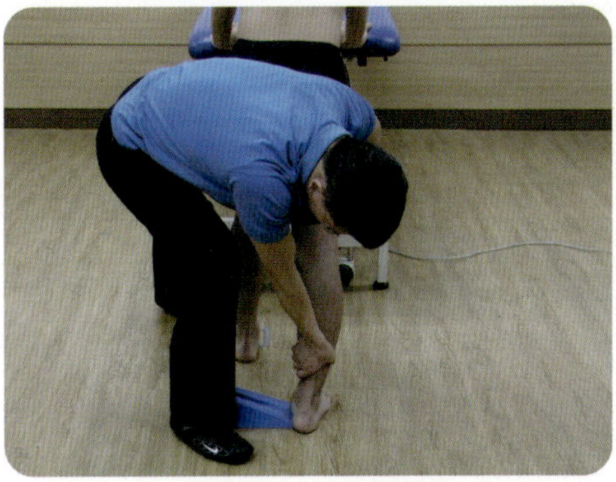

| 그림 13-37 | 실행자세

(3) 정적수축

치료사는 손잡기를 그대로 유지하고, 환자는 실행측 발로 바닥을 눌러 정적인 수축을 5초간 유지 후, 이완한다.

(4) 실행

이런 상태에서 치료사는 환자의 협조 하에 환자 발의 안쪽번짐을 유지한 채 바닥쪽으로 천천히 눌러 완전히 발등쪽 굽힘이 일어나게 한다.

(5) 대항근 자극

환자는 발의 발등쪽 굽힘과 안쪽번짐 상태를 유지한 채로 실행측 발뒤꿈치를 바닥에 대고 발허리부를 들어 올린다. 치료사는 고정하던 손을 옮겨 환자의 발등쪽 안쪽을 접촉하고 환자가 신장시키는 방향으로 움직이도록 하게 한 다음 이 동작에 저항해서 환자의 대항근을 자극한다. 이 동작은 환자가 똑바로 선 자세에서도 실시할 수 있다.

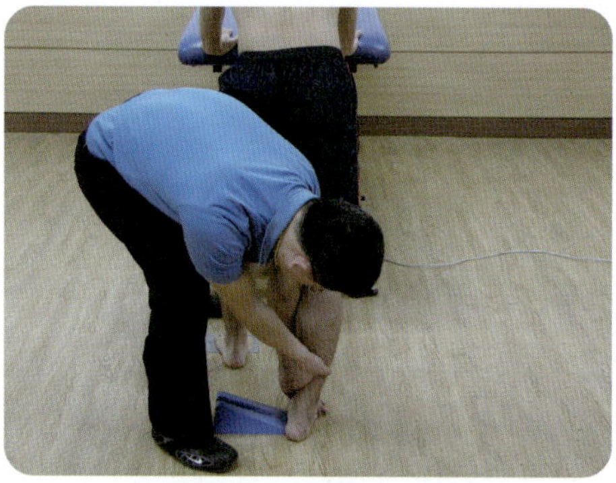

| 그림 13-38 | 대항근 자극

주의) 뒤쪽 다리와 바닥 사이의 각도가 작아질수록 더 크게 신장된다. 환자가 평발이거나 아치가 무너진 경우, 발아치를 보호하기 위해 반드시 운동화를 신고 신장 동작을 실시한다.

9) 장딴지근 가쪽갈래, 긴/짧은종아리근(장/단비골근peroneus longu/brevis) –자가 신장

(1) 시작자세

벽에 손을 지지하고 몸을 앞으로 기대어 선다. 실행 반대측 발을 벽에서 두, 세발 떨어지게 하여, 실행측 다리가 몸통과 직선상에 놓이게 한다. 실행측 발뒤꿈치가 바닥에 닿지 않을 만큼 뒤쪽으로 내밀고, 엄지발가락과 발허리부 안쪽을 쐐기(책/판자)위에 놓는다.

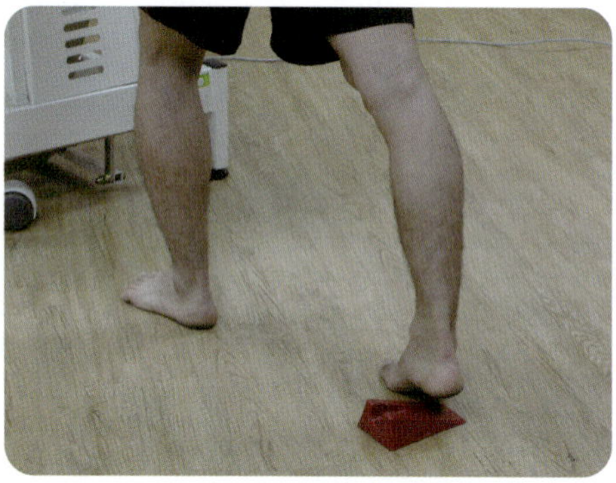

| 그림 13-39 | 시작자세

(2) 신장

a. 실행 반대측 무릎관절과 엉덩관절을 굽히고 양 손으로 벽을 밀어서 실행측 발뒤꿈치와 발바닥이 쐐기(책/판자) 아래쪽으로 눌리게 하여, 다리와 무릎관절 뒤쪽과 바깥쪽에 신장이 느껴지도록 한다.

b. 엄지발가락과 발허리부 안쪽을 아래로 5초 동안 누른다.
c. 긴장을 풀고, 실행 반대측 무릎관절과 엉덩관절을 더 굽히고 손으로 벽을 밀어서 실행측 발뒤꿈치와 발바닥이 쐐기(책/판자)의 가장자리 위에서 누리게 한다.
d. 더 이상 신장할 수 없다고 생각되고, 근육이 뻣뻣하다고 느껴질 때까지 반복한다.
e. 이 마지막 신장을 15초에서 1분 또는 그 이상을 유지한다.

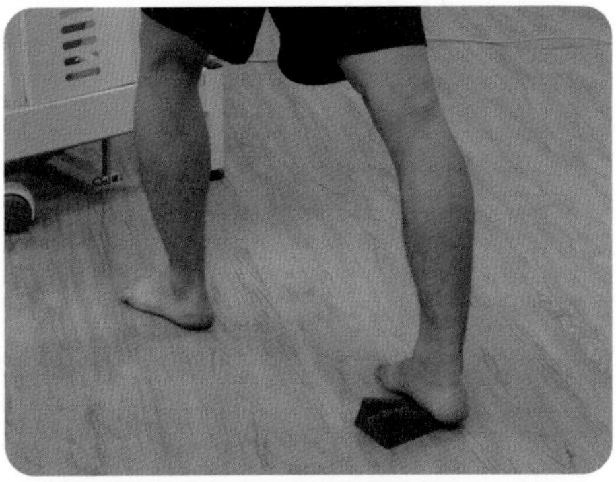

| 그림 13-40 | 실행자세

(3) 대항근 자극

발의 안쪽번짐이 일어날 때까지 실행측 발 안쪽 가장자리를 들어 올린다. 무릎관절을 펴고, 실행측 발 발목관절을 최대한 발등쪽으로 굽히고, 이 자세를 몇 초간 유지한다.

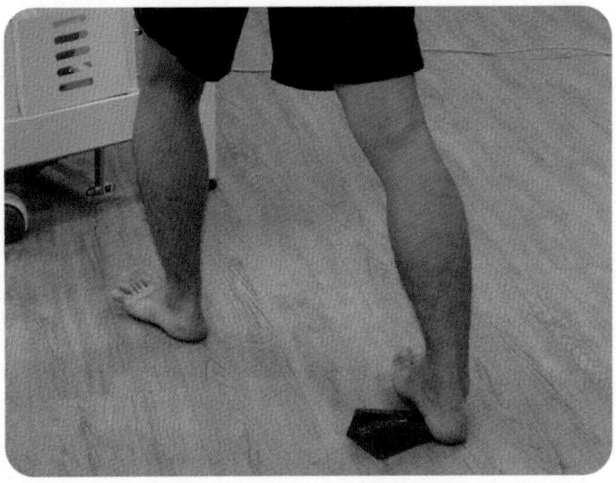

| 그림 13-41 | 대항근 자극

(4) 지도사항

허리를 구부린다.
턱을 앞쪽으로 내린다.
실행측 무릎관절 또는 엉덩관절을 굽힌다.
발가락과 발허리부를 쐐기(책/판자)위에 올려놓지 않는다.

주의) 다리와 무릎관절 뒤쪽에서만 신장이 느껴져야 한다. 발목이나 발 앞쪽을 따라 긴장감이나 통증이 느껴지는 것은 발목 관절을 최대한으로 움직였다는 것을 의미한다. 환자가 평발이거나 아치가 무너진 경우, 발아치를 보호하기 위해 반드시 운동화를 신고 신장 동작을 실시한다.

10) 장딴지근 안쪽갈래(내측두;medial head), 장딴지빗근

(1) 대상근 특성

이는곳: 넙다리뼈의 안쪽관절융기

닿는곳: 발뒤꿈치뼈 뒤쪽

주작용: 무릎관절 굽힘, 발목관절 발바닥쪽 굽힘, 안쪽번짐

(2) 시작자세

환자자세: 손으로 벽을 지지하고 선채로 앞쪽으로 비스듬히 기댄다. 실행 반대측 발을 앞으로 내고 무릎관절을 약간 굽힌다. 실행측 다리는 펴서 뒤로 뻗고, 발가락과 발허리부를 바닥에 대고, 발뒤꿈치와 발바닥 가쪽은 쐐기위에 올려 발을 가쪽번짐시킨다.

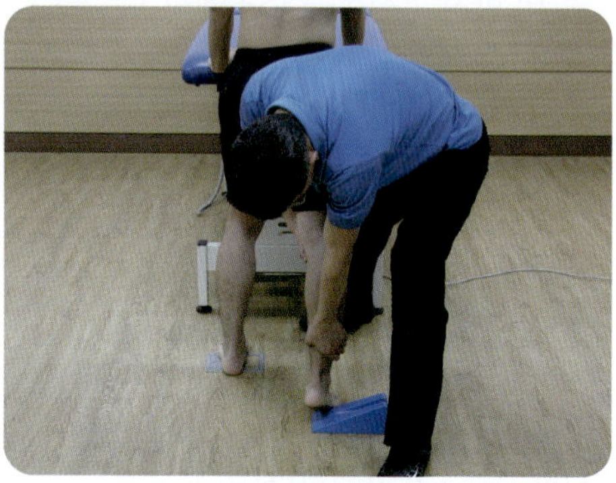

| 그림 13-42 | 시작자세

치료사자세: 환자의 다리 뒤쪽 안쪽을 마주보고 환자의 뒤에 선다. 치료사는 고정하는 손으로 환자의 무릎관절 앞쪽을 안쪽에서 잡아 안정시킨다. 치료사의 실행하는 손은 환자의 무릎관절 아래 다리 먼쪽 뒤쪽 가쪽을 잡는다.

(3) 정적수축

치료사는 손잡기를 그대로 유지하고, 환자는 실행측 발로 바닥을 눌러 정적인 수축을 5초간 유지한 후, 이완한다.

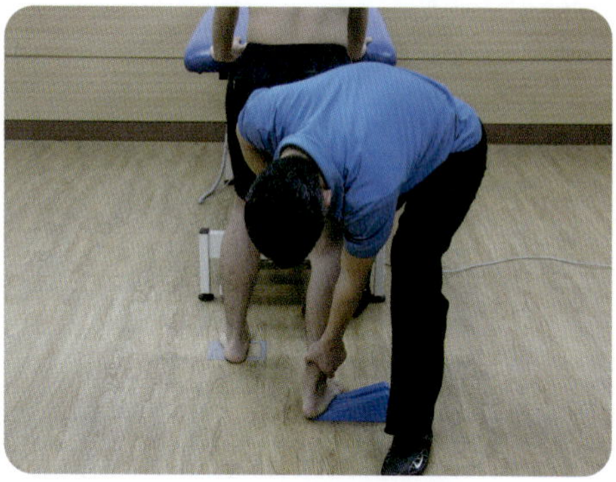

| 그림 13-43 | 실행자세

(4) 실행

이런 상태에서 치료사는 환자의 협조 하에 환자의 발뒤꿈치 가쪽번짐을 유지하고 바닥쪽으로 천천히 눌러 완전히 발등쪽 굽힘이 일어나게 한다.

(5) 대항근 자극

환자는 발목관절의 발등쪽으로 굽힘과 가쪽번짐 상태를 유지한 채로 실행측 발뒤꿈치를 바닥에 대고 발허리부를 들어 올린다. 치료사는 고정하는 손을 옮겨 환자의 발등쪽 안쪽을 접촉하고서 환자가 신장시키는 방향으로 더 움직이도록 하게 한 다음 이 동작에 저항해서 환자의 대항근을 자극한다. 이 동작은 환자가 똑바로 선 자세에서도 실시할 수 있다.

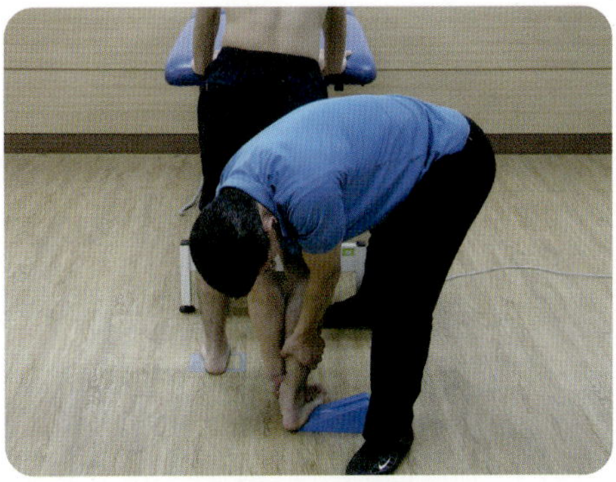

| 그림 13-44 | 대항근 자극

주의) 실행측 다리와 바닥 사이의 각도가 작을수록 더 크게 신장된다. 환자가 평발이거나 아치가 무너진 경우, 발아치를 보호하기 위해 반드시 운동화를 신고 신장 동작을 실시한다.

11) 장딴지근 안쪽갈래, 장딴지빗근, 뒤정강이근–자가 신장

(1) 시작자세

벽에 손을 지지하고 몸을 앞으로 기대어 선다. 실행 반대측 발을 벽에서 두, 세발 떨어지게 하여, 실행측 다리를 몸통과 직선상에 놓이게 하고, 실행측 발뒤꿈치가 바닥에 닿지 않을 만큼 뒤쪽으로 빼고, 발가락과 발허리부의 바깥쪽을 쐐기(책/판자) 위에 올려놓는다.

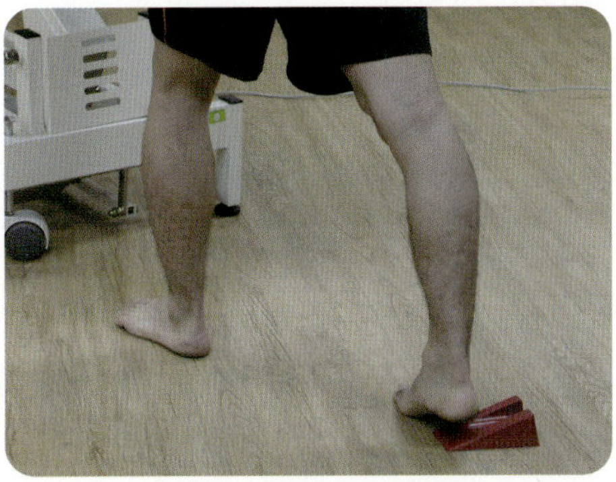

| 그림 13-45 | 시작자세

(2) 신장

a. 실행 반대측 무릎관절과 엉덩관절을 굽히고 양 손으로 벽을 밀어 실행측 발뒤꿈치와 발바닥이 쐐기(책/판자) 아래쪽으로 눌리게 하여, 다리와 무릎관절 뒤쪽과 안쪽에 신장이 느껴지도록 한다.

b. 발가락과 발허리부 바깥쪽을 아래로 5초 동안 누른다.

c. 긴장을 풀고, 실행 반대측 무릎관절과 엉덩관절을 더 굽히고 손으로 벽을 밀어서 실행측 뒤꿈치와 발바닥이 쐐기(책/판자)의 가장자리 위를 아래로 누르게 한다.

d. 더 이상 신장할 수 없다고 생각되고, 근육이 빳빳하다고 느껴질 때까지 반복한다.

e. 이 마지막 신장을 15초에서 1분 또는 그 이상을 유지한다.

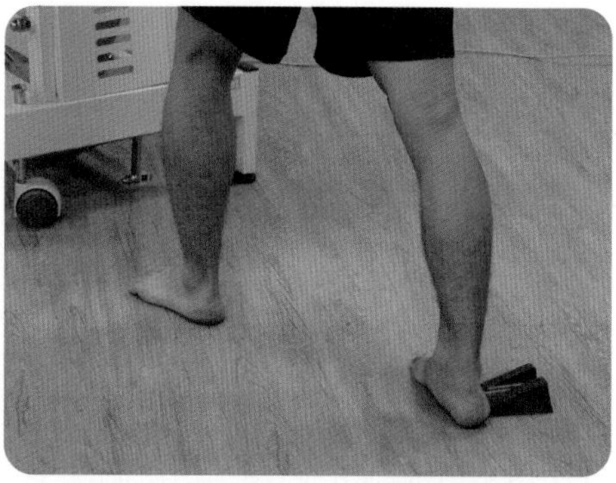

| 그림 13-46 | 실행자세

(3) 자극

발이 가쪽번짐이 일어날 때까지 실행측 발 바깥쪽 가장자리를 들어 올린다. 무릎관절을 펴고, 실행측 발 발목관절을 최대한 발등쪽으로 굽히고 이 자세를 몇 초간 유지한다.

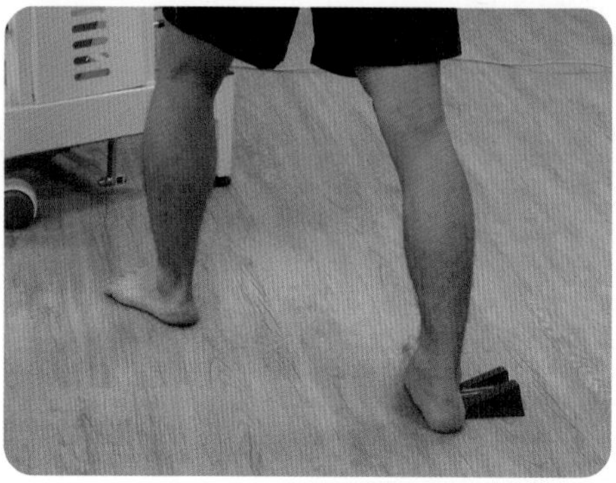

| 그림 13-47 | 대항근 자극

(4) 지도사항

허리를 구부리고, 턱을 앞쪽으로 내린다.

실행측 무릎관절 또는 엉덩관절을 굽힌다.

바깥쪽 발가락과 발허리부를 쐐기(책/판자)위에 올려놓지 않는다.

주의) 다리와 무릎관절 뒤쪽에서만 신장이 느껴져야 한다. 발목이나 발 앞쪽을 따라 긴장감이나 통증이 느껴지는 것은 발목 관절을 최대한으로 움직였다는 것을 의미한다. 환자가 평발이거나 아치가 무너진 경우, 발아치를 보호하기 위해 반드시 운동화를 신고 신장 동작을 실시한다.

물·렁·조·직·가·동·술

제 14 장

무릎관절과 넙다리부

01 횡 마사지

1) 무릎뼈 지지띠(슬개골 지대인대;patellar retinaculum)

(1) 시작 자세

환자 자세: 바로누운자세, 실행측 무릎관절 아래 모래주머니를 넣어 무릎관절을 굽힘 상태에서 안정시킨다.

치료사 자세: 환자 실행측 다리 가쪽을 마주보고 선다.

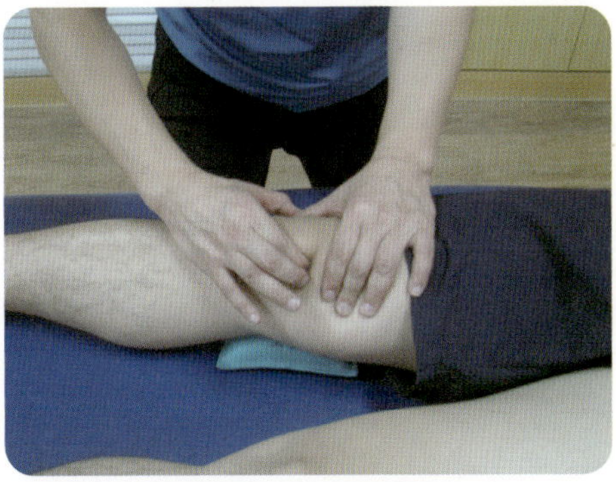

| 그림 14-1 | 시작자세

(2) 고정

고정하는 손 엄지로 무릎뼈를 안쪽으로 밀어 안쪽의 지지띠가 팽팽해 지게하고, 나머지 손으로 무릎관절 몸쪽에서 넙다리를 고정한다.

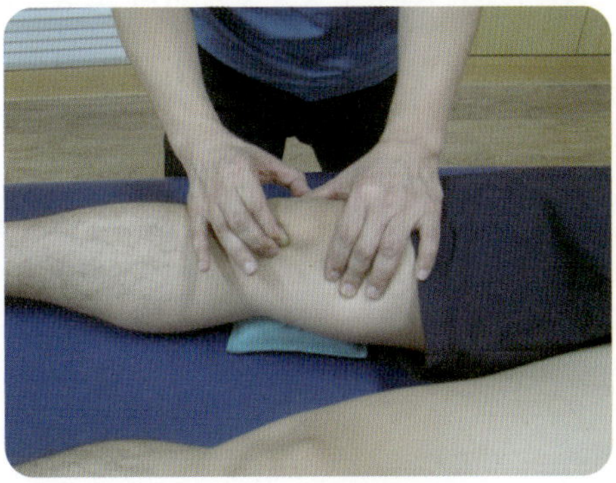

| 그림 14-2 | 실행자세

(3) 실행

치료사 실행하는 손의 집게손가락으로 대상 지지띠를 촉진하고 그 위에 가운데손가락을 올려 보조한 후 엄지를 축으로 해서 피부가 허락하는 범위까지 당기는 방향으로만 상지 동작을 이용하여 율동적으로 횡 마사지를 시행한다.

유사한 고정과 실행 방법으로 무릎뼈 주변 모든 지지띠를 대상으로 시행할 수 있다.

02 기능 마사지

1) 오금근(슬와근;popliteus)

(1) 시작 자세

환자 자세: 엎드려누운자세, 무릎뼈가 치료대 가장자리 밖으로 나와 압박되지 않도록 주의한다.

치료사 자세: 실행측 다리 안쪽에서 환자를 보고 선다.

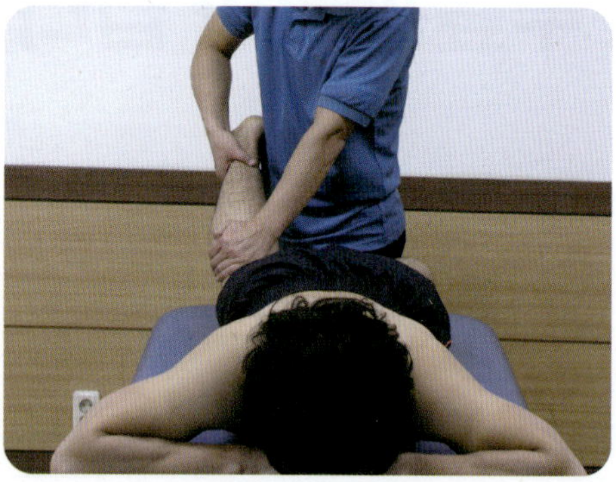

| 그림 14-3 | 시작자세

(2) 고정

실행하는 손으로 다리의 먼쪽를 잡고, 무릎관절을 굽히고 가쪽으로 돌린다. 고정하는 손으로 오금근 이는곳에서 피부를 살짝 먼쪽으로 당겨서 근육을 고정한다.

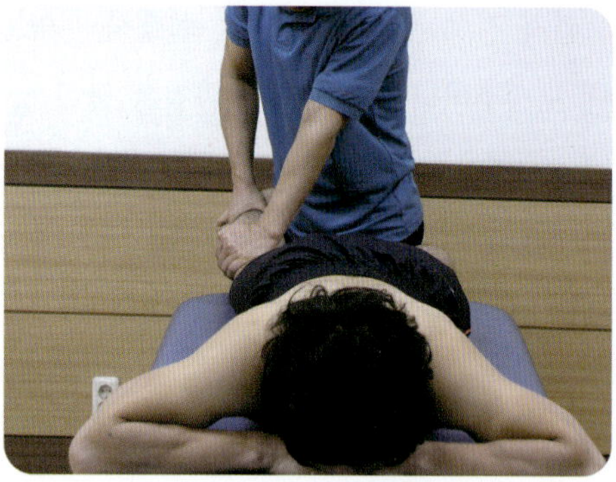

| 그림 14-4 | 실행자세

(3) 실행

고정하는 손으로 근육의 고정 상태를 유지한 채, 치료사 실행하는 손으로 무릎관절을 펴고 안쪽으로 돌려 근육이 늘어나도록 한다.

연이어 근육의 주행방향을 따라 고정하는 손을 이동하면서 고정과 실행 동작을 율동적으로 반복한다.

2) 넙다리곧은근(대퇴직근;rectus femoris)

(1) 시작 자세

환자 자세: 치료대 끝에 다리를 늘어트려 앉은 자세

치료사 자세: 환자를 마주보고 실행측 다리 가쪽에 선다.

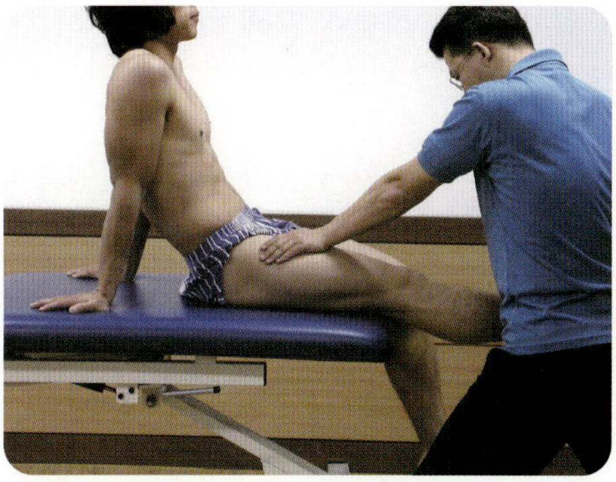

|그림 14-5| 시작자세

(2) 고정

실행하는 손으로 다리의 먼쪽를 잡고, 무릎관절을 편다. 고정하는 손으로 넙다리곧은근 이는곳에서 피부를 살짝 먼쪽으로 당겨서 근육을 고정한다.

(3) 실행

고정하는 손으로 근육의 고정 상태를 유지한 채, 치료사 실행하는 손으로 무릎관절을 굽혀서 근육이 늘어나도록 한다.

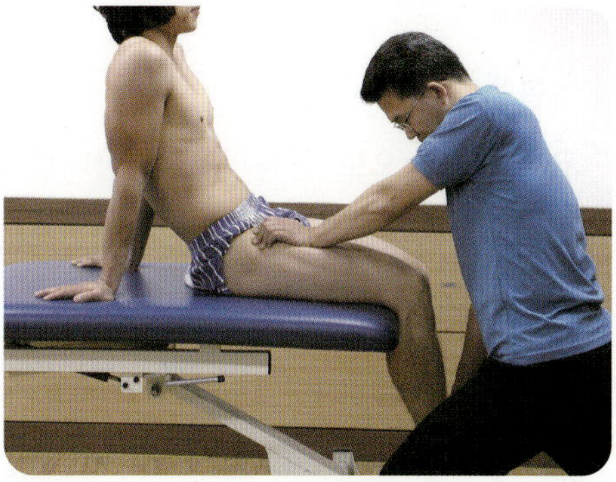

|그림 14-6| 실행자세

연이어 근육의 주행방향을 따라 고정하는 손을 이동하면서 고정과 실행 동작을 율동적으로 반복한다.

3) 가쪽넓은근(외측광근;vastus lateralis)

(1) 시작 자세

환자 자세: 치료대 끝에 다리를 늘어트려 앉은 자세

치료사 자세: 환자를 마주보고 실행측 다리 가쪽에 선다.

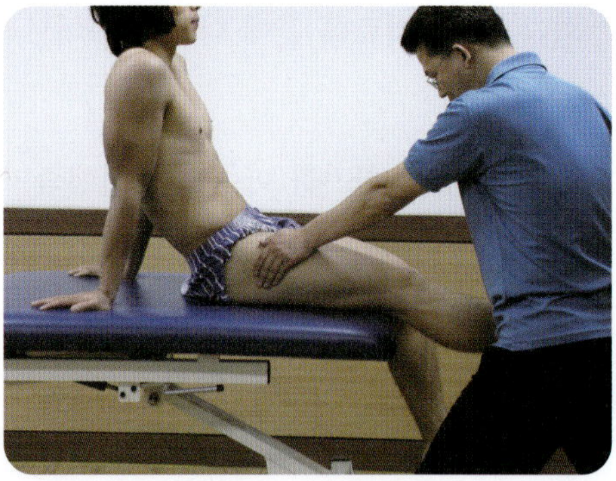

| 그림 14-7 | 시작자세

(2) 고정

실행하는 손으로 다리의 먼쪽를 잡고, 무릎관절을 편다. 고정하는 손으로 가쪽넓은근 이는곳에서 피부를 살짝 먼쪽으로 당겨서 근육을 고정한다.

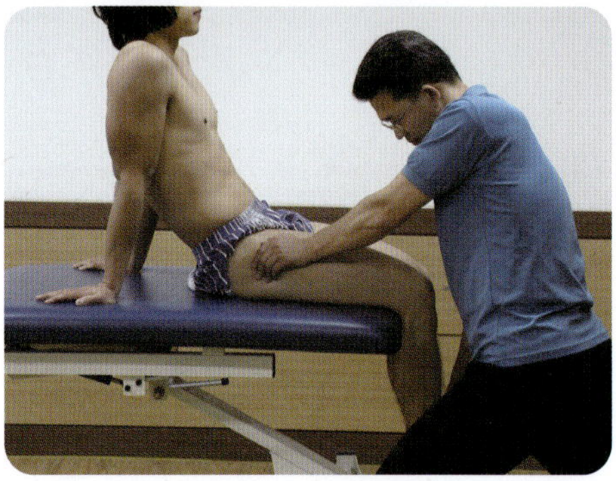

| 그림 14-8 | 실행자세

(3) 실행

고정하는 손으로 근육의 고정 상태를 유지한 채, 치료사 실행하는 손으로 무릎관절을 굽혀서 근육이 늘어나도록 한다.

연이어 근육의 주행방향을 따라 고정하는 손을 이동하면서 고정과 실행 동작을 율동적으로 반복한다.

4) 안쪽넓은근(내측광근;vastus medialis)

(1) 시작자세

환자 자세: 치료대 끝에 다리를 늘어트려 앉은 자세

치료사 자세: 환자를 마주보고 실행측 다리 안쪽에 선다.

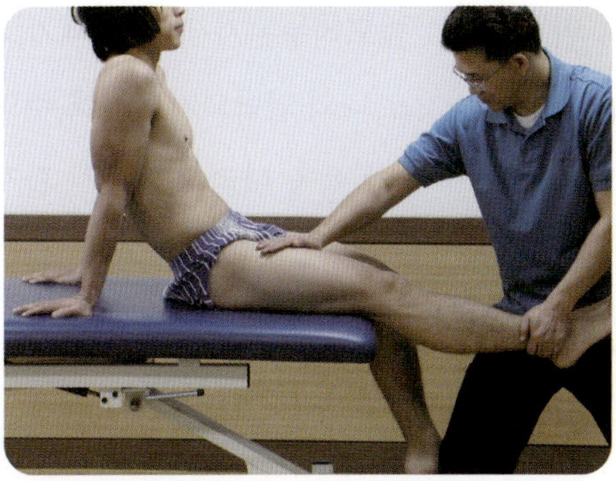

|그림 14-9| 시작자세

(2) 고정

실행하는 손으로 다리의 먼쪽를 잡고, 무릎관절을 편다. 고정하는 손으로 안쪽넓은근 이는곳에서 피부를 살짝 먼쪽으로 당겨서 근육을 고정한다.

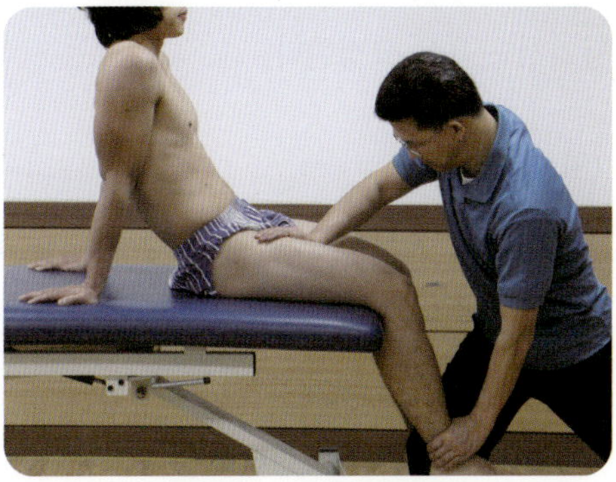

|그림 14-10| 실행자세

(3) 실행

고정하는 손으로 근육의 고정 상태를 유지한 채, 치료사 실행하는 손으로 무릎관절을 굽혀서 근육이 늘어나도록 한다.

연이어 근육의 주행방향을 따라 고정하는 손을 이동하면서 고정과 실행 동작을 율동적으로 반복한다.

5) 넙다리 두갈래근(대퇴이두근;biceps femoris)

(1) 시작 자세

환자 자세: 엎드려누운자세, 무릎뼈가 치료대 가장자리 밖으로 나와 압박되지 않도록 주의한다.

치료사 자세: 실행측 다리 가쪽에서 환자를 보고 선다.

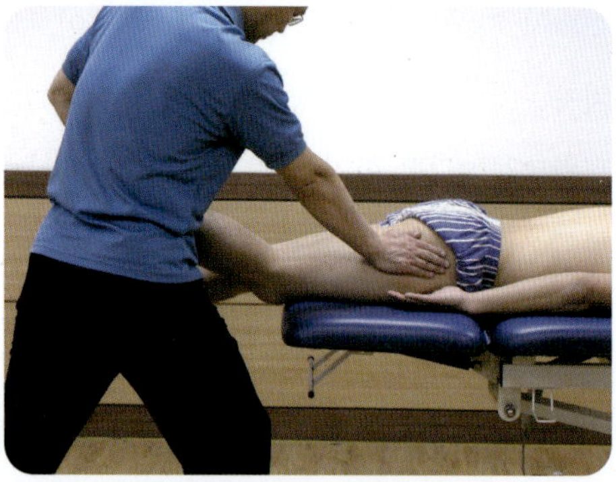

| 그림 14-11 | 시작자세

(2) 고정

실행하는 손으로 다리의 먼쪽를 잡고, 무릎관절의 굽힘, 가쪽돌림을 시킨다. 고정하는 손으로 넙다리두갈래근 이는곳에서 피부를 살짝 먼쪽으로 당겨서 근육을 고정한다.

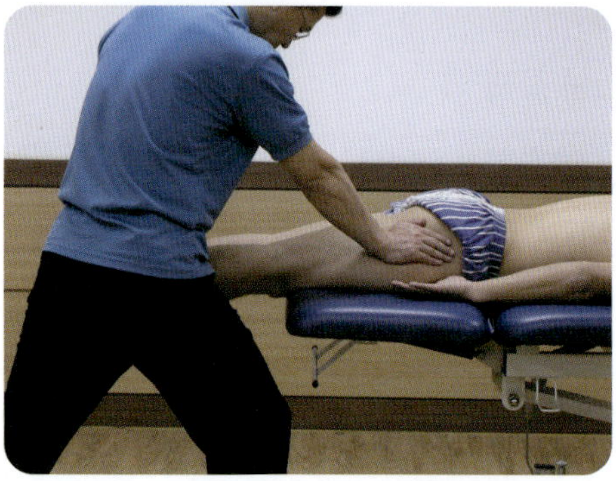

| 그림 14-12 | 실행자세

(3) 실행

고정하는 손으로 근육의 고정 상태를 유지한 채, 치료사 실행하는 손으로 무릎관절의 폄과 안쪽돌림을 시켜 근육이 늘어나도록 한다.

연이어 근육의 주행방향을 따라 고정하는 손을 이동하면서 고정과 실행 동작을 율동적으로 반복한다.

6) 반힘줄모양근(반건양근;semitendinosus) 반막모양근(반막양근;semimembranosus)

(1) 시작 자세

환자 자세: 엎드려누운자세, 무릎뼈가 치료대 가장자리 밖으로 나와 압박되지 않도록 한다.

치료사 자세: 실행측 다리 안쪽에서 환자를 보고 선다.

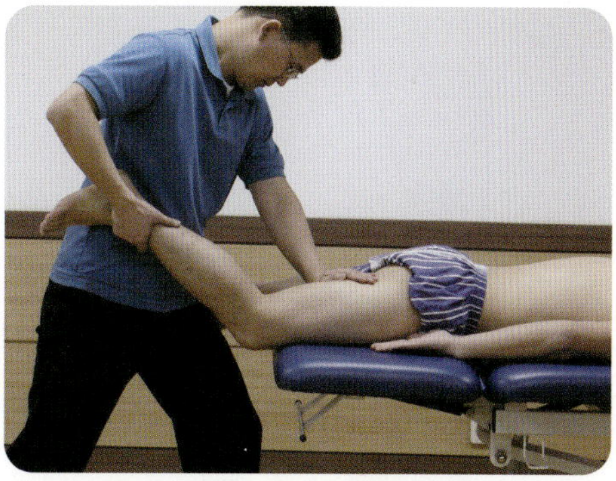

| 그림 14-13 | 시작자세

(2) 고정

실행하는 손으로 다리의 먼쪽를 잡고, 무릎관절의 굽힘과 안쪽돌림을 시킨다. 고정하는 손으로 안쪽 뒤넙다리근 이는곳에서 피부를 살짝 먼쪽으로 당겨서 근육을 고정한다.

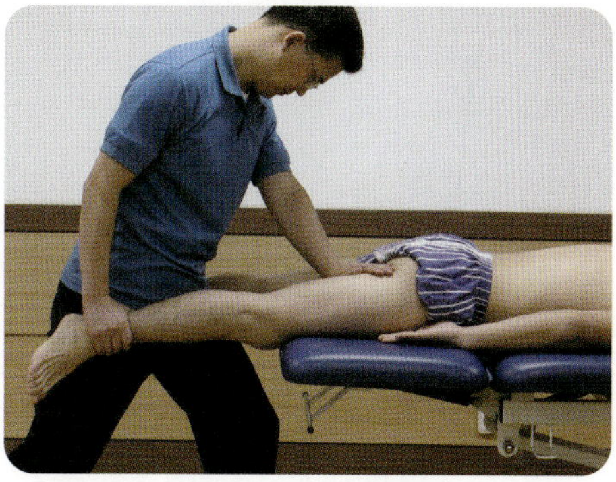

| 그림 14-14 | 실행자세

(3) 실행

고정하는 손으로 근육의 고정 상태를 유지한 채, 치료사 실행하는 손으로 무릎관절의 폄과 가쪽돌림을 실시하여 근육이 늘어나도록 한다.

연이어 근육의 주행방향을 따라 고정하는 손을 이동하면서 고정과 실행 동작을 율동적으로 반복한다.

03 수축성 구조 신장

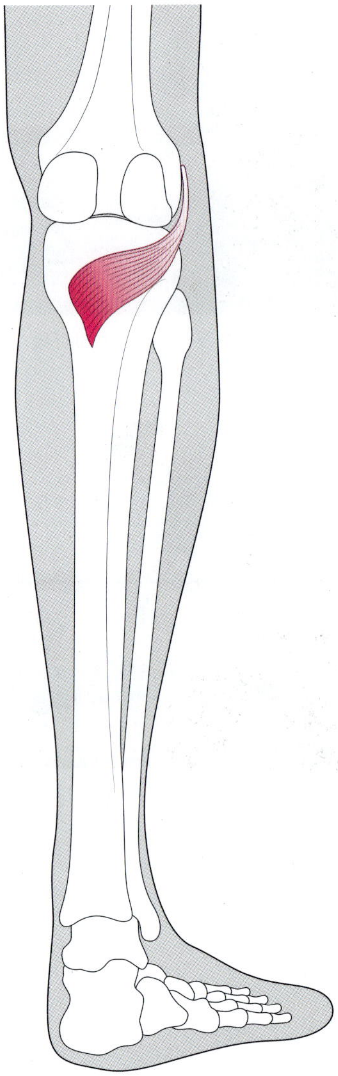

기시이는곳

대퇴골 외측과 넙다리뼈 가쪽관절융기

Lateral condyle of femur

정지닿는곳

경골 정강뼈 **의 후면 근위부**

Posterior proximal tibial shaft

작용

신전 폄 Extension **된 슬관절을 풀기 위해**
경골 정강뼈 Tibia **을 내회전하여,**
슬관절 굴곡을 시작하게 하는 작용

신경지배

경골신경 정강신경

Tibial nerve(L5,S1)

촉지

만져 볼 수 없다.

슬와근 오금근 Popliteus은 그 작용으로 인해 '무릎을 푸는 열쇠'라고도 한다.
이 근육은 슬관절 무릎관절 Knee joint 후면의 가장 깊은 곳에 있는 근육이다.

| 그림 14-15 | 오금근

1) 오금근(슬와근;popliteus)

(1) 대상근 특성

이는곳: 넙다리뼈의 가쪽관절융기

닿는곳: 정강이뼈의 안쪽과 후방

주작용: 무릎관절 굽힘 및 안쪽돌림

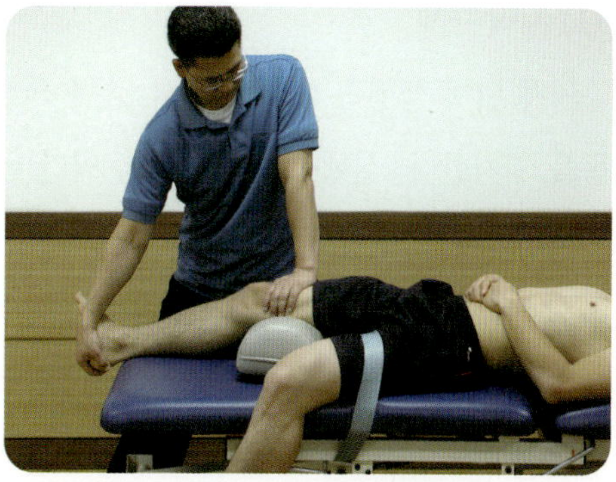

| 그림 14-16 | 시작자세

(2) 시작자세

환자자세: 치료대에 바로누운자세, 무릎관절 아래 쿠션을 넣고 엉덩관절과 무릎관절을 펴고 완전히 가쪽돌림 시킨다. 벨트를 이용하여 실행 반대측 넙다리를 치료대에 고정한다.

치료사자세: 환자의 다리 가쪽을 마주보고 선다. 치료사의 고정하는 손은 무릎관절 바로위에서 환자 넙다리를 치료대에 안정시킨다. 치료사의 실행하는 측의 아래팔과 손목이 환자의 발 안쪽에 닿도록 하여 환자의 발뒤꿈치 안쪽을 잡는다.

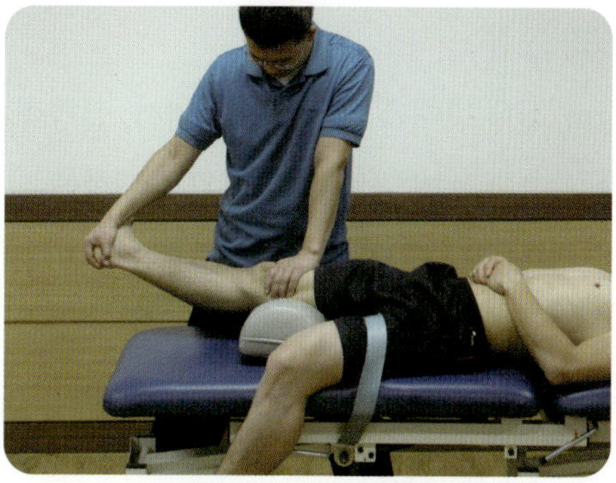

| 그림 14-17 | 실행자세

(3) 정적수축

치료사는 손잡기를 그대로 유지한 채, 실행하는 손으로 환자 다리 안쪽면에 신장 방향으로 저항을 가하고 환자는 이 저항에 대항하여 정적인 수축을 5초간 유지한 후, 이완한다.

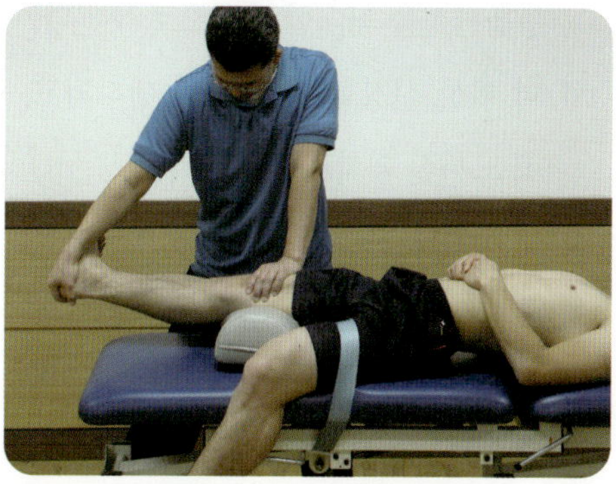

| 그림 14-18 | 대항근 자극

(4) 실행

이런 상태에서 치료사는 환자의 무릎을 서서히 그리고 완전히 가쪽으로 돌리면서 편다.

(5) 대항근자극

치료사는 이 손잡기를 그대로 유지하고, 환자에게 신장시키는 방향으로 더 움직이도록 하게 한 다음, 이 동작에 저항해서 환자의 대항 근육을 자극한다.

2) 오금근-자가 신장

(1) 시작자세

의자 뒤에 실행측 다리로 서서, 손을 의자 등받이에 대고 몸을 지지한다. 실행측 무릎관절을 약간 굽혀 다리와 발을 최대한 가쪽으로 돌린다. 실행 반대측 다리를 교차시켜서 실행측 다리 앞에 놓는다. 실행 반대측 발가락과 발허리부를 실행측 발 가쪽에 놓는다. 실행 반대측 다리를 실행측 무릎관절 바로 밑 다리에 댄다. 실행측 무릎관절을 최대한 편다.

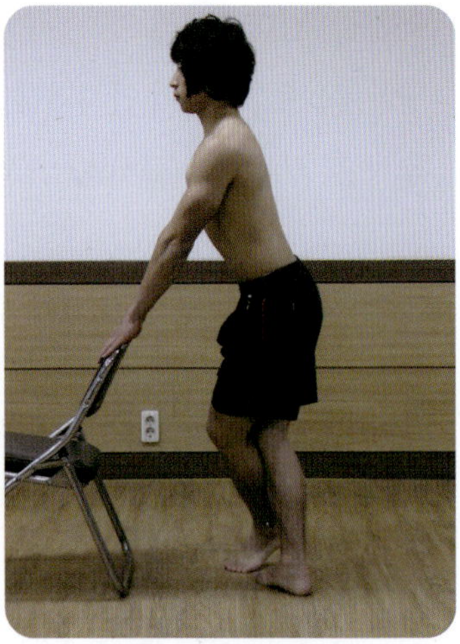

| 그림 14-19 | 시작자세

(2) 신장

a. 실행 반대측 무릎관절을 펴서, 실행측 무릎관절을 뒤쪽으로 눌러, 실행측 무릎관절 뒤쪽에 신장감이 느껴지도록 한다. 실행 반대측 발이 바닥에서 미끄러지지 않도록 한다.

b. 실행측 무릎관절을 실행 반대측 다리를 향해 앞쪽으로 5초간 누른다.

c. 긴장을 풀고, 실행 반대측 무릎관절을 더 펴서 실행측 무릎관절을 최대한 뒤쪽으로 누른다.

d. 더 이상 신장할 수 없다고 생각되고, 근육이 뻣뻣하다고 느껴질 때까지 반복한다.

e. 이 마지막 신장을 15초에서 1분 또는 그 이상을 유지한다.

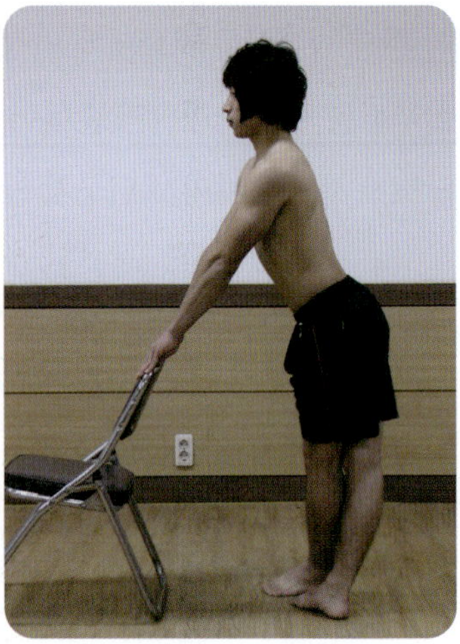

| 그림 14-20 | 실행자세

(3) 대항근 자극

실행 반대측 다리로 선다. 실행측 발과 다리를 최대한 가쪽으로 돌리고 무릎관절을 펴고, 이 자세를 몇 초간 유지한다.

(4) 지도사항

실행측 다리를 가쪽으로 충분히 돌리지 않는다. 실행 반대측 발이 바닥에서 미끄러진다.

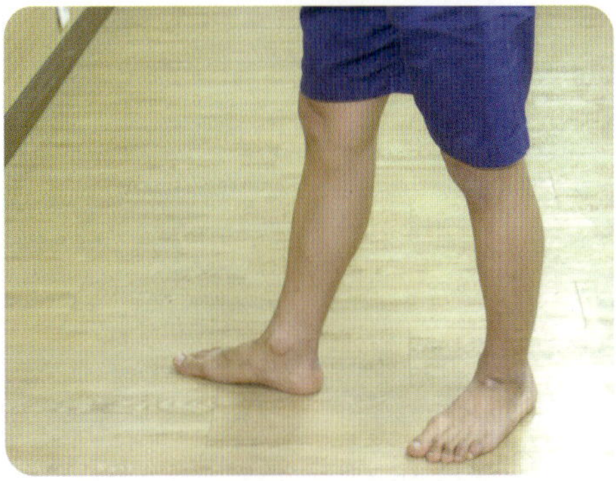
| 그림 14-21 | 대항근 자극

3) 넙다리두갈래근 짧은갈래(단두;short head)

(1) 대상근의 특성

이는곳: 두덩뼈 빗, 관절융기위선

닿는곳: 종아리뼈, 정강이뼈 가쪽

주작용: 무릎관절 굽힘 및 가쪽돌림

(2) 시작자세

환자자세: 치료대에 바로누운 자세, 무릎관절 아래 쿠션을 넣고 엉덩관절과 무릎관절을 펴고 완전히 안쪽돌림 시킨다. 벨트를 이용하여 실행 반대측 넙다리를 치료대에 고정한다.

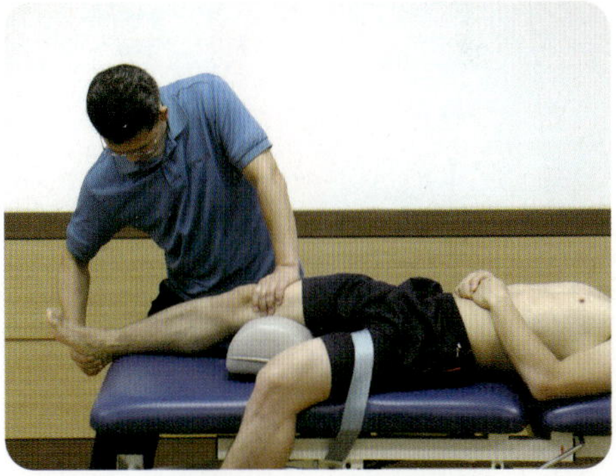
| 그림 14-22 | 시작자세

치료사: 환자의 다리 가쪽에서 마주보고 선다. 치료사의 실행하는 손은 환자의 발뒤꿈치 가쪽을 잡는다. 치료사의 고정하는 손은 환자의 무릎관절 바로 위 넙다리부를 안정시킨다.

(3) 정적수축

치료사는 손잡기를 그대로 유지한 채, 실행하는 손으로 환자 다리 가쪽면에 신장 방향으로 저항을 가하고 환자는 이 저항에 대항하여 정적인 수축을

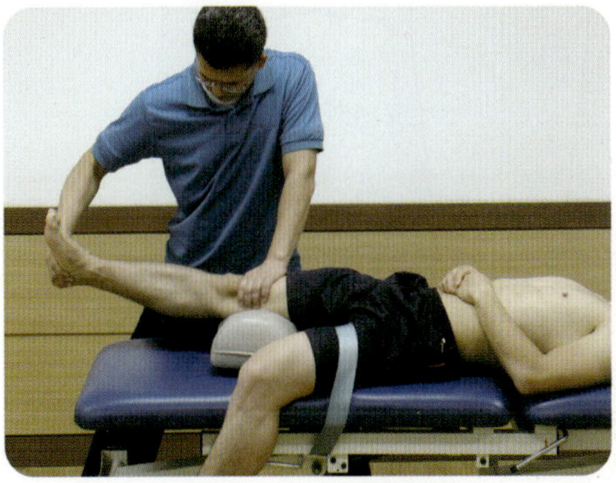
| 그림 14-23 | 실행자세

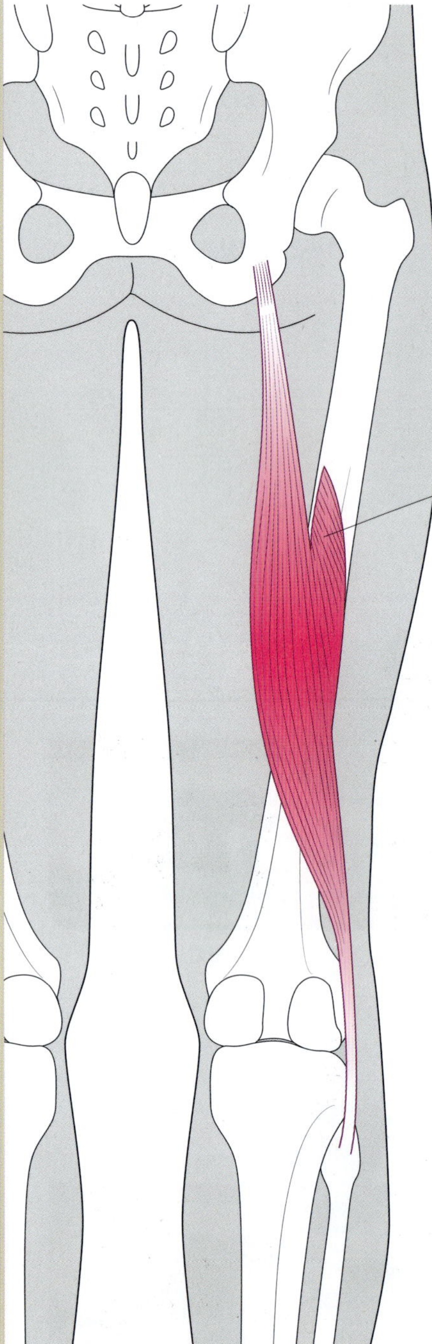

기시이는곳

단두 - 대퇴골조선 넙다리뼈거친선 Short head : linea aspera

정지닿는곳

비골두 종아리뼈머리 Head of fibula

작용

단두 - 슬관절 굴곡 무릎관절 굽힘 Short head : flexion of knee

신경지배

단두 - 좌골신경 - 비골신경 종아리신경

Short head : sciatic nerve - peroneal nerve (L5, S1, 2)

촉지

대퇴의 후외측면

Lateral posterior surface of thigh

건 힘줄 **은 슬관절** 무릎관절 **후면의 외측면에서 촉지된다.**

Tendon palpated on lateral aspect of posterior knee

| 그림 14-25 | 넙다리두갈래근 짧은갈래

5초간 유지한 후, 이완한다.

(4) 실행

이런 상태에서 치료사는 환자의 무릎관절을 서서히 그리고 완전히 안쪽으로 돌리면서 편다.

(5) 대항근 자극

치료사는 이 손잡기를 그대로 유지하고 환자에게 신장시키는 방향으로 더 움직이라고 한 다음 이 동작에 저항해서 대항근을 자극한다.

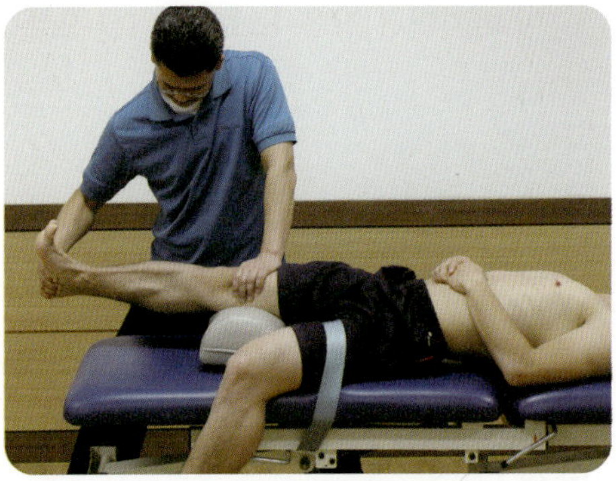

| 그림 14-24 | 대항근 자극

4) 넙다리두갈래근 짧은갈래-자가 신장

(1) 시작자세

손을 의자 등받이에 대고 몸을 지지한다. 실행측 무릎관절을 약간 굽혀 다리와 발을 최대한 안쪽돌림 시킨다. 실행 반대측 다리를 실행측 다리 앞으로 교차시켜 실행 반대측 발가락과 발허리부를 실행측 발 가쪽 바닥위에 놓는다. 실행 반대측 다리 뒤쪽부를 실행측 무릎관절 바로 아래 다리에 댄다. 실행측 무릎을 최대한 편다.

(2) 신장

a. 실행 반대측 무릎관절을 펴서 실행측 무릎관절을 뒤쪽으로 눌러, 실행측 무릎 뒤쪽에 신장감이 느껴지도록 한다. 실행 반대측 발이 바닥에서 미끄러지지 않도록 한다.
b. 실행측 무릎관절을 실행 반대측 다리를 향해 앞쪽으로 5초간 누른다.
c. 긴장을 풀고 실행 반대측 무릎관절을 더 펴서 실행측 무릎관절을 최대한 뒤쪽으로 누른다.
d. 더 이상 신장할 수 없다고 생각되고, 근육이 빳빳하다고 느껴질 때까지 반복한다.

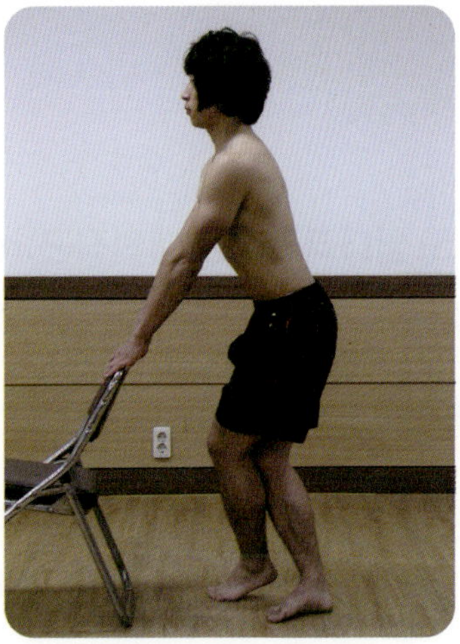

| 그림 14-26 | 시작자세

e. 이 마지막 신장을 15초에서 1분 또는 그 이상을 유지한다.

(3) 대항근 자극

실행 반대측 다리로 선다. 실행측 발과 다리를 최대한 안쪽으로 돌리고 무릎관절을 펴고 이 자세를 몇 초간 유지한다.

(4) 지도사항

실행측 다리를 안쪽으로 충분히 돌리지 않거나, 반대측 발이 바닥에서 미끄러진다.

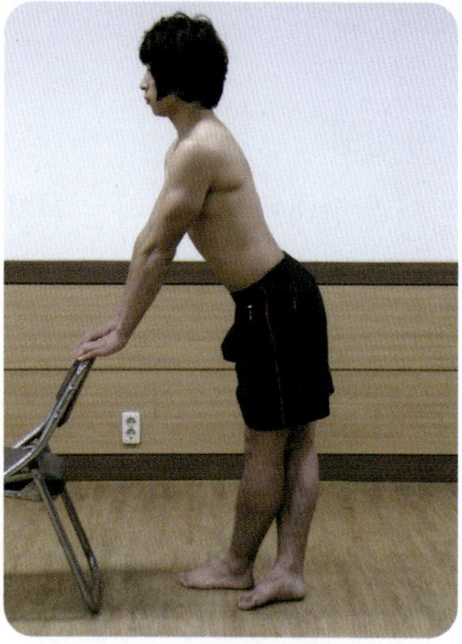

| 그림 14-27 | 실행자세

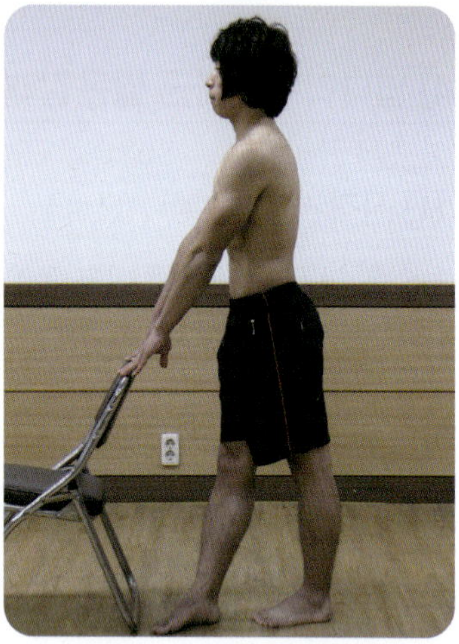

| 그림 14-28 | 대항근 자극

5) 넙다리곧은근(대퇴직근 : rectus femoris)

(1) 대상근 특성

이는곳: 앞아래엉덩가시(AIIS), 절구(acetablum)위 가장자리쪽

닿는곳: 무릎뼈(patellar) 바닥

주작용: 엉덩관절 굽힘, 무릎관절 폄

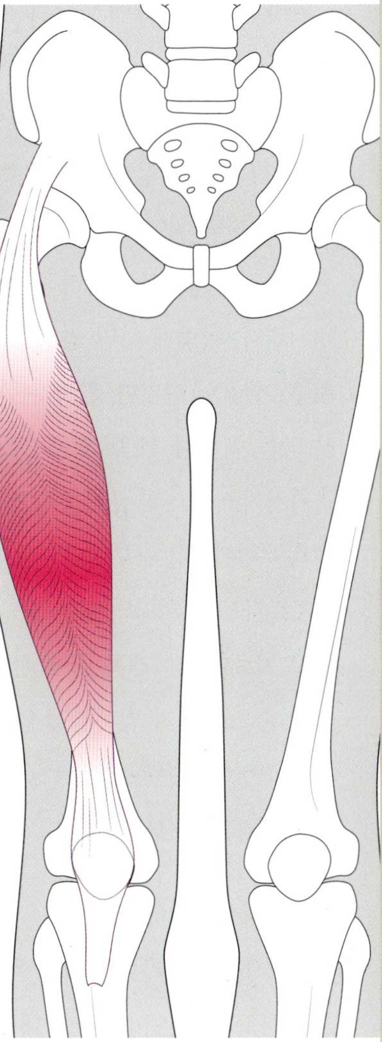

기시이는곳

전하장골극 앞아래엉덩뼈가시
Anterior inferior iliac spine

관골구 상연 볼기뼈절구 위모서리
Upper margin of acetabulum

정지닿는곳

슬개골 무릎뼈 Patella

슬개인대 무릎인대 Patellar ligament **를 넘어 경골 조면** 정강뼈거친면 Tibial tuberosity**에 정지**

작용

슬관절 신전 무릎관절 폄 Extension of knee

고관절 굴곡 엉덩관절 굽힘 Flexion of hip

신경지배

대퇴신경 넙다리신경
Femoral nerve(L2,3,4)

촉지

대퇴 전면 넙다리 앞면
Anterior surface of thigh

대퇴직근은 대퇴사두근 넙다리네갈래근 중에 유일하게 고관절을 경유하는 근육이다. 따라서 고관절 굴곡 엉덩관절 굽힘 작용과 슬관절 신전 무릎관절 폄 작용에 강하게 작용하는 근육이다. 엎드려누운자세에서 무릎을 구부리면 엉덩이에 뒤꿈치가 닿는 최종지점에서 이 근육이 팽팽하게 당겨지는 느낌을 받게 될 것이다. 만약 이 근육이 단축되어 있으면 엉덩이에 뒤꿈치 닿기가 불가능해지고 이것을 보상하려고 고관절을 구부리게 될 것이다.

| 그림 14-29 | 넙다리곧은근

(2) 시작자세

환자자세: 치료대에 엎드린 자세, 넙다리곧은근 이는곳을 벨트로 치료대에 고정시킨다. 실행 반대측 다리를 치료대 옆으로 내려서 발을 바닥에 댄다. 허리척주앞굽음으로 인한 통증을 예방하기 위해 발을 바닥 위에서 앞쪽으로 옮기고, 이 자세가 유지되도록 치료사의 머리쪽 발로 환자의 발을 안정시킨다. 이렇게 하면 엉덩관절이 더 굽혀지고, 척주앞굽음이 펴지며, 환자가 신장을 회피하는 것을 막을 수 있다. 배 밑에 쿠션을 넣어 신장효과를 증가시키고 허리의 굽힘을 증가시키기도 한다. 실행측 무릎관절은 구부린다.

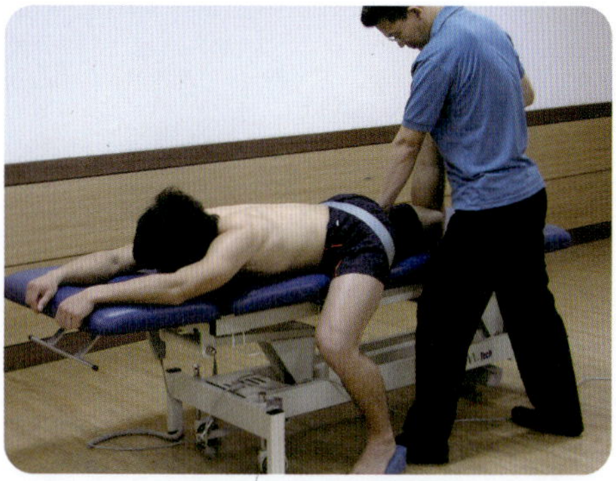

| 그림 14-30 | 시작자세

치료사자세: 환자의 실행측 넙다리 안쪽을 마주보고 치료대의 아래쪽 끝에 선다. 치료사는 실행하는 손으로 환자 발목관절 앞쪽을 잡는다. 치료사의 고정하는 손은 환자의 궁둥뼈결절 바로 밑에서 넙다리를 안정시킨다.

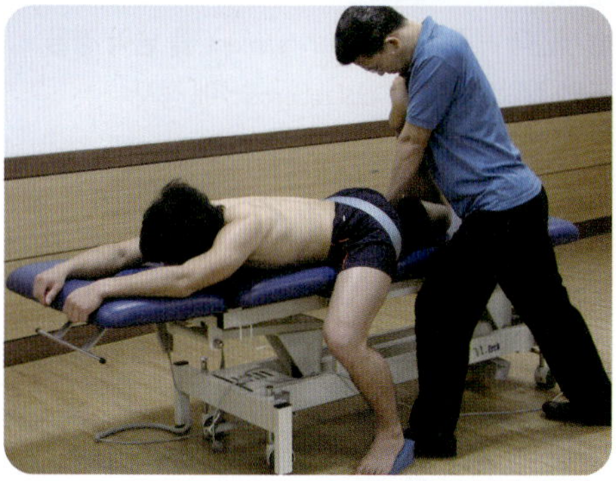

| 그림 14-31 | 실행자세

(3) 정적수축

치료사는 손잡기를 그대로 유지한 채, 실행하는 손으로 환자 다리 앞쪽에 신장 방향으로 저항을 가하고 환자는 이 저항에 대항하여 정적인 수축을 5초간 유지한 후, 이완한다.

(4) 실행

이런 상태에서 치료사는 환자의 뒤꿈치가 엉덩이에 닿을 때까지 무릎관절을 천천히 그리고 완전히 굽힌다.

(5) 대항근 자극

경련을 일을 킬 수 있는 가능성 때문에 대항근육의 자극은 추천되지 않는다.

6) 넙다리곧은근(최대신장)

(1) 시작자세

환자자세: 치료대에 엎드린 자세, 넙다리곧은근 이는곳을 벨트로 치료대에 고정시킨다. 실행 반대측 다리를 치료대 옆으로 내려서 발을 바닥에 댄다. 허리척주앞굽음으로 인한 통증을 예방하기 위해 발을 바닥 위에서 앞쪽으로 옮기고, 이 자세를 치료사의 머리쪽 발로 안정시킨다. 그러면 엉덩관절이 더 굽혀지고, 척주앞굽음이 펴지며, 환자가 신장을 회피하는 것을 막을 수 있다. 배 밑에 쿠션을 넣어 신장효과를 증가시키고 허리의 굽힘을 증가시키기도 한다. 치료대의 아래쪽 경사판을 들어 올려 실행측 엉덩관절이 과도하게 펴지도록 한다. 실행측 무릎관절은 구부린다.

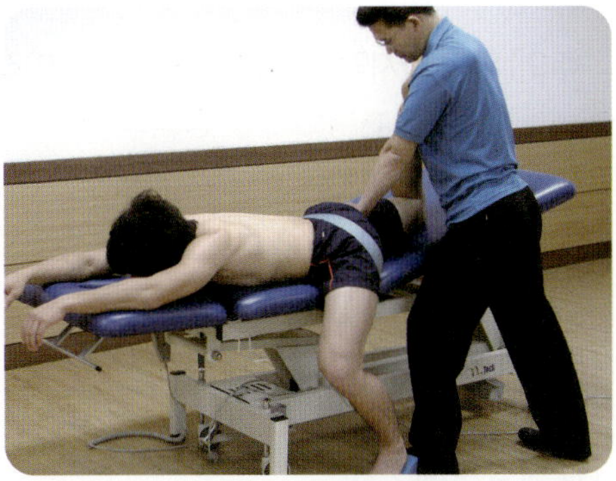

| 그림 14-32 | 시작자세

치료사자세: 환자의 실행측 넙다리 내측을 마주보고 치료대의 아래쪽 끝에 선다. 치료사는 실행하는 손으로 환자 발목관절 앞쪽을 잡는다. 치료사의 고정하는 손은 환자의 궁둥뼈결절 바로 밑에서 넙다리를 안정시킨다.

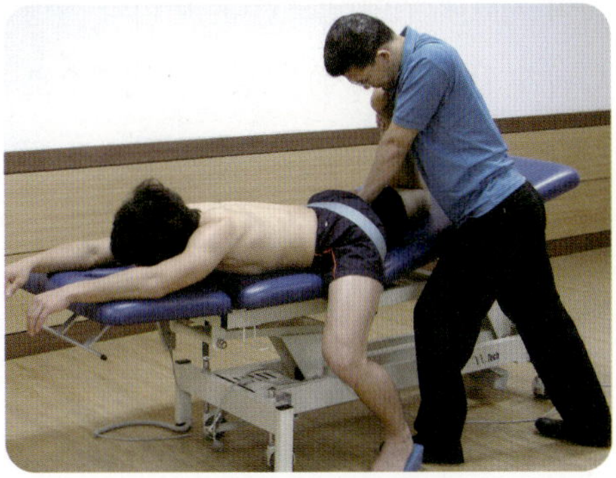

| 그림 14-33 | 실행자세

(2) 정적수축

치료사는 손잡기를 그대로 유지한 채, 실행하는 손으로 환자 다리 앞쪽에 신장 방향으로 저항을 가하고 환자는 이 저항에 대항하여 정적인 수축을 5초간 유지한 후, 이완한다.

(3) 실행

이런 상태에서 치료사는 환자의 뒤꿈치가 엉덩이에 닿을 때까지 무릎관절을 천천히 그리고 완전히 굽힌다.

(4) 대항근 자극

경련을 일을 킬 수 있는 가능성 때문에 대항근육의 자극은 추천되지 않는다.

주의) 일단 마지막 자세에서, 치료대의 아래쪽 경사판을 더 높이 들어 올림으로써 더 강한 신장을 시킬 수 있다.

7) 넙다리곧은근-자가신장 1

(1) 시작자세

벨트를 실행측 발목 주위에 감고 얼굴을 아래로 하여 치료대 위에 엎드린다. 머리와 실행 반대측 다리가 치료대 (탁자) 가장자리 바깥으로 나가게 한다. 실행 반대측 발을 충분히 앞으로 내밀어 등이 어느쪽으로도 굽혀지지 않도록 한다. 벨트 끝을 잡고 어깨 위로 잡아당긴다. 몸통을 약간 실행 반대측으로 굽히고, 다리는 어느쪽으로도 돌리지 말고 실행측 무릎관절을 구부린다. 실행측 골반을 치료대쪽으로 누른다. 턱을 뒤로 잡아당긴다.

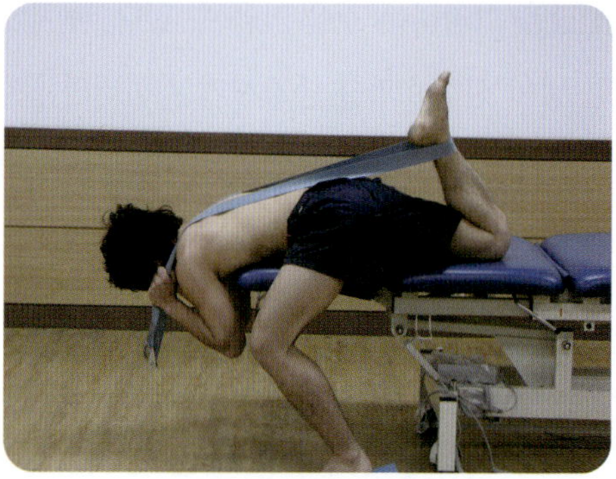

| 그림 14-34 | 시작자세

(2) 신장

a. 벨트를 잡아당겨 무릎관절을 더 굽혀, 실행측 넙다리 앞쪽에 신장이 느껴지도록 한다.
b. 실행측 발을 벨트로 당기는 반대방향으로 5초 동안 민다.
c. 긴장을 풀고 허리를 펴고 벨트를 잡아당겨 실행측 발뒤꿈치를 엉덩이에 가능한 한 가깝게 끌어당긴다.
d. 더 이상 신장할 수 없다고 생각되고, 근육이 뻣뻣하다고 느껴질 때까지 반복한다.

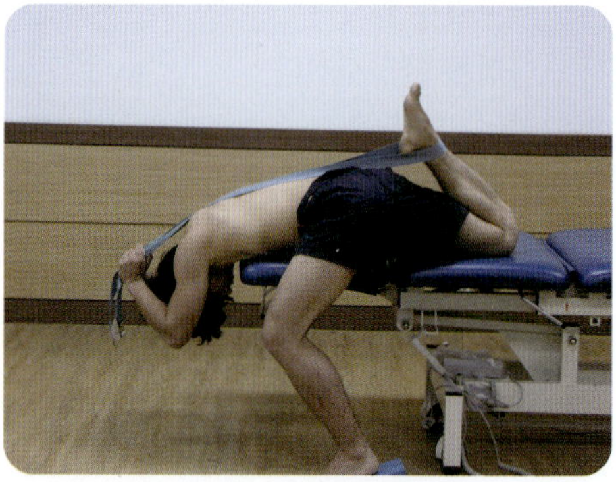

| 그림 14-35 | 실행자세

e. 이 마지막 신장을 15초에서 1분 또는 그 이상을 유지한다.

(3) 대항근 자극

넙다리 뒤쪽에 있는 대항근을 자극하면 경련을 일을 키는 수가 있다. 그래서 피해야 한다.

(4) 지도사항

실행 반대측 발을 너무 뒤로하거나, 바닥에서 떨어지게 하여 허리가 굽혀진다.

몸통를 실행측으로 굽힌다.

실행측 엉덩관절을 굽힌다.

실행측 다리를 안쪽으로나 가쪽으로 돌린다.

턱을 내밀거나 머리를 뒤로 젖힌다.

주의) 이 신장은 근육이 너무 경직되어있고 무릎을 꿇을 때 통증이 오는 경우 사용된다. 근육이 약간만 경직되었을 때는 벨트대신 실행측 손과 팔을 이용하는 수도 있다. 다리를 돌리면 무릎관절이 너무 긴장된다.

8) 넙다리곧은근-자가신장 2

(1) 시작자세

실행측 무릎관절을 쿠션 위에 놓고, 실행 반대측 발을 앞쪽 바닥 위에 놓는다. 실행 반대측 무릎관절을 편다. 고정하는 손을 의자 위에 대서 허리와 무릎관절에 무게가 실리지 않도록 하고 몸의 균형을 보조 하도록 한다. 실행하는 손을 등 뒤로 돌려 실행측 발목을 잡는다. 골반을 실행측으로 돌리지 않도록 하고 등을 굽히지 않는다. 두덩결합부를 배꼽쪽으로 당겨 골반의 뒤쪽기울임을 유도한다.

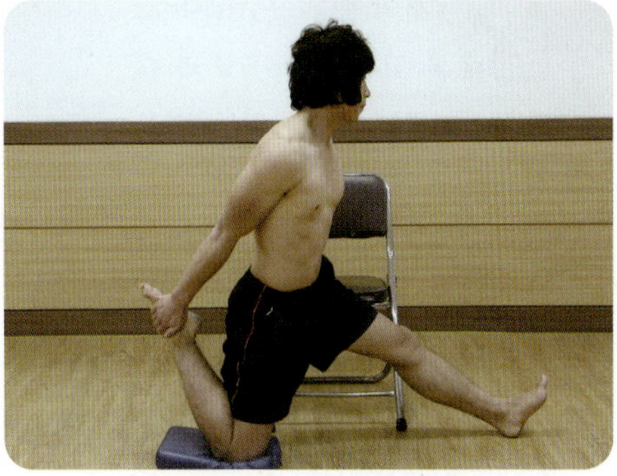

| 그림 14-36 | 시작자세

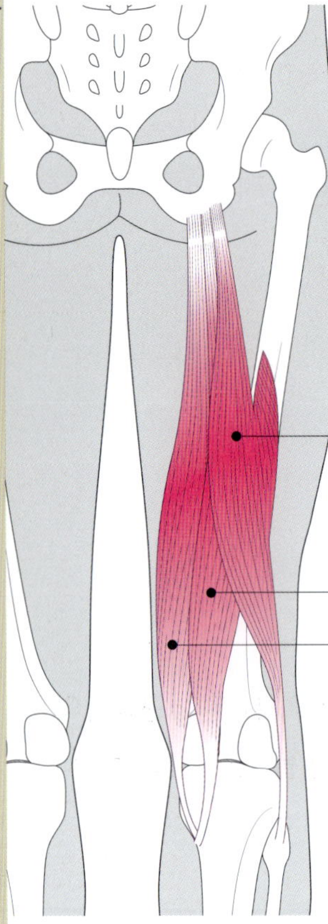

1. **대퇴이두근** 넙다리두갈래근 Biceps femoris

2. **반건양근** 반힘줄모양근 Semitendinosus

3. **반막양근** 반막모양근 Semimembranosus

기시 이는곳

장두 - 좌골조면 궁둥뼈거친면 Long head : ischial tuberosity
단두 - 대퇴골조선 넙다리뼈거친선 Short head : linea aspera

정지 닿는곳

비골두 종아리뼈머리 Head of fibula

작용

장두 - 고관절 신전 엉덩관절 폄 Long head : extension of hip
단두 - 슬관절 굴곡 무릎관절 굽힘 Short head : flexion of knee

신경지배

장두 긴머리 **- 좌골신경** 궁둥신경
Long head : sciatic nerve - tibial nerve(S1,2,3)
단두 짧은머리 **- 좌골신경** 궁둥신경
Short head : sciatic nerve - peroneal nerve(L5,S1,2)

촉지

대퇴의 후외측면
Lateral posterior surface of thigh
건은 슬관절 후면의 외측면에서 촉지된다.
Tendon palpated on lateral aspect of posterior knee

3개의 슬건근 뒤넙다리근은 고관절 엉덩관절 과 슬관절 무릎관절 의 2개의 관절을 경유한다.
대퇴의 외측에서 내측으로 배열순서를 나타내면 대퇴이두근, 반건양근, 반막양근으로 되어 있다
슬건근이 단축되면 무릎을 편 상태에서 허리를 굽혀 발가락에 손을 대기가 힘들 것이다.

| 그림 14-38 | 뒤넙다리근

(2) 신장

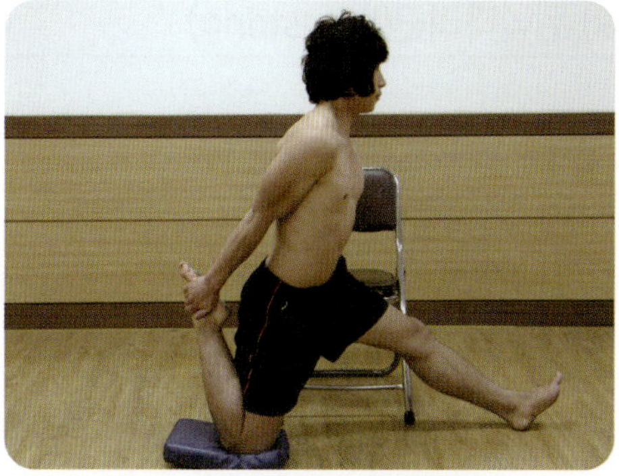
| 그림 14-37 | 실행자세

a. 실행측 엉덩관절을 펴고, 발을 엉덩이쪽으로 당겨서, 실행측 넙다리 앞쪽에 신장이 느껴지도록 한다.
b. 실행측 발을 손으로 잡아당기는 쪽의 반대로 5초간 누른다.
c. 긴장을 푼다, 실행측 엉덩관절을 펴고, 허리를 세우고 발뒤꿈치를 가능한 한 엉덩이에 가깝게 당긴다.
d. 더 이상 신장할 수 없다고 생각되고, 근육이 빳빳하다고 느껴질 때까지 반복한다.
e. 이 마지막 신장을 15초에서 1분 또는 그 이상을 유지한다.

(3) 자극

넙다리 뒤쪽에 있는 대항근을 자극하면 경련을 일을 키는 수가 있다. 그래서 피해야 한다.

(4) 지도사항

허리를 구부린다.
실행측 엉덩관절을 굽힌다.
골반을 실행측으로 돌린다.
허리를 옆으로 굽힌다.
실행측 무릎에 너무 많은 몸무게가 실린다.

주의) 이 신장은 근육을 최대한으로 신장시킨다. 근육의 경직이 적을 때 이 운동을 사용한다. 이 운동은 무릎관절에 많은 무리를 줄 수도 있다. 무릎관절에 통증이 올 경우 다른 방법으로 한다.

9) 뒤넙다리근(hamstring)

(1) 대상근 특성

이는곳: 궁둥뼈결절

닿는곳: 거위발건(반막모양근, 반힘줄모양근), 종아리뼈 머리(넙다리두갈래근)

주작용: 무릎관절 굽힘, 무릎관절 안쪽돌림(반힘줄모양근, 반막모양근), 무릎관절 가쪽돌림(넙다리두갈래근)

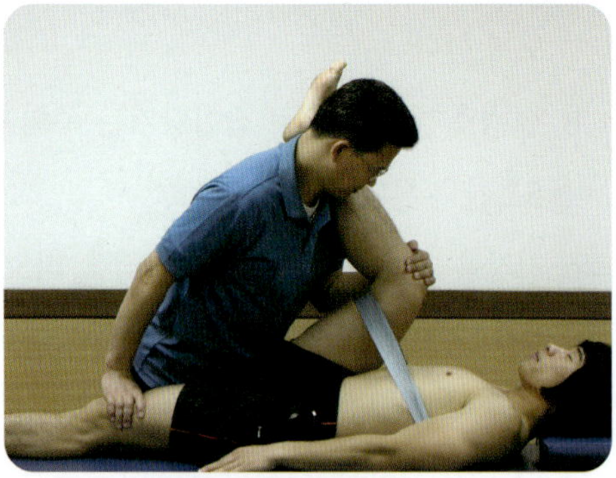

| 그림 14-39 | 시작자세

(2) 시작자세

환자자세: 치료대에 바로누운자세, 실행측 엉덩관절을 완전히 굽힌 후, 벨트를 이용하여 넙다리부를 치료대에 안정시킨다. 무릎을 짧아진 근육이 허용하는 한 최대한으로 편다.

치료사자세: 환자를 마주보고 환자 실행측에 서서, 환자의 발뒤꿈치와 다리를 치료사의 동측 어깨위에 걸친다. 치료사의 실행하는 손은 환자 무릎관절 바로 아래에서 다리 앞쪽을 잡는다. 치료사의 고정하는 손은 환자의 실행 반대측 무릎관절 바로 위 넙다리의 앞쪽을 접촉하여 치료대에 안정시킨다. 필요한 경우 실행반대측 넙다리부를 벨트로 고정시키기도 한다.

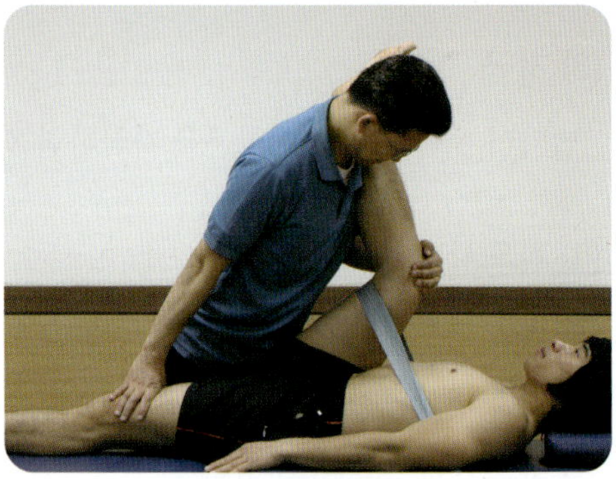

| 그림 14-40 | 실행자세

(3) 정적수축

치료사는 손잡기를 그대로 유지한 채, 환자에게 실행측 발뒤꿈치로 치료사 어깨를 5초간 눌러 유지하게 한 후, 이완하게 한다.

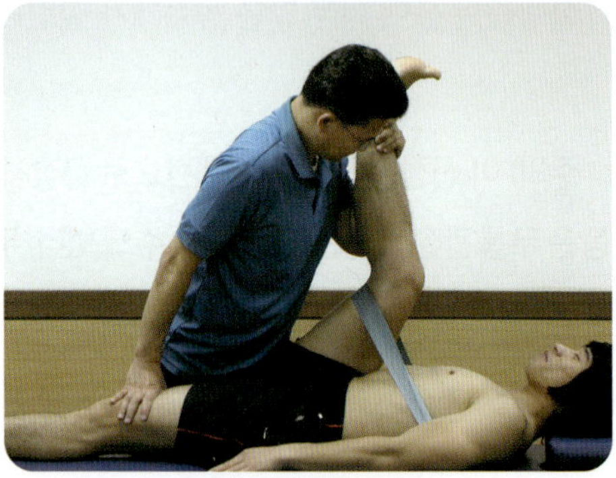

| 그림 14-41 | 대항근 자극

(4) 신장

이 상태에서 치료사는 환자의 실행측 무릎관절을 천천히 그리고 완전히 편다.

(5) 대항근 자극

치료사는 실행하는 손을 환자의 실행측 발목관절 바로 위 다리 앞쪽으로 옮기고, 환자에게 신장시키는 방향으로 더 움직이도록 하게 한 다음. 이 동작에 저항해서 환자의 대항근을 자극한다.

넙다리두갈래근: 환자 실행측 엉덩관절과 무릎관절 모두를 안쪽으로 돌리고, 엉덩관절 모음 시키는 것 외에 동일하다. 반막모양근/반힘줄모양근: 환자 실행측 엉덩관절과 무릎관절 모두를 가쪽돌림 시키고, 엉덩관절 벌림 시키는 것 외에는 동일하다.

주의) 이 기법은 무릎관절을 편 상태에서 신장시키는 기존 방법보다 치료사에게는 더 쉽고, 환자에게는 더 편안하다. 무릎관절이 펴진 상태에서 보다는 구부린 상태에서 엉덩관절의 굽힘이 더 많이 일어나는 모든 환자에게 이 기법을 적용할 수 있다.

10) 넙다리두갈래근 긴갈래(장두;long head), 반힘줄모양근, 반막모양근, 큰볼기근(대둔근;gluteus maximus), 큰모음근(대내전근;adductor magus)–자가 신장

(1) 시작자세

실행 반대측 팔과 손을 의자에 대고 몸을 지탱한 상태에서, 실행 반대측 무릎관절을 쿠션위에 올려놓고, 실행측 무릎관절은 구부려 앞으로 내민다. 실행 반대측 엉덩관절을 펴고, 몸통를 바로세운 상태로 몸통을 앞으로 기울여, 골반이 정면을 마주보게 한다.

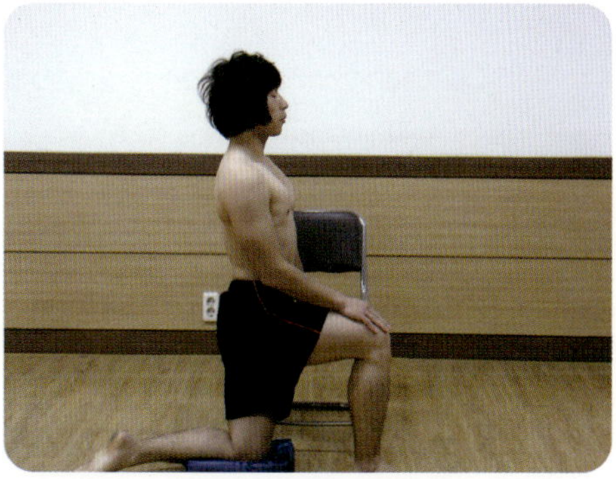
| 그림 14-42 | 시작자세

(2) 신장

a 반대측 무릎이 뒤로 미끄러지게 하여, 실행측 무릎관절에 폄이 일어나고 동측 넙다리 뒷부분을 따라 신장이 느껴지도록 한다.

b 실행측 발뒤꿈치로 5초 동안 바닥을 누른다.

c 긴장을 풀고, 실행측 무릎관절을 펴고 실행 반대측 무릎이 최대한 뒤쪽으로 미끄러지게 한다.

d. 더 이상 신장할 수 없다고 생각되고, 근육이 빳빳하다고 느껴질 때까지 반복한다.

e. 이 마지막 신장을 15초에서 1분 또는 그 이상을 유지한다.

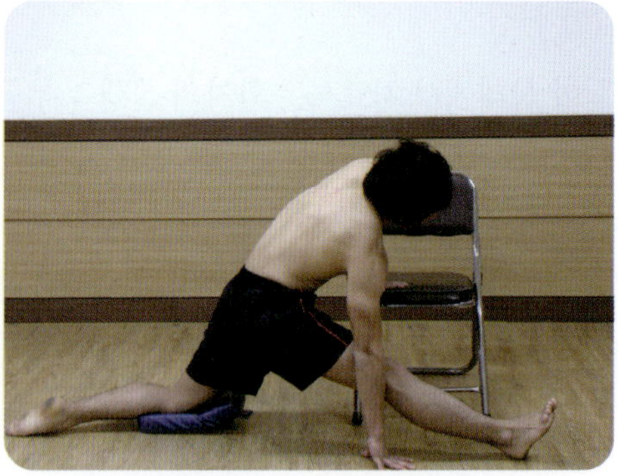

| 그림 14-43 | 실행자세

(3) 자극

1. 무릎관절을 펴서 마지막 신장동작을 유지하고, 실행측 다리를 들도록 노력한다.
2. 이 자세를 몇 초간 유지한다.

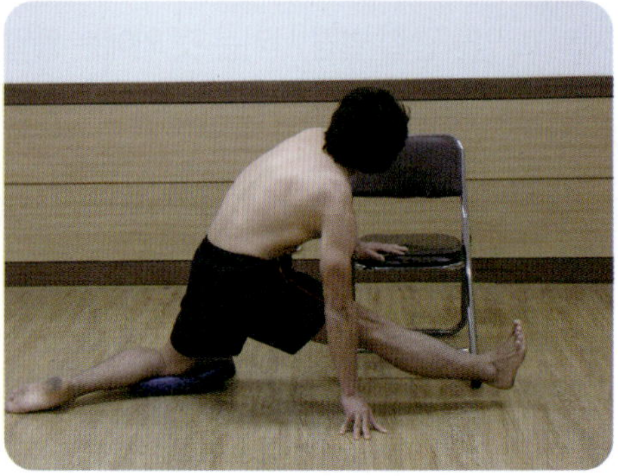

| 그림 14-44 | 대항근 자극

(4) 지도사항

골반이 앞쪽기울임 되든가 돈다.

허리를 돌리거나 앞으로 구부린다.

실행측 다리를 안쪽이나 가쪽으로 돌린다.

실행 반대측 무릎에 너무 많은 압박을 가한다.

주의) 이 운동은 자주 해야 할 신장운동 중 하나이다

물·렁·조·직·가·동·술

제 15 장

엉덩관절

01 횡 마사지

1) 넙다리두갈래근 힘줄

(1) 시작 자세

환자자세: 치료대에 엎드린 자세에서 실행측 다리를 치료대 옆으로 내려, 엉덩관절과 무릎관절을 굽혀 발을 바닥에 접촉한다.

치료사: 대략 환자의 실행측 넙다리 수준에서 환자 발쪽을 향해 선다.

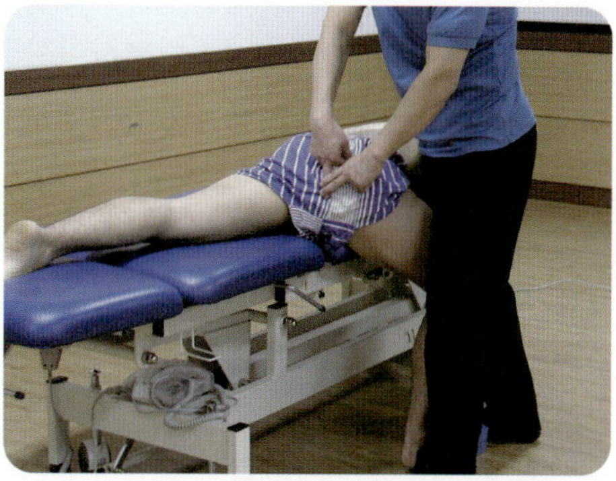

| 그림 15-1 | 시작자세

(2) 고정

치료사의 고정하는 손 가운데손가락을 궁둥뼈 결절 위 넙다리두갈래근 이는곳에 위치시킨다.

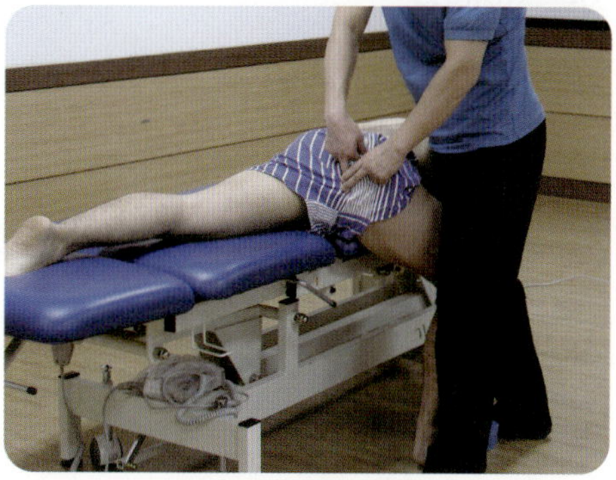

| 그림 15-2 | 실행자세

(3) 실행

치료사 실행하는 손의 집게손가락과 가운데손가락을 고정하는 손가락 위에 올려 보조한 후 피부가 허락하는 범위까지 당기는 방향으로만 어깨 동작을 이용하여 율동적으로 횡 마사지를 시행한다.

2) 궁둥구멍근(이상근;piriformis)

(1) 시작 자세

환자자세: 치료대에 엎드린 자세에서 실행측 다리를 치료대 옆으로 내려, 엉덩관절과 무릎관절을 굽혀 발을 바닥에 접촉한다. 이런 자세를 취하여야만 궁둥구멍근이 큰볼기근 아래쪽으로 밀려 나온다.

치료사: 대략 환자의 실행측 다리 넙다리 수준에서 환자 발쪽을 향해 선다.

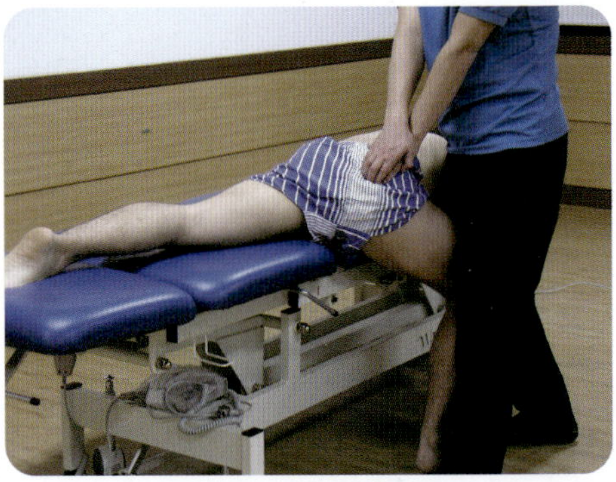

|그림 15-3| 시작자세

(2) 고정

치료사의 고정하는 손 손가락뼈사이관절을 가볍게 굽혀 그 끝을 궁둥구멍근 힘살부위에 위치시킨다.

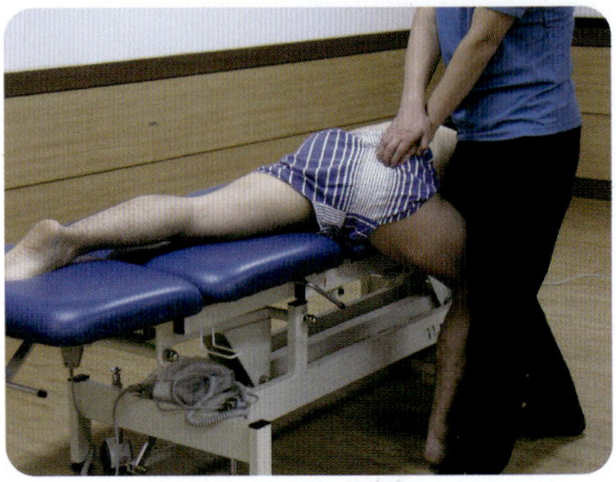

|그림 15-4| 실행자세

(3) 실행

치료사 실행하는 손을 고정하는 손 위에 올려 보조한 후 피부가 허락하는 범위까지 당기는 방향으로만 어깨 동작을 이용하여 율동적으로 횡 마사지를 시행한다.

3) 엉덩근(장근;iliacus)

(1) 시작 자세

환자 자세: 바로 누운자세,

치료사 자세: 환자 실행측 다리 가쪽에서 환자를 마주보고 선다.

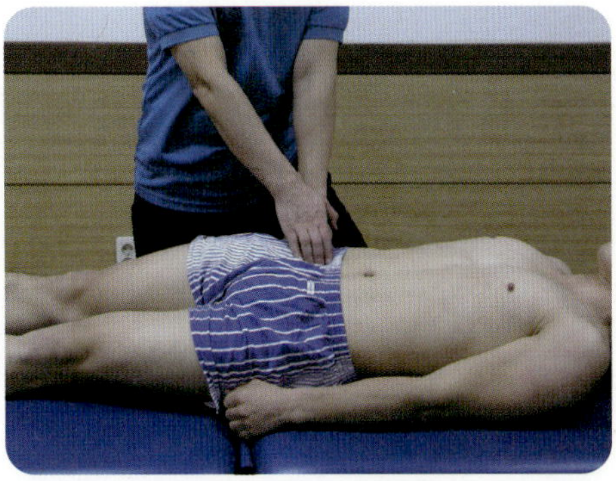

| 그림 15-5 | 시작자세

(2) 고정

치료사의 고정하는 손 손가락뼈사이관절을 가볍게 굽혀 그 끝을 엉덩근 힘살부위에 위치시킨다.

(3) 실행

치료사 실행하는 손을 고정하는 손 위에 올려 보조한 후 피부가 허락하는 범위까지 당기는 방향으로만 어깨 동작을 이용하여 율동적으로 횡 마사지를 시행한다.

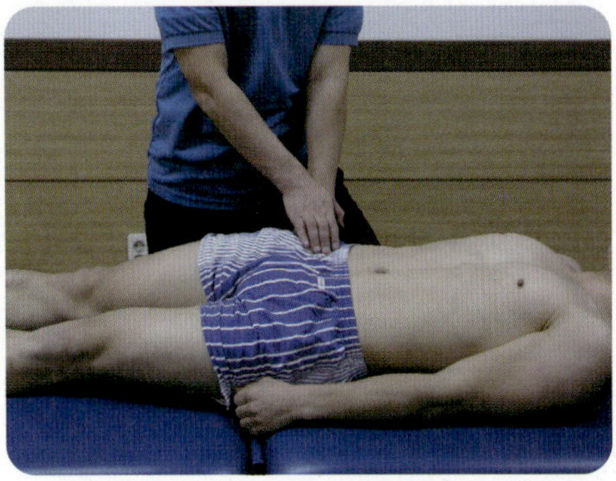

| 그림 15-6 | 실행자세

4) 중간볼기근(중둔근;gluteus medius)

(1) 시작 자세

환자 자세: 치료대에 엎드려누운자세 .

치료사 자세: 환자 실행측 다리 반대측 치료대 측면에 선다.

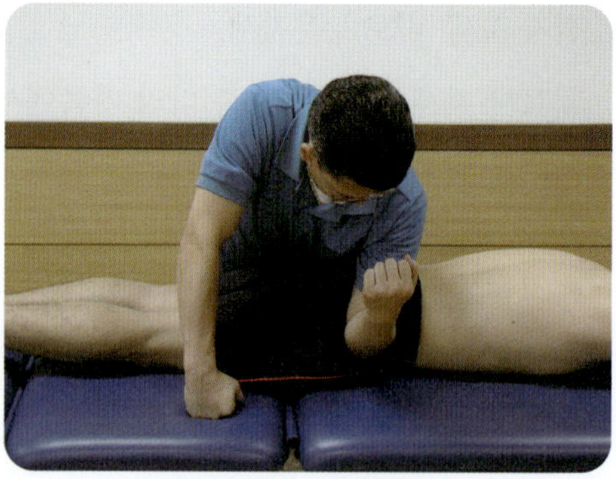

| 그림 15-7 | 시작자세

(2) 고정

치료사는 고정하는 팔의 팔꿈치관절을 펴서 치료대를 지지하고, 몸통을 앞으로 숙인다.

(3) 실행

치료사 실행하는 팔 위팔의 먼쪽 뒤쪽을 중간볼기근 힘살부위에 밀착시키고 지지하는 팔을 축으로 해서 실행하는 팔 팔꿈치관절의 폄 동작을 이용하여 피부가 허락하는 범위까지 팔꿈치관절의 폄 방향으로만 율동적으로 횡 마사지를 시행한다.

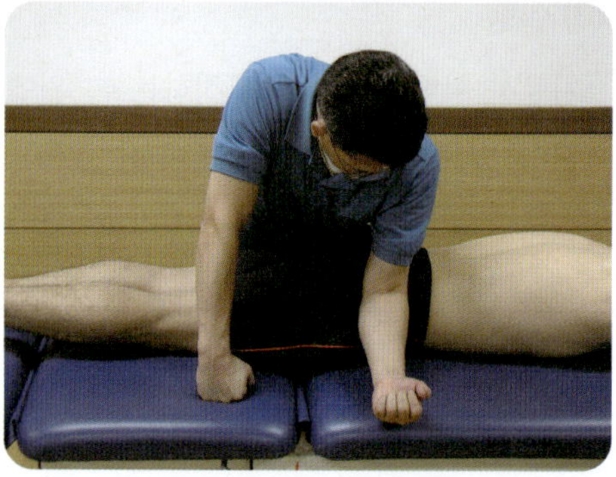

| 그림 15-8 | 실행자세

5) 긴모음근(장내전근;adductor longus)

(1) 시작 자세

환자 자세: 바로누운자세에서 실행측 엉덩관절과 무릎관절을 굽혀 발바닥을 치료대 위에 고정한다.

치료사 자세: 환자 실행측 다리 가쪽에서 치료사 꼬리쪽 다리를 굽혀 치료대 위에 올려서 환자 엉덩관절을 경미하게 가쪽돌림과 벌림시켜 지지해 준다.

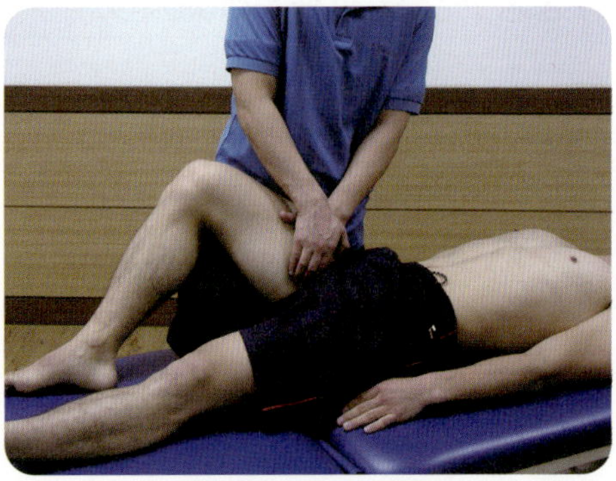
|그림 15-9| 시작자세

(2) 고정

치료사의 고정하는 손 손가락뼈사이관절을 가볍게 굽혀 그 끝을 긴모음근 힘살부위에 위치시킨다.

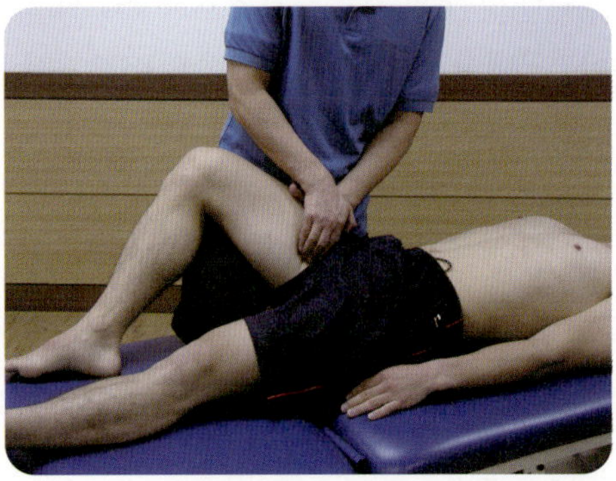
|그림 15-10| 실행자세

(3) 실행

치료사 실행하는 손을 고정하는 손 위에 올려 보조한 후 피부가 허락하는 범위까지 당기는 방향으로만 어깨 동작을 이용하여 율동적으로 횡 마사지를 시행한다.

02 기능 마사지

1) 궁둥구멍근(이상근;piriformis)

(1) 시작 자세

환자 자세: 치료대에 엎드려누운자세

치료사 자세: 실행측 다리 가쪽에 선다.

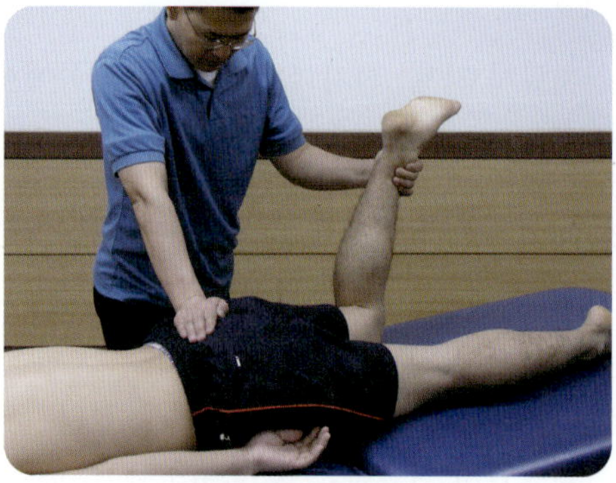

| 그림 15-11 | 시작자세

(2) 고정

치료사 실행하는 손으로 환자 실행측 다리의 먼쪽를 잡고, 무릎관절을 굽혀 엉덩관절을 가쪽으로 돌린다. 고정하는 손으로 궁둥구멍근(가쪽돌림근) 이는곳에서 피부를 살짝 먼쪽으로 당겨서 근육을 고정한다.

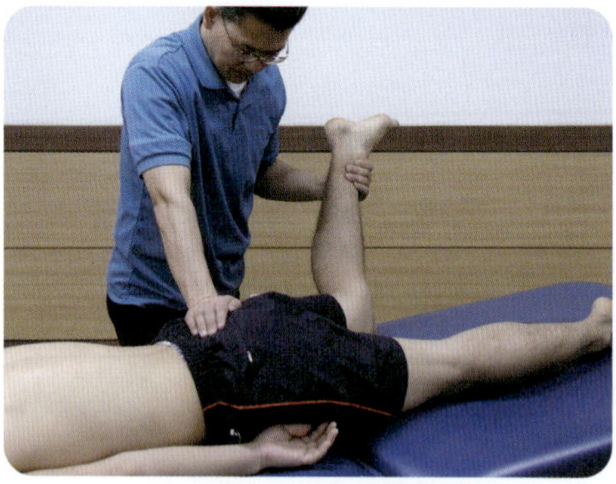

| 그림 15-12 | 실행자세

(3) 실행

고정하는 손으로 근육의 고정 상태를 유지한 채, 치료사 실행하는 손으로 엉덩관절을 안쪽으로 돌려 근육이 늘어나도록 한다.

연이어 근육의 주행방향을 따라 고정하는 손을 이동하면서 고정과 실행 동작을 율동적으로 반복한다.

2) 엉덩근(장근;iliacus)

(1) 시작 자세

환자 자세: 치료대에 바로누운자세.

치료사 자세: 실행측 다리 가쪽에 선다.

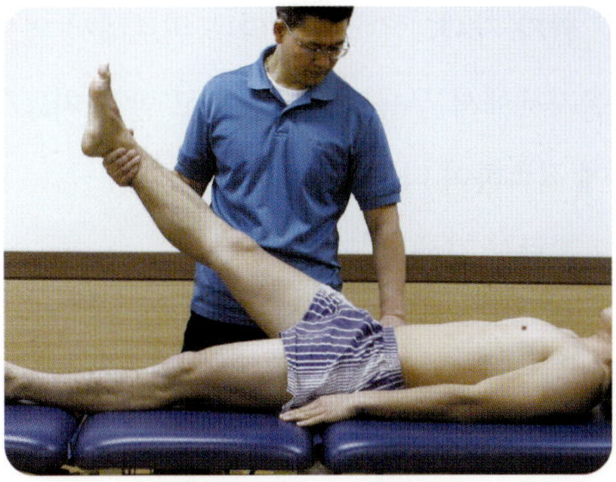

| 그림 15-13 | 시작자세

(2) 고정

실행하는 손으로 무릎관절 폄 상태에서 다리의 먼쪽를 잡고, 엉덩관절을 굽혀 가쪽으로 돌린다. 고정하는 손 손가락뼈사이관절을 가볍게 굽혀서 그 손끝으로 엉덩근 이는곳에서 피부를 살짝 먼쪽으로 당기고 심부근육을 고정한다.

(3) 실행

고정하는 손으로 근육의 고정 상태를 유지한 채, 치료사 실행하는 손으로 엉덩관절을 피면서 안쪽으로 돌려 근육이 늘어나도록 한다.

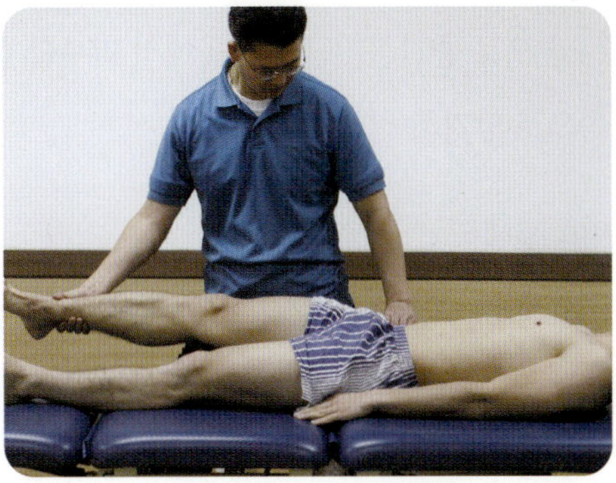

| 그림 15-14 | 실행자세

연이어 근육의 주행방향을 따라 고정하는 손을 이동하면서 고정과 실행 동작을 율동적으로 반복한다.

3) 중간볼기근(중둔근;gluteus medius)

(1) 시작 자세

환자 자세: 실행측 다리를 위로해서 옆으로 누운자세에서 무릎관절을 굽히고 발을 치료사 골반에 접촉하여 다리를 지지한다.

치료사 자세: 환자 뒤에 선다.

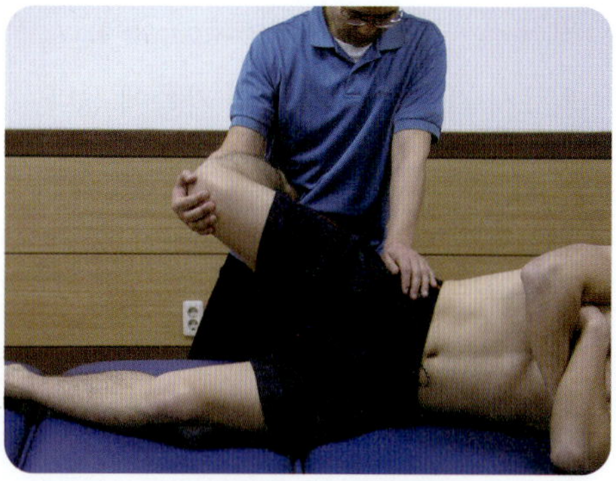

| 그림 15-15 | 시작자세

(2) 고정

치료사 실행하는 팔 아래팔로 환자의 굽혀진 다리를 받치고 손으로 넙다리 먼쪽를 잡아 환자 다리를 지지한 상태로, 엉덩관절을 벌린다. 고정하는 손으로 중간볼기근 이는곳에서 피부를 살짝 먼쪽으로 당겨서 근육을 고정한다.

(3) 실행

고정하는 손으로 근육의 고정 상태를 유지한 채, 치료사 몸통의 움직임을 이용하여 엉덩관절을 모음상태로 하여 근육이 늘어나도록 한다.

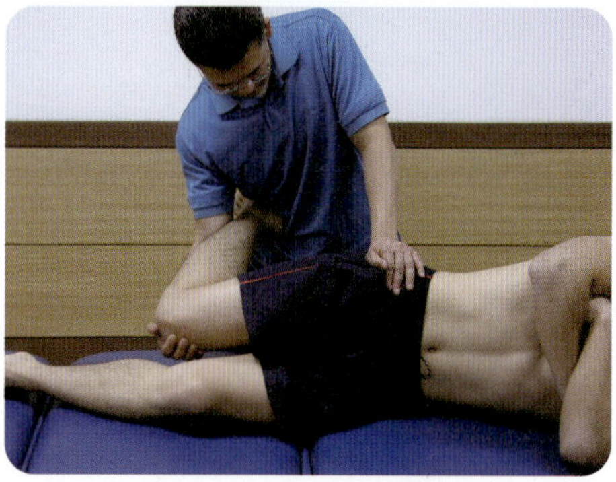

| 그림 15-16 | 실행자세

연이어 근육의 주행방향을 따라 고정하는 손을 이동하면서 고정과 실행 동작을 율동적으로 반복한다.

4) 긴모음근(장내전근;adductor longus)

(1) 시작 자세

환자 자세: 바로 누운자세에서 실행측 엉덩관절과 무릎관절을 굽혀 발바닥을 치료대 위에 고정한다.

치료사 자세: 실행측 다리 가쪽에 선다.

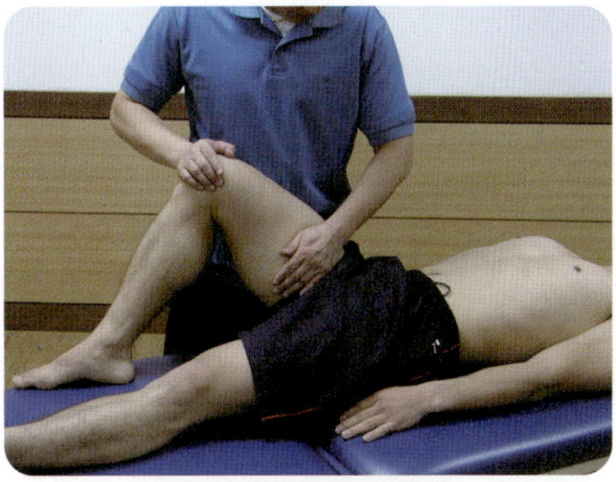

| 그림 15-17 | 시작자세

(2) 고정

실행하는 손으로 무릎관절 앞쪽을 잡고, 엉덩관절을 모음상태로 한다. 고정하는 손으로 긴모음근 이는곳에서 피부를 살짝 먼쪽으로 당겨서 근육을 고정한다.

(3) 실행

고정하는 손으로 근육의 고정 상태를 유지한 채, 치료사 실행하는 손으로 엉덩관절을 벌림 상태로 하여 근육이 늘어나도록 한다.

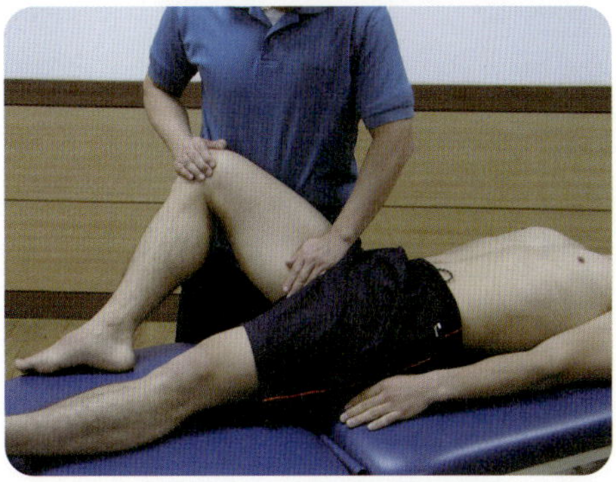

| 그림 15-18 | 실행자세

연이어 근육의 주행방향을 따라 고정하는 손을 이동하면서 고정과 실행 동작을 율동적으로 반복한다.

03 수축성 구조물 신장

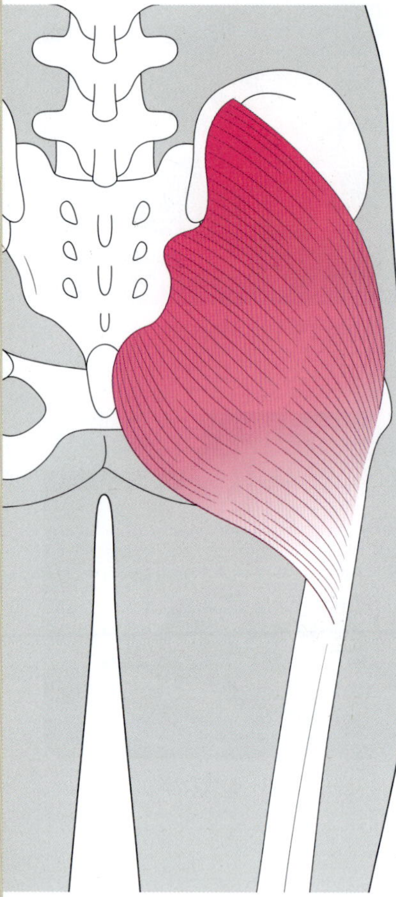

기시이는곳

천골 후면 엉치뼈 뒷면 Posterior sacrum
장골 엉덩뼈 Ilium
장골 상둔선 엉덩뼈 위볼기근선
Ilium superior gluteal line

정지닿는곳

둔근조면 볼기근거친면 Gluteal tuberosity
장경인대 엉덩정강근막띠 Iliotibial tract
(경골 외측과 정강뼈 가쪽관절융기 Tibia lateral condyle **에 부착해서 상행한다)**

작용

고관절 신전 엉덩관절 폄 Hip extension
고관절 외회전 엉덩관절 가쪽돌림
Hip lateral rotation

신경지배

하둔신경 아래볼기신경
Inferior gluteal nerve(L5,S1,2)

촉지

엉덩이 후면 뒷면 **에서 만져 볼 수 있다.**

그리스어로 '엉덩이'라는 뜻의 둔근 Gluteus은 대부분 보행시보다는 달리거나 등산, 앉은자세에서 일어날 때, 계단을 오르내릴 때와 같은 동작에서 사용된다.

| 그림 15-19 | 큰볼기근

1) 큰볼기근(무릎관절 폄근)

(1) 대상근 특성

이는곳: 엉덩뼈뒤볼기근선(후둔선;posterior gluteal line), 엉치뼈(천골;sacrum) 및 꼬리뼈(미골;coccyx) 가쪽

닿는곳: 엉덩정강근막띠(장경인대;iliotibial band), 넙다리뼈 볼기근거친면(둔근조면;gluteal tuberosity)

주작용: 엉덩관절 폄 및 가쪽 회전, 윗부분: 엉덩관절 벌림/아랫부분: 엉덩관절 모음

(2) 시작자세

환자자세: 치료대에 바로 누운자세, 실행 반대측 다리를 무릎관절 바로위에서 넙다리부를 가로질러 벨트로 치료대에 안정시킨다. 실행측 엉덩관절과 무릎을 굽힌다.

치료사자세: 환자를 마주보고 환자 실행측에 선다. 치료사 고정하는 손으로 환자의 무릎관절 앞쪽을 잡는다. 치료사는 실행하는 손으로 환자의 넙다리부 뒤쪽 안쪽을 무릎 바로 위에서 잡는다. 이 자세에서는 엉덩관절 최대 굽힘으로 인한 무릎 통증을 예방하고 무릎관절을 보호 할 수 있다.

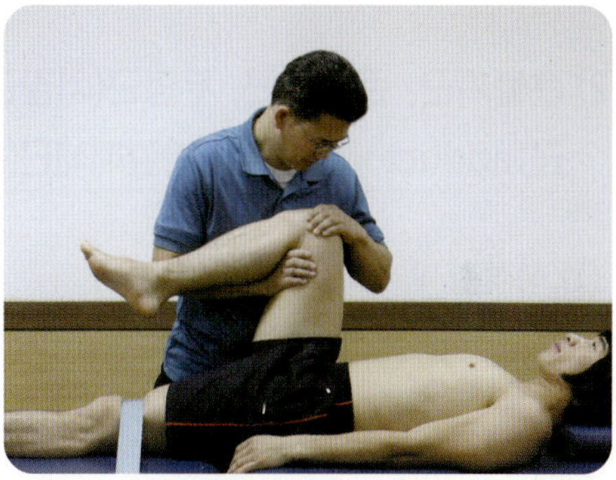

| 그림 15-20 | 시작자세

(3) 정적수축

치료사는 손잡기를 그대로 유지한 채, 실행하는 손으로 넙다리 뒤쪽에 저항을 가하고 환자는 이 저항에 대항하여 정적인 수축을 5초간 유지한 후, 이완한다.

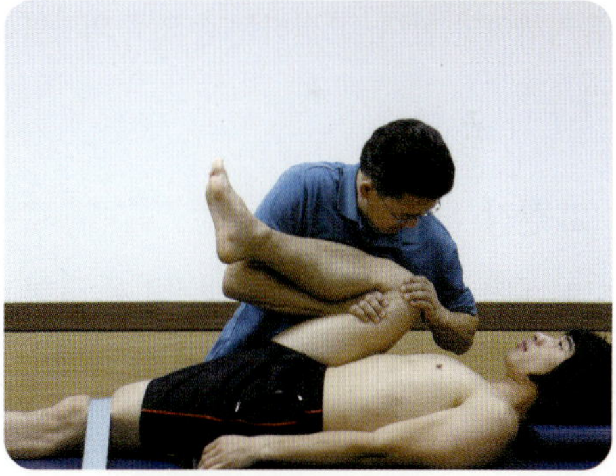

| 그림 15-21 | 실행자세

(4) 신장

이런 상태에서 치료사는 환자의 엉덩관절을 천천히 그리고 완전히 굽힌다.

(5) 대항근 자극

치료사는 손잡기를 반대로 하고, 환자가 신장시키는 방향으로 더 움직이도록 하게하고, 이 동작에 저항해서 환자의 대항근을 자극한다.

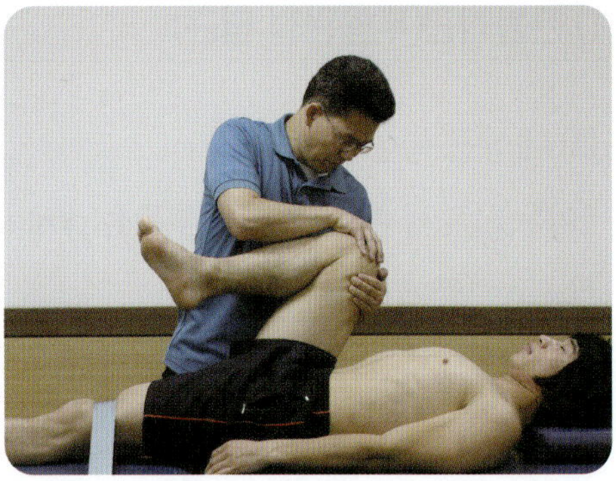

| 그림 15-22 | 대항근 자극

2) 큰볼기근, 큰모음근, 두덩근(치골근;pectineus), 긴모음근, 짧은모음근(단내전근;adductor brevis), 바깥폐쇄근(외폐쇄근;obturator externus)–자가 신장

(1) 시작자세

의자를 마주보고 서서 실행측 발을 의자 시트 위에 올려놓는다. 실행 반대측 발을 뒤로 미끄러지게 하여 가능한 최대로 실행 반대측 엉덩관절을 편다. 등과 실행 반대측 다리는 곧게 펴진 상태를 유지하여야 한다. 고정하는 손으로 의자를 지지한다.

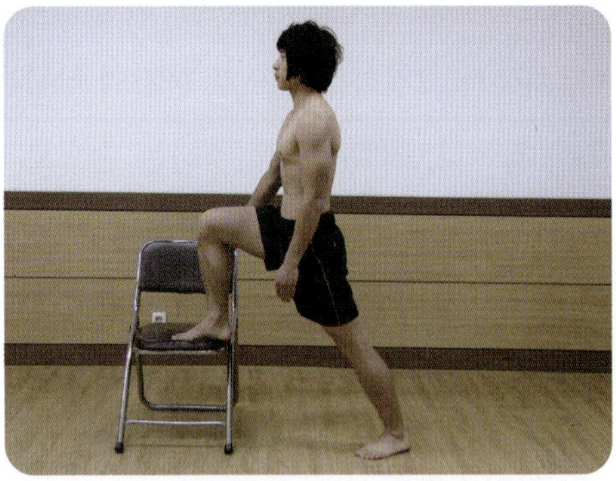

| 그림 15-23 | 시작자세

(2) 신장

a. 실행측 무릎관절과 엉덩관절을 굽히고 몸을 앞쪽과 아래쪽으로 숙여서, 넙다리의 안쪽과 뒤쪽 그리고 엉덩이에 신장이 느껴지도록 한다.
b. 실행측 발을 의자 좌판 위에서 아래로 5초 동안 누른다.
c. 긴장을 풀고 실행 반대측 발을 뒤쪽으로 미끄러지게 하고, 몸통과 엉덩관절을 더 앞쪽으로

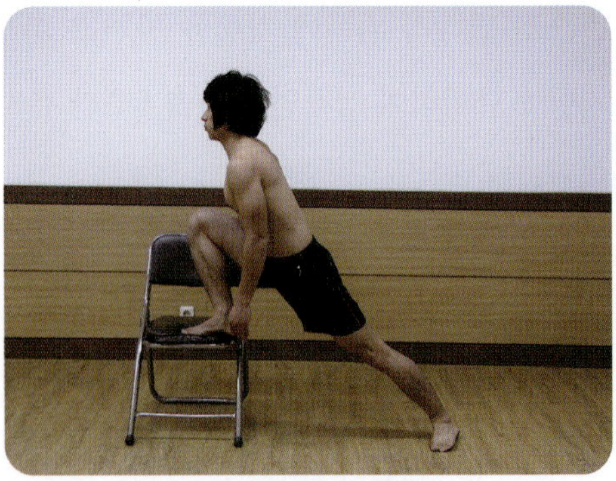

| 그림 15-24 | 실행자세

기울인다. 신장이 되어감에 따라, 실행하는 팔을 실행측 넙다리 안쪽으로 옮기고, 양손으로 의자 좌판을 잡아서, 실행측 어깨가 실행측 무릎과 같은 높이 또는 그 아래에 오도록 한다.

d. 더 이상 신장할 수 없다고 생각되고, 근육이 빳빳하다고 느껴질 때까지 반복한다.

e. 이 마지막 신장을 15초에서 1분 또는 그 이상을 유지한다.

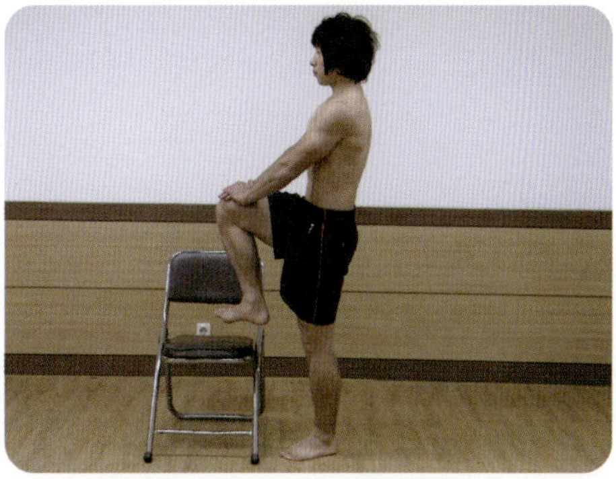

| 그림 15-25 | 대항근 자극

(3) 자극

실행 반대측 다리로 서서, 실행측 엉덩관절과 무릎을 최대한 굽힌다. 손을 무릎에 대고 이 움직임에 저항하며 이 자세를 몇 초간 유지한다.

(4) 지도사항

실행 반대측 무릎관절과 엉덩관절을 구부린다.

허리를 곧게 펴지 않는다.

주의) 신장 마지막 단계의 효과를 높이기 위하여 팔로 잡아당기기도 한다. 허리를 바깥쪽으로 밀지 말 아야 한다.

3) 궁둥구멍근(이상근;piriformis)

(1) 대상근 특성

이는곳: 엉치뼈 앞,

닿는곳: 넙다리뼈 앞쪽 큰돌기(great trochanter)

주작용: 엉덩관절 벌림, 폄

엉덩관절 60° 이하 굽힘상태- 가쪽돌림

엉덩관절 60° 이상 굽힘상태- 안쪽돌림

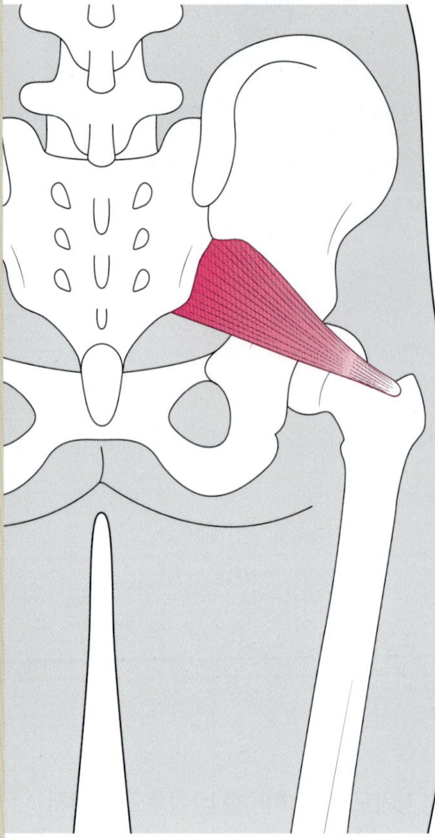

기시^{이는곳}

천골 전면 엉치뼈 앞면 Anterior sacrum

좌골 궁둥뼈 Ischium

폐쇄공 궁둥뼈 폐쇄구멍 Obturator foramen

정지^{닿는곳}

대퇴골 대전자 넙다리뼈 큰돌기 Greater trochanter of femur

작용

고관절 외회전 엉덩관절 가쪽돌림 Hip lateral rotation

신경지배

천골신경총 엉치신경얼기의 가지 (L4,5,S1,2)

Sacral plexus

외폐쇄근 바깥폐쇄근은 폐쇄신경이 지배

Obturator externus-obturator nerve(L3,4)

촉지

만져 볼 수 없다.

| 그림 15-26 | 궁둥구멍근

(2) 시작자세

환자: 치료대에 바로누운자세, 벨트로 골반을 치료대에 안정시킨다. 실행 반대측 엉덩관절과 무릎을 편다. 실행측 엉덩관절과 무릎관절은 60°로 굽힌 상태로 하여, 발을 실행 반대측 다리의 가쪽 치료대 위에 놓는다.

치료사: 환자를 마주보고 환자의 실행측에 선다. 치료사는 실행측 손으로 환자의 무릎관절 앞쪽 가쪽을 잡는다. 단축이 심한 경우 골반 회전이 일어날 수 있기 때문에 치료사의 실행반대측 손과 아래팔은 환자의 골반을 조절하고 안정시킨다.

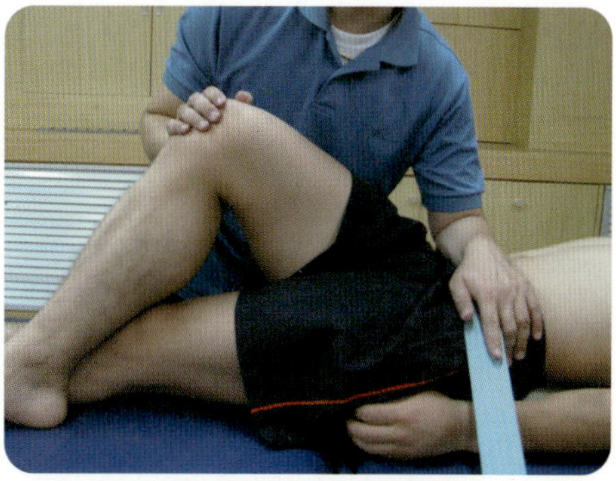
| 그림 15-27 | 시작자세

(3) 정적수축

치료사는 손잡기를 그대로 유지한 채, 실행측 손으로 무릎관절 가쪽에 저항을 가하고 환자는 이 저항에 대항하여 정적인 수축을 5초간 유지한 후, 이완한다.

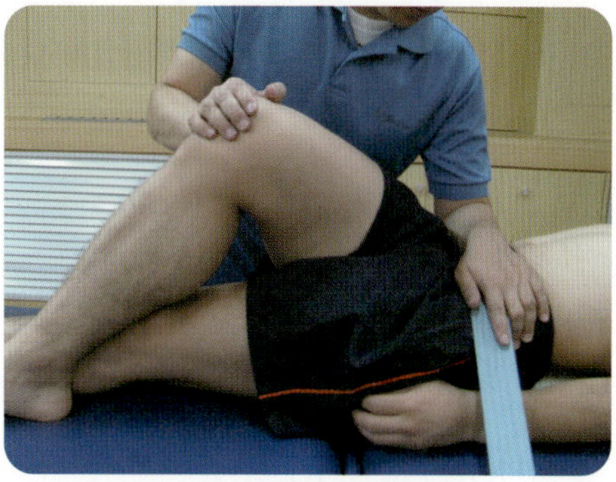
| 그림 15-28 | 실행자세

(4) 신장

이런 상태에서 치료사는 환자의 엉덩관절을 천천히 그리고 완전히 모음상태로 한다.

(5) 대항근 자극

치료사는 손잡기를 그대로 하고, 환자에게 신장시키는 방향으로 더 움직이도록 하게 한 다음, 이 동작에 저항해서 환자의 대항 근육을 자극한다.

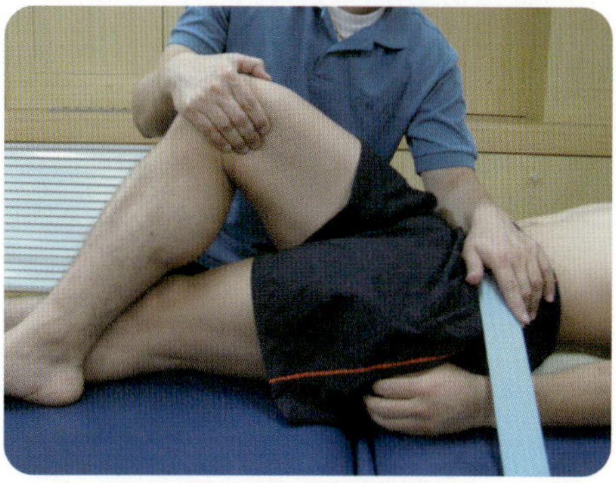
| 그림 15-29 | 대항근 자극

주의) 환자의 실행측 넙다리부가 실행측 다리의 운동을 방해할 수 있다. 따라서 궁둥구멍근의 최대신장을 얻으려면 실행측 엉덩관절을 더 모음상태로 하기 전에 환자의 실행 반대측 무릎관절을 굽혀, 실행 반대측 엉덩관절을 벌릴 필요가 있다.

4) 궁둥구멍근, 큰/중간/작은볼기근, 넙다리네모근(대퇴방형근;quadratus femoris) –자가 신장

(1) 시작자세

실행측 무릎과 엉덩관절을 약 60° 정도로 굽히고 바닥에 누워, 실행측 발바닥을 바닥에 접촉한다. 고정하는 손으로 실행측 골반을 고정한다. 다른 팔은 옆으로 뻗어 손바닥을 바닥에 대고 지지면은 넓혀 안정성을 확보한다. 실행 반대측 발뒤꿈치의 가쪽이 실행측 무릎의 가쪽에 가도록 다리를 교차시켜 접촉한다.

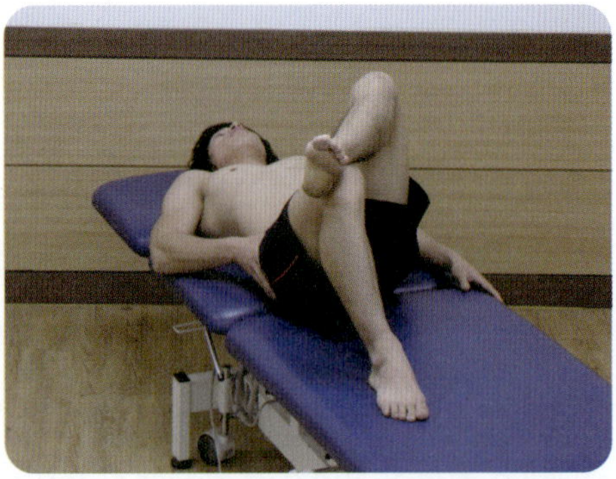

| 그림 15-30 | 시작자세

(2) 신장

a. 실행측 발을 바닥에 접촉한 채 실행측 엉덩관절을 모음 시켜, 넙다리의 뒷부분과 엉덩이에 신장감이 느껴지게 한다.
b. 실행측 넙다리를 실행 반대측 발뒤꿈치를 향해 눌러 엉덩관절 가쪽돌림이 일어나게 하여 5초간 유지한다.
c. 긴장을 풀고 실행 반대측 발뒤꿈치를 최대한 안쪽으로 밀어 엉덩관절에 최대 안쪽돌림이 일어나게 한다.
d. 더 이상 신장할 수 없다고 생각되고, 근육이 빳빳하다고 느껴질 때까지 반복한다.
e. 이 마지막 신장을 15초에서 1분 또는 그 이상을 유지한다.

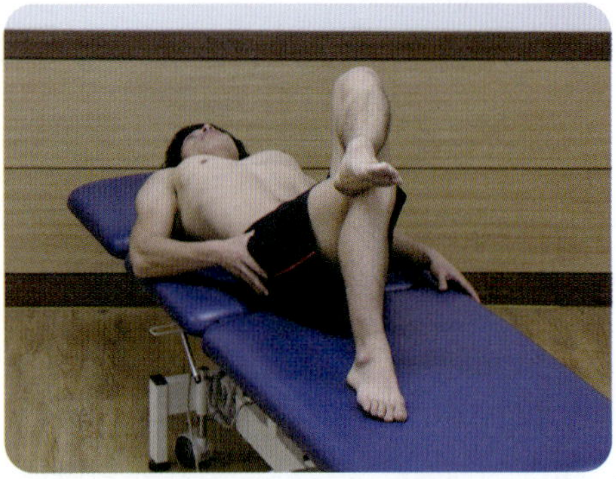

| 그림 15-31 | 실행자세

(3) 대항근 자극

실행 반대측 넙다리를 실행측 무릎에 접촉하고 실행측 넙다리를 실행 반대측 무릎을 행해 안쪽으

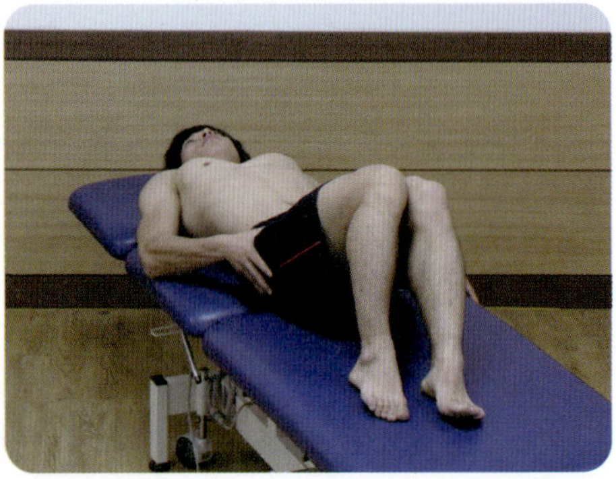

| 그림 15-32 | 대항근 자극

로 누르고 이 자세를 몇 초간 유지한다.

(4) 지도사항

실행측 골반이 바닥에서 든다.

허리를 웅크린다.

실행측 발바닥이 바닥에 접촉되지 않는다.

실행 반대측 발뒤꿈치가 실행측 무릎에서 미끄러진다.

5) 궁둥구멍근-최대신장

(1) 대상근 특성

이는곳: 엉치뼈 앞,

닿는곳: 넙다리뼈 앞쪽 큰돌기

주작용: 엉덩관절 벌림, 가쪽돌림 및 폄(약 60° 굽힘)

(2) 시작자세

환자: 치료대에 바로 누운자세 벨트로 실행 반대측 넙다리부와 골반을 치료대에 안정시킨다. 실행측 엉덩관절과 무릎관절을 굽힌다.

치료사: 치료사는 실행측에 서서 고정하는 손으로 환자의 무릎 앞쪽을 잡는다. 치료사의 실행하는 손은 환자의 발목관절 바로 위 다리를 가쪽에서 잡는다.

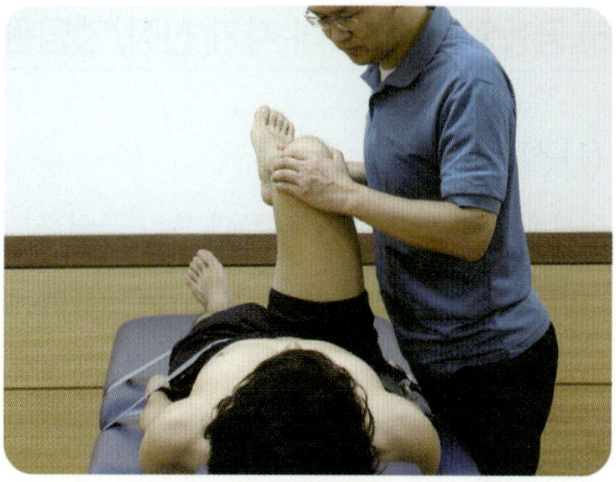

| 그림 15-33 | 시작자세

(3) 정적수축

치료사는 손잡기를 그대로 유지한 채, 실행하는 손으로 다리 가쪽에 저항을 가하고 환자는 이 저항에 대항하여 정적인 수축을 5초간 유지한 후, 이

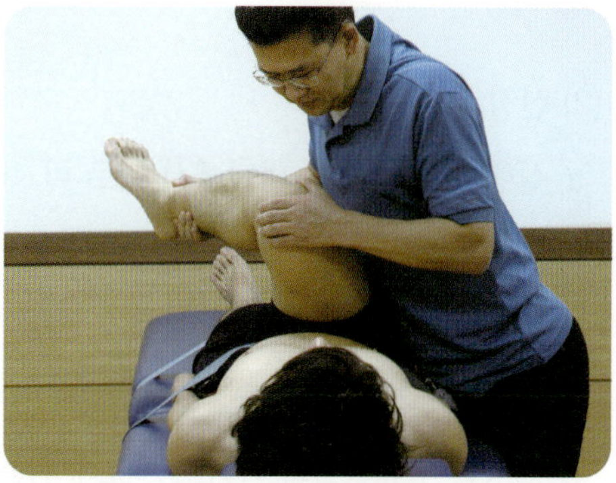

| 그림 15-34 | 실행자세

완한다.

(4) 신장

이런 상태에서 치료사는 환자의 엉덩관절을 서서히 그리고 완전히 굽힘, 모음 및 가쪽돌림을 실시한다.

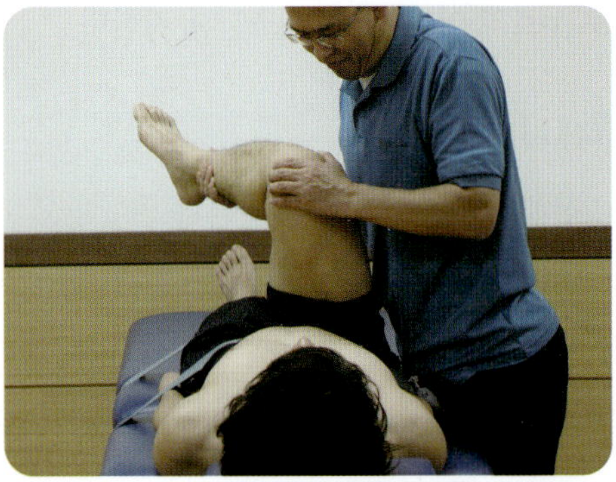

| 그림 15-35 | 대항근 자극

(5) 대항근 자극

치료사는 이 손잡기를 그대로 유지하고, 환자에게 신장시키는 방향으로 더 움직이도록 하게 한 다음 이 동작에 저항해서 환자의 대항 근육을 자극한다.

6) 궁둥구멍근–최대 자가 신장/엉덩관절 폄근, 벌림근, 안쪽돌림근–자가 신장

(1) 시작자세

실행측 엉덩관절과 무릎관절을 굽혀 실행측 넙다리와 다리의 가쪽이 치료대 위에 접촉하도록 하고, 실행 반대측 발로 바닥을 지지하여 앉는다. 몸통을 실행측으로 돌리고, 실행측 무릎쪽으로 굽힌다. 실행 하는 손을 실행측 무릎관절과 넙다리 안쪽에 댄다.

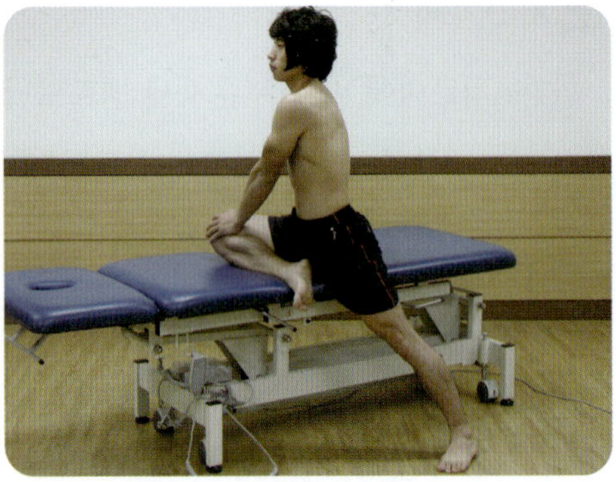

| 그림 15-36 | 시작자세

(2) 신장

a. 실행 반대측 발을 바닥에서 뒤로 미끄러지게 하면서, 허리를 세우고 몸통을 실행측 엉덩관절 위로 더 깊이 숙여서 실행측 엉덩이에 신장감이 느껴지게 한다.
b. 실행측 무릎관절과 다리로 치료대 위를 눌러 5초 동안 이들 근육을 긴장시킨다.

c. 긴장을 풀고 몸통을 다리 위로 가능한 최대한 굽힌다.

d. 더 이상 신장할 수 없다고 생각되고, 근육이 빳빳하다고 느껴질 때까지 반복한다.

e. 이 마지막 신장을 15초에서 1분 또는 그 이상을 유지한다.

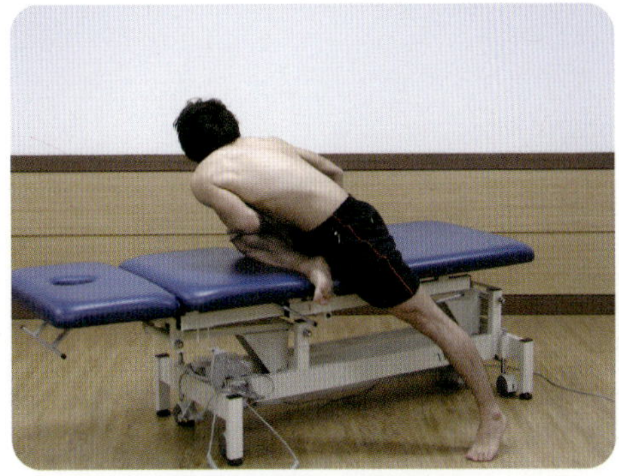

| 그림 15-37 | 실행자세

(3) 자극

이 자세를 유지하고, 실행측 무릎관절을 안쪽과 위쪽으로 최대한 움직인다. 실행하는 손을 실행측 무릎관절 안쪽에 대고 이 움직임에 저항하며 이 자세를 몇 초간 유지한다.

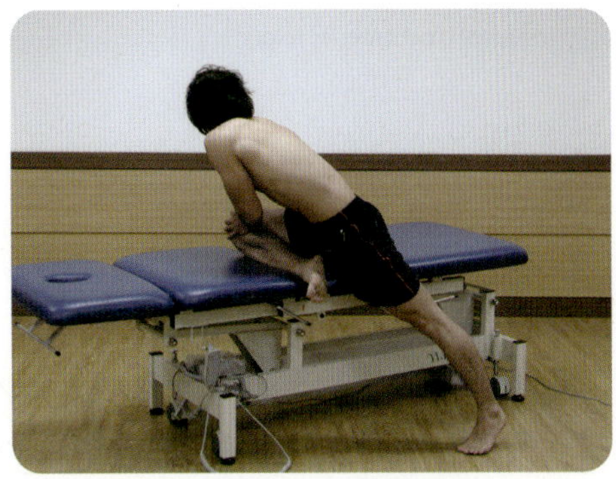

| 그림 15-38 | 대항근 자극

(4) 지도사항

허리를 가쪽으로 밀고 실행측으로 돌리지 않는다.

실행측 무릎관절을 안쪽으로 누르지 않는다.

주의) 허리, 옆구리 또는 무릎관절 통증이 유발되면 이 운동을 중단한다. 엉덩관절에 통증이 느껴지면 힘을 덜 주고, 시간을 길게 하여 좀 더 신중하게 신장한다. 이 운동을 마루 위에서 할 수도 있다.

7) 엉덩근(장근;iliacus)/허리근(대요근;psoas major)

(1) 대상근 특성

이는곳: 엉덩뼈오목(iliac fossa))/T12~L5 척추

닿는곳: 넙다리뼈 작은돌기(lesser trochanter)

주작용: 엉덩관절 굽힘 및 가쪽돌림

(2) 시작자세

환자: 치료대에 엎드린 자세, 치료대 아래쪽 경사판을 들어 올려 실행측 엉덩관절의 폄을 유도하기 위해 엉덩관절이 치료대 아래쪽 경첩부 약간 위로 오게 한다. 실행 반대측 다리를 치료대 옆

기시이는곳
대요근 큰허리근 - **요추** 허리뼈
Psoas major : lumbar vertebrae
장골근 엉덩근 - **장골** 엉덩뼈 **내면**
Iliacus : inner surface of ilium

정지닿는곳
대퇴골 넙다리뼈 **의 소전자** 작은돌기
Lesser trochanter of femur

작용
고관절 엉덩관절 **굴곡** 굽힘, **외전** 벌림,
외회전 가쪽돌림
Flexion, abduction and lateral rotation of hip

신경지배
장골근 엉덩근 - **대퇴신경** 넙다리신경
Iliacus - femoral nerve(L2,3,4)
대요근 큰허리근 - **제 2,3 요수신경**
Psoas major - L2,3

촉지
만져 볼 수 없다.

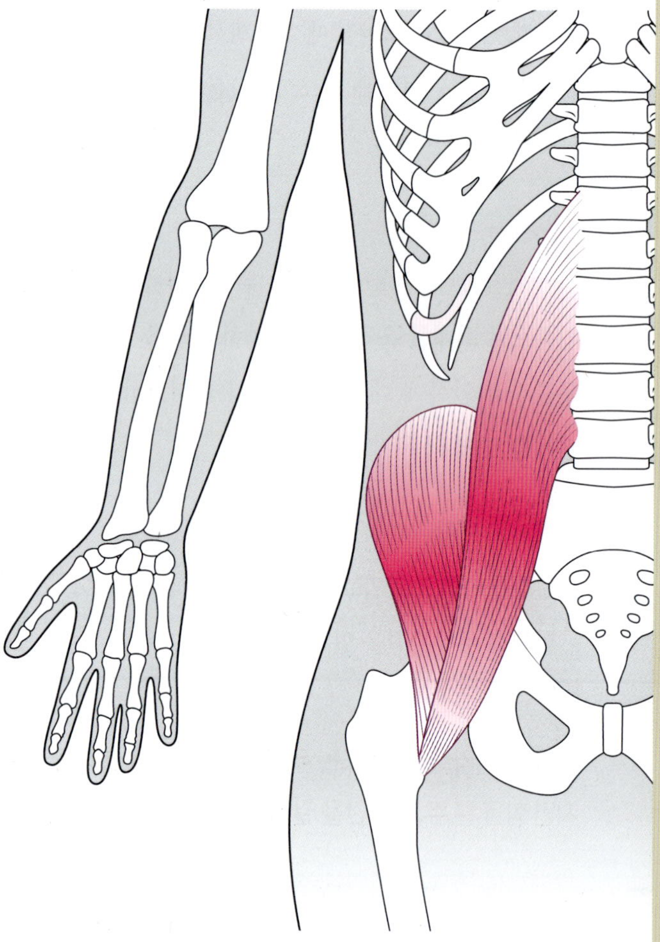

대요근 **큰허리근**과 장골근 **엉덩근**은 그들의 공통된 정지와 작용 때문에 일반적으로 '장요근 엉덩허리근 Iliopsoas'이라고 말한다. 장요근은 고관절 굴곡근이다. 그림에 소요근 작은허리근 Psoas minor은 표시되어 있지 않다. 이 근육은 대요근 큰허리근 Psoas major 앞에 '기다란 건의 형태'로 되어 있는 아주 작은 근육이다.
소요근의 기시는 제 12 흉추 등뼈이고 정지는 골반연 Pelvic brim이다. 신경지배는 제 1 요수신경 허리신경이다.

| 그림 15-39 | 큰허리근

으로 내려, 발을 바닥에 접촉한다. 그리고 바닥에 접촉한 발을 최대한 앞쪽으로 옮겨, 엉덩관절이 더 굽혀 지게하고, 척주앞굽음이 펴지게 한다. 치료사는 이 자세를 유지하기 위해 자신의 발로 환자 발을 안정시킨다. 그러면 신장 시 허리척주앞굽음 증가로 인한 통증을 예방할 수 있을 뿐만 아니라 환자가 신장을 회피하는 것도 막을 수 있다. 더불어 배 밑에 쿠션을 넣어 허리의 굽힘을 증가시키기도 한다. 이것은 신장효과를 증가시킬 수 있다. 최종적으로 벨트로 골반을 치료대에 안정시킨다.

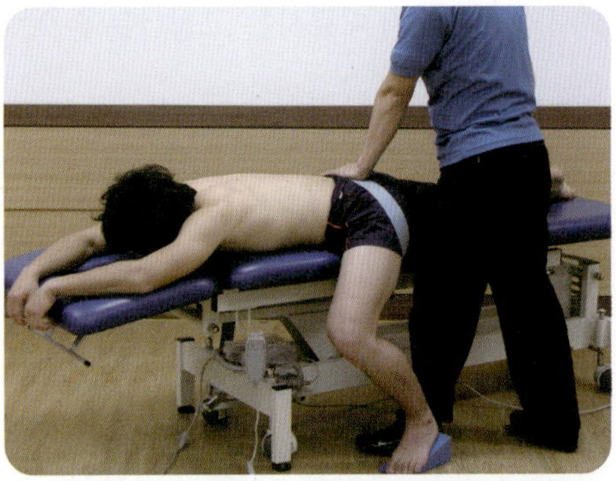
| 그림 15-40 | 시작자세

치료사: 대략 환자의 실행측 무릎관절 수준에서 환자의 실행측을 마주보고 선다. 치료사는 실행하는 손으로 치료대의 아래쪽 경사판 각도를 조절한다. 치료사의 고정하는 손은 환자의 실행측 넙다리부 뒤쪽의 궁둥뼈결절 바로 아래를 안정시킨다.

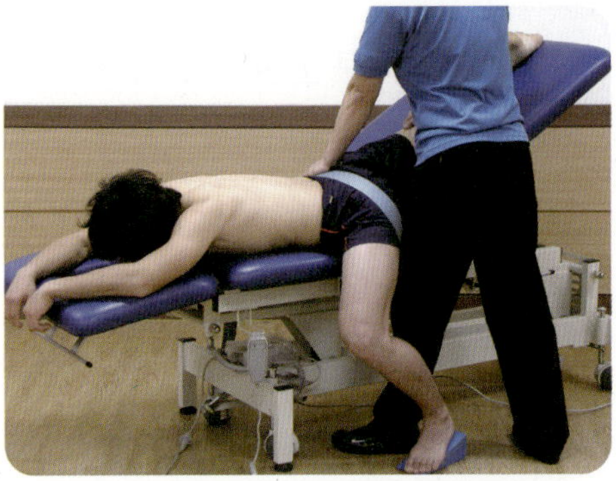
| 그림 15-41 | 실행자세

(3) 정적수축

치료사는 손잡기를 그대로 유지한 채, 환자는 실행측 무릎으로 치료대 바닥을 눌러 정적인 수축을 5초간 유지한 후, 이완한다.

(4) 신장

이런 상태에서 치료사는 실행하는 손으로 치료대 아래쪽 경사판을 천천히 들어올려, 환자의 엉덩관절이 천천히 그리고 완전히 펴지도록 한다.

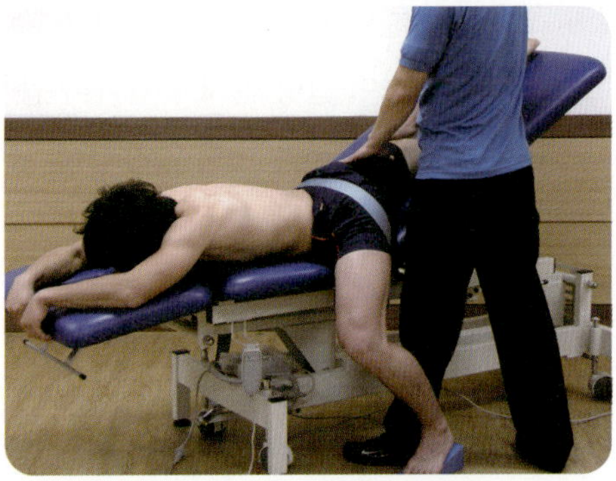
| 그림 15-42 | 대항근 자극

(5) 대항근자극

치료사는 실행하는 손을 무릎관절 바로 위 넙다리부 뒤쪽으로 옮기고, 환자에게 신장시키는 방향으로 더 움직이도록 하게하고, 이 동작에 저항해서 대항근을 자극한다. 자극할 때 수축을 증진시키기 위해서 치료사는 고정하는 손으로 환자의 엉덩이를 살짝 내려친다.

주의) 치료대 아래쪽 경사판을 들어 올릴 수 없을 때, 치료사는 실행하는 손을 이용해서 환자의 다리를 무릎관절 바로 위에서 받쳐 잡고, 다리를 천천히 들어 올려 엉덩관절이 펴지도록 한다.

8) 엉덩근, 엉덩관절 주위 대부분의 근육–자가 신장

(1) 시작자세

실행측 무릎을 쿠션 위에 놓고, 고정하는 손을 의자에 대고 몸통을 지지하여 몸무게가 허리와 무릎에 걸리지 않도록 한다. 실행 반대측 발뒤꿈치를 앞으로 미끄러지게 하여 무릎관절을 편다. 몸통을 앞으로 기울이지 말고 몸통을 수직으로 세우고 실행측 엉덩관절을 편다.

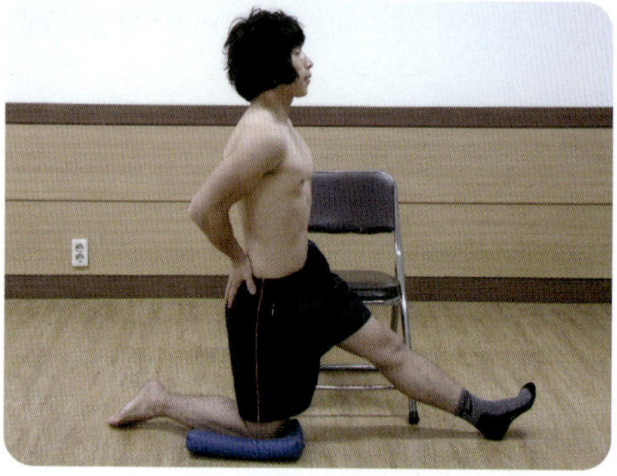

| 그림 15-43 | 시작자세

(2) 신장

a. 무릎관절을 편 실행 반대측 다리를 앞으로 미끄러지게 하여 실행 반대측 넙다리 뒤쪽과 실행측 넙다리 앞쪽과 엉덩이에 신장감이 느껴지도록 한다.
b. 실행 반대측 발뒤꿈치로 바닥을 누르고 5초간 유지한다.
c. 긴장을 풀고, 실행 반대측 발뒤꿈치가 최대한 앞으로 미끄러지게 한다.
d. 더 이상 신장할 수 없다고 생각되고, 근육이 뻣뻣하다고 느껴질 때까지 반복한다.
e. 이 마지막 신장을 15초에서 1분 또는 그 이상을 유지한다.

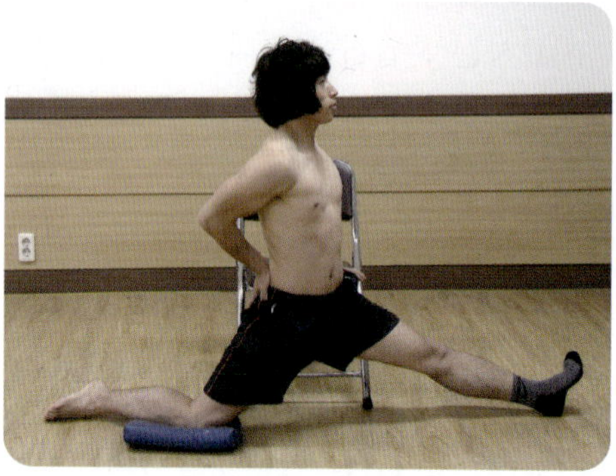

| 그림 15-44 | 실행자세

(3) 대항근 자극

이 자세를 유지하고 실행측 엉덩관절 폄근을 긴장시키고, 실행 반대측 무릎관절은 펴고, 엉덩관절은 굽힌 자세를 몇 초간 유지한다.

(4) 지도사항

골반 경사나 회전이 일어난다.

손과 팔로 몸무게를 충분히 지탱다리 않는다.

실행측 발을 아래로 눌러 무릎에 부하가 많이 걸리게 한다.

실행 반대측 다리를 안쪽이나 가쪽으로 돌린다.

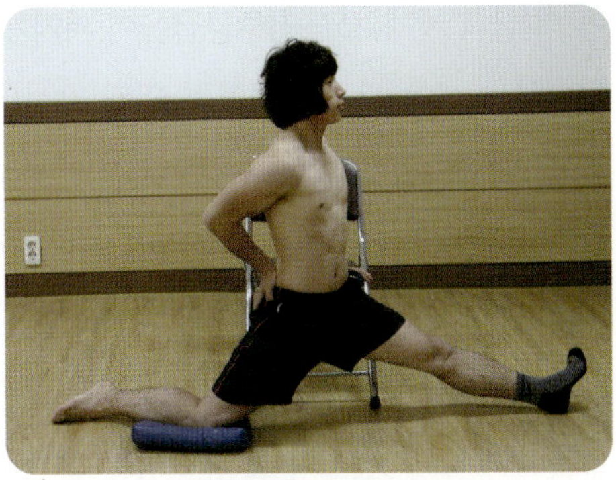
| 그림 15-45 | 대항근 자극

주의) 반대측 근육을 운동시키기 위해 다리의 위치를 바꾼다. 몸통을 약간 앞으로 기울이고, 허리를 폄, 실행 반대측 넙다리 뒤쪽을 따라 신장이 더욱 증진되도록 할 수도 있다. 두덩결합 부위를 배꼽쪽으로 당겨 골반의 뒤쪽기울임이 일어나도록 하면 실행측 엉덩관절과 넙다리부 앞쪽과 안쪽에 신장이 증진된다.

9) 큰허리근–최대신장

(1) 대상근 특성

이는곳: 엉덩뼈오목/T12~L5 척추

닿는곳: 넙다리뼈 작은돌기

주작용: 엉덩관절 굽힘 및 가쪽돌림

(2) 시작자세

환자자세: 치료대에 엎드린 자세, 몸통을 실행 반대측면으로 굽힌다. 실행 반대측 다리를 치료대 옆으로 내려, 발을 바닥에 접촉한다. 그리고 바닥에 접촉한 발을 최대한 앞쪽으로 옮겨, 엉덩관절

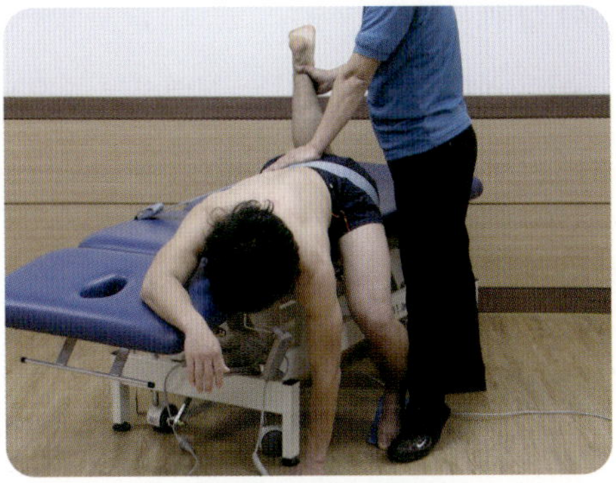
| 그림 15-46 | 시작자세

이 더 굽혀 지게하고, 척주앞굽음이 펴지게 한다. 치료사는 이 자세를 유지하기 위해 자신의 발로 환자 발을 안정시킨다. 그러면 신장 시 허리척주 앞굽음 증가로 인한 통증을 예방할 수 있을 뿐만 아니라 환자가 신장을 회피하는 것도 막을 수 있다. 환자 실행 반대측 발의 위치로 허리 척주앞굽음을 조절할 수 있으며 요통이 있는 환자 치료에서 특히 중요하다. 더불어 배 밑에 쿠션을 넣어 허리의 굽힘을 증가시키기도 한다. 이것은 신장효과를 증가시킬 수 있다. 최종적으로 벨트로 골반을 치료대에 안정시킨다. 실행측 무릎관절 굽히고, 엉덩관절을 완전히 안쪽 회전시킨다.

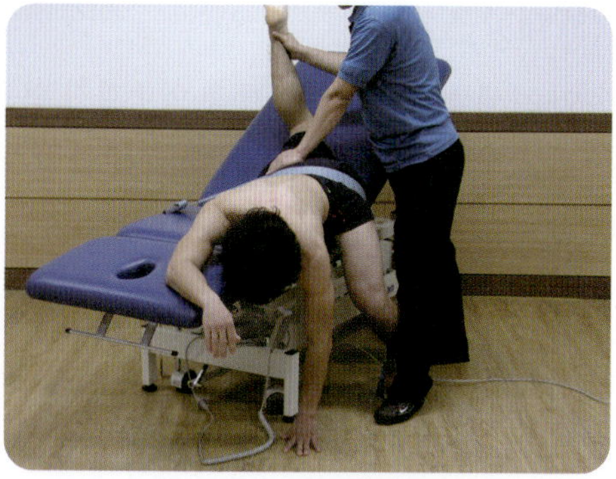

| 그림 15-47 | 실행자세

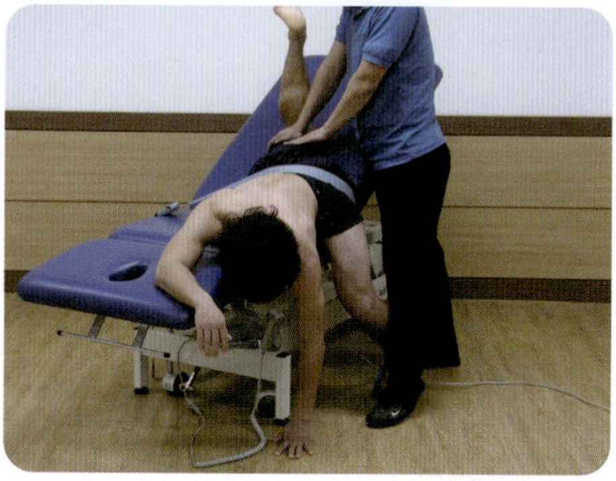

| 그림 15-48 | 대항근 자극

치료사: 대략 환자의 실행측 넙다리부 수준에서 환자의 실행측을 마주보고 사선으로 선다. 치료사는 실행하는 손으로 환자의 발목관절 바로 위에서 다리를 잡는다. 치료대의 아래쪽 부분을 들어 올린 후, 치료사고정하는 손으로 궁둥뼈결절 바로 아래를 안정시켜 신장을 보조한다.

(3) 정적수축

환자는 실행측 무릎 부위로 치료대 바닥을 눌러 정적인 수축을 5초간 유지한 후, 이완한다.

(4) 실행

이런 상태에서 치료사는 실행하는 손으로 치료대 아래쪽 경첩 부분을 천천히 들어올려, 환자의 안쪽돌림된 엉덩관절이 서서히 그리고 완전히 펴지게 한다.

(5) 대항근 자극

치료사는 실행하는 손을 오금 바로 위 넙다리부로 옮기고, 환자에게 신장시키는 방향으로 더 움직이도록 하게 한 다음, 이 동작에 저항해서 환자의 대항 근육을 자극한다. 자극할 때 수축을 증진시키기 위해 치료사는 고정하는 손으로 환자의 엉덩이를 살짝 내려친다.

주의) 큰허리근 주작용: 허리를 앞쪽 및 가쪽 굽힘, 엉덩관절이 어느 극단적인 위치에 있는가에 따라 벌림 또는 모음. 치료대 아래 부분을 들어 올린 후, 벨트로만 안정시킨 것으로 환자의 골반을 제 위치에 유지할 수 없으면, 치료사는 고정하는 손을 환자의 실행측 넙다리 뒤쪽 부분에 대고 골반을 치료대측으로 밀어 고정을 보조한다.

10) 큰허리근-자가 신장

(1) 시작자세

실행측 무릎관절을 쿠션 위에 대고, 실행 반대측 발을 앞쪽 바닥위에 놓고 엉덩관절과 무릎관절을 굽힌다. 고정하는 손을 의자 좌판 위에 대고 몸을 안정시킨다. 실행측 엉덩관절을 펴고, 골반을 옆으로 돌리지 말고 몸통을 똑바로 세운다. 두덩결합 부위를 배꼽쪽으로 당겨 골반의 뒤쪽기울임이 일어나도록 한다. 실행하는 손으로 이 운동을 올바르게 하고 있는지 검사한다. 실행측 발과 다리를 가쪽으로 돌리고, 엉덩관절 안쪽돌림 한다. 몸통은 실행 반대측으로 굽힌다.

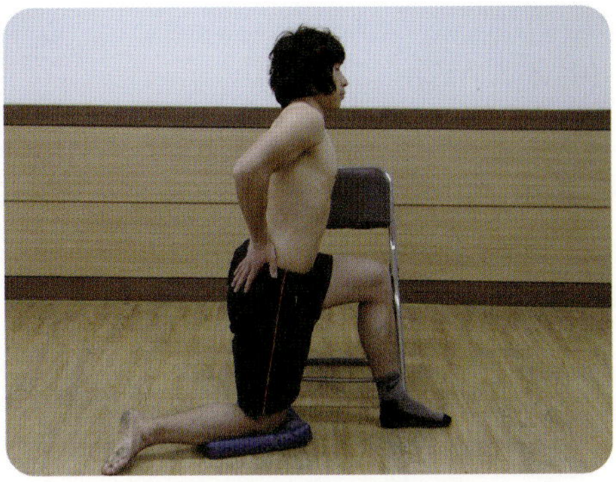

| 그림 15-49 | 시작자세

(2) 신장

a. 실행 반대측 무릎관절을 더 굽혀서 몸통과 골반을 앞쪽으로 당겨, 실행측 넙다리 앞쪽에서 신장이 느껴지게 한다.

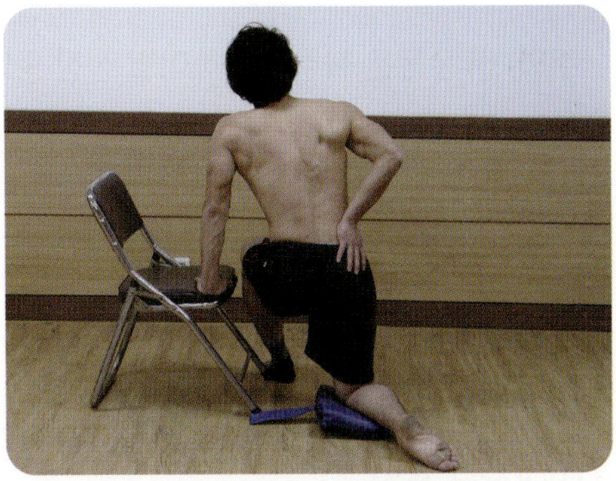

| 그림 15-50 | 실행자세

b. 실행측 무릎을 앞으로 그리고 실행 반대측 발을 뒤로 당기는 것처럼 이들 근육을 5초 동안 긴장시킨다.

c. 긴장을 푼다. 실행측 엉덩이와 실행 반대측 넙다리 근육을 긴장시키고 실행 반대측 발을 바닥에서 미끄러지지 않도록 실행 반대측 무릎관절을 더 굽혀, 골반을 뒤쪽으로 기울이고 두덩결합 부위를 최대한 앞쪽으로 당긴다.

d. 더 이상 신장할 수 없다고 생각되고, 근육이 빳빳하다고 느껴질 때까지 반복한다.

e. 이 마지막 신장을 15초에서 1분 또는 그 이상을 유지한다.

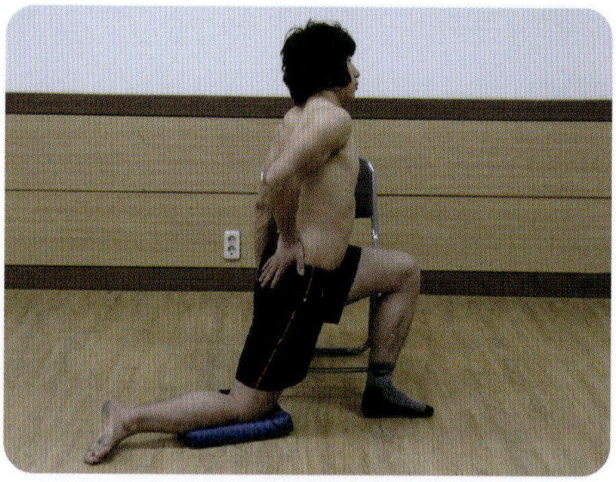

| 그림 15-51 | 대항근 자극

(3) 자극

이 자세를 유지한다. 실행측 엉덩이의 근육을 긴장시켜 골반을 앞쪽으로 움직이고, 이 자세를 몇 초간 유지한다.

(4) 지도사항

골반을 옆으로 돌리거나 앞으로 기울인다.

허리를 굽히거나, 돌리거나, 잘못 기울인다.

손으로 충분히 지탱하지 않는다.

실행측 발을 아래로 눌러 너무 많은 몸무게가 무릎관절에 걸리게 한다.

실행측 관절을 충분히 펴지 않는다.

실행측 다리와 발을 충분히 밖으로 벌리지 않는다.

주의) 이 운동은 자주 시행해야할 신장 중의 하나이다. 이 신장은 흔히 허리통증을 없애는데 도움을 준다. 이 운동은 큰허리근을 최대한으로 신장시킨다.

11) 중간볼기근

(1) 대상근 특성

이는곳: 엉덩뼈 앞뒤볼기근선

닿는곳: 큰돌기 가쪽

주작용 중간볼기근: 앞쪽–엉덩관절 굽힘, 벌림 및 안쪽돌림/ 중간–엉덩관절 벌림/ 뒤쪽–엉덩관절 폄, 벌림 및 가쪽돌림

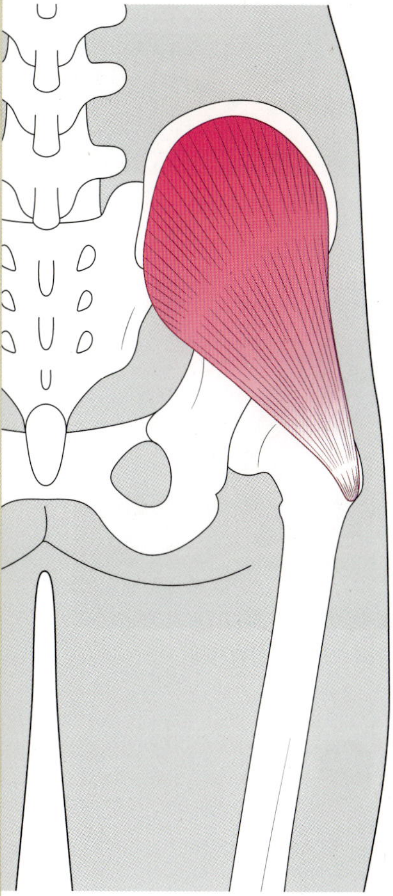

기시 이는곳

장골능 엉덩뼈능선 Iliac crest

장골의 상둔선 위볼기근선, **중둔선** 중간볼기근선 **사이**

Ilium between superior and middle gluteal line

정지 닿는곳

대퇴골의 대전자 큰돌기

Greater trochanter of femur

작용

고관절 외전 엉덩관절 벌림**과 내회전** 안쪽돌림 **(전방섬유)**

Hip abduction. medial rotation of hip(anterior fibers)

신경지배

상둔신경 위볼기신경

Superior gluteal nerve(L4,5,S1)

촉지

대전자 큰돌기 **위, 고관절** 엉덩관절 **외측면**

Lateral aspect of hip, above the greater trochanter

중둔근은 한쪽 발로 체중을 지지할 때 반대측으로 골반이 기울어지지 않도록 근수축을 유지한다.

이 근육은 보행을 할 때 좌, 우 교대로 수축하게 되는데 한쪽의 근육이 마비되면 중둔근 파행 중간볼기근절름 Gluteus medius limp을 초래한다(보행시 입각기에서 마비된 쪽으로 골반이 기울어지게 된다).

| 그림 15-52 | 중간볼기근

(2) 시작자세

환자: 실행측을 아래로 하여 옆으로 누운자세, 실행 반대측 엉덩관절과 무릎관절을 모두 약 90° 로 굽히고, 무릎관절, 다리 그리고 발을 치료대 위나 베개 위에 올려놓는다. 실행측 엉덩관절과 무릎관절은 편다. 골반을 다리와 함께 벨트로 안정시킨다. 필요하면 골반과 허리의 견고한 안정을 위해 허리 밑에 단단한 쿠션을 넣기도 한다.

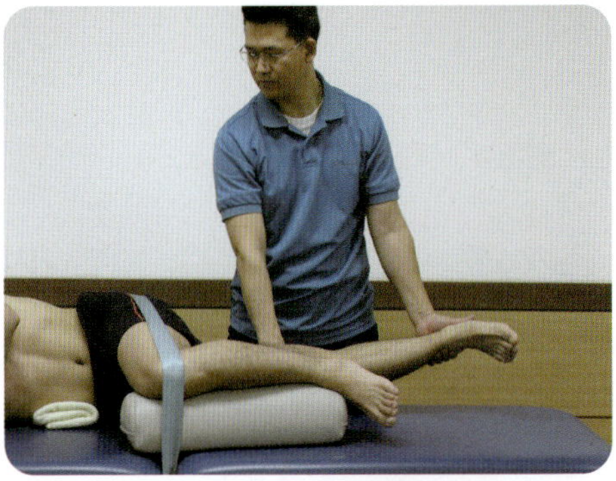

| 그림 15-53 | 시작자세

치료사: 환자의 실행측 무릎관절 수준에서 치료대의 아래쪽 가장자리 환자 뒤에 선다. 치료사는 고정하는 손으로 환자의 발목관절 바로 위에서 다리 뒤쪽과 가쪽을 잡고, 치료사 실행하는 손은 환자의 엉덩관절을 안쪽돌림 시키기 위해 무릎관절 바로 위에서 넙다리 앞쪽과 가쪽을 잡는다.

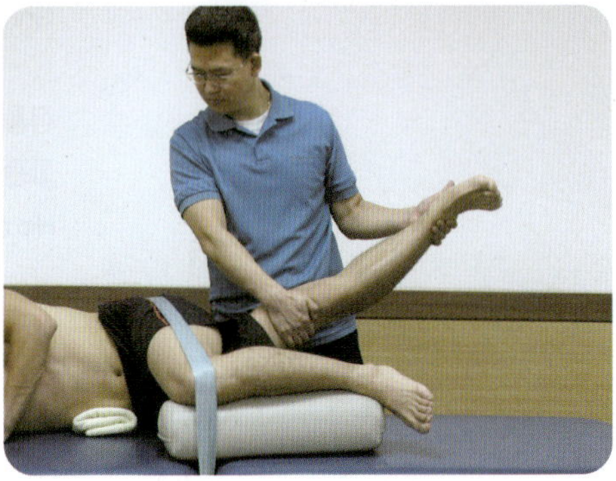

| 그림 15-54 | 실행자세

(3) 정적수축

치료사는 손잡기를 그대로 유지한 채, 양손으로 환자 실행측 가쪽면에 신장 방향으로 저항을 가하고 환자는 이 저항에 대항하여 정적인 수축을 5초간 유지한 후, 이완한다.

(4) 실행

이런 상태에서 치료사는 환자의 엉덩관절을 서서히 그리고 완전히 모으도록 한다.

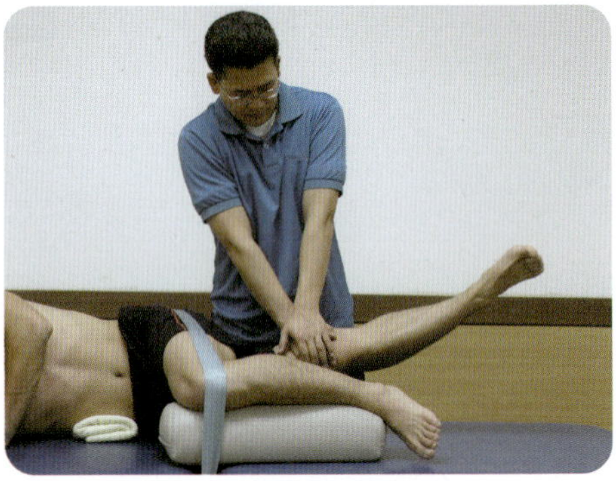

| 그림 15-55 | 대항근 자극

(5) 대항근 자극

치료사는 양손을 환자의 넙다리 먼쪽, 안쪽으로 옮긴다. 그러고 나서 환자에게 신장시키는 방향으로 더 움직이도록 하게 한 다음, 이 동작에 저항해서 환자의 대항근육을 자극한다.

주의) 중간, 작은볼기근을 완전히 신장시키려면 다음과 같이 변형하여 위의 치료순서를 되풀이 한다. 앞쪽: 환자의 엉덩관절 펴고 가쪽으로 돌리는 것 외에는 같은 손잡기로 실행한다. 뒤쪽: 환자의 엉덩관절 약간 굽히고 안쪽으로 돌리는 것 외에는 같은 손잡기로 실행.

12) 중간볼기근, 작은볼기근, 넙다리근막긴장근(대퇴근막장근;TFL)–자가 신장

(1) 시작자세

벽으로부터 팔 길이만큼 떨어져 똑바로 서서, 몸무게를 실행측 발에 둔다. 고정하는 팔은 수평위에서 팔꿈치관절 폄 상태로 벽에 손을 대고, 실행 반대측 다리를 실행측 앞으로 교차시켜, 실행 반대측 발을 실행측 발 가쪽에 댄다. 실행하는 손을 실행 반대측 엉덩이 위에 올려놓는다.

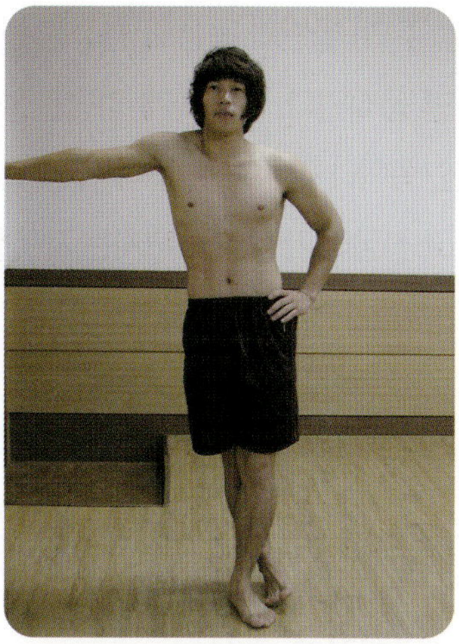

| 그림 15-56 | 시작자세

(2) 신장

a. 척추를 세우고, 실행 반대측 골반을 아래로 내리고 실행측 골반을 벽쪽으로 더 움직여 실행측 엉덩이 바깥쪽에 신장이 느껴지게 한다.
b. 발은 움직이지 말고 교차했던 다리를 풀듯이 하여 근육을 긴장시켜 5초간 유지한다.
c. 긴장을 풀고 실행 반대측 엉덩이를 아래로 처지게 한다. 허리를 세우고 실행측 골반과 실행 반대측 발을 가능한 최대한 벽쪽으로 밀착시킨다.
d. 더 이상 신장할 수 없다고 생각되고, 근육이 뻣뻣하다고 느껴질 때까지 반복한다.
e. 이 마지막 신장을 15초에서 1분 또는 그 이상을 유지한다.

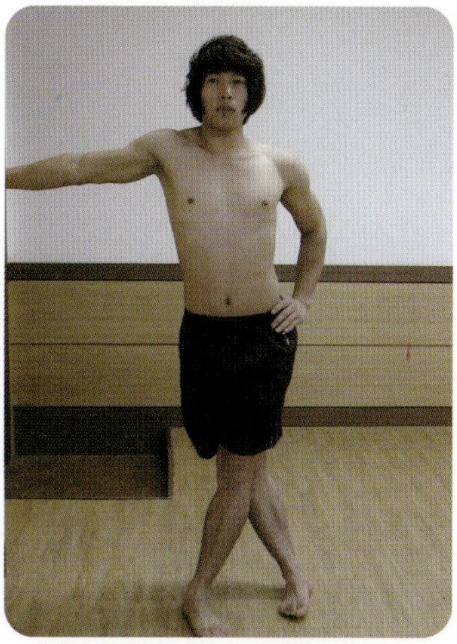

| 그림 15-57 | 실행자세

(3) 대항근 자극

실행 반대측 다리로 서서 실행측 다리를 가능한 최대로 멀리 교차시켜 이 자세를 몇 초간 유지한다.

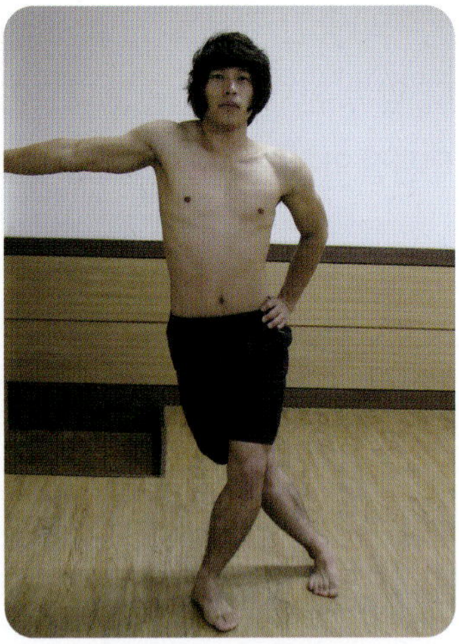
| 그림 15-58 | 대항근 자극

(4) 지도사항

허리를 구부리거나 옆으로 굽힌다.

골반을 돌리거나 앞으로 숙인다.

실행측 엉덩관절을 굽힌다.

실행 반대측 다리를 충분히 실행측으로 움직이지 않는다.

주의) 골반과 몸통이 안정된 단위가 되어야 한다. 엉덩관절만 움직인다. 다양하게 엉덩관절을 약간씩 굽힘이나 펴거나, 안쪽이나 가쪽으로 돌려 가장 효과적인 자세를 찾는다. 그리고 신장이 가장 잘 느껴지는 자세를 이용한다.

13) 넙다리근막긴장근(대퇴근막장근;tensor fascia latae)

(1) 대상근 특성

이는곳: 위앞엉덩뼈가시(ASIA), 엉덩뼈, 중간볼기근막

닿는곳: 엉덩정강근막띠

주작용: 엉덩관절 벌림, 굽힘 및 안쪽돌림, 무릎관절 폄, 가쪽돌림

(2) 시작자세

환자: 실행측을 아래로 해서 옆으로 누운자세, 실행 반대측 엉덩관절과 무릎관절을 약 90°로 굽히고, 무릎관절, 다리 그리고 발을 치료대 위나 베개 위에 놓는다. 골반을 다리와 함께 벨트로 안정시킨다. 실행측 엉덩관절 및 가쪽으로 돌리고, 무릎관절을 약 90°로 굽힌다. 허리 밑에 단단한 쿠션을 넣으면 골반과 허리의 지지가 개선된다.

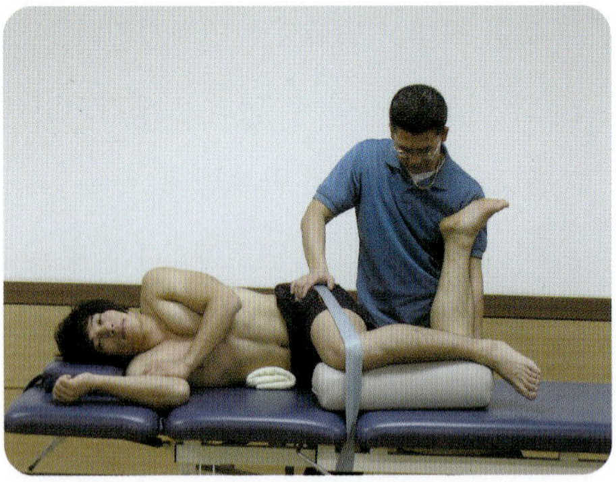
| 그림 15-60 | 시작자세

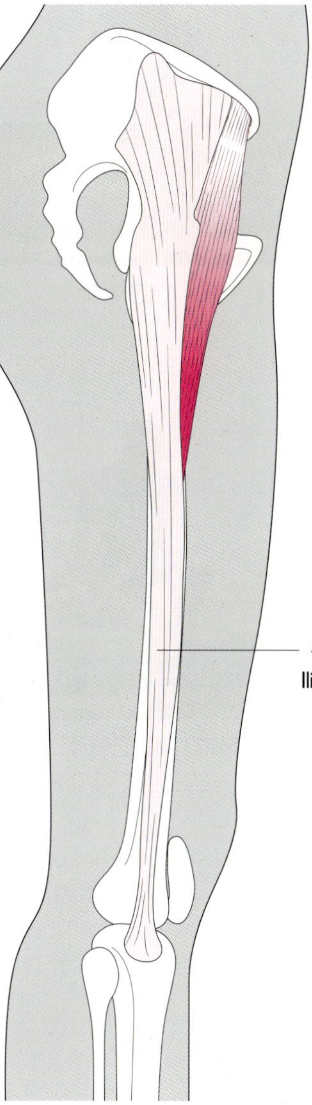

기시이는곳

장골능 엉덩뼈능선 Iliac crest
(후상장골극 뒤위엉덩뼈가시에서 전상장골극 앞위엉덩뼈가시까지)
(Posterior to anterior superior iliac spine)

정지닿는곳

장경인대 엉덩정강근막띠 Iliotibial tract
(경골 외측과 정강뼈 가쪽관절융기에서 기시하여 후외측으로 상행한다.)
(Which continues to attach to the lateal condyle of the tibia)

작용

보행시 신전된 슬관절 무릎관절이 무너지지 않도록 방지
고관절 외전 엉덩관절 벌림, 내회전 안쪽돌림, 굴곡 굽힘 보조
Assists abduction, medial rotation, flexion of hip
슬관절 신전 무릎관절 폄 Knee extension

신경지배

상둔신경 위볼기신경 Superior gluteal nerve(L4,5,S1)

촉지

골반 전면의 상장골극 위엉덩뼈가시 Superior iliac spine 아래에 있는 대전자 큰돌기 Greater trochanter 부근에서 만져 볼 수 있다.

이 근육은 보행시 무릎을 버티어 주는 역할을 한다.

| 그림 15-59 | 넙다리근막긴장근

치료사: 환자의 넙다리 수준에서 환자 뒤에 선다. 치료사는 실행하는 손으로 환자의 무릎관절과 넙다리부의 앞쪽과 가쪽을 잡고 팔로 환자의 다리 가쪽을 떠받친다. 치료사의 고정하는 손은 환자의 골반을 안정시키고 조절한다.

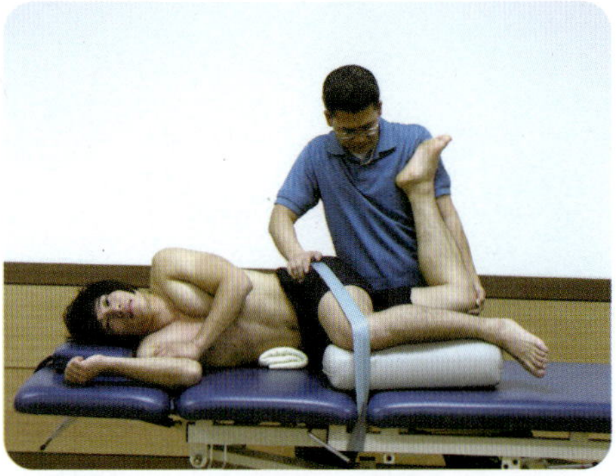

| 그림 15-61 | 실행자세

(3) 정적수축

치료사는 손잡기를 그대로 유지한 채, 실행하는 손으로 환자 넙다리 가쪽면에 신장 방향으로 저항을 가하고 환자는 이 저항에 대항하여 정적인 수축을 5초간 유지한 후, 이완한다.

(4) 실행

이런 상태에서 치료사는 환자의 엉덩관절을 서서히 그리고 완전히 폄, 모음 및 가쪽돌림 위치에 놓이게 한다.

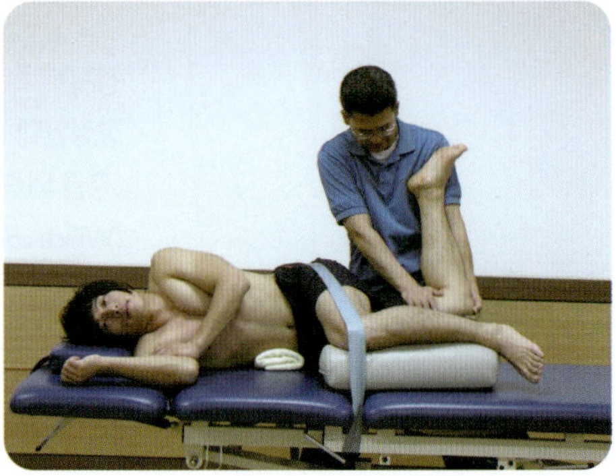

| 그림 15-62 | 대항근 자극

(5) 대항근 자극

치료사는 고정하는 손을 무릎 바로 위 넙다리부 뒤쪽 안쪽으로 옮긴다. 그러고 나서 환자에게 신장시키는 방향으로 더욱 움직이도록 하고 이 동작에 저항해서 환자의 대항 근육을 자극한다.

주의) 환자의 실행측 무릎관절이 최대로 굽혀지면 최대 신장을 얻을 수 있다.

14) 넙다리근막긴장근-자가 신장

(1) 시작자세

고정하는 손을 의자 좌판에 대고 실행측 무릎을 쿠션 위에 올려놓는다. 실행측 발과 다리를 최대한 안쪽으로 돌려 엉덩관절에 가쪽돌림이 일어나게 한다. 이때 실행측 발 아래 쿠션을 넣으면 실행측 무릎관절 굽힘을 더 조장할 수 있다. 실행 반대측 발을 앞쪽 바닥 위로 미끄러지게 한다. 실행 반대측 엉덩관절과 무릎관절을 굽힌다. 실행 반대측 다리를 바깥쪽으로 돌린다. 실행하는 손을 실행 반대측 엉덩관절 위에 대고 실행측 골반을 바로 세워 실행측으로 민다. 척추를 세우고, 두덩결합부를 배꼽쪽으로 당겨 골반의 뒤쪽기울임을 유발한다.

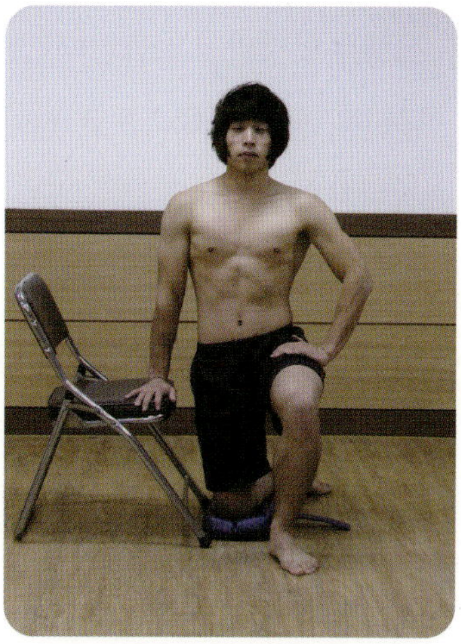

| 그림 15-63 | 시작자세

(2) 신장

a. 실행 반대측 다리를 실행측 앞으로 옮겨서 실행 반대측 골반을 아래쪽으로 내려 골반이 실행측으로 그리고 약간 앞쪽으로 움직여서 실행측 엉덩관절과 넙다리 가쪽에 신장이 느껴지게 한다.
b. 다리를 벌리듯이 근육을 신장시킨다. 5초간 유지한다.
c. 긴장을 푼 다음 실행 반대측 다리를 더 실행측 앞으로 옮겨서 실행 반대측 엉덩관절을 더 떨어뜨리고 골반을 실행측 약간 앞쪽으로 움직인다.
d. 더 이상 신장할 수 없다고 생각되고, 근육이 빳빳하다고 느껴질 때까지 반복한다.
e. 이 마지막 신장을 15초에서 1분 또는 그 이상을 유지한다.

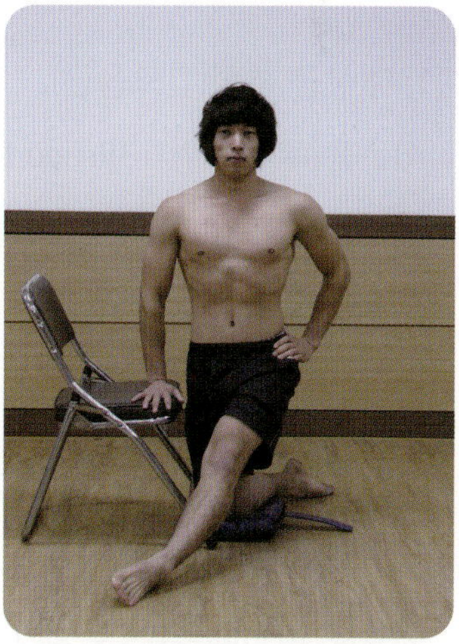

| 그림 15-64 | 실행자세

(3) 대항근 자극

이 자세를 유지하고 두 다리를 최대한 멀리 교차시키고 이 자세를 몇 초간 유지한다.

(4) 지도사항

허리를 구부리거나 실행 반대측으로 굽힌다.

골반을 돌리거나 앞쪽으로 기울인다.

실행측 엉덩관절을 굽힌다.

골반을 실행 반대측으로 떨어뜨리지 않거나 실행측으로 움직이지 않는다.

주의) 골반과 몸통이 하나의 단위가 되어 엉덩관절만 움직인다. 무릎을 꿇는 것이 불편하면 이 운동은 일어서서 하기도 한다.

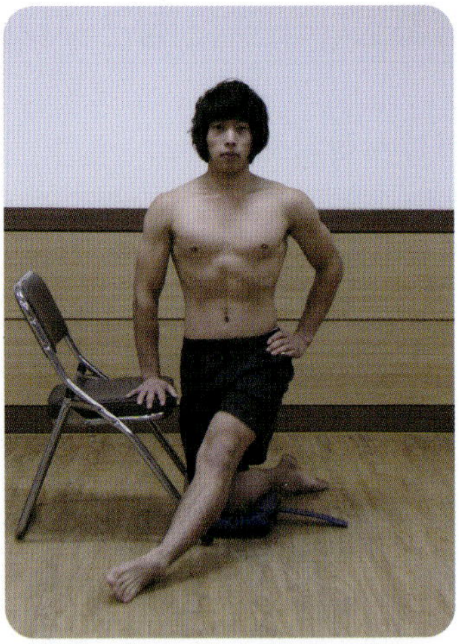

| 그림 15-65 | 대항근 자극

15) 모음근군(내전근군;adductor group)

(1) 대상근 특성(긴모음근)

이는곳: 두덩뼈 위가지(superior pubic ramus)

닿는곳: 넙다리뼈 거친선(linea aspera) 뒤면

주작용: 엉덩관절 모음

(2) 시작자세

환자: 치료대 위에 엎드려 누운자세, 엉덩관절을 약 45°로 굽히고 무릎을 약 90°로 굽힌다.

치료사 고정하는 손으로 환자의 실행측 발목 바로 위 다리를 잡고 엉덩관절의 회전 정도를 조절하여 환자의 실행 반대쪽 다리 위에 안정시킨다. 치료사의 실행하는 손은 환자의 실행측 골반 뒤쪽을 접촉한다.

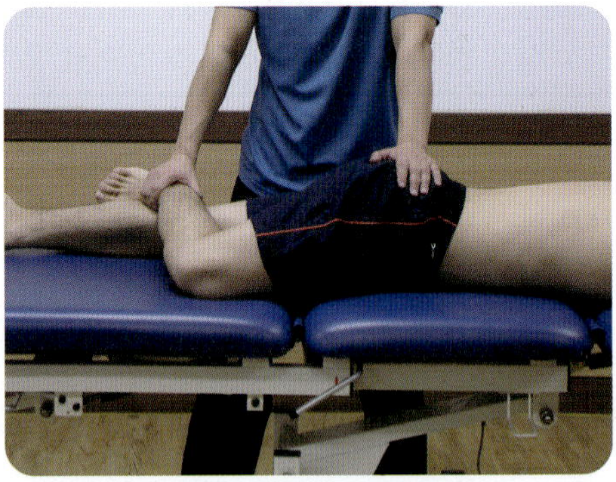

| 그림 15-66 | 시작자세

(3) 정적수축

환자는 실행측 무릎으로 치료대를 눌러 정적인

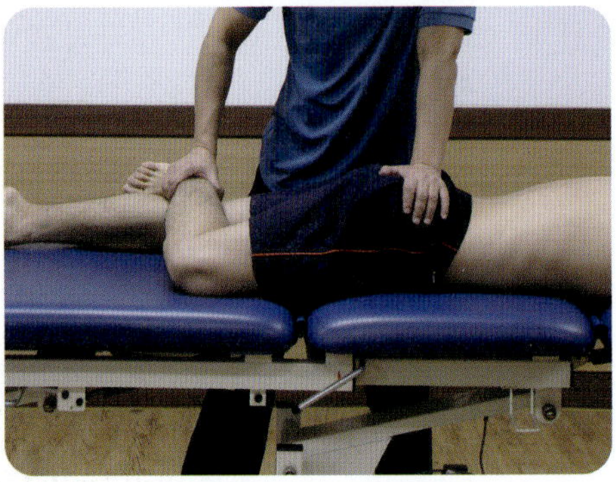

| 그림 15-67 | 실행자세

수축을 5초간 유지한 후, 이완한다.

(4) 실행

이런 상태에서 치료사는 실행하는 손으로 환자 실행측 골반을 아래로 서서히 밀어 환자 엉덩관절의 완전한 벌림이 일어나도록 한다. 환자의 골반은 넙다리부 안쪽이 치료대 바닥에 닿을 때까지 벌린다.

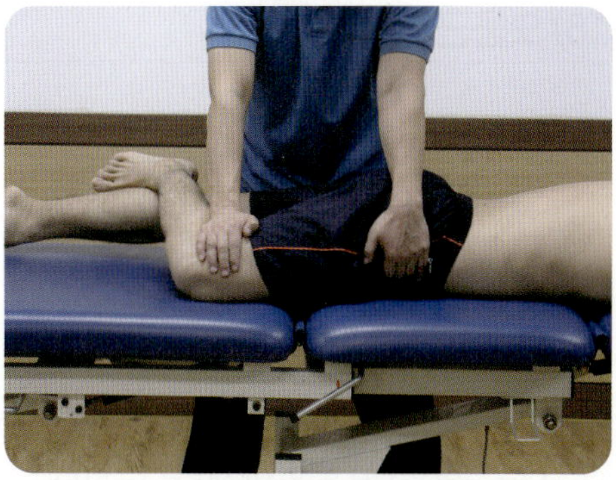

| 그림 15-68 | 대항근 자극

(5) 대항근 자극

치료사는 고정하는 손을 환자의 실행측 무릎관절 가쪽으로 옮기고 실행하는 손은 엉덩관절 바로 아래 넙다리부 앞쪽으로 옮긴다. 그러고 나서 환자에게 신장시키는 방향으로 더 움직이도록 하게 한 다음. 이 동작에 저항해서 환자의 대항 근육을 자극한다.

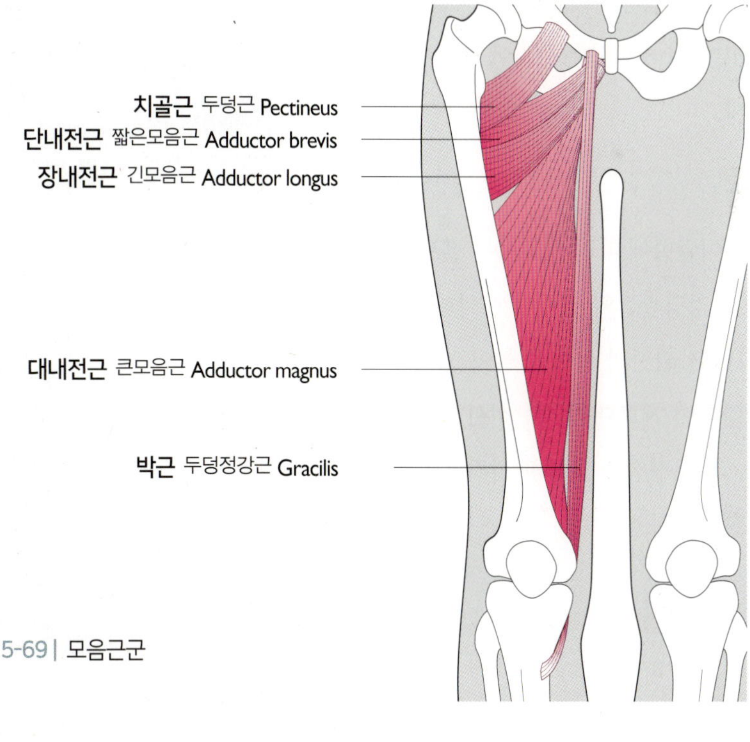

| 그림 15-69 | 모음근군

16) 모음근군–벨트

(1) 대상근

모음근들

(2) 시작자세

환자: 치료대 위에 엎드려누운자세, 엉덩관절을 약 45°로 굽히고 무릎을 약 90°로 굽힌다.

치료사는 연속적으로 조절할 수 있는 버클이 달려있는 벨트를 이용하여 환자의 실행 반대측에서 벨트를 조여, 환자의 골반을 치료대위에 안정시킨다. 치료사 고정하는 손으로 벨트의 버클을 잡는다. 실행하는 손은 버클 가까운쪽 벨트를 잡는다.

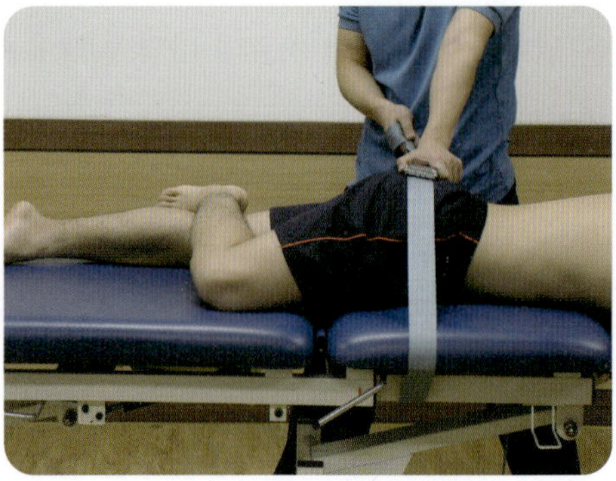

| 그림 15-70 | 시작자세

(3) 정적수축

치료사는 벨트를 조이고, 환자에게 벨트를 위로 밀어 올리도록 한다. 이 힘으로 실행측 엉덩관절의 모음이 일어난다. 이 정적인 수축을 5초간 유지하게 하고 나서 치료사는 환자에게 천천히 이완하도록 한다.

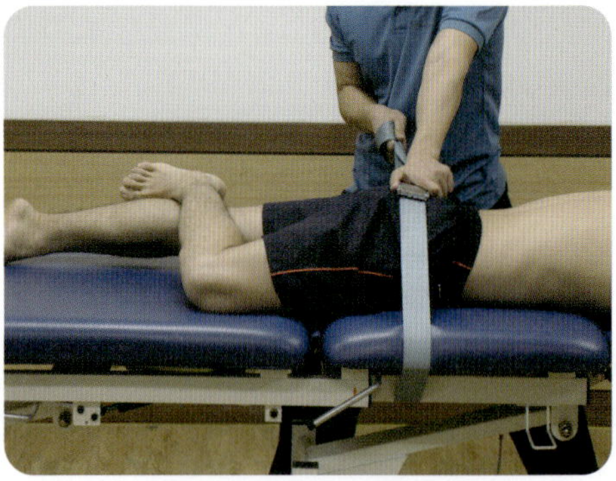

| 그림 15-71 | 실행자세

(4) 실행

환자가 이완함에 따라 치료사는 벨트를 더욱 조여서 환자 엉덩관절의 벌림이 서서히 일어나도록 한다. 그러면 환자의 골반은 돌아 넙다리부와 엉덩관절 안쪽이 치료대쪽으로 서서히 아래로 눌리게 된다. 최대 신장을 얻을 때까지 치료사는 이를 되풀이 한다.

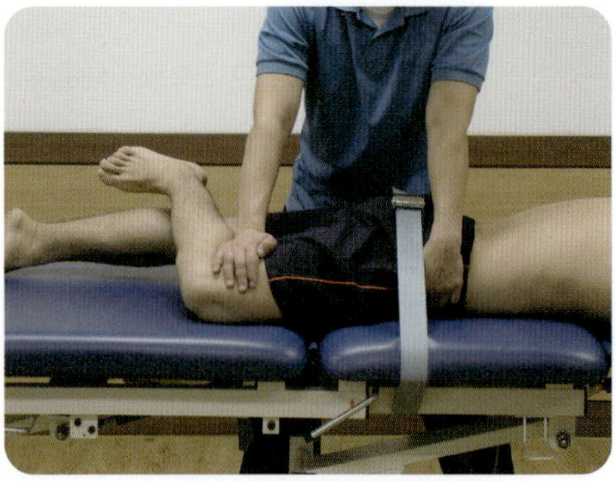

| 그림 15-72 | 대항근 자극

(5) 대항근 자극

치료사는 실행하는 손을 환자의 실행측 무릎관

절 가쪽으로 옮기고 고정하는 손은 엉덩관절 바로 아래 넙다리부 앞쪽으로 옮긴다. 그러고 나서 환자에게 신장시키는 방향으로 더 움직이도록 하게 한 다음, 이 동작에 저항해서 환자의 대항 근육을 자극한다.

17) 모음근군-자가 신장

(1) 시작자세

쿠션 위에 무릎을 꿇고 양손으로 의자 등받이를 잡아 몸을 안정시킨다. 엉덩관절과 등을 곧게 펴고 발을 가능한 한 멀리 벌리고 엉덩관절에 안쪽돌림이 일어나도록 한다. 두덩결합부를 배꼽쪽으로 당겨 골반의 뒤쪽기울임을 유발한다.

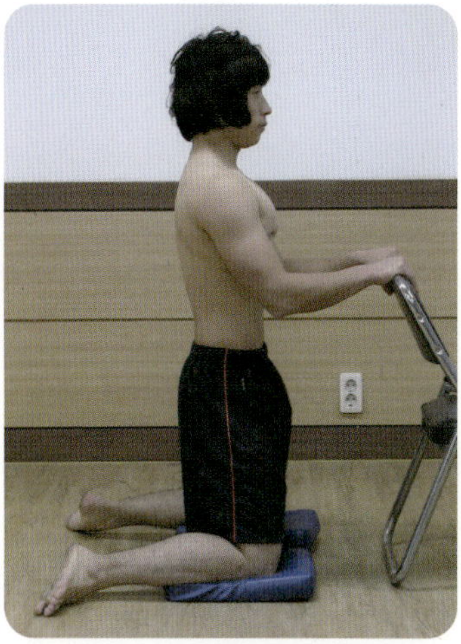

| 그림 15-73 | 시작자세

(2) 신장

a. 무릎이 미끄러져 서로 떨어지게 하여, 넙다리 안쪽에서 신장감이 느껴지도록 한다.
b. 무릎은 움직이지 않고 서로 당기는 것처럼 근육을 긴장시키고 5초간 유지한다.
c. 긴장을 풀고 허리를 웅크리지 말고 무릎을 최대한 미끄러뜨려 벌어지게 한다.
d. 더 이상 신장할 수 없다고 생각되고, 근육이 빳빳하다고 느껴질 때까지 반복한다.
e. 이 마지막 신장을 15초에서 1분 또는 그 이상을 유지한다.

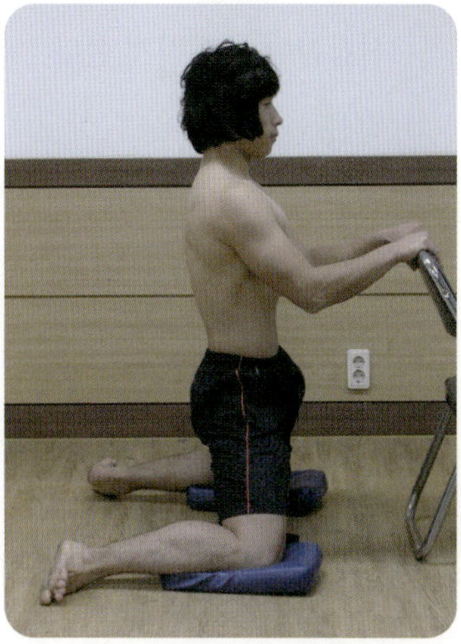

| 그림 15-74 | 실행자세

(3) 대항근 자극

이 자세를 유지하고 무릎 사이를 가능한 한 멀리 벌어지게 한다.(등을 대고 누워 다리를 최대한 벌리고, 양손을 허벅다리 바깥쪽에 대고 이에 저항하는 수도 있다)

어느 자세이든 그 자세를 몇 초간 유지한다.

(4) 지도사항

허리를 웅크린다.

엉덩관절을 펴지 않는다.

골반을 앞으로 기울인다.

엉덩관절을 가쪽으로 돌린다.

주의) 배와 엉덩이의 근육을 긴장시키면 골반을 뒤쪽으로 기울이기 쉽다.

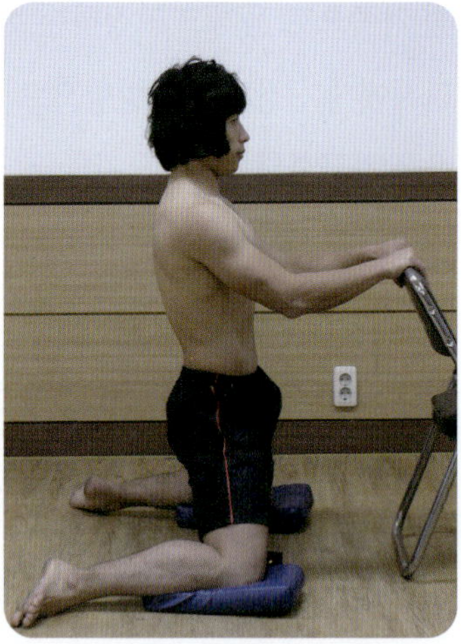

| 그림 15-75 | 대항근 자극

18) 모음근 군, 두덩정강근(박근; gracilis), 반힘줄모양근, 반막모양근—자가 신장

(1) 시작자세

척추를 세우고 다리를 벌리고 서서, 손을 의자 등받이에 대고 몸을 안정시키고 다리를 가쪽으로 최대한 돌린다.

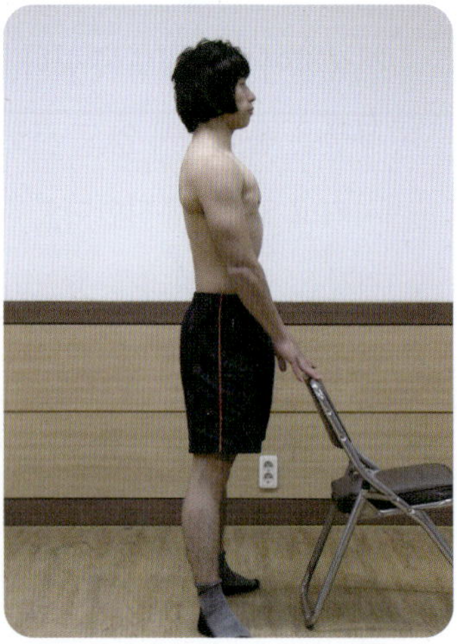

| 그림 15-76 | 시작자세

(2) 신장

a. 양쪽 발이 더 미끄러져 벌어지게 하여, 넙다리 안쪽에서 신장감이 느껴지게 한다.
b. 발은 움직이지 않은 상태로 다리를 함께 모아 넙다리 안쪽의 근육을 5초 동안 긴장시킨다.
c. 긴장을 풀고 발을 가쪽으로 최대한 미끄러져 벌어지게 한다.
d. 더 이상 신장할 수 없다고 생각되고, 근육이 뻣뻣하다고 느껴질 때까지 반복한다.
e. 이 마지막 신장을 15초에서 1분 또는 그 이상을 유지한다.

(3) 대항근 자극

이 자세를 유지하고 무릎관절이 가능한 멀리 미끄러져 떨어지게 한다.

등을 대고 누워 다리를 최대한 벌리고, 양손을 허벅다리 바깥쪽에 대고 저항을 가하는 수도 있다.

어느 자세이든 그 자세를 몇 초간 유지한다.

(4) 지도사항

허리를 펴지 않는다.

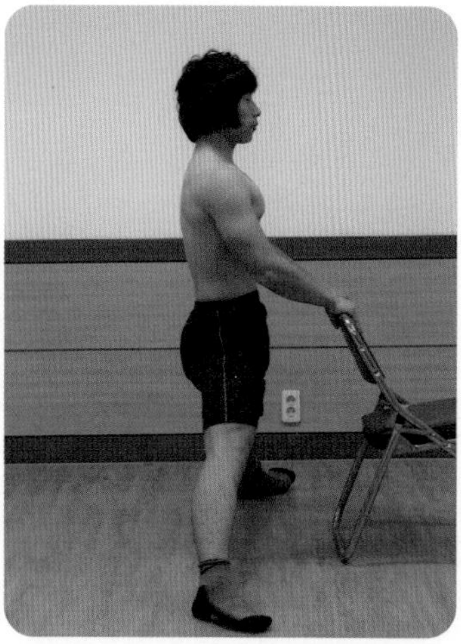

| 그림 15-77 | 실행자세

주의) 무릎 꿇는 자세가 힘들 때 이 방법으로 한다.

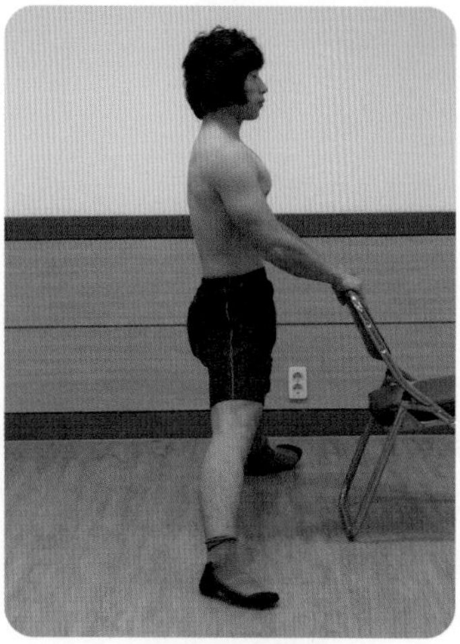

| 그림 15-78| 대항근 자극

19) 가쪽돌림근들(외회전근들;external rotators)-1

(1) 대상근 특성

가쪽돌림근들

(2) 시작자세

환자자세: 치료대에 엎드린 자세, 벨트로 골반을 치료대에 안정시킨다. 무릎관절을 90° 굽힌다.

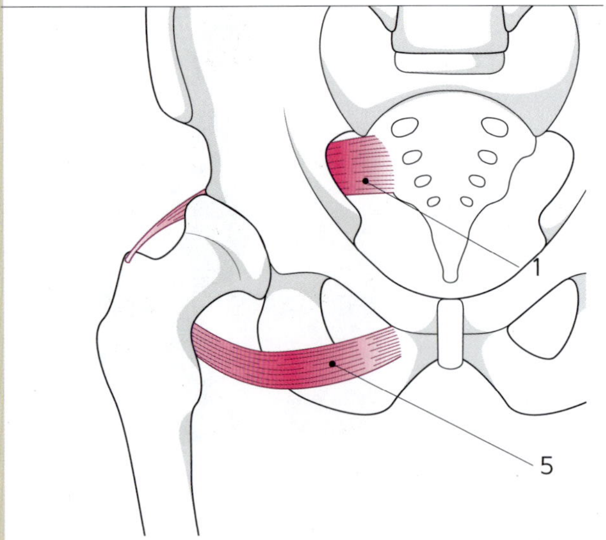

1. **이상근** 궁둥구멍근 Piriformis
2. **상쌍자근** 위쌍둥이근 Gemellus superior
3. **내폐쇄근** 속폐쇄근 Obturator internus
4. **하쌍자근** 아래쌍둥이근 Gemellus inferior
5. **외폐쇄근** 바깥폐쇄근 Obturator externus
6. **대퇴방형근** 넙다리네모근 Quadratus femoris

기시이는곳

천골 전면 엉치뼈 앞면 Anterior sacrum

좌골 궁둥뼈 Ischium

폐쇄공 궁둥뼈 폐쇄구멍 Obturator foramen

정지닿는곳

대퇴골 대전자 넙다리뼈 큰돌기

Greater trochanter of femur

작용

고관절 외회전 엉덩관절 가쪽돌림

Hip lateral rotation

신경지배

천골신경총 엉치신경얼기**의 가지** (L4,5,S1,2)

Sacral plexus

외폐쇄근 바깥폐쇄근**은 폐쇄신경이 지배**

Obturator externus-obturator nerve(L3,4)

촉지

만져 볼 수 없다.

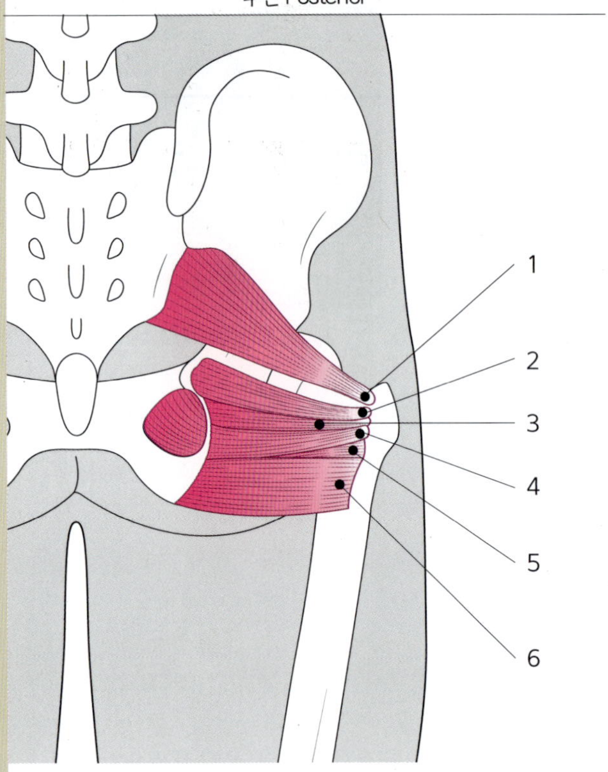

"천조각도 때로는 좋은 누비이불을 만든다"라고 하는 뜻인 영어의 "Piece Goods Often Go On Quilts"라는 문구의 단어 첫 머리 글자는 고관절 외회전근 6개의 이름을 위에서부터 아래로 순서대로 기억하기 쉽도록 나타내주고 있다.

| 그림 15-79 | 가쪽돌림근들

치료사: 환자의 실행측에 선다. 치료사는 실행하는 손으로 환자의 무릎관절과 넙다리부의 앞쪽 안쪽을 잡아 안쪽 곁인대를 보호하고, 아래팔을 환자의 다리 안쪽을 따라 접촉한다. 치료사의 고정하는 손은 환자의 실행측 엉덩뼈와 엉치뼈를 안정시키고 조절한다.

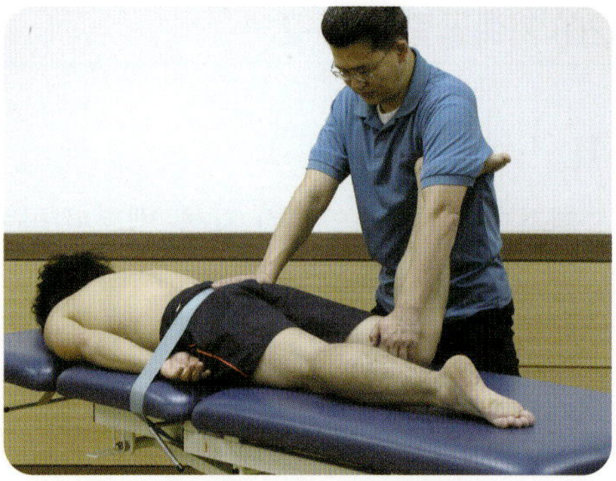
| 그림 15-80 | 시작자세

(3) 정적수축

치료사는 손잡기를 그대로 유지한 채, 실행하는 손과 아래팔로 다리 안쪽면에 저항을 가하고 환자는 이 저항에 대항하여 정적인 수축을 5초간 유지한 후, 이완한다.

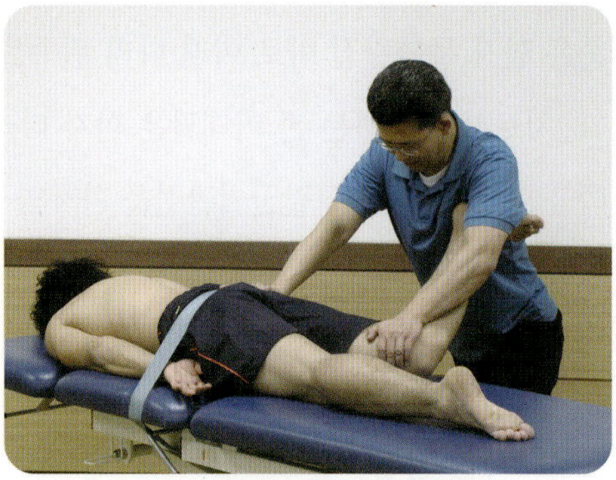
| 그림 15-81 | 실행자세

(4) 신장

이런 상태에서 치료사는 환자의 엉덩관절을 서서히 그리고 완전히 안쪽으로 돌린다.

(5) 대항근 자극

치료사는 실행하는 손을 환자의 실행측 발목 바로 위 가쪽으로 옮기거나 또는 그대로 유지하고, 환자에게 신장시키는 방향으로 더 움직이도록 하게 한 다음, 치료사 몸을 이용하여 이 동작에 저항을 가해 환자의 대항근을 자극한다.

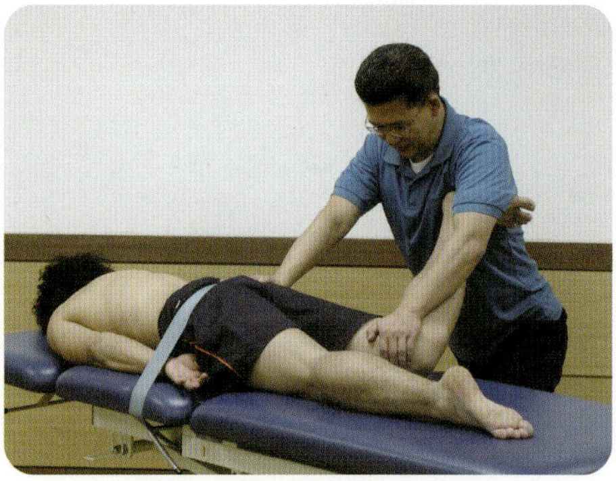
| 그림 15-82 | 대항근 자극

주의) 이 기법은 무릎관절 굽힘으로 가해지는 스트레스를 감당할 수 있는 정상 관절임을 가정한 것이다. 어떤 경우에는 무릎관절이 불안정하거나 통증이 있어 굽혀진 무릎관절에 스트레스를 가하면 안 되는 경우도 있고, 심한 경우에는 무릎관절에 전혀 스트레스가 가해져서는 안 되는 경우도 있다. 이럴 때는 치료사가 손잡기를 바꾸어 그 상황에 맞게 치료를 해야 한다. 치료를 통해 가쪽돌림이 개선됨에 따라, 시작하는 자세에 엉덩관절을 점차 더 벌려서 시행 할 수 있다.

20) 가쪽돌림근들-2

(1) 시작자세

환자: 치료대에 엎드린 자세, 벨트로 골반을 치료대에 안정시킨다.

치료사: 치료대 아래쪽에서 환자 머리를 마주보고 환자 다리 사이에 선다.

손잡기: 치료사는 고정하는 손으로 환자의 무릎관절 바로 위 넙다리를 앞쪽에서 잡고, 실행하는 손은 환자 무릎관절 바로 아래 다리 뒤쪽을 잡는다. 치료사 실행하는 손 아래팔은 환자 다리의 안쪽을 따라 접촉하고, 팔꿈치관절을 환자의 발꿈치 안쪽에 댄다.

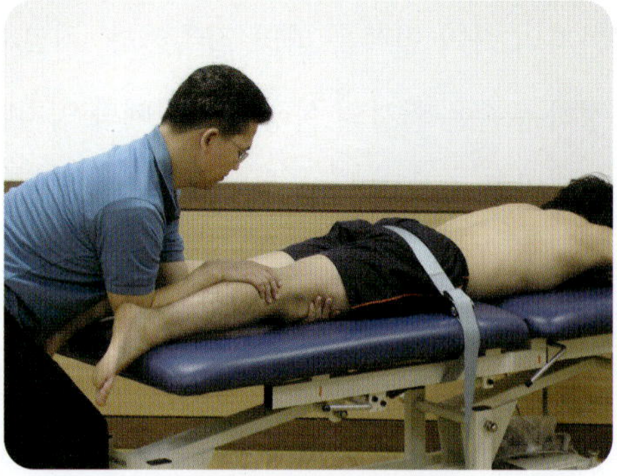

| 그림 15-83 | 시작자세

(2) 정적수축

치료사는 손잡기를 그대로 유지한 채, 오른쪽 아래팔과 팔꿈치로 다리 안쪽면에 저항을 가하고 환자는 이 저항에 대항하여 정적인 수축을 5초간 유지한 후, 이완한다.

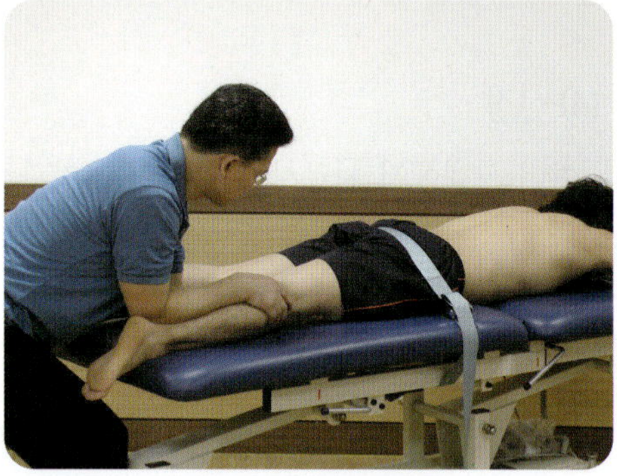

| 그림 15-84 | 실행자세

(3) 신장

이런 상태에서 치료사는 환자의 엉덩관절을 서서히 그리고 완전히 안쪽으로 돌린다.

(4) 대항근 자극

치료사는 손잡기를 그대로 유지한다. 그러나 실행하는 손 아래팔을 환자의 실행측 다리 가쪽으로 옮긴다. 그러고 나서 환자에게 신장시키는 방향으로 더 움직이도록 하게 한 다음. 이 동작에 저항해서 환자의 대항 근육을 자극한다.

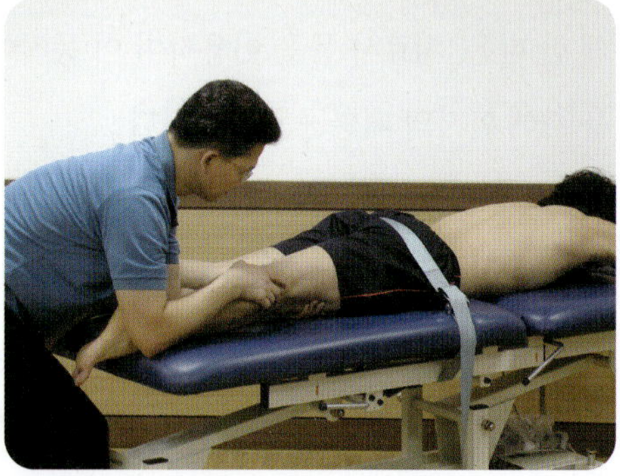

| 그림 15-85 | 대항근 자극

주의) 이 기법은 무릎관절이 굽혀진 상태에서 스트레스를 가하면 통증이 발생하거나 불안정해지기는 하지만, 편 상태에서는 스트레스를 감당할 수 있는 경우에 적용된다. 치료를 통해 안쪽 회전이 개선됨에 따라, 시작하는 자세에 엉덩관절을 점차 더 벌려서 시행할 수 있다.

21) 가쪽돌림근들-3

(1) 시작자세

환자자세: 치료대에 엎드린 자세, 벨트로 골반을 치료대에 안정시킨다.

치료사자세: 치료대 아래쪽 실행측에서 환자의 머리를 마주보고 선다. 치료사는 실행하는 손으로 환자의 실행측 큰돌기를 뒤쪽 가쪽에서 잡는다. 치료사의 고정하는 손은 환자의 넙다리부 앞쪽 안쪽을 잡는다.

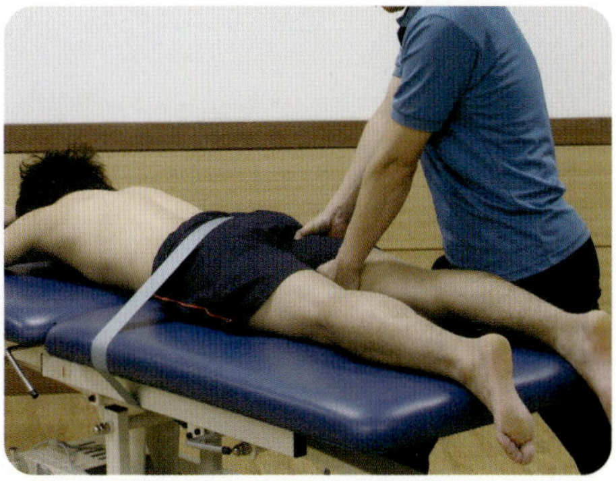
| 그림 15-86 | 시작자세

(2) 정적수축

치료사는 손잡기를 그대로 유지하고, 엉덩관절 안쪽돌림 방향으로 넙다리에 저항을 가하고 환자는 이 저항에 대항하여 정적인 수축을 5초간 유지한 후, 이완한다.

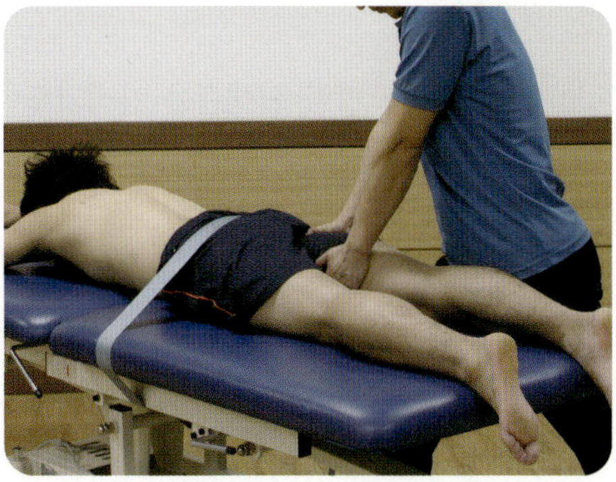
| 그림 15-87 | 실행자세

(3) 신장

이런 상태에서 치료사는 환자의 엉덩관절을 서서히 그리고 완전히 안쪽으로 돌린다.

(4) 대항근 자극

치료사는 손잡기를 그대로 유지한다. 그러고 나서 환자에게 신장시키는 방향으로 더 움직이도록 하게 한 다음. 이 동작에 저항해서 환자의 대항 근육을 자극한다.

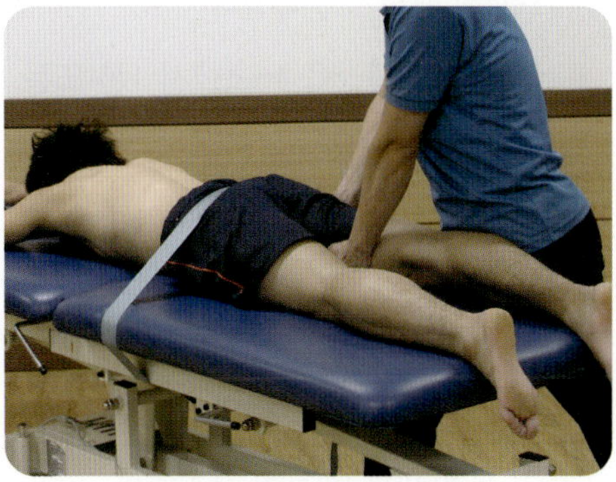
| 그림 15-88 | 대항근 자극

주의) 위 기법은 무릎관절이 불안정하거나 너무 아픈 경우 아니면 너무 말라 있어서 외부에서 가해지는 힘을 감당 할 수 없는 경우에 사용한다.

22) 가쪽돌림근들-자가 신장

(1) 시작자세

실행측 무릎관절과 다리를 의자 좌판 위에 놓는다. 발목을 의자 등받이 가까운쪽 기둥안쪽에 밀착하여 고정 하고, 발을 좌판 뒤쪽 가장자리 밖으로 나가게 한다. 척추를 세우고 두덩결합부를 배꼽쪽으로 당겨 골반이 뒤쪽기울임이 일어나게 한다. 실행측 엉덩관절을 펴고 고정하는 손을 의자 등받이에 대고 몸을 지탱한다.

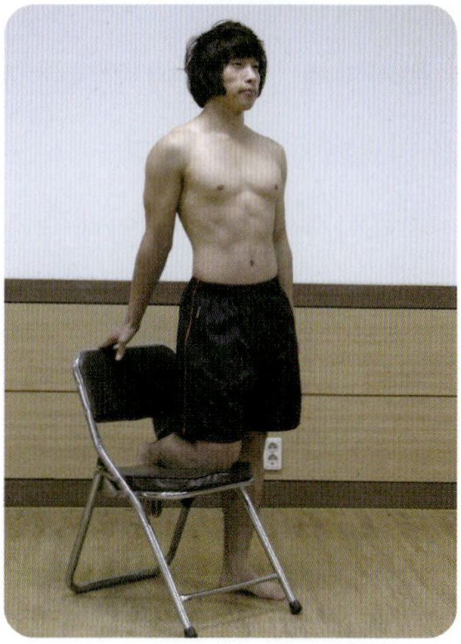

| 그림 15-89 | 시작자세

(2) 신장

a. 실행 반대측 발이 실행측을 가리키도록 의자 앞쪽에 놓고, 골반과 몸통를 실행측으로 돌려서 실행측 엉덩관절에 신장이 느껴지도록 한다.
b. 실행측 다리 발목을 의자 등받이 기둥 안쪽에 강하게 밀착하여 5초간 유지한다.
c. 긴장을 풀고, 골반과 몸통을 최대한 실행측으로 돌린다.
d. 더 이상 신장할 수 없다고 생각되고, 근육이 빳빳하다고 느껴질 때까지 반복한다.
e. 이 마지막 신장을 15초에서 1분 또는 그 이상을 유지한다.

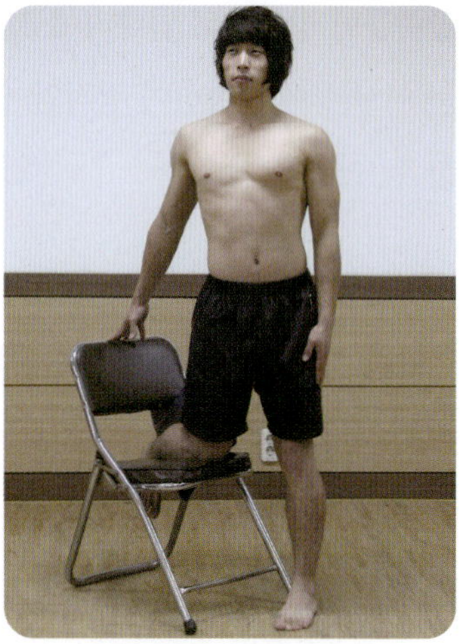

| 그림 15-90 | 실행자세

(3) 자극

이 자세를 유지하고 실행측 다리 발목을 의자 등받이 기둥으로부터 멀리 떨어지게 하여 엉덩관절을 최대한 안쪽으로 돌리고, 이 자세를 몇 초간 유지한다.

주의) 이 운동을 잘못하면 무릎관절에 많은 부하가 걸리게 된다. 실행측 무릎 안쪽에 통증을 느끼면 즉시 신장을 중단하고, 치료사에게 신장 기법을 점검 받도록 한다. 힘을 너무 주고 운동을 하면 엉덩관절에 통증이 오는 수도 있다. 이럴 경우 작은 힘으로 더 오래 동안 신장한다. 이 운동은 엉덩관절을 굽히고 하기도 한다.

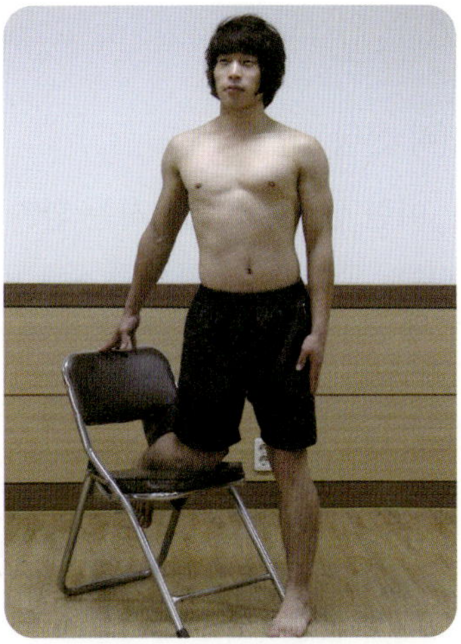

| 그림 15-91 | 대항근 자극

23) 안쪽돌림근들(내회전근;internal rotators)-1

(1) 대상근 특성

안쪽돌림근들

(2) 시작자세

환자자세: 치료대에 엎드린 자세, 무릎관절을 약 90° 굽힌다. 벨트로 골반을 치료대에 안정시킨다.

치료사자세: 환자의 실행측 반대편에 선다. 치료사는 실행하는 손으로 환자의 무릎관절과 넙다리부의 앞쪽 가쪽을 감싸 가쪽 곁인대를 보호한다. 아래팔을 환자의 다리의 가쪽을 따라 접촉한다. 치료사의 고정하는 손은 환자의 실행측 엉덩뼈와 엉치뼈을 안정시키고 조절한다.

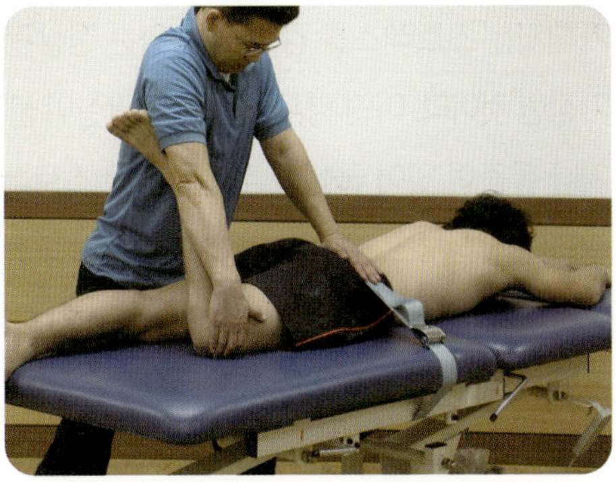

| 그림 15-92 | 시작자세

(3) 정적수축

치료사는 손잡기를 그대로 유지한 채, 실행하는 손과 아래팔로 다리 가쪽면에 저항을 가하고 환자는 이 저항에 대항하여 정적인 수축을 5초간 유지한 후, 이완한다.

(4) 신장

이런 상태에서 치료사는 환자의 엉덩관절을 천천히. 그리고 완전히 가쪽으로 돌린다.

(5) 대항근 자극

치료사는 실행하는 손을 환자의 실행측 발목 바로 위 안쪽으로 옮긴다. 그러고 나서 치료사는 환자에게 신장시키는 방향으로 더 움직이도록 하게 한 다음, 이 동작에 저항해서 환자의 대항근을 자극한다.

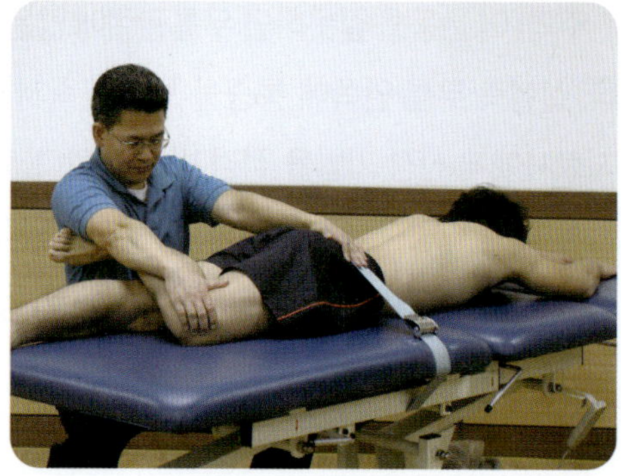
| 그림 15-93 | 실행자세

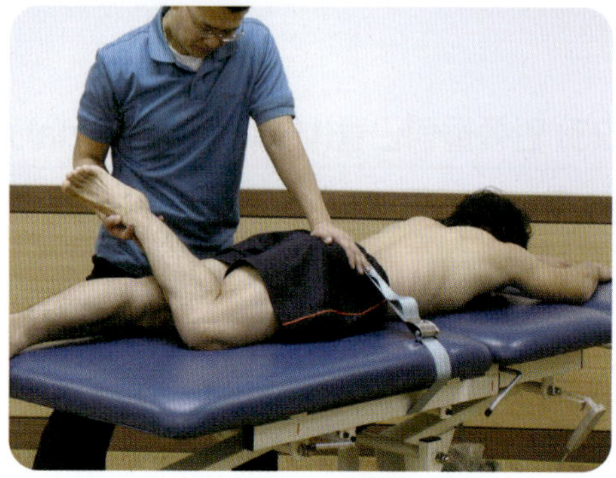
| 그림 15-94 | 대항근 자극

주의) 지속적인 치료로 가쪽 회전이 개선됨에 따라. 시작하는 자세에서 엉덩관절의 벌림을 증가시킬 수 있다. 위의 기법은 무릎관절이 굽혀진 상태에서 가해지는 스트레스를 감당할 수 있는 정상관절임을 가정한 것이다. 어떤 경우에는 무릎관절이 불안정하거나 통증이 있어 굽혀진 무릎관절에 스트레스를 가하면 안 되는 경우도 있고, 심한 경우에는 무릎관절에 전혀 스트레스가 가해져서는 안 되는 경우도 있다. 이럴 때는 치료사가 손잡기를 바꾸어 그 상황에 맞게 치료를 해야 한다.

24) 안쪽돌림근들-2

(1) 시작자세

환자자세: 치료대에 엎드린 자세, 벨트로 골반을 치료대 안정시킨다.

치료사자세: 환자의 실행측에서 환자 다리를 대각선으로 마주보고 선다. 치료사 고정하는 손은 환자 무릎관절 바로 위 넙다리 앞쪽을 잡고, 치료사 실행하는 손은 환자 무릎관절 바로 아래에서 다리의 뒤쪽을 잡는다. 치료사의 실행하는 손 아래팔은 환자의 다리를 뒤쪽 가쪽을 따라 배열

하고, 팔꿈치관절을 환자의 발꿈치 가쪽에 접촉한다.

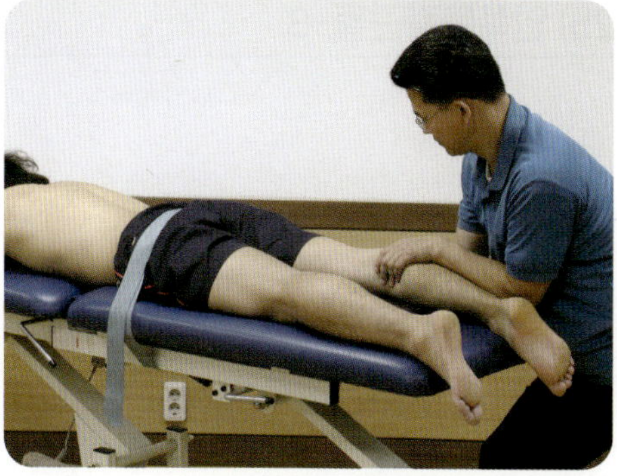
| 그림 15-95 | 시작자세

(2) 정적수축

치료사는 손잡기를 그대로 유지한 채, 실행하는 손과 아래팔로 다리 가쪽면에 저항을 가하고 환자는 이 저항에 대항하여 정적인 수축을 5초간 유지한 후, 이완한다.

(3) 신장

이런 상태에서 치료사는 환자의 엉덩관절을 서서히 그리고 완전히 가쪽으로 돌린다.

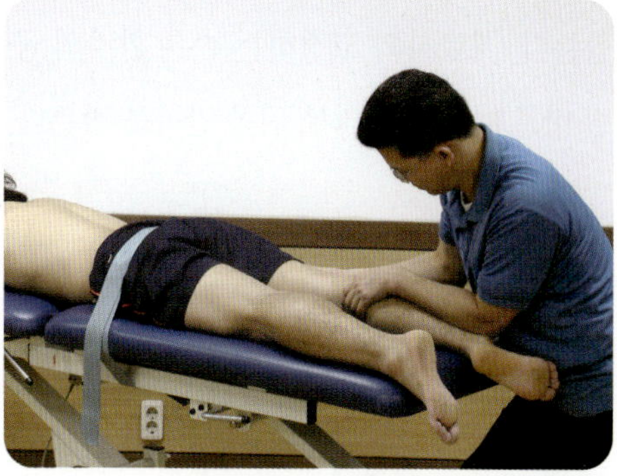
| 그림 15-96 | 실행자세

(4) 대항근 자극

치료사는 손잡기를 그대로 유지한다. 그러나 실행하는 손 아래팔을 환자의 실행측 다리 안쪽으로 옮긴다. 그러고 나서 환자에게 신장시키는 방향으로 더 움직이도록 하게 한 다음. 이 동작에 저항해서 환자의 대항 근육을 자극한다.

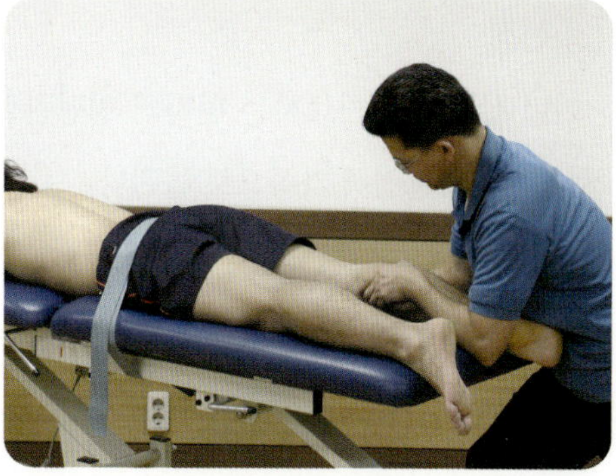
| 그림 15-97 | 대항근 자극

주의) 계속되는 치료로 가쪽 회전이 개선됨에 따라, 시작하는 자세에서 엉덩관절의 벌림을 증가시킬 수 있다. 위 기법은 무릎관절 굽힌 상태에서 스트레스를 가하면 통증이 유발되거나 불안정해지기는 하지만, 편 상태에서는 스트레스를 감당할 수 있는 경우를 가정한 것이다.

25) 안쪽돌림근들-3

(1) 시작자세

환자자세: 치료대에 엎드린 자세, 손잡기가 용이 하도록 다리를 약간 벌린다. 벨트로 골반을 치료대에 안정시킨다.

치료사자세: 치료대 아래쪽 실행측에서 환자의 머리를 마주보고 선다. 치료사는 실행하는 손을 이용하여 환자의 실행측 큰돌기를 앞쪽 가쪽에서 잡는다. 치료사의 고정하는 손은 환자의 궁둥뼈결절 바로 아래 넙다리부 뒤쪽 안쪽을 잡는다.

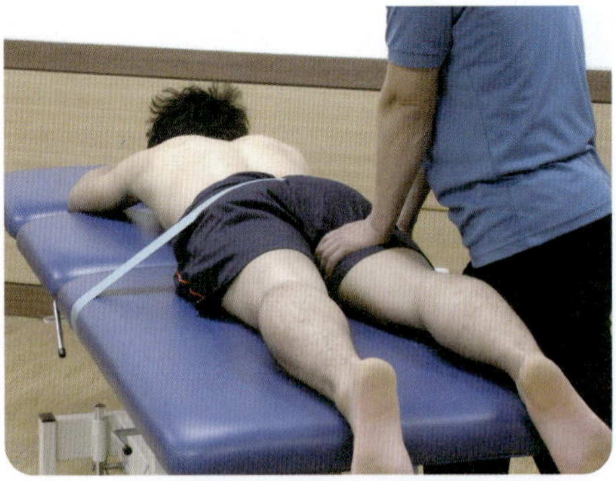

| 그림 15-98 | 시작자세

(2) 정적수축

치료사는 손잡기를 그대로 유지한 채, 엉덩관절 가쪽돌림 방향으로 넙다리에 저항을 가하고 환자는 이 저항에 대항하여 정적인 수축을 5초간 유지한 후, 이완한다.

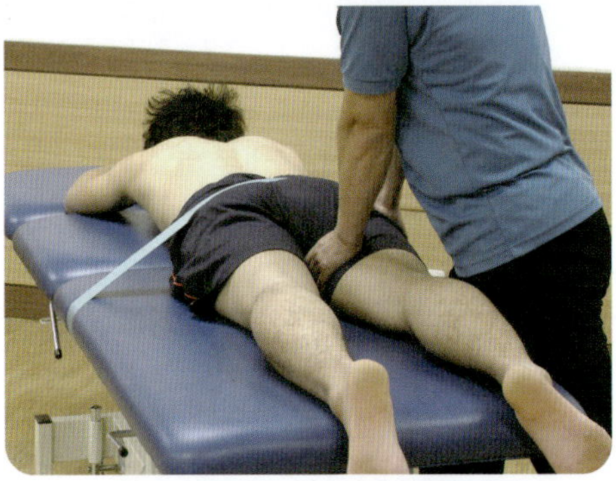

| 그림 15-99 | 실행자세

(3) 신장

이런 상태에서 치료사는 환자의 엉덩관절을 천천히 그리고 완전히 가쪽으로 돌린다.

(4) 대항근 자극

치료사는 손잡기를 그대로 유지한다. 그러고 나서 환자에게 신장시키는 방향으로 더 움직이도록 하게 한 다음. 이 동작에 저항해서 환자의 대항 근육을 자극한다.

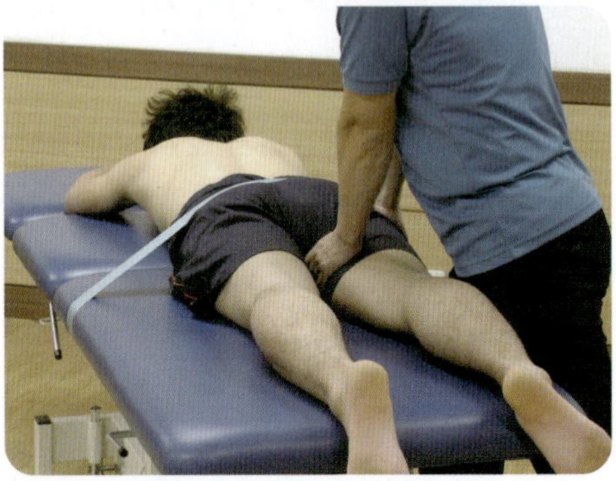

| 그림 15-100 | 대항근 자극

주의) 계속되는 치료로 가쪽 회전이 개선됨에 따라, 시작하는 자세에서 엉덩관절의 벌림을 증가시킬

수 있다. 위 기법은 무릎관절이 너무 아프고 불안정하거나 아니면 너무 말라 있어서 외부에서 적용된 힘을 감당 할 수 없는 경우에 사용한다.

26) 안쪽돌림근들–자가 신장

(1) 시작자세

실행측 무릎과 다리를 의자 좌판 위에 놓는다. 발목을 의자 등받이 가까운쪽 기둥의 바깥쪽에 접촉하여 고정하고, 발을 의자 좌판 가장자리 밖으로 가게 한다. 척추를 세우고 두덩결합부를 배꼽쪽으로 당겨 골반의 뒤쪽기울임이 일어나게 한다. 실행측 엉덩관절을 펴고, 고정하는 손을 의자 등받이에 대고 몸을 지탱한다.

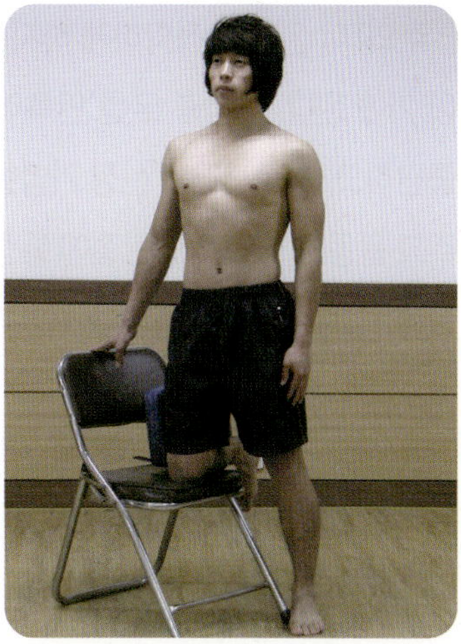

| 그림 15-101 | 시작자세

(2) 신장

a. 실행 반대측 발을 앞을 가리키도록 의자 옆에 놓고, 골반과 몸통을 실행 반대측으로 돌려 실행측 엉덩관절에 신장이 느껴지게 한다.
b. 실행측 다리 발목을 의자 등받이 기둥 바깥쪽에 강하게 밀착하여 5초간 유지한다.
c. 긴장을 풀고, 골반과 몸통을 실행 반대측으로 돌려서 실행측 다리를 최대한 가쪽으로 돌린다.
d. 더 이상 신장할 수 없다고 생각되고, 근육이 뻣뻣하다고 느껴질 때까지 반복한다.
e. 이 마지막 신장을 15초에서 1분 또는 그 이상을 유지한다.

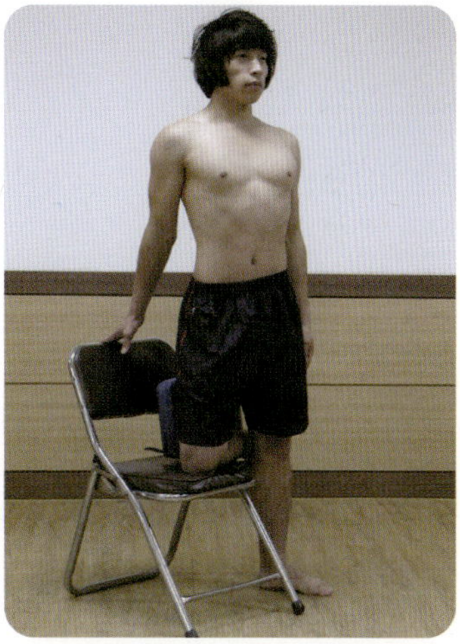

| 그림 15-102 | 실행자세

(3) 자극

실행측 발을 실행 반대측 무릎관절 뒤쪽으로 움직인다. 즉 실행측 넙다리를 최대한 가쪽으로 돌리고, 이 자세를 몇 초간 유지한다.

(4) 지도사항

의자가 바닥에서 미끄러진다.

허리를 굽히거나 옆으로 기울인다.

허리와 골반을 한 단위로 움직이지 않는다.

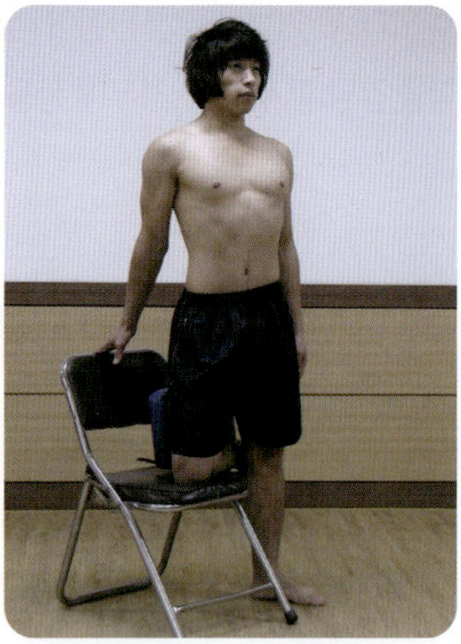

| 그림 15-103 | 대항근 자극

주의) 이 운동을 정확하게 하지 않으면 무릎관절에 무리가 많이 가게 된다. 실행측 무릎 안쪽에 통증을 느끼면 즉시 신장을 중단하고, 치료사에게 신장 기법을 점검 받도록 한다. 힘을 너무 주고 운동을 하면 엉덩관절에 통증이 오는 수도 있다. 그러면 작은 힘으로 더 오래 동안 신장한다. 이 운동은 엉덩관절을 굽히고 하기도 한다.

참고문헌

백인협 등, 셀프스트레칭. 메드라인. 2022

정호발, 임상도수기능검진. 군자출판사. 2011

편집부, 그림으로 보는 근골격해부학 (6판). 대학서림. 2022

Elly Hengeveld, Maitland's Vertebral Manipulation
: Management of Neuromusculoskeletal Disorders - Volume 1. Churchill Livingstone. 2013

Freddy M. Kaltenborn, Manual Mobilization of the Joints
: The Spine Vol 2 (6th Edition). Norli. 2012

James H. Cyriax MD MRCP, P. J. Cyriax MCSP, Cyriax's Illustrated Manual of Orthopaedic Medicine. Butterworth-Heinemann. 1996

Leon Chaitow and Standy Fritz, A Massage Therapist's Guide to Understanding, Locating and Treating Myofascial Trigger Points. Elsevier. 2007

Olaf Evjenth & Jern Hambers, Muscle Stretching in Manual Therapy
: A Clinical Manual: The Extremities (5th Edition). Alfta Rehab Förlag. 1988

Olaf Evjenth & Jern Hambers, Autostretching
: the complete manual of specific stretching. Alfta Rehab Förlag. 1989

OMT Kaltenborn - Evienth 학회연수교육자료

물렁조직 가동술

2023년 4월 10일 초판 발행

저 자 정 호 발
발행인 윤 진 영
발행처 도서출판 대학서림
주 소 03076 서울시 종로구 혜화로 2길 8
전 화 02) 763-1220, 744-2811
팩 스 02) 744-1210
등 록 1965. 1. 20
번 호 1-88
정 가 40,000원

ISBN 978-89-6940-308-7 93510

www.daihaks.com